KAMA-SUTRA
SUDOR *y* PLACER

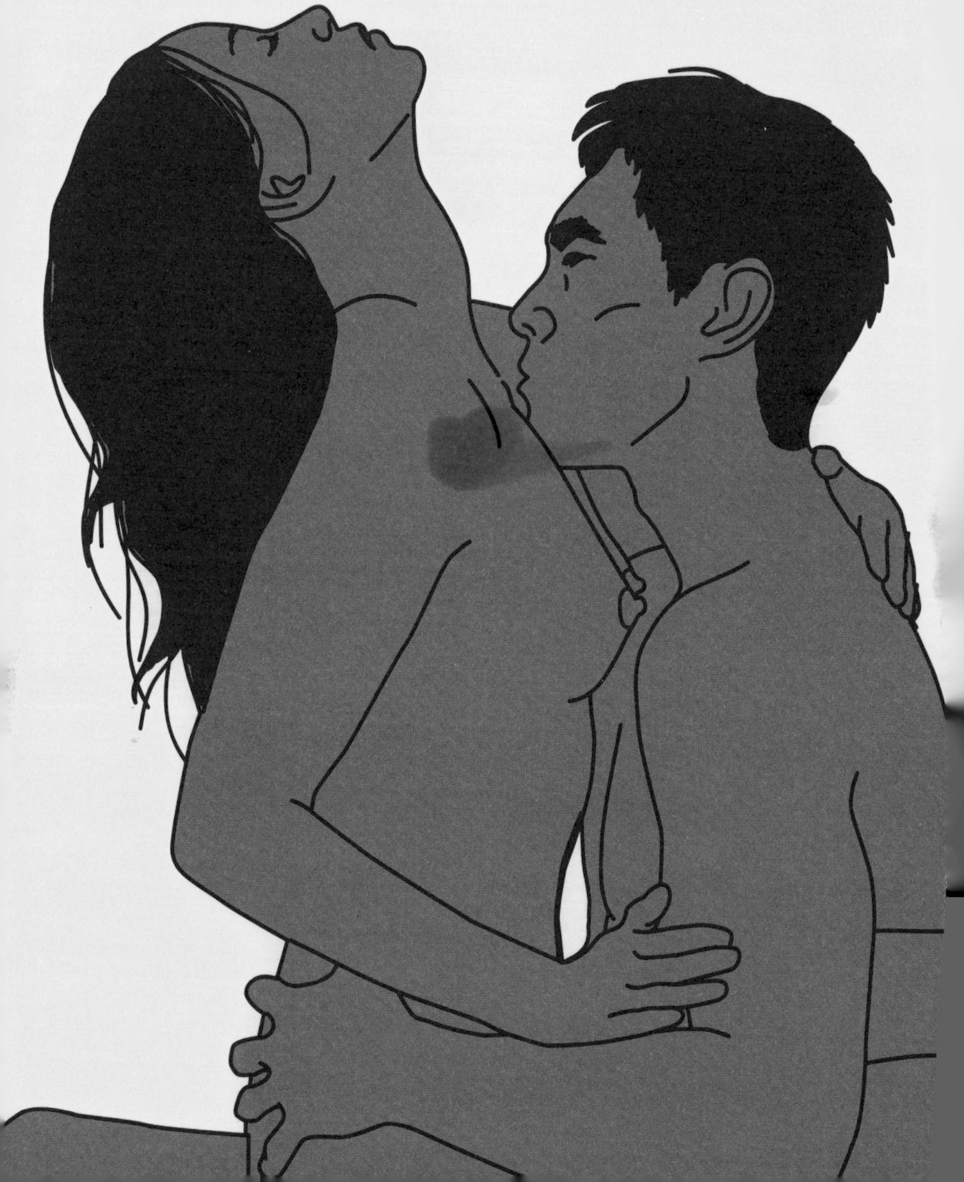

KAMA-SUTRA
SUDOR *y* PLACER

DK

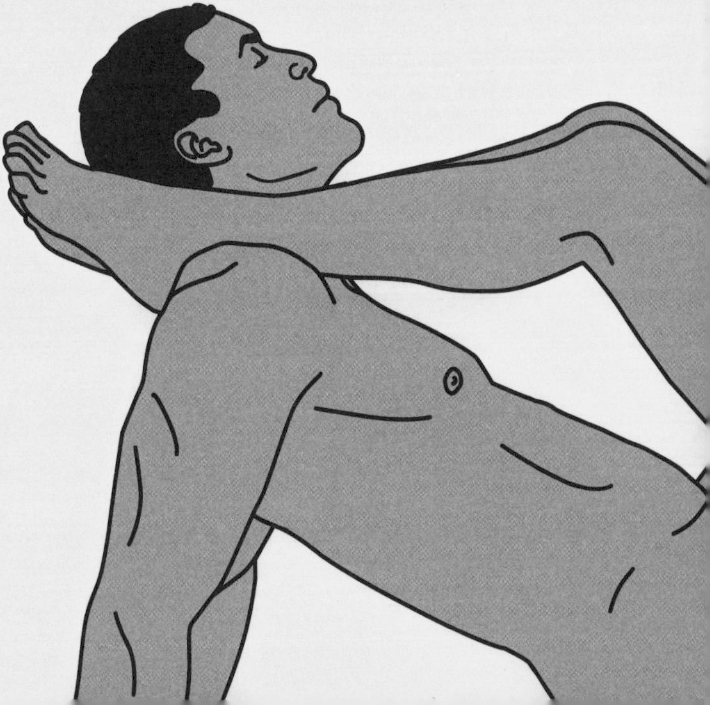

CONTENIDOS

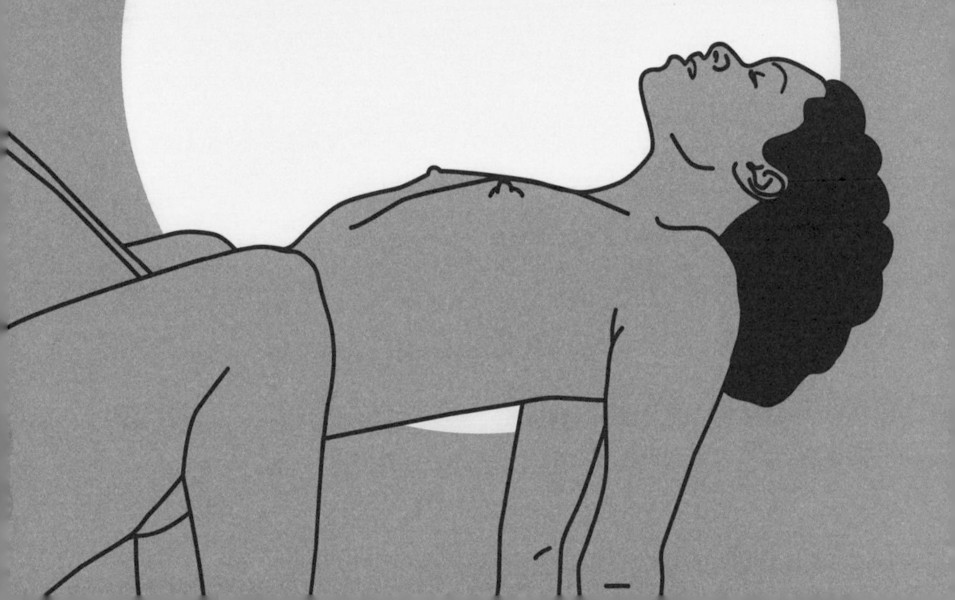

6

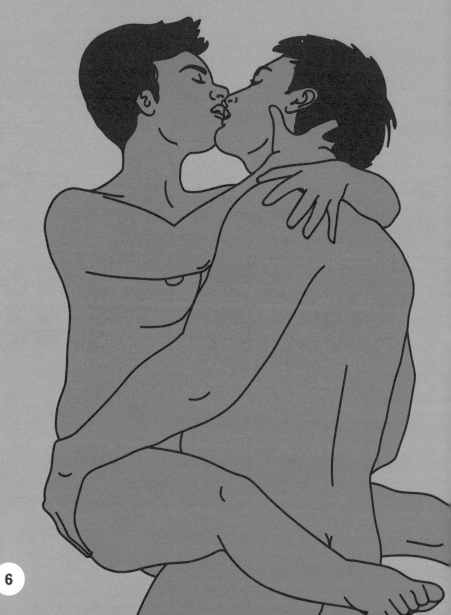

INTRODUCCIÓN

Si esto es hacer ejercicio, no querréis saltaros nunca el entrenamiento.

Inspirándose en la antigua sabiduría de los textos sobre el sexo, desde el *Kama-sutra* y *El jardín perfumado* hasta el *Ananga Ranga*, este libro combina **pasión** y **forma física** para que podáis trabajar y tonificar el cuerpo mientras alcanzáis nuevas cotas de **placer sexual**.

Cada sexjercicio os muestra qué partes del cuerpo vais a trabajar e incluye estadísticas sobre consumo de calorías, flexibilidad y duración. Echad un vistazo y probad lo que más os apetezca, utilizad los **selectores de posturas** para encontrar el sexjercicio que se adapte a vuestro estado de ánimo o, si os apetece un entrenamiento más tórrido, podéis seguir alguna de las **secuencias de sesiones sexuales**.

Al ir en busca de la pasión debéis recordar que si duele hay que parar. Si sacáis vuestros encuentros amorosos del dormitorio y los lleváis a nuevos lugares... que no os pillen.

Tenéis 300 sexjercicios para elegir, así que seleccionad una posición y **sudad de placer**.

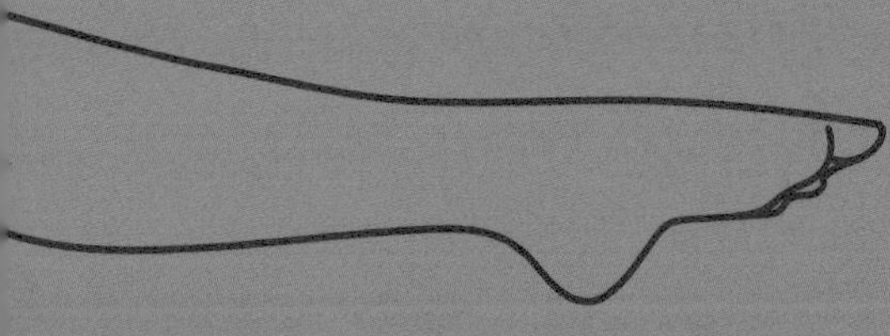

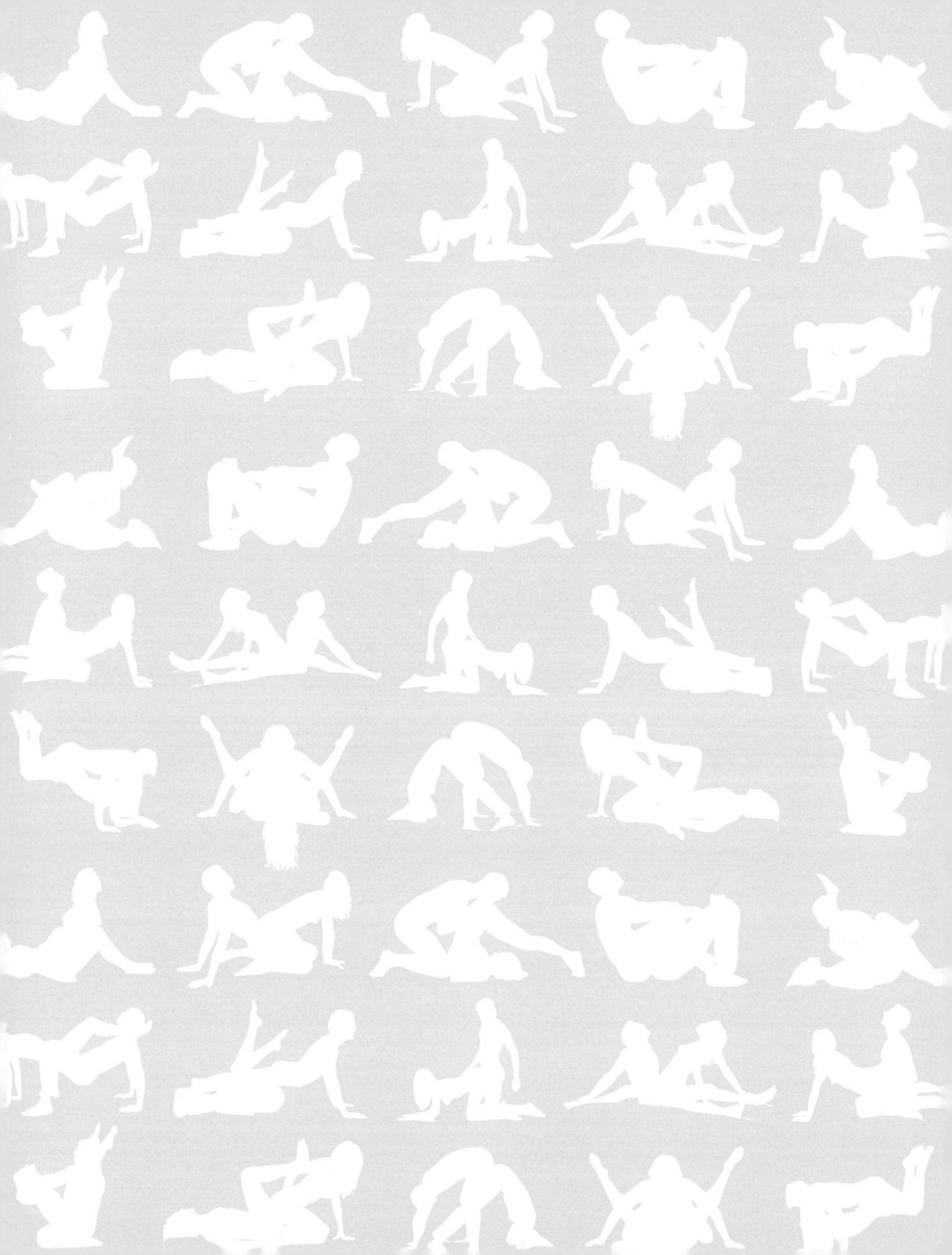

SEXJERCICIOS

Descubrid algo nuevo y disfrutad: con estos ejercicios sexuales aumentaréis vuestro ritmo cardiaco y daréis un toque más picante a vuestra vida íntima.

EN SUSPENSIÓN

Penetrando desde atrás, ambos disfrutáis del anonimato. Uno se abre bien y los dos os dejáis llevar por un placer de locura.

SEXTADÍSTICAS

Calorías	Calorías
★★★	★★★
Músculos usados	
Tronco, Glúteos, Aductores	Trapecios, Dorsales, Tronco, Glúteos
Flexibilidad	**Flexibilidad**
★☆☆	★★☆

Durante 1-5 minutos

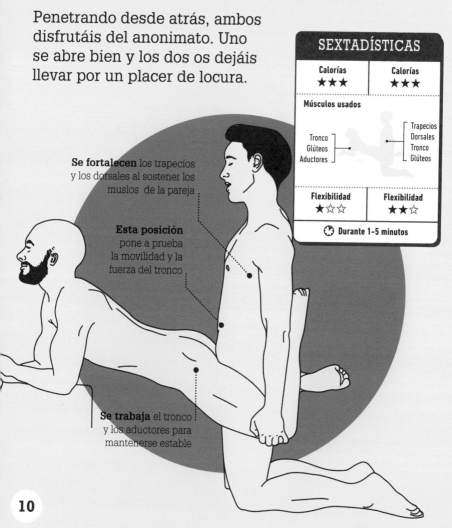

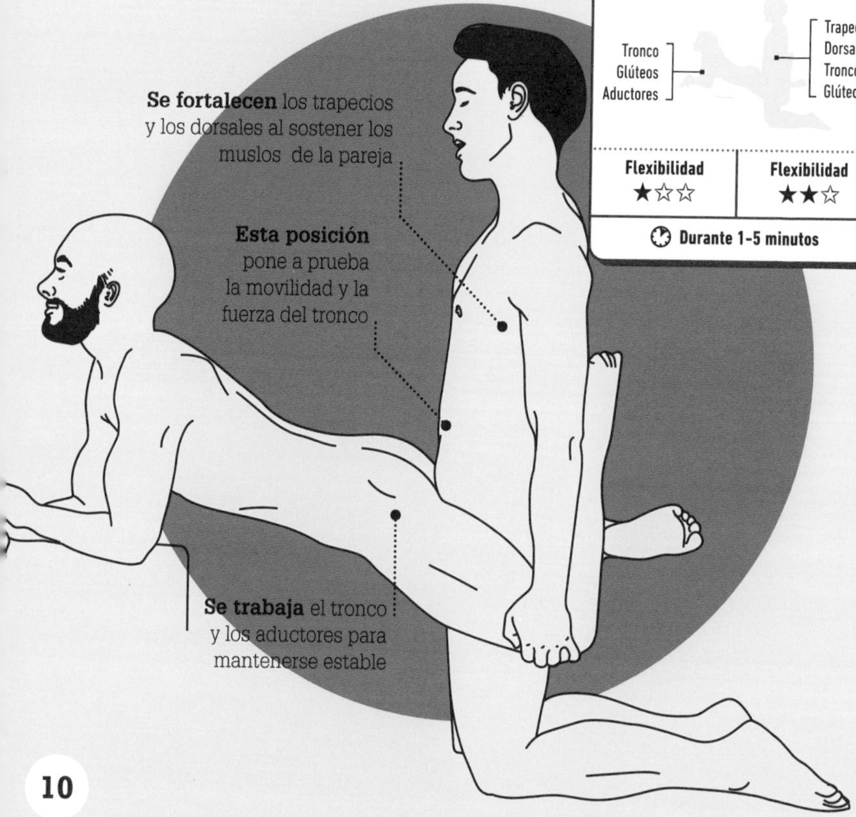
Se fortalecen los trapecios y los dorsales al sostener los muslos de la pareja
Esta posición pone a prueba la movilidad y la fuerza del tronco
Se trabaja el tronco y los aductores para mantenerse estable

SATISFACCIÓN LATERAL

Ponte a horcajadas sobre su muslo y disfruta de un nuevo ángulo. Si levanta la pierna entrarás a fondo.

SEXTADÍSTICAS

Calorías	**Calorías**
★☆☆	★★☆

Músculos usados

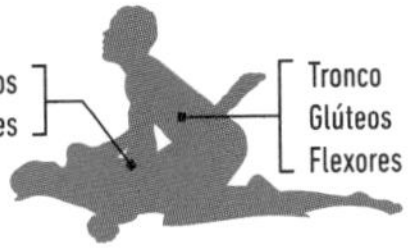

Glúteos
Aductores
Tronco
Glúteos
Flexores

Flexibilidad	**Flexibilidad**
★★☆	★☆☆

Durante 1-5 minutos

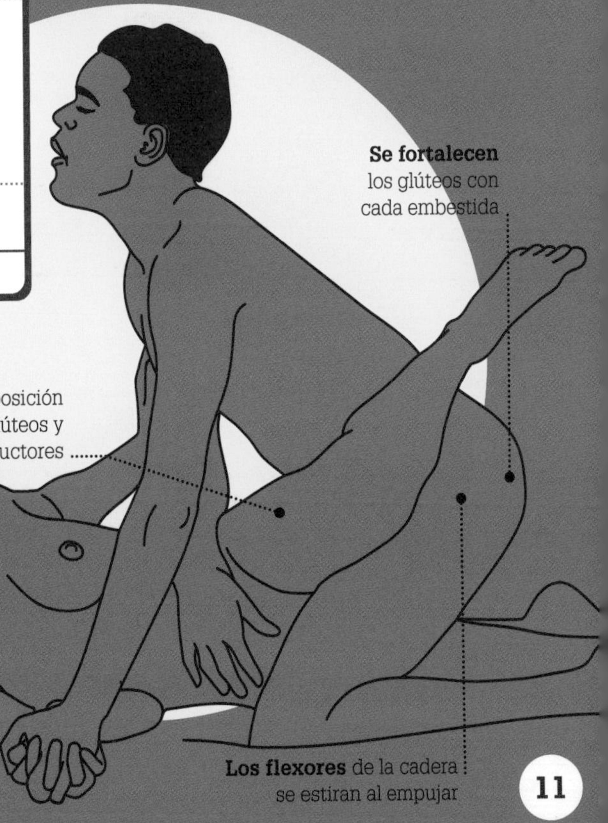

Se fortalecen los glúteos con cada embestida
Mantener esta posición fortalece los glúteos y estira los aductores
Los flexores de la cadera se estiran al empujar

ARCO DE PLACER

Esta postura requiere fuerza y confianza por parte de los dos. A tu pareja le encantará sentirse firmemente sujeta, mientras tú admiras su cuerpo expuesto.

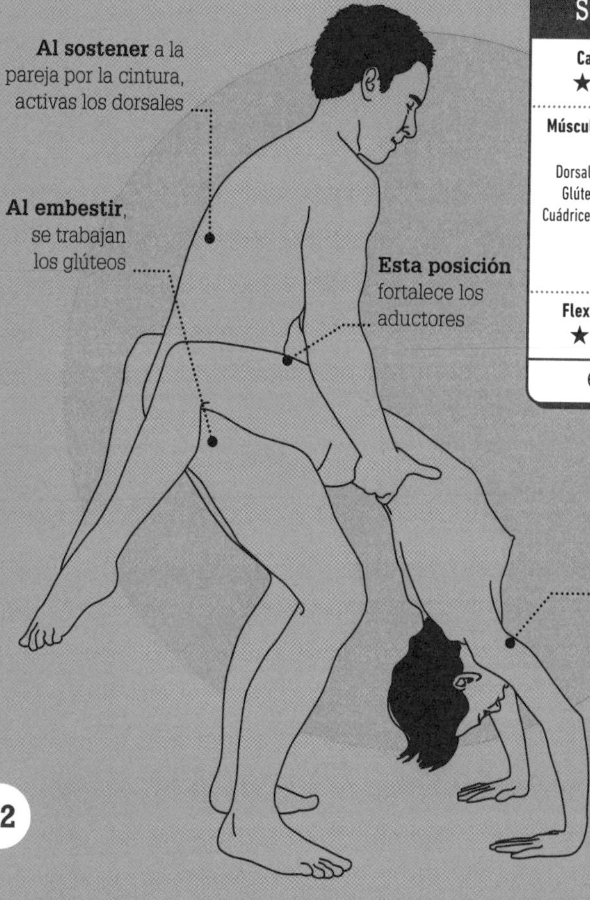

Al sostener a la pareja por la cintura, activas los dorsales
Al embestir, se trabajan los glúteos
Esta posición fortalece los aductores
Cuanto más se mantenga esta posición, más se trabajan los brazos y los deltoides

SEXTADÍSTICAS

Calorías	Calorías
★★☆	★★☆

Músculos usados

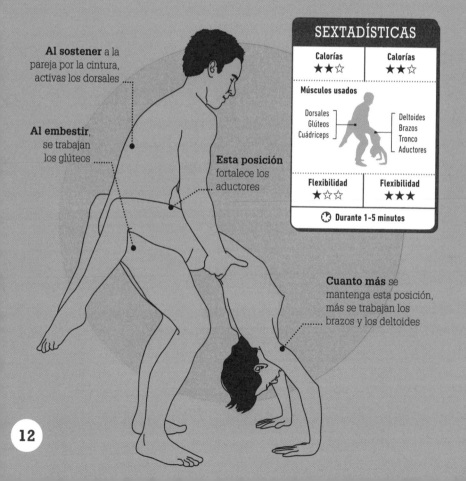

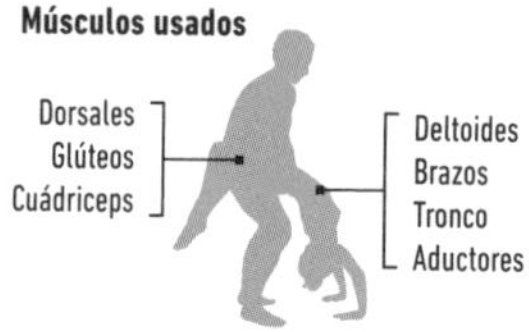

Dorsales
Glúteos
Cuádriceps
Deltoides
Brazos
Tronco
Aductores

Flexibilidad	Flexibilidad
★☆☆	★★★

Durante 1-5 minutos

ATADOS

Crea un nudo amoroso bien apretado y compacto. Muéstrale a tu amante dónde quieres que esté y atrae su cuerpo con los pies.

SEXTADÍSTICAS

Calorías	Calorías
★★☆	★★☆

Músculos usados

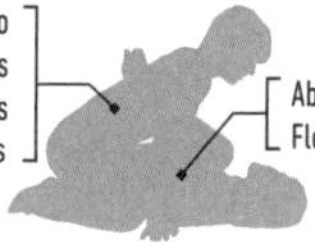
Tronco
Glúteos
Flexores
Cuádriceps
Abdominales
Flexores

Flexibilidad	Flexibilidad
★★☆	★★☆

Durante 5-10 minutos

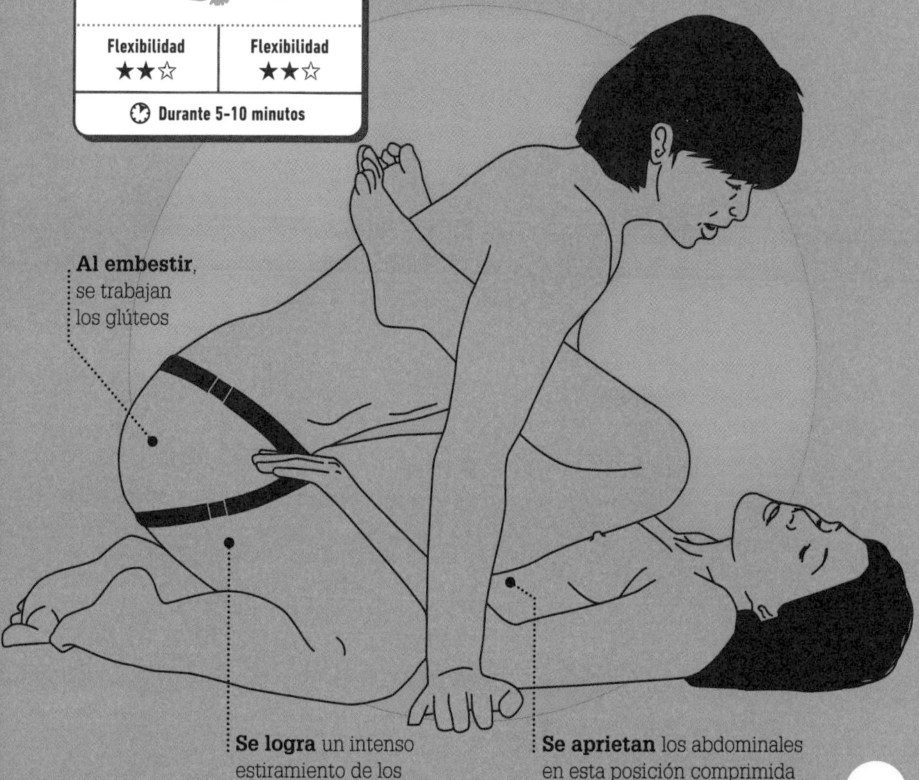
Al embestir, se trabajan los glúteos
Se logra un intenso estiramiento de los cuádriceps
Se aprietan los abdominales en esta posición comprimida

DELICIOSO TRASERO

Sujeta las rodillas de tu amante y balancéate hacia delante y hacia atrás. Ver tus voluptuosas nalgas le excitará y lo llevará al éxtasis.

SEXTADÍSTICAS

Calorías ★★☆	**Calorías** ★☆☆

Músculos usados

Tronco
Glúteos
Flexores
Abdominales
Glúteos

Flexibilidad ★★☆	**Flexibilidad** ★★☆

Durante 5-10 minutos

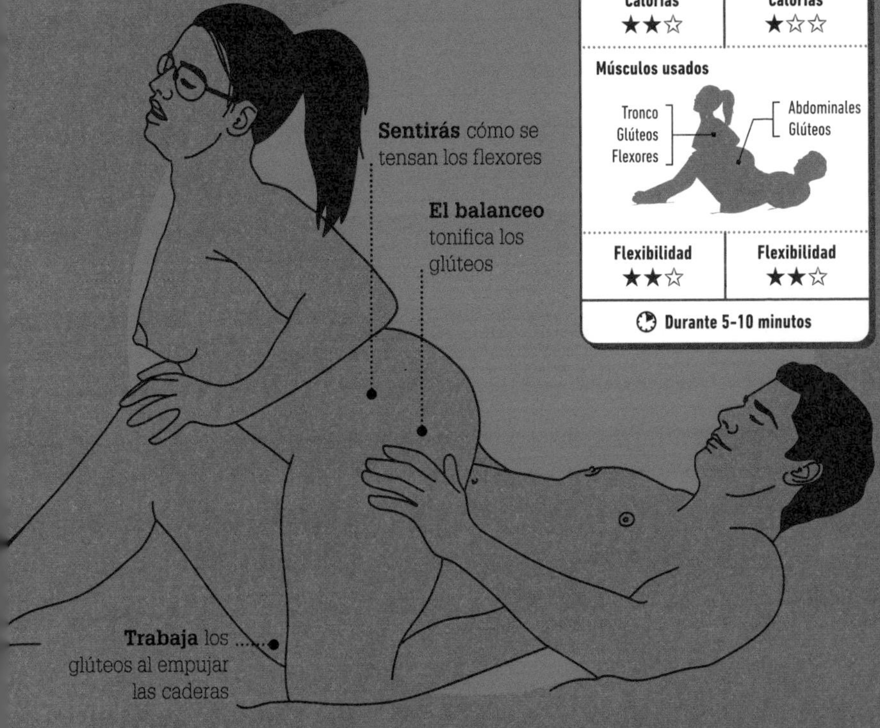

Sentirás cómo se tensan los flexores
El balanceo tonifica los glúteos
Trabaja los glúteos al empujar las caderas

EL PUNTO X

Solo las partes clave de los cuerpos se tocan en esta explosiva posición. Una vez que esté dentro, cruza las piernas para agarrarte con fuerza.

SEXTADÍSTICAS

Calorías	Calorías
★★☆	★★☆

Músculos usados

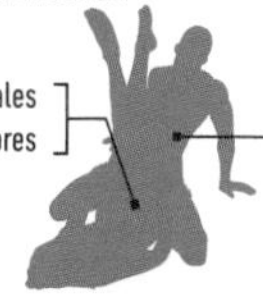

Abdominales
Flexores
Deltoides
Brazos
Tronco
Glúteos

Flexibilidad	Flexibilidad
★☆☆	★★☆

Durante 1-5 minutos

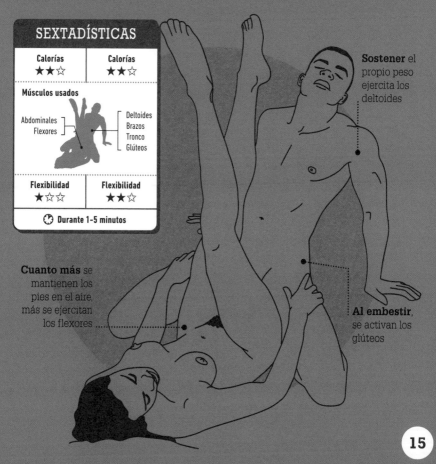

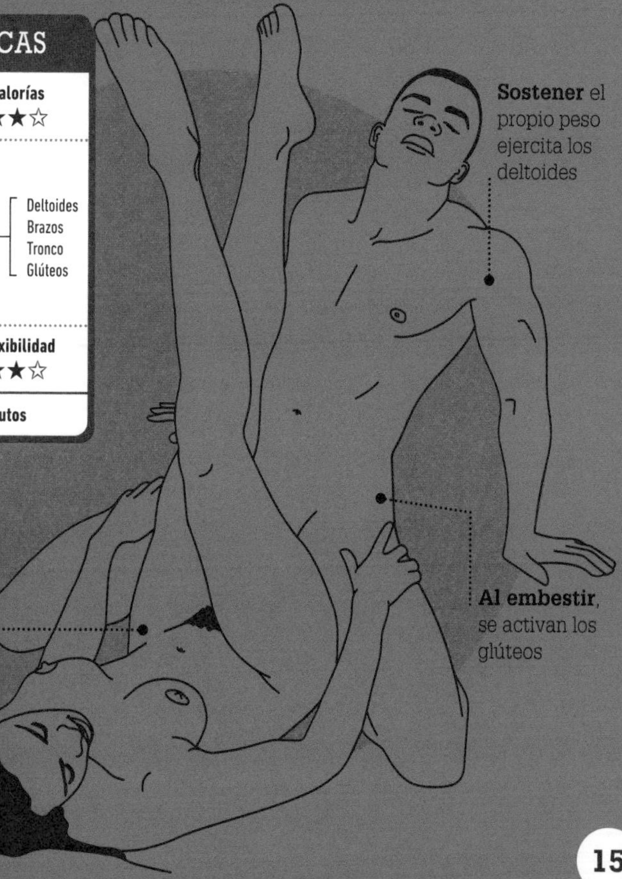

Sostener el propio peso ejercita los deltoides
Cuanto más se mantienen los pies en el aire, más se ejercitan los flexores
Al embestir, se activan los glúteos

SEXPLORACIÓN

Una postura atrevida para parejas ambiciosas. Poned a prueba vuestro trabajo en equipo y comprobad si estáis a la altura del desafío.

Se activan los abdominales al estar inclinado hacia delante

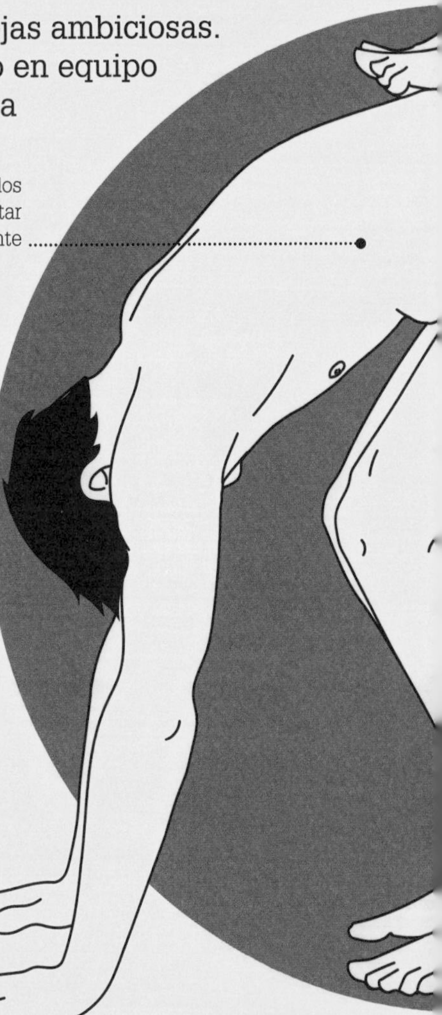

SEXTADÍSTICAS

Calorías	Calorías
★★☆	★★☆

Músculos usados

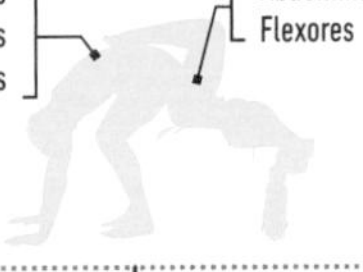

Flexibilidad	Flexibilidad
★★★	★☆☆

Durante 1-5 minutos

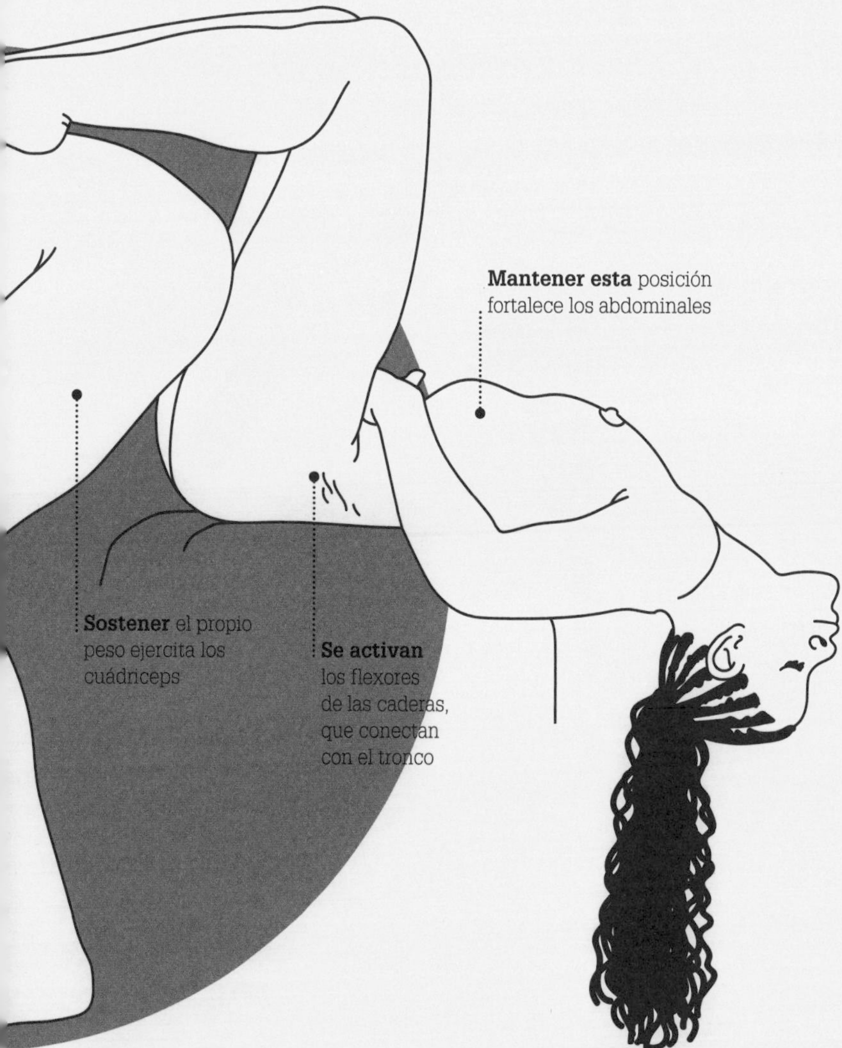
Mantener esta posición fortalece los abdominales
Sostener el propio peso ejercita los cuádriceps
Se activan los flexores de las caderas, que conectan con el tronco

TOMA ASIENTO

De rodillas, en esta posición tan íntima, tendrás toda su atención: besándote el cuello y tocándote te hará gemir de placer.

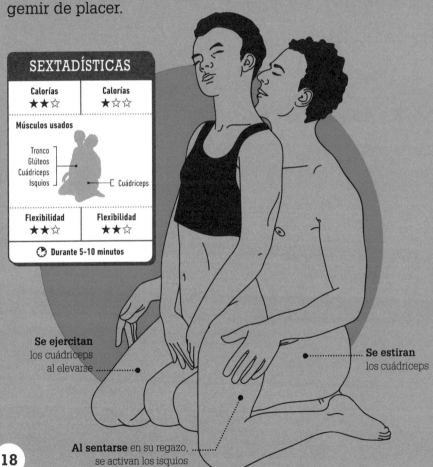

SEXTADÍSTICAS

Calorías	Calorías
★★☆	★☆☆

Músculos usados

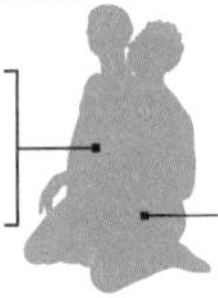

Tronco
Glúteos
Cuádriceps
Isquios
Cuádriceps

Flexibilidad	Flexibilidad
★★☆	★★☆

Durante 5-10 minutos

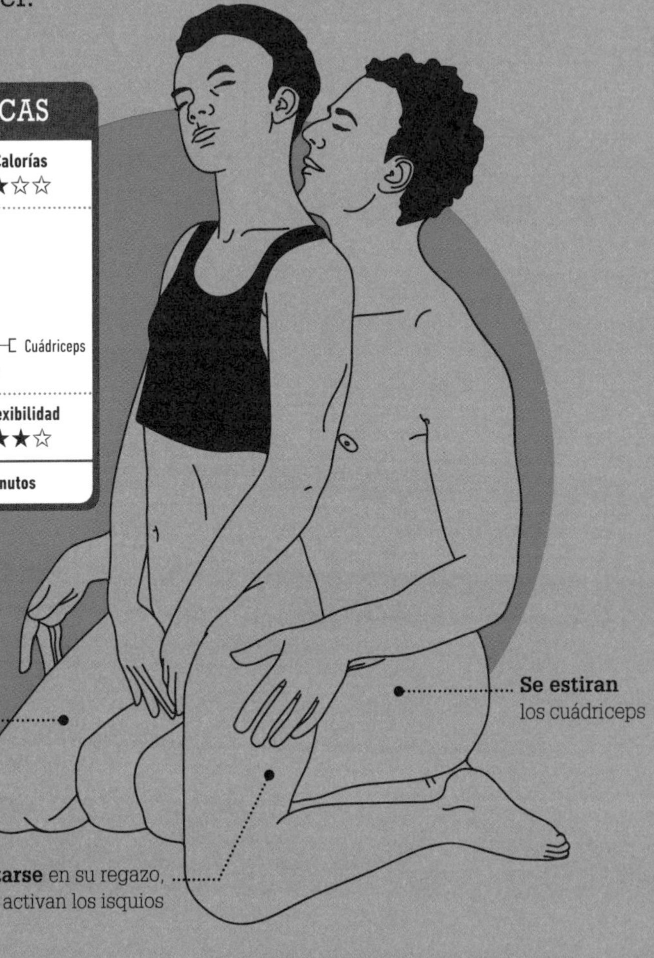

Se ejercitan los cuádriceps al elevarse
Se estiran los cuádriceps
Al sentarse en su regazo, se activan los isquios

TODA PIERNAS

Tu amante te pone las piernas sobre el pecho y te rodea la cara con los pies. Te agarras a sus muslos y te lo tomas con calma.

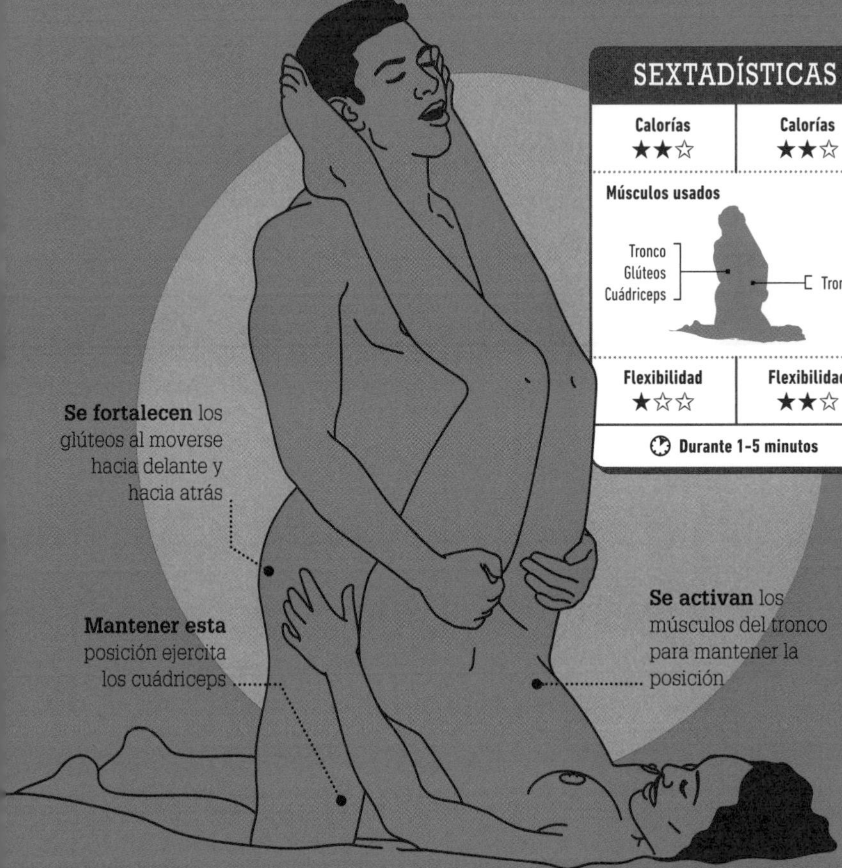

Se fortalecen los glúteos al moverse hacia delante y hacia atrás

Mantener esta posición ejercita los cuádriceps

Se activan los músculos del tronco para mantener la posición

SEXTADÍSTICAS

Calorías	Calorías
★★☆	★★☆

Músculos usados

Tronco
Glúteos
Cuádriceps
Tronco

Flexibilidad	Flexibilidad
★☆☆	★★☆

Durante 1-5 minutos

ACURRUCADOS

Para un sexo potente pero íntimo, abraza a tu pareja por detrás y envuélvela en tus brazos. Sujétale los muslos y levántalos para pasar al siguiente nivel.

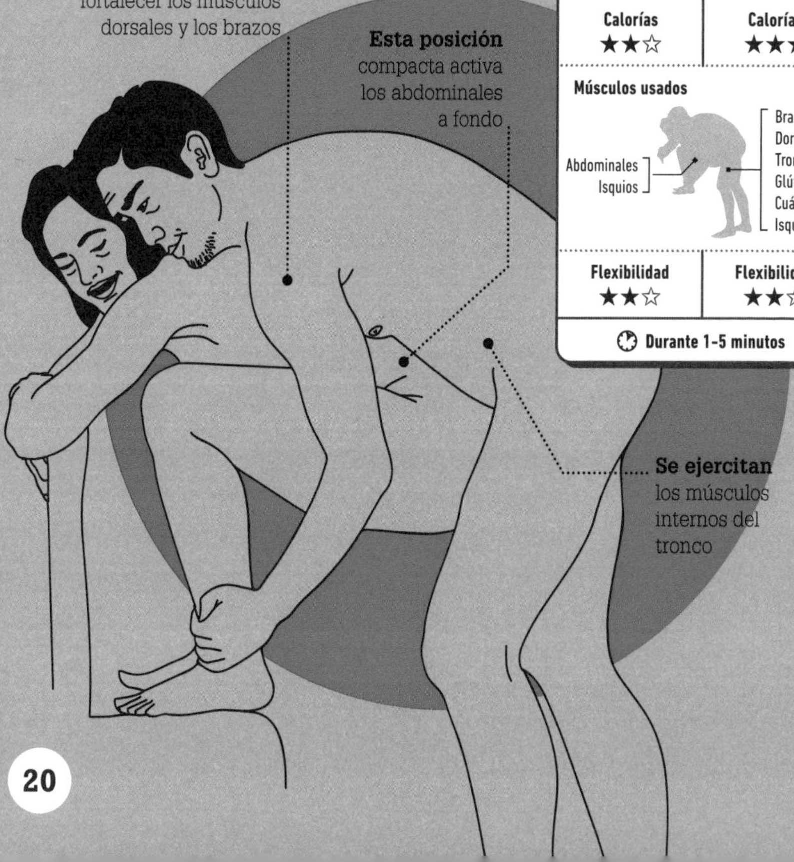
Puedes levantarla para fortalecer los músculos dorsales y los brazos
Esta posición compacta activa los abdominales a fondo
Se ejercitan los músculos internos del tronco

SEXTADÍSTICAS

Calorías	Calorías
★★☆	★★★

Músculos usados

Abdominales, Isquios — Brazos, Dorsales, Tronco, Glúteos, Cuádriceps, Isquios

Flexibilidad	Flexibilidad
★★☆	★★☆

Durante 1-5 minutos

PLACER LATERAL

Pasa la pierna sobre el muslo de tu pareja y ofrécete en un ángulo lateral. Hazlo despacio y con sensualidad, o chocad el uno contra el otro hasta llegar al clímax.

SEXTADÍSTICAS	
Calorías ★★☆	**Calorías** ★☆☆
Músculos usados Tronco, Glúteos, Flexores, Cuádriceps, Isquios	Tronco, Oblicuos, Glúteos
Flexibilidad ★★☆	**Flexibilidad** ★☆☆
Durante 5-10 minutos	

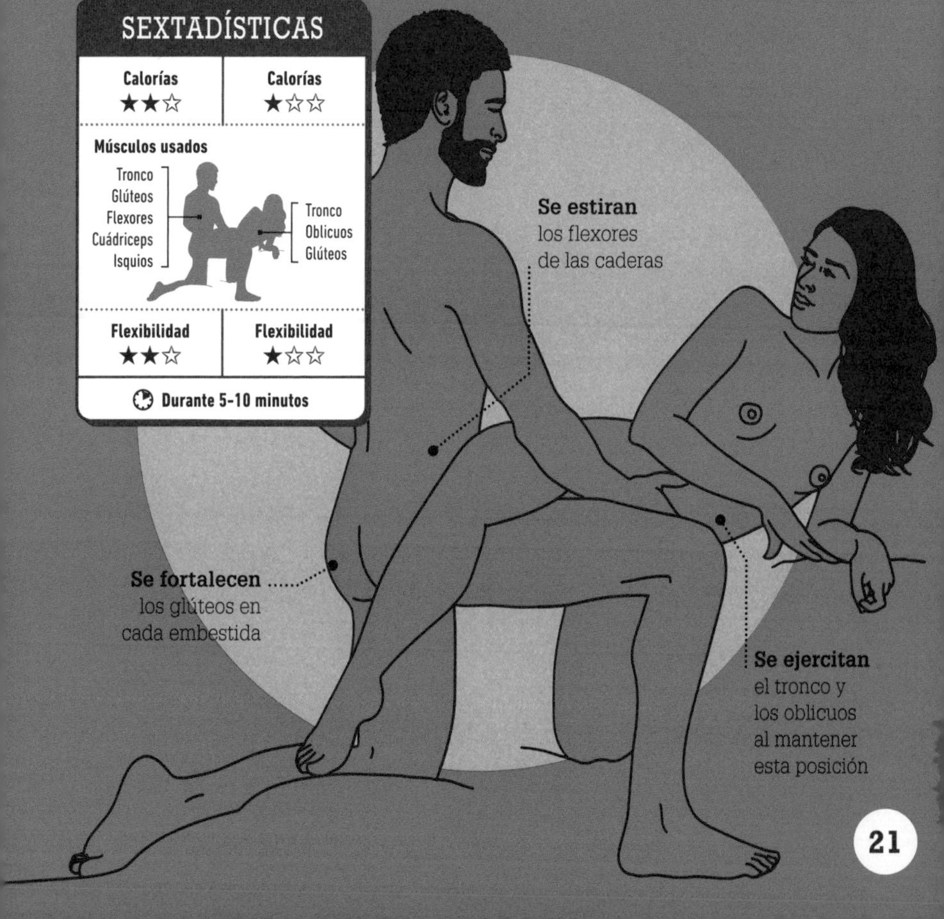

Se estiran los flexores de las caderas
Se fortalecen los glúteos en cada embestida
Se ejercitan el tronco y los oblicuos al mantener esta posición

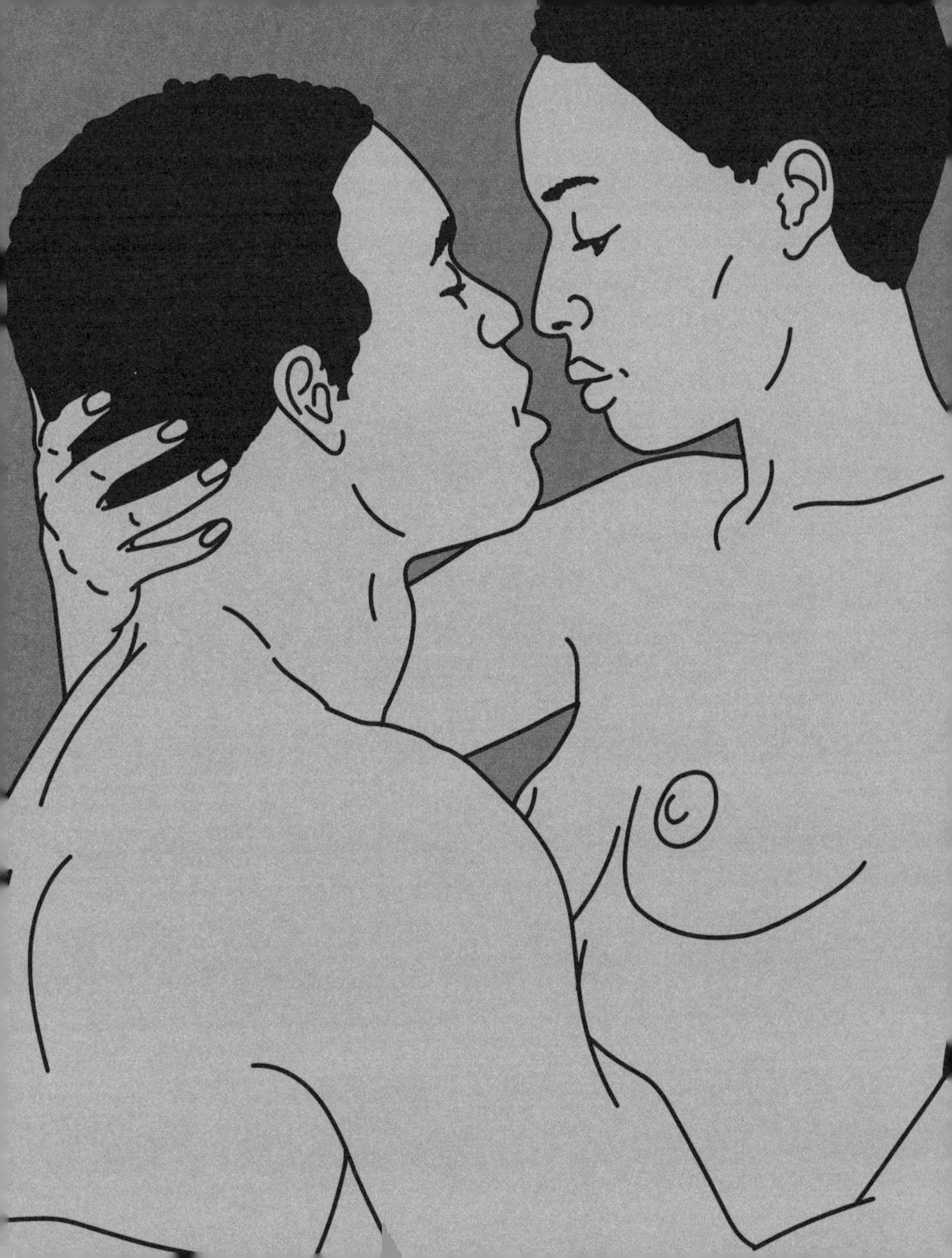

"HAY QUE
besar
LOS LABIOS
DE LA PAREJA
Y ENTONCES, BIEN
EBRIOS
de amor,
ES MOMENTO DE CERRAR
LOS OJOS"

KAMA-SUTRA

¡QUIETO AHÍ!

Toma la iniciativa abalanzándote sobre tu pareja para que quede a tu merced. Miraos fijamente a los ojos, sin romper la tensión con ningún beso.

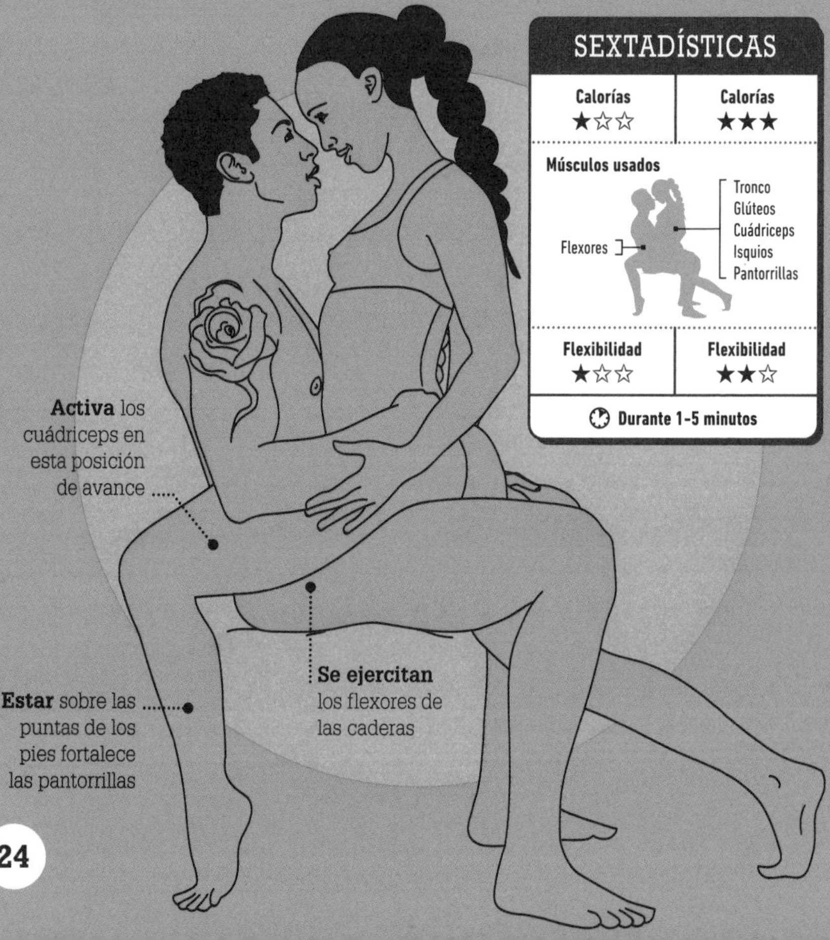
Activa los cuádriceps en esta posición de avance
Estar sobre las puntas de los pies fortalece las pantorrillas
Se ejercitan los flexores de las caderas

SEXTADÍSTICAS

Calorías	Calorías
★☆☆	★★★

Músculos usados

Flexores
Tronco
Glúteos
Cuádriceps
Isquios
Pantorrillas

Flexibilidad	Flexibilidad
★☆☆	★★☆

Durante 1-5 minutos

VERTICAL CALIENTE

Anima los preliminares con una vertical excitante. Atrapa a tu pareja entre los muslos hasta que te deje satisfecha.

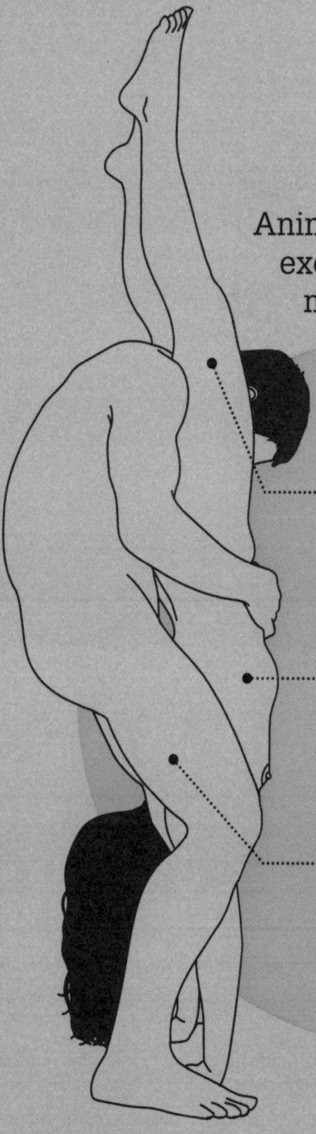

Contraes los isquios y los cuádriceps para estabilizar el cuerpo

Trabajas el tronco y el pecho bajo el peso de tu cuerpo

Cuanto más estés en esta posición, más lo notarán los cuádriceps

SEXTADÍSTICAS

Calorías	Calorías
★★☆	★★★

Músculos usados

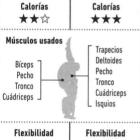

Bíceps, Pecho, Tronco, Cuádriceps

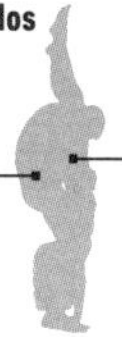

Trapecios, Deltoides, Pecho, Tronco, Cuádriceps, Isquios

Flexibilidad	Flexibilidad
★★☆	★★★

Durante 1-5 minutos

CLAVAR UN CLAVO

Un clásico del *Kama-sutra*: tu amante intenta mantener el talón en tu frente hasta el final. Solo se necesita algo de práctica.

SEXTADÍSTICAS

Calorías ★☆☆	**Calorías** ★★☆

Músculos usados

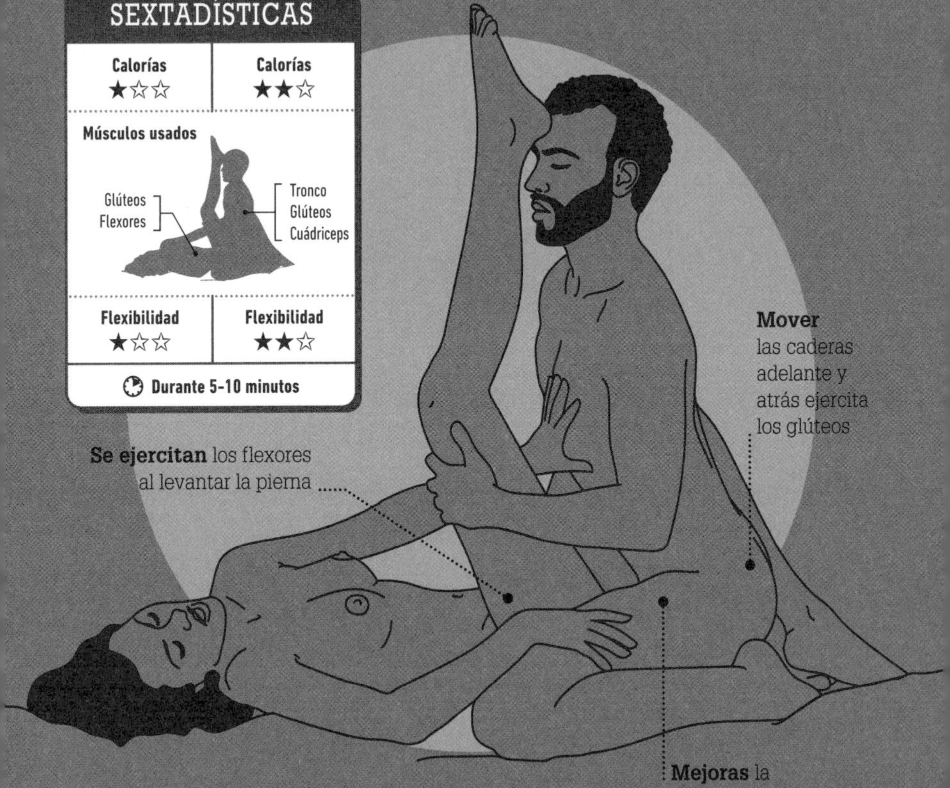

Glúteos
Flexores
Tronco
Glúteos
Cuádriceps

Flexibilidad ★☆☆	**Flexibilidad** ★★☆

Durante 5-10 minutos

Mover las caderas adelante y atrás ejercita los glúteos
Se ejercitan los flexores al levantar la pierna
Mejoras la flexibilidad de los cuádriceps

REINVENTAR LA RUEDA

Apóyate en los codos mientras tu amante te levanta como una carretilla. Usa una almohada para aguantar más tiempo.

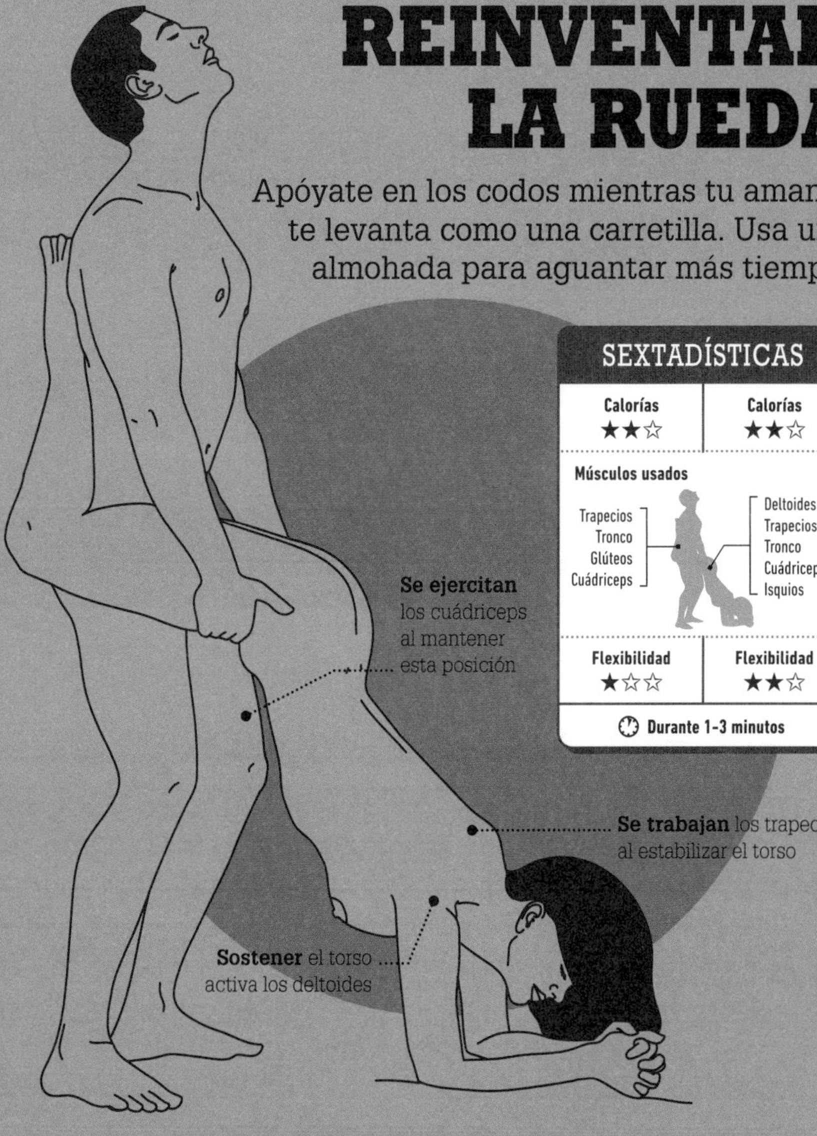

Se ejercitan los cuádriceps al mantener esta posición
Se trabajan los trapecios al estabilizar el torso
Sostener el torso activa los deltoides

SEXTADÍSTICAS

Calorías	Calorías
★★☆	★★☆

Músculos usados

Trapecios, Tronco, Glúteos, Cuádriceps	Deltoides, Trapecios, Tronco, Cuádriceps, Isquios

Flexibilidad	Flexibilidad
★☆☆	★★☆

Durante 1-3 minutos

A TODA MÁQUINA

Agárrate bien mientras tu pareja embiste a toda máquina. Un sofá o un cabecero harán de amortiguador para dejaros ir.

SEXTADÍSTICAS

Calorías ★★☆	**Calorías** ★★☆
Músculos usados Bíceps Tronco Glúteos Aductores	Deltoides Pecho Tronco Glúteos
Flexibilidad ★★☆	**Flexibilidad** ★☆☆

Durante 5-10 minutos

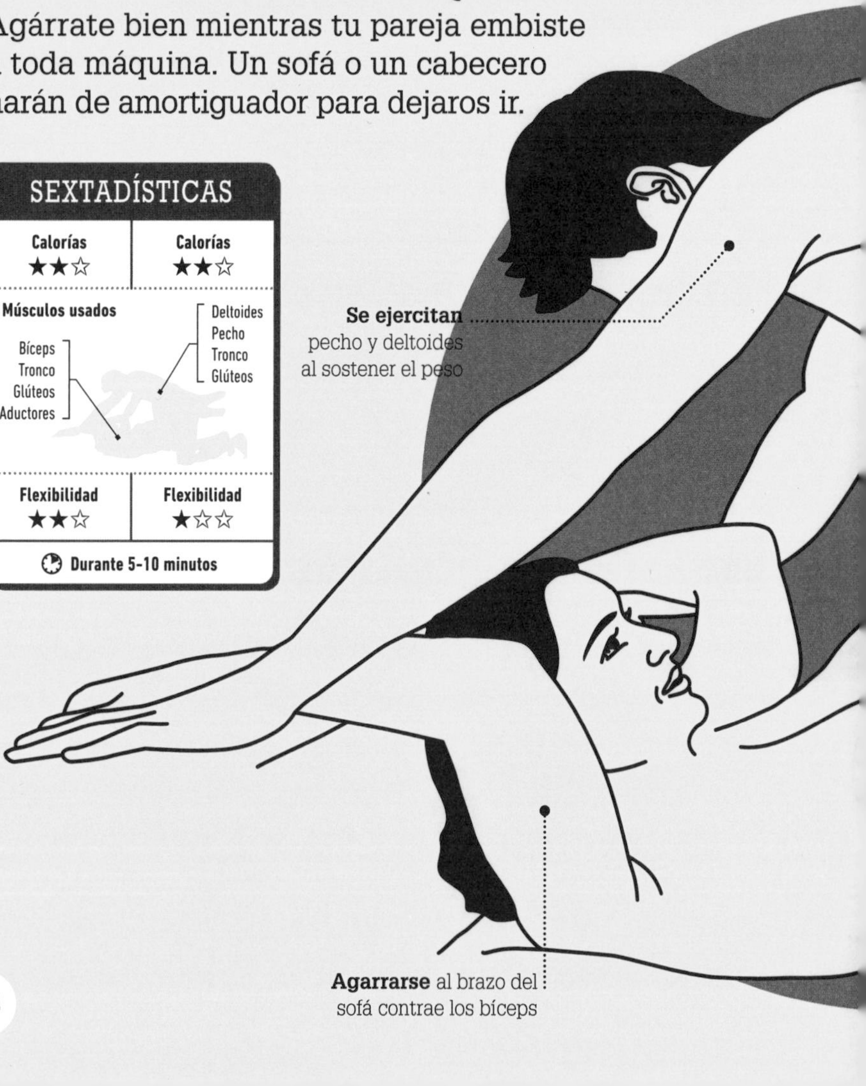
Se ejercitan pecho y deltoides al sostener el peso
Agarrarse al brazo del sofá contrae los bíceps

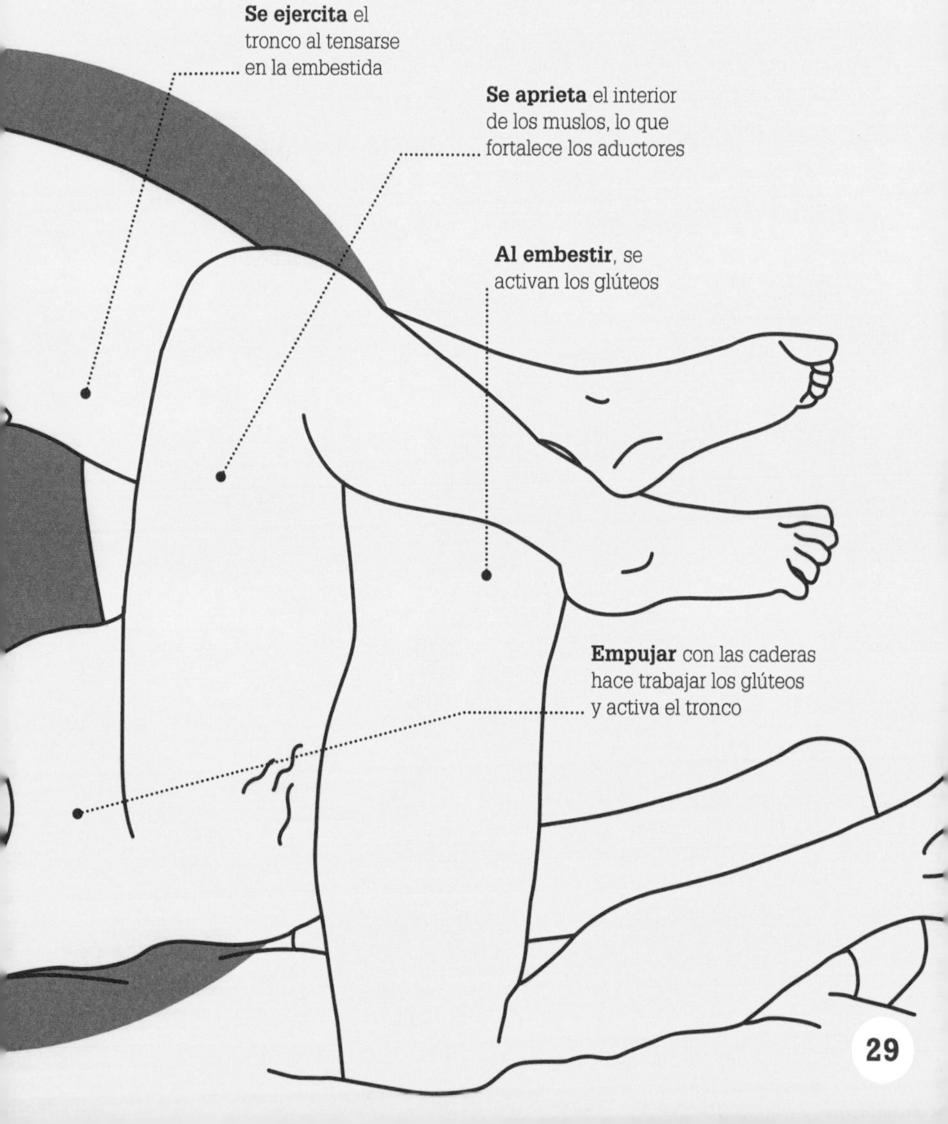
Se ejercita el tronco al tensarse en la embestida
Se aprieta el interior de los muslos, lo que fortalece los aductores
Al embestir, se activan los glúteos
Empujar con las caderas hace trabajar los glúteos y activa el tronco

POSTE DE BAILE

Tu amante utiliza tu pierna como poste para excitarte: la acaricia, la frota o se desliza arriba y abajo, antes de volver a sentarse en tu regazo y cabalgar sobre ti.

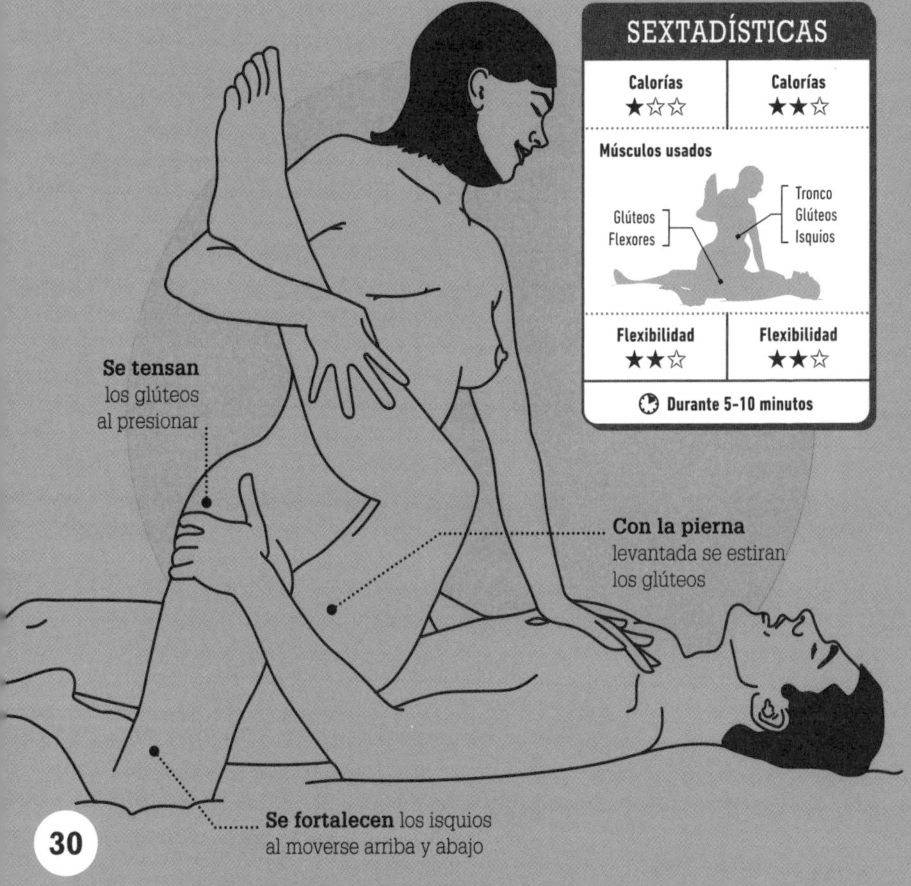
Se tensan los glúteos al presionar
Con la pierna levantada se estiran los glúteos
Se fortalecen los isquios al moverse arriba y abajo

SEXTADÍSTICAS

Calorías	Calorías
★☆☆	★★☆

Músculos usados

Glúteos
Flexores
Tronco
Glúteos
Isquios

Flexibilidad	Flexibilidad
★★☆	★★☆

Durante 5-10 minutos

AL CALOR DEL MOMENTO

Ideal para el sexo rápido. Si tienes una pared cerca, usa los pies para impulsarte y moverte sobre tu pareja.

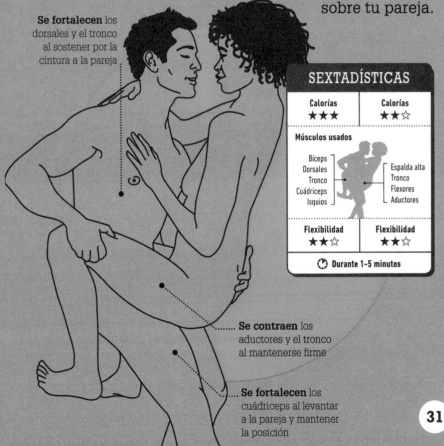

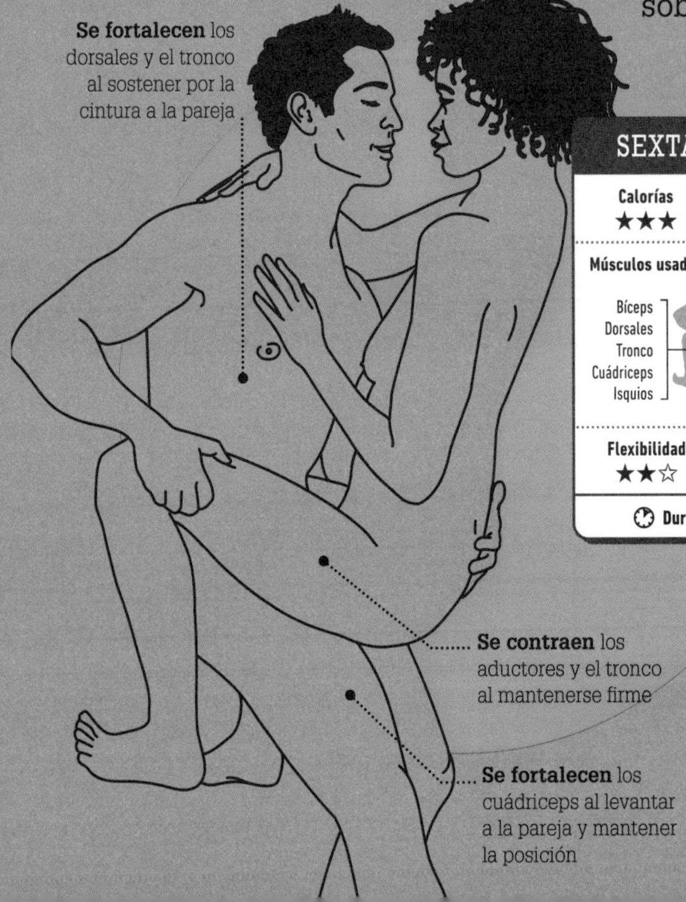

Se fortalecen los dorsales y el tronco al sostener por la cintura a la pareja

Se contraen los aductores y el tronco al mantenerse firme

Se fortalecen los cuádriceps al levantar a la pareja y mantener la posición

SEXTADÍSTICAS

Calorías	Calorías
★★★	★★☆

Músculos usados

Bíceps Dorsales Tronco Cuádriceps Isquios	Espalda alta Tronco Flexores Aductores

Flexibilidad	Flexibilidad
★★☆	★★☆

Durante 1-5 minutos

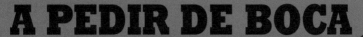

A PEDIR DE BOCA

Lleva su placer a nuevas cotas poniendo a tu pareja contra la pared para lamerla. Cuando termines, podrá deslizarse hacia abajo y devolverte el favor.

Se activa el tronco al mantener esta posición elevada

Se trabajan los bíceps y los dorsales al sostenerla alzada

Se fortalecen los cuádriceps y los dorsales al levantarla

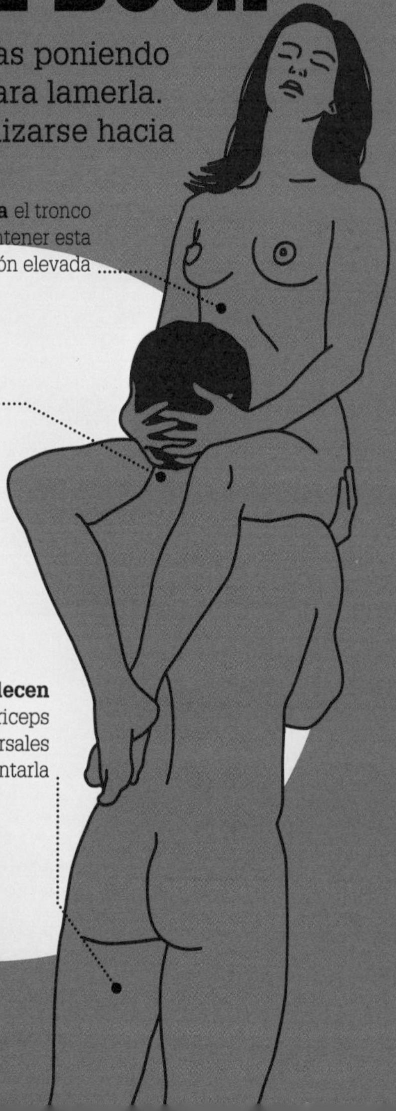

SEXTADÍSTICAS

Calorías	Calorías
★★☆	★★☆

Músculos usados

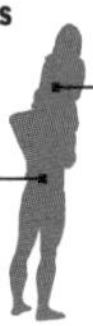

Flexibilidad	Flexibilidad
★★☆	★☆☆

Durante 1-5 minutos

SENTADILLA SEXI

Disfruta de la gran sensualidad de esta postura en cuclillas, ideal para prestar una atención especial a los pechos y los pezones de tu amante.

SEXTADÍSTICAS

Calorías ★☆☆	**Calorías** ★★☆
Músculos usados Tronco, Flexores	Tronco, Glúteos, Cuádriceps
Flexibilidad ★☆☆	**Flexibilidad** ★★☆

Durante 5-10 minutos

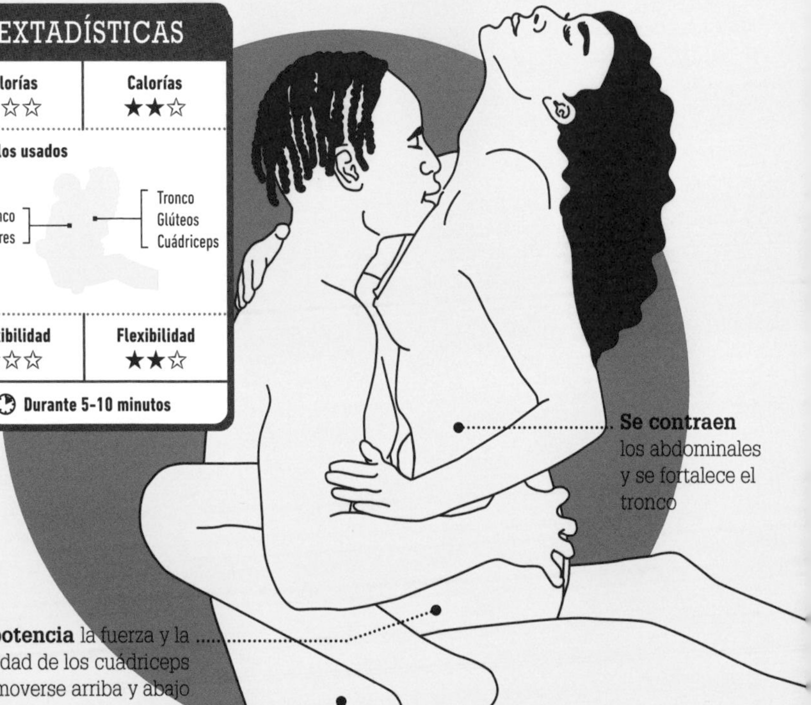
Se contraen los abdominales y se fortalece el tronco
Se potencia la fuerza y la flexibilidad de los cuádriceps al moverse arriba y abajo
Se activan los flexores de la cadera al hacer la sentadilla

PIERNAS SENSUALES

Tus piernas cobran protagonismo en esta postura ultraerótica. Para no terminar demasiado rápido, tu amante puede retirarse y penetrar tus muslos.

SEXTADÍSTICAS

Calorías ★★☆	**Calorías** ★★☆

Músculos usados

Abdominales, Flexores

Bíceps, Tronco, Glúteos, Isquios

Flexibilidad ★☆☆	**Flexibilidad** ★☆☆

Durante 1-5 minutos

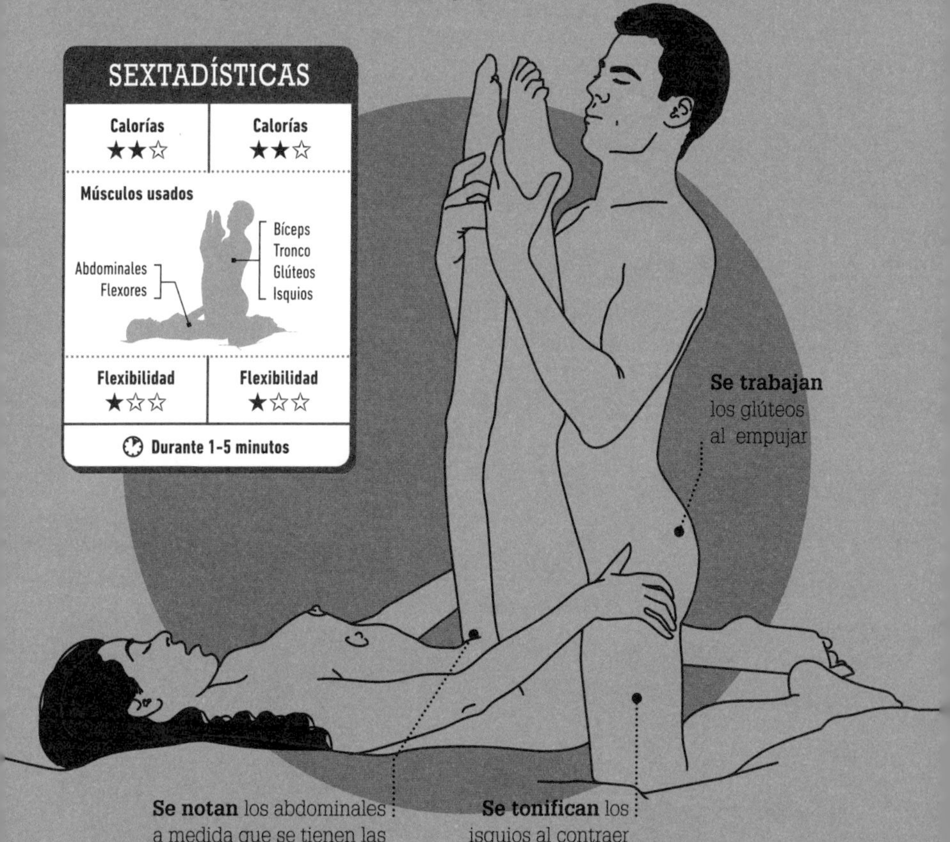
Se trabajan los glúteos al empujar
Se notan los abdominales a medida que se tienen las piernas levantadas
Se tonifican los isquios al contraer los muslos

MIRA Y APRENDE

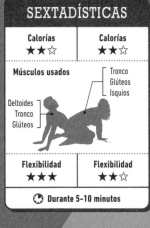

Recuéstate y observa cómo se emplea tu pareja. Puede mirar hacia atrás para ver tu cara de placer.

SEXTADÍSTICAS

Calorías	Calorías
★★☆	★★☆

Músculos usados

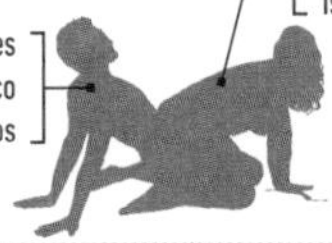

Tronco
Glúteos
Isquios
Deltoides
Tronco
Glúteos

Flexibilidad	Flexibilidad
★★★	★★☆

Durante 5-10 minutos

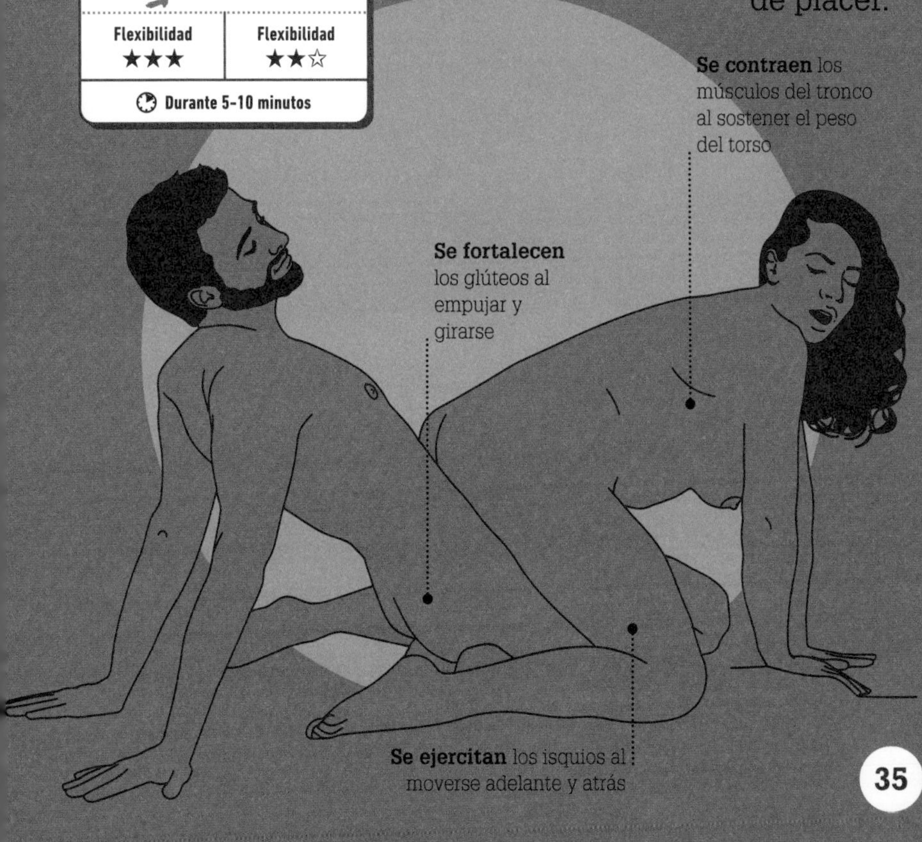

Se contraen los músculos del tronco al sostener el peso del torso
Se fortalecen los glúteos al empujar y girarse
Se ejercitan los isquios al moverse adelante y atrás

SUPERHÉROE SEXI

Deja volar tu pasión y separa las piernas del suelo para una intensa sesión de penetración por detrás. Perfecto para unos azotes, si es lo que te apetece.

SEXTADÍSTICAS

Calorías	Calorías
★★☆	★★☆

Músculos usados

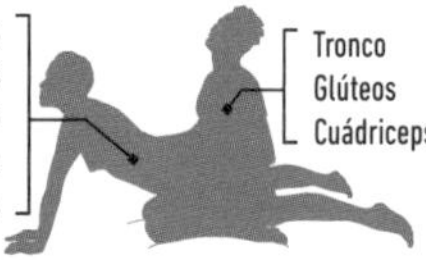

Deltoides
Brazos
Pecho
Tronco
Aductores
Tronco
Glúteos
Cuádriceps

Flexibilidad	Flexibilidad
★☆☆	★★☆

Durante 1-5 minutos

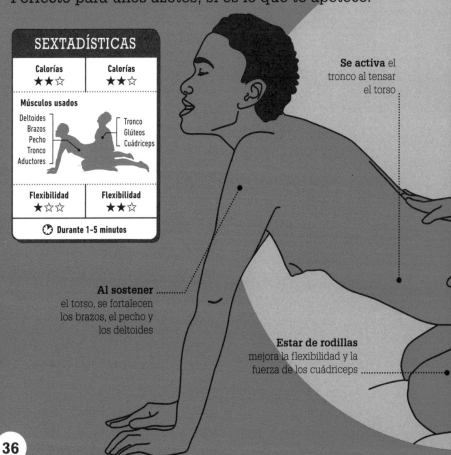

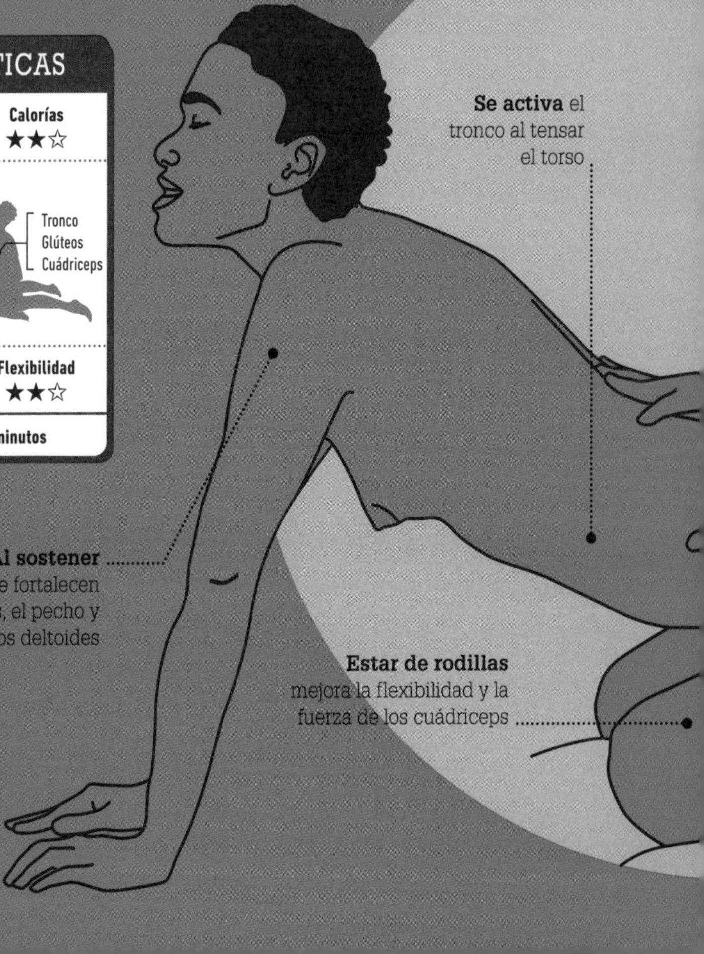

Se activa el tronco al tensar el torso
Al sostener el torso, se fortalecen los brazos, el pecho y los deltoides
Estar de rodillas mejora la flexibilidad y la fuerza de los cuádriceps

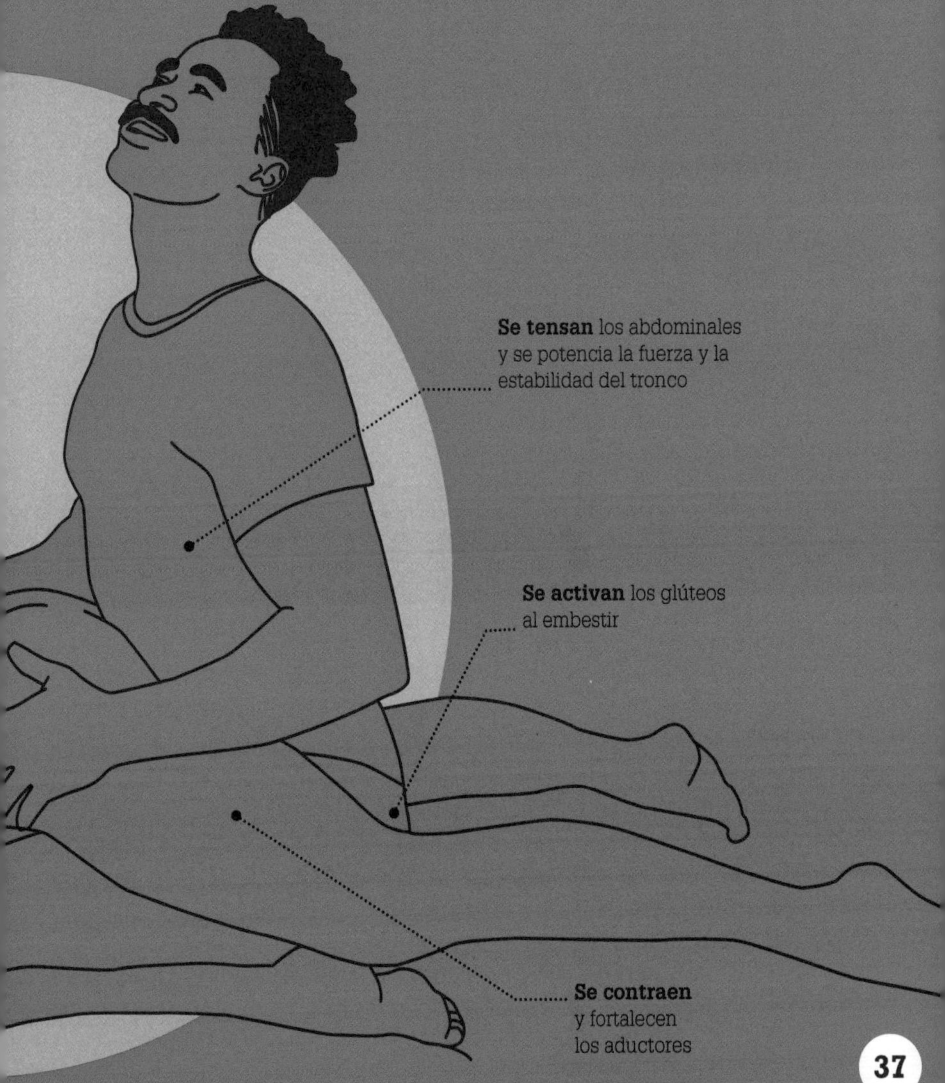
Se tensan los abdominales y se potencia la fuerza y la estabilidad del tronco
Se activan los glúteos al embestir
Se contraen y fortalecen los aductores

VUELTA Y VUELTA

Los dos disfrutaréis de esta excitante lucha erótica. Hacedlo en el suelo para poder revolcaros tanto como os apetezca.

SEXTADÍSTICAS

Calorías	Calorías
★★☆	★☆☆

Músculos usados

Pecho
Tronco
Glúteos
Flexores

Flexores
Aductores

Flexibilidad	Flexibilidad
★☆☆	★★☆

Durante 5-10 minutos

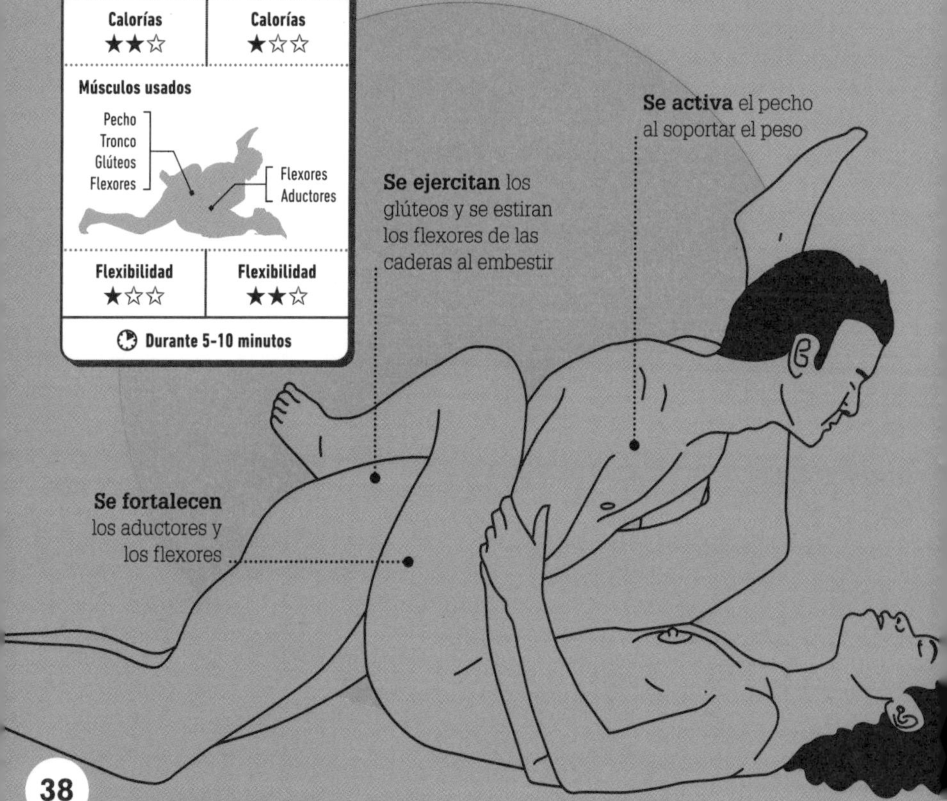

Se activa el pecho al soportar el peso
Se ejercitan los glúteos y se estiran los flexores de las caderas al embestir
Se fortalecen los aductores y los flexores

SILLA CALIENTE

Uno ofrece su regazo como asiento y se inclina atrás para disfrutar mientras lo cabalgan. El otro junta los muslos para un ajuste bien prieto.

SEXTADÍSTICAS

Calorías	Calorías
★★☆	★★☆

Músculos usados

Deltoides
Tríceps
Tronco
Flexores
Aductores
Cuádriceps

Tronco
Cuádriceps

Flexibilidad	Flexibilidad
★★★	★☆☆

Durante 1-5 minutos

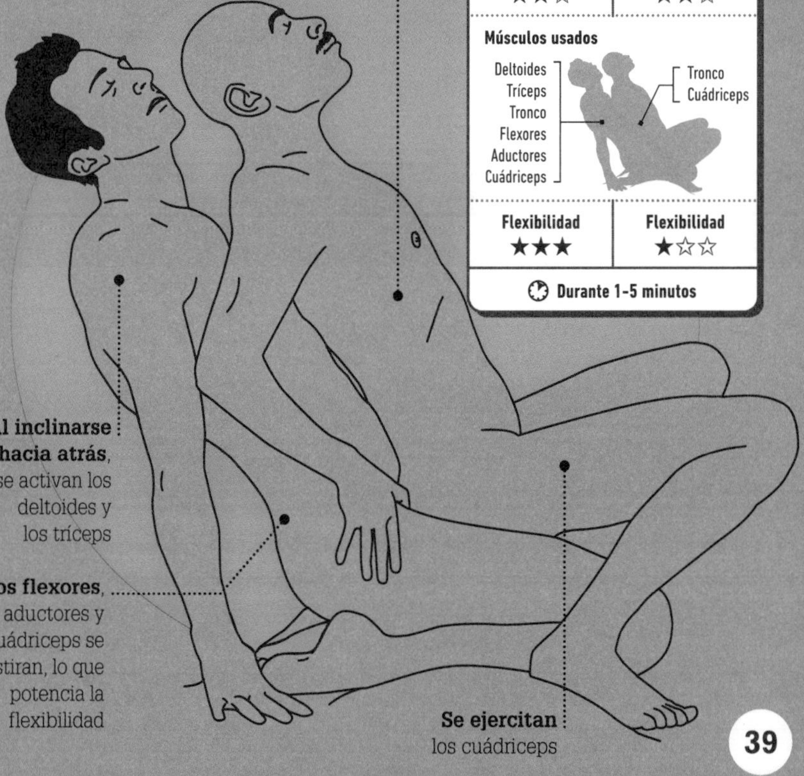

Se activa el tronco al tensarse para la penetración

Al inclinarse hacia atrás, se activan los deltoides y los tríceps

Los flexores, aductores y cuádriceps se estiran, lo que potencia la flexibilidad

Se ejercitan los cuádriceps

TENSIÓN SEXUAL

Inclínate hacia atrás y agarra los tobillos de tu pareja en esta postura de tensión erótica. Ambos os agarraréis con fuerza y crearéis deliciosas punzadas de placer.

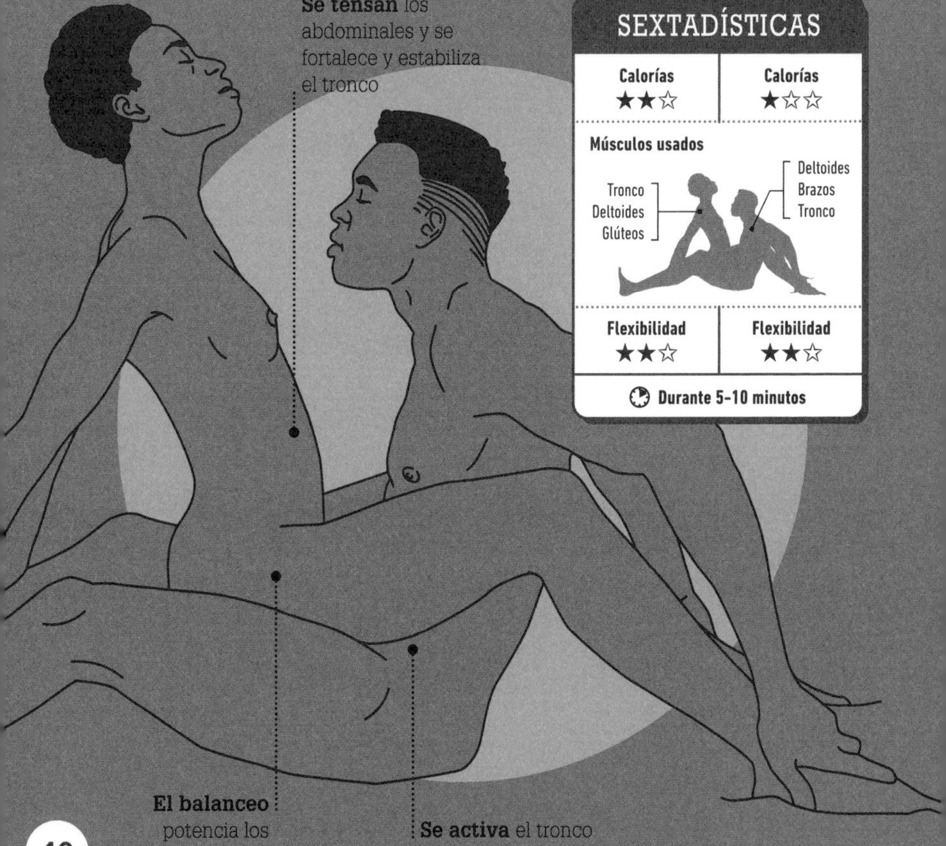
Se tensan los abdominales y se fortalece y estabiliza el tronco
El balanceo potencia los glúteos
Se activa el tronco al empujar hacia arriba

SEXTADÍSTICAS

Calorías	Calorías
★★☆	★☆☆

Músculos usados

Tronco, Deltoides, Glúteos

Deltoides, Brazos, Tronco

Flexibilidad	Flexibilidad
★★☆	★★☆

Durante 5-10 minutos

EL ARCO DEL AMOR

La pose de tu amante dice "¡Tómame!" y tú aceptas el reto. Miraos a los ojos y aumentará aún más la intensidad emocional.

SEXTADÍSTICAS

Calorías	Calorías
★★☆	★★☆

Músculos usados

Dorsales, Tronco, Glúteos

Tronco, Espalda baja, Glúteos

Flexibilidad	Flexibilidad
★☆☆	★★☆

Durante 5-10 minutos

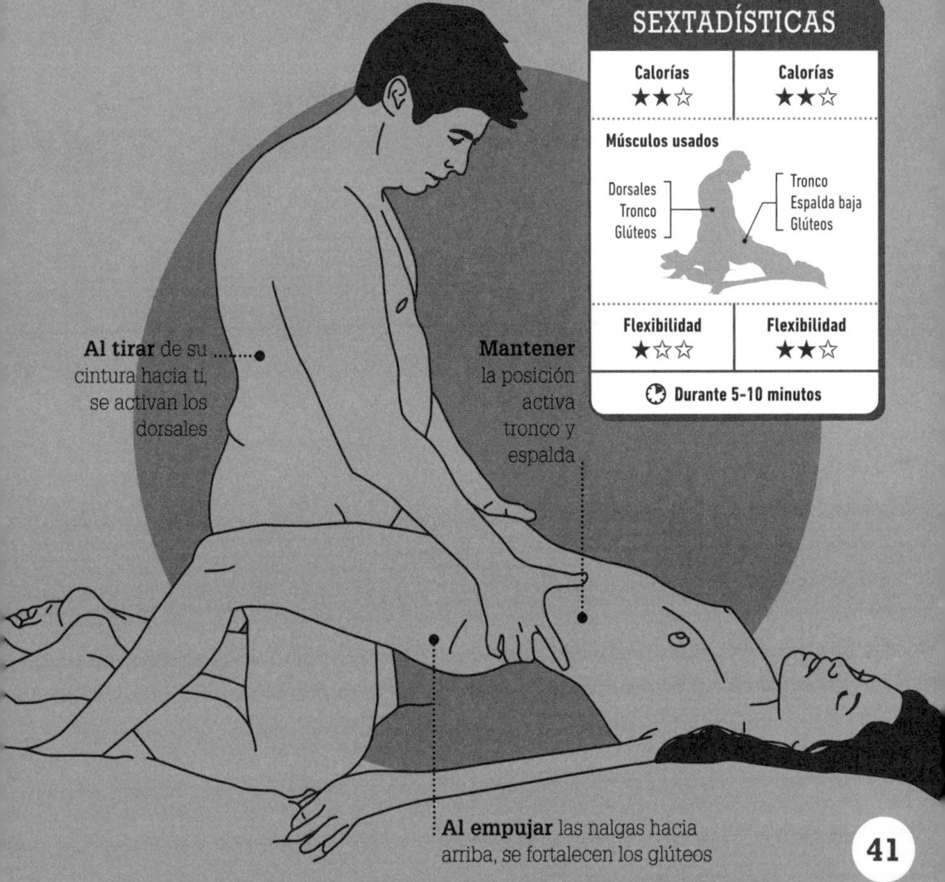
Al tirar de su cintura hacia ti, se activan los dorsales
Mantener la posición activa tronco y espalda
Al empujar las nalgas hacia arriba, se fortalecen los glúteos

CERCA Y LEJOS

Tu amante se sienta en tu regazo, y tú te quedas embelesado por la belleza de sus senos. Te provoca dejándote mirar, pero sin poder tocarla.

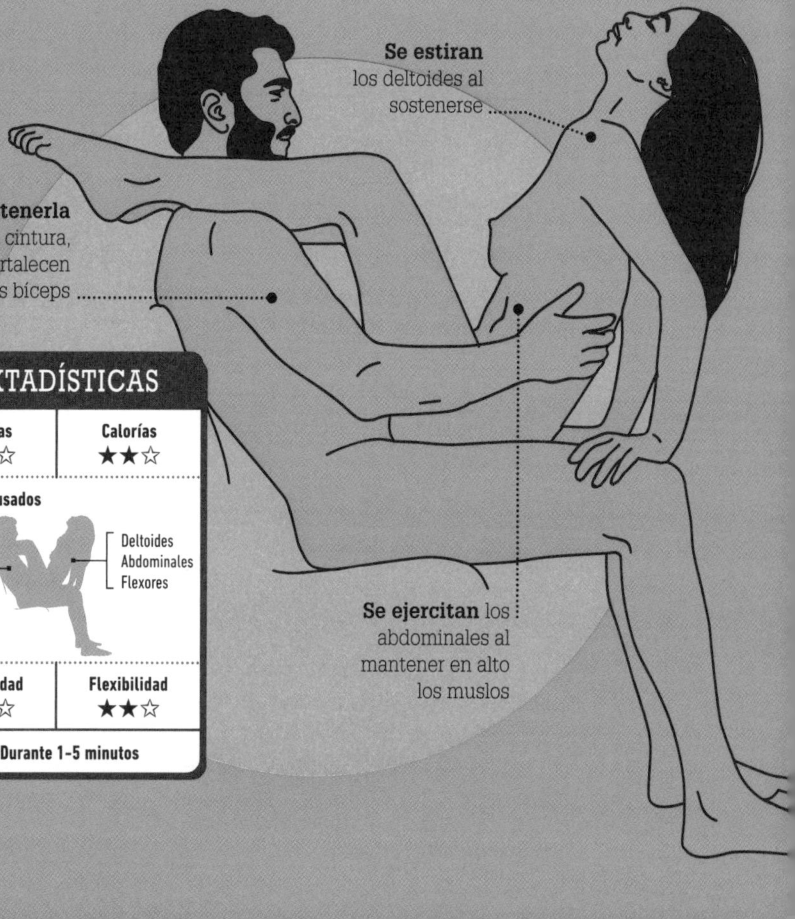

Se estiran los deltoides al sostenerse
Al sostenerla por la cintura, se fortalecen los bíceps
Se ejercitan los abdominales al mantener en alto los muslos

SEXTADÍSTICAS

Calorías	Calorías
★☆☆	★★☆

Músculos usados

Bíceps
Deltoides
Abdominales
Flexores

Flexibilidad	Flexibilidad
★☆☆	★★☆

Durante 1-5 minutos

GIMNASIA SEXI

Arquea tus piernas sobre la cabeza y dirige a tu pareja hacia donde más te gusta. Debe comenzar despacio y sensualmente, y acelerar a medida que te excites más.

SEXTADÍSTICAS

Calorías	Calorías
★★☆	★☆☆

Músculos usados

Deltoides
Tronco
Isquios
Abdominales

Flexibilidad	Flexibilidad
★★★	★☆☆

Durante 1-5 minutos

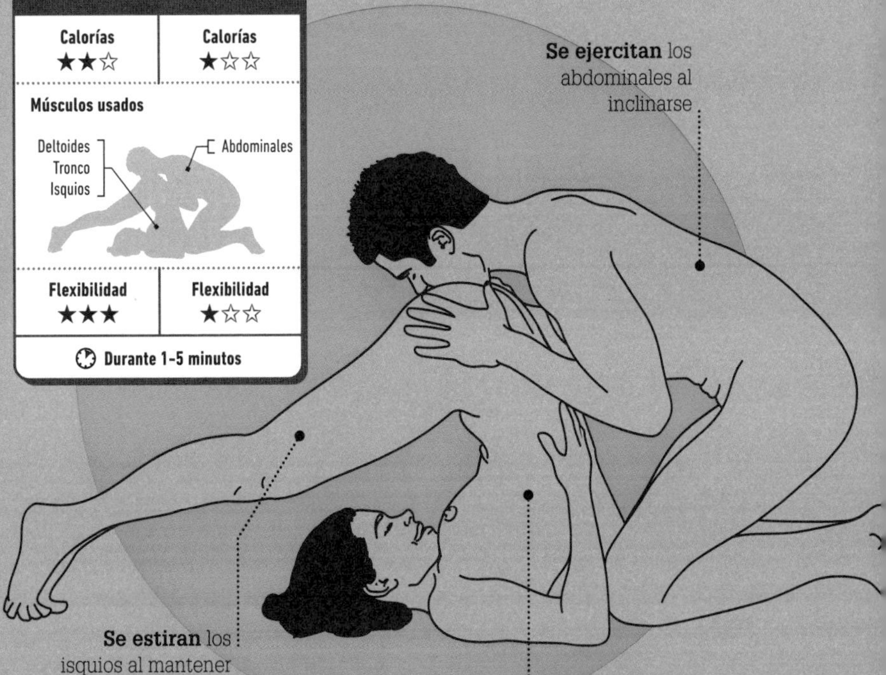
Se ejercitan los abdominales al inclinarse
Se estiran los isquios al mantener esta posición
Se fortalece el tronco al sostener la espalda baja

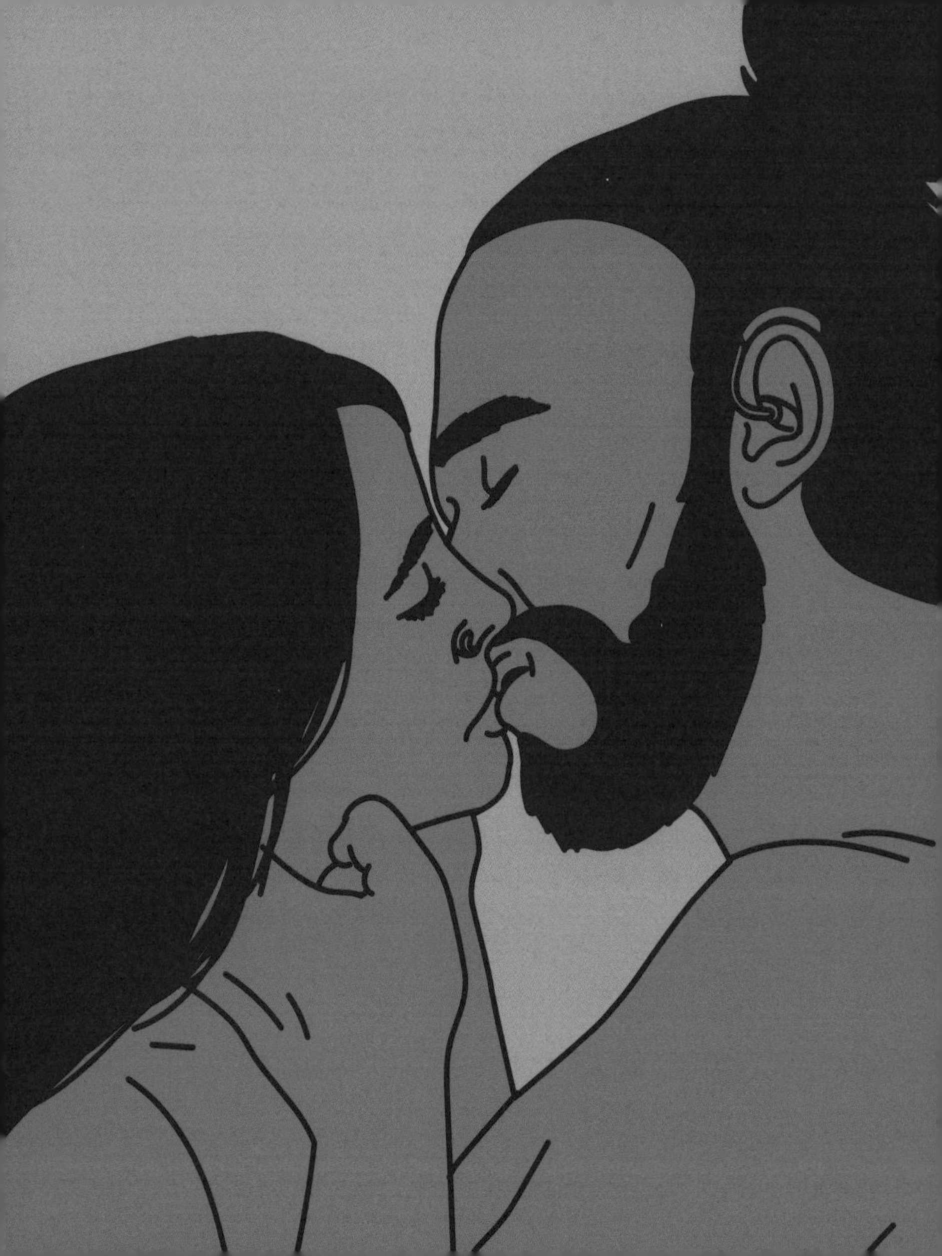

“*El beso*

ES UNO DE LOS MÁS PODEROSOS ESTIMULANTES EN LAS TAREAS DEL AMOR”

EL JARDÍN PERFUMADO

REGAZO CALIENTE

Quien se sienta puede empujar a fondo o hacer círculos para llevar a la pareja al orgasmo. Tener las nalgas desnudas a la vista es un plus muy excitante.

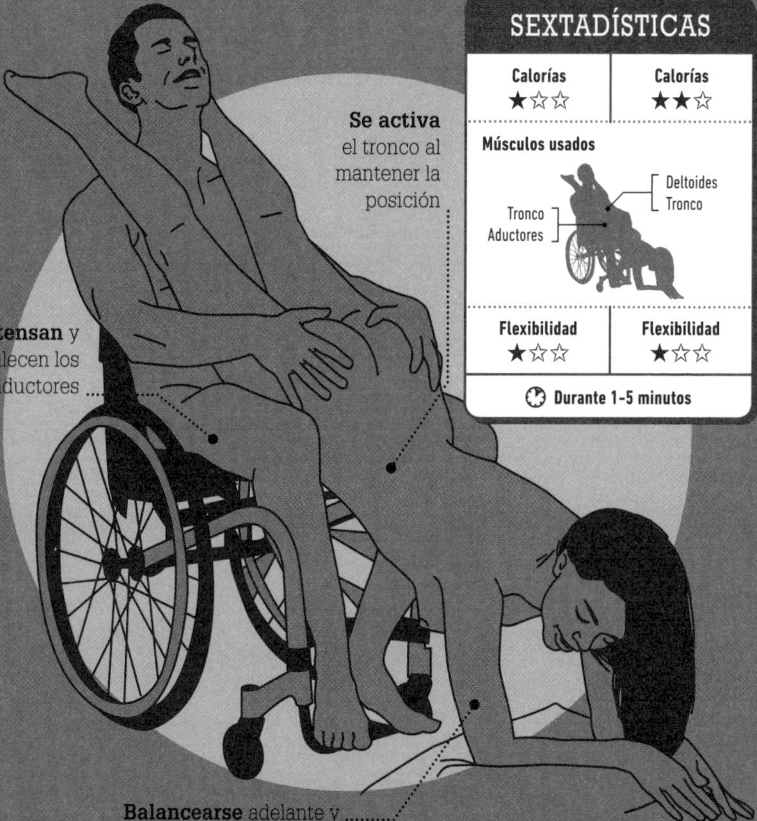
Se activa el tronco al mantener la posición
Se tensan y fortalecen los aductores
Balancearse adelante y atrás sobre los hombros ejercita los deltoides

SEXTADÍSTICAS

Calorías	Calorías
★☆☆	★★☆

Músculos usados

Tronco
Aductores
Deltoides
Tronco

Flexibilidad	Flexibilidad
★☆☆	★☆☆

Durante 1-5 minutos

PIERNAS ARRIBA

En esta postura la penetración es extraprofunda, así que empieza con suavidad y luego da rienda suelta a tu lujuria.

SEXTADÍSTICAS

Calorías	Calorías
★☆☆	★★★

Músculos usados

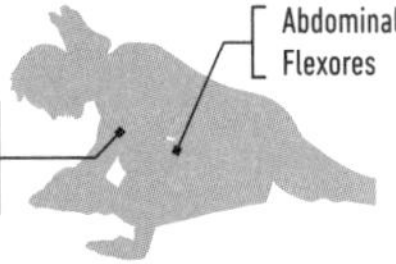

Abdominales
Flexores
Pecho
Tronco
Glúteos

Flexibilidad	Flexibilidad
★★☆	★☆☆

Durante 10-15 minutos

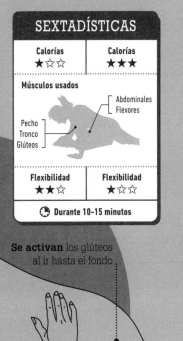

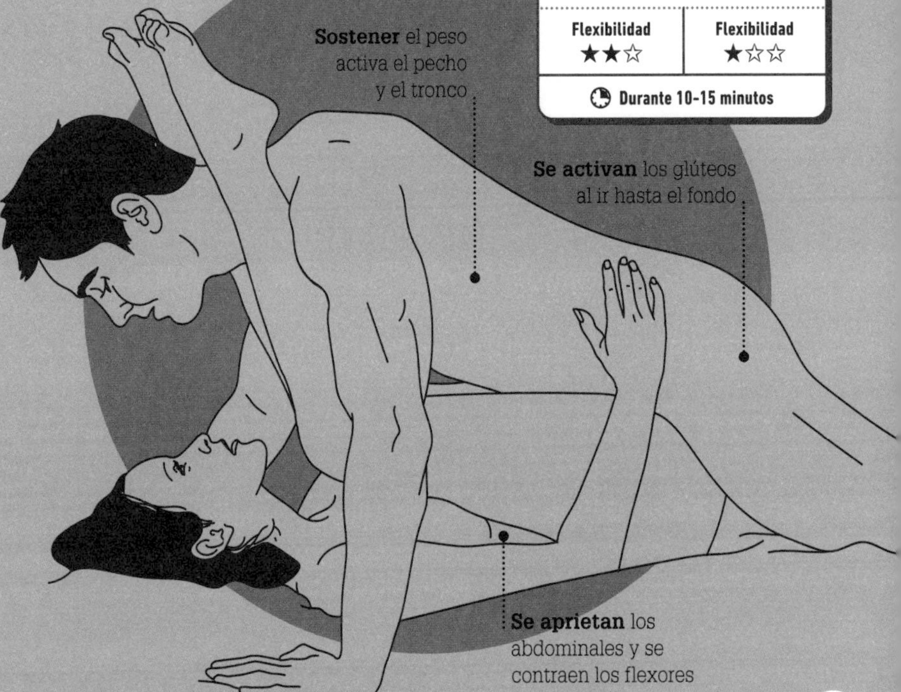

Sostener el peso activa el pecho y el tronco
Se activan los glúteos al ir hasta el fondo
Se aprietan los abdominales y se contraen los flexores de las caderas

DIAMANTE EN BRUTO

Tu amante se abre bien de piernas y tú juntas sus pies formando un diamante. Sus manos quedan libres para alcanzar un orgasmo atronador.

SEXTADÍSTICAS

Calorías	Calorías
★★☆	★☆☆

Músculos usados

Tronco
Glúteos
Abdominales
Flexores

Flexibilidad	Flexibilidad
★★☆	★★☆

Durante 10-15 minutos

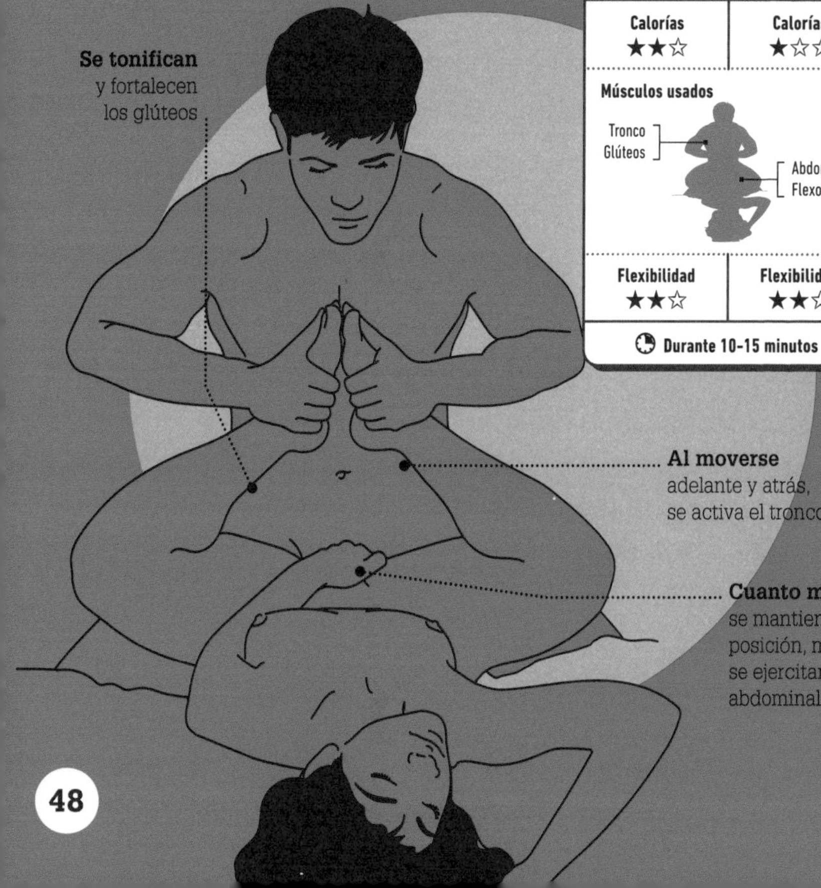
Se tonifican y fortalecen los glúteos
Al moverse adelante y atrás, se activa el tronco
Cuanto más se mantiene la posición, más se ejercitan los abdominales

LÚBRICO Y SENSUAL

Aprieta bien los muslos mientras tu amante embiste entre ellos. Cubríos bien de aceite para que sea más lúbrico y sensual.

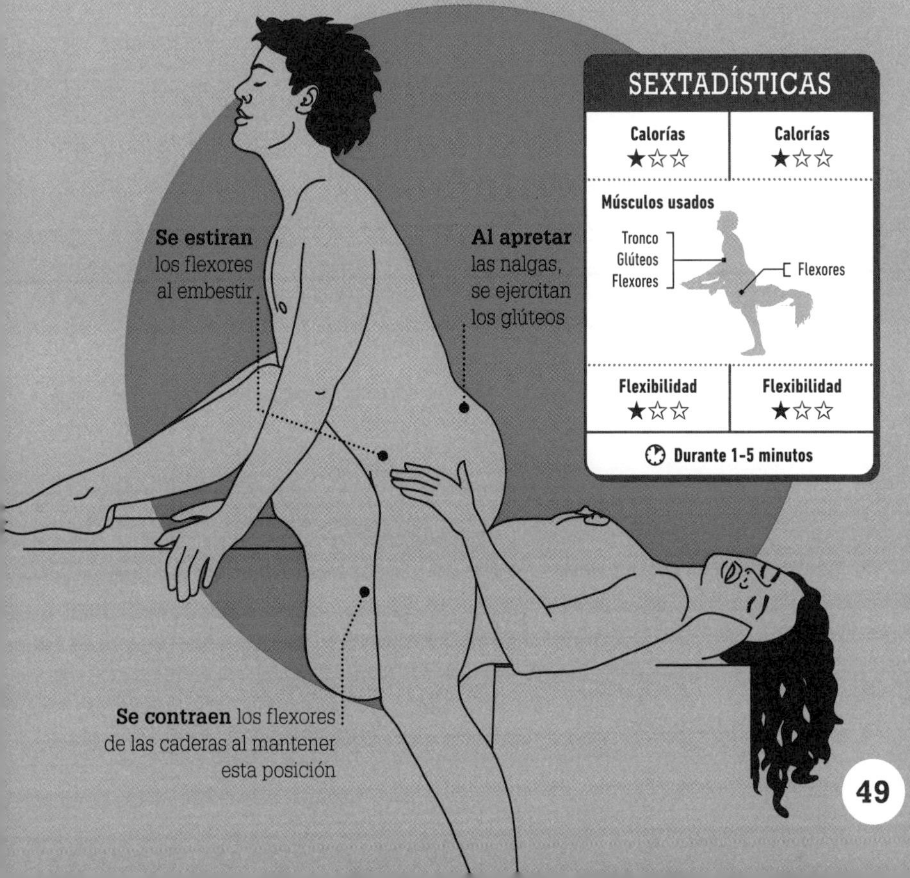
Se estiran los flexores al embestir
Al apretar las nalgas, se ejercitan los glúteos
Se contraen los flexores de las caderas al mantener esta posición
Tronco
Glúteos
Flexores
Flexores

SEXTADÍSTICAS

Calorías	Calorías
★☆☆	★☆☆

Músculos usados

Flexibilidad	Flexibilidad
★☆☆	★☆☆

Durante 1-5 minutos

INSTINTOS BÁSICOS

Una postura muy sencilla para recuperar lo más básico. Ponte a cuatro patas y alcanza la felicidad.

SEXTADÍSTICAS

Calorías	Calorías
★☆☆	★★☆

Músculos usados

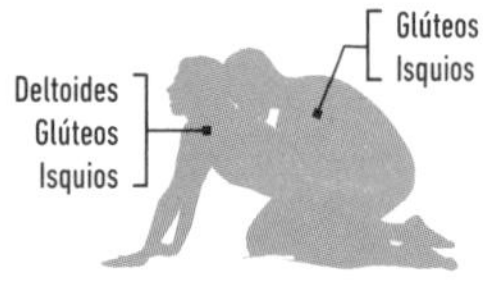
Deltoides
Glúteos
Isquios
Glúteos
Isquios

Flexibilidad	Flexibilidad
★☆☆	★☆☆

Durante 5-10 minutos

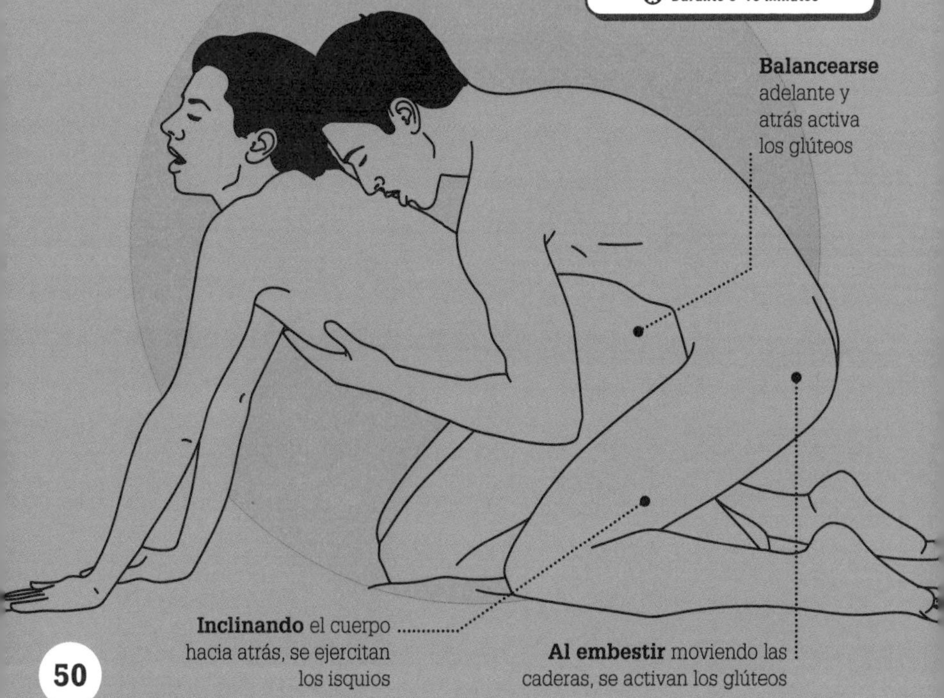
Balancearse adelante y atrás activa los glúteos
Inclinando el cuerpo hacia atrás, se ejercitan los isquios
Al embestir moviendo las caderas, se activan los glúteos

CONTRA LA PARED

Alcanzad nuevas cotas de éxtasis: utilizad una pared como apoyo para desatar la lujuria.

SEXTADÍSTICAS

Calorías	Calorías
★★☆	★★☆

Músculos usados

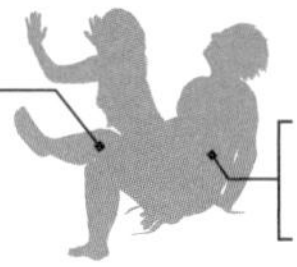
Glúteos
Flexores
Tríceps
Tronco
Flexores

Flexibilidad	Flexibilidad
★☆☆	★★☆

Durante 1-5 minutos

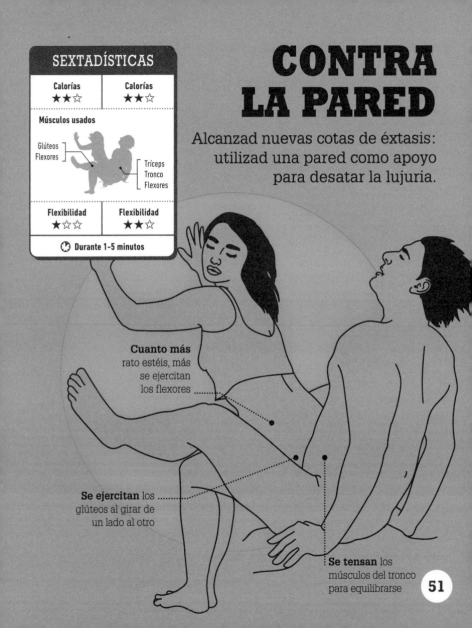

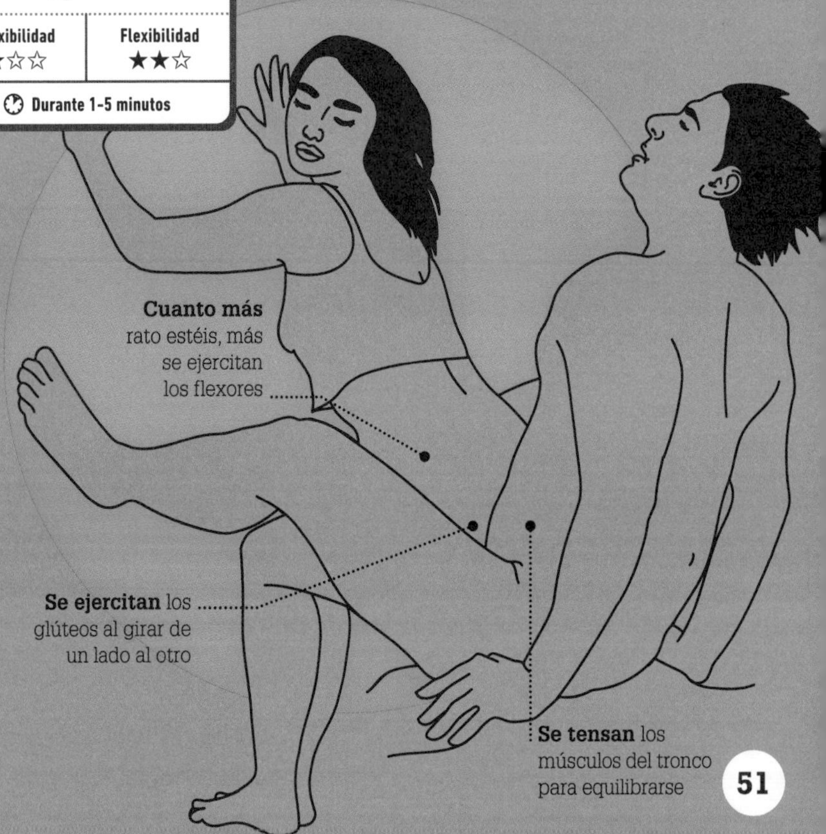
Cuanto más rato estéis, más se ejercitan los flexores
Se ejercitan los glúteos al girar de un lado al otro
Se tensan los músculos del tronco para equilibrarse

EN LA GUARIDA DEL LEÓN

Para un sexo tórrido y voraz, pídele que se tumbe con las caderas en alto e inclínate sobre tu pareja con lujuria.

SEXTADÍSTICAS

Calorías	**Calorías**
★★☆	★★☆

Músculos usados

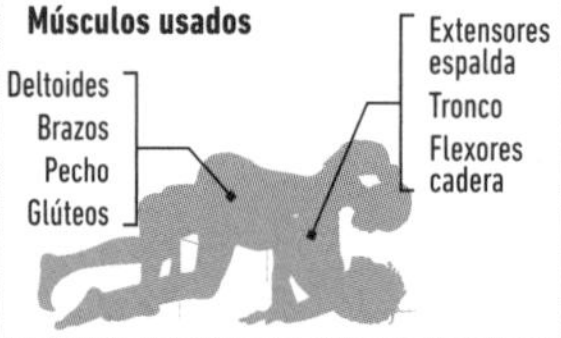

Flexibilidad	**Flexibilidad**
★☆☆	★★☆

Durante 1-5 minutos

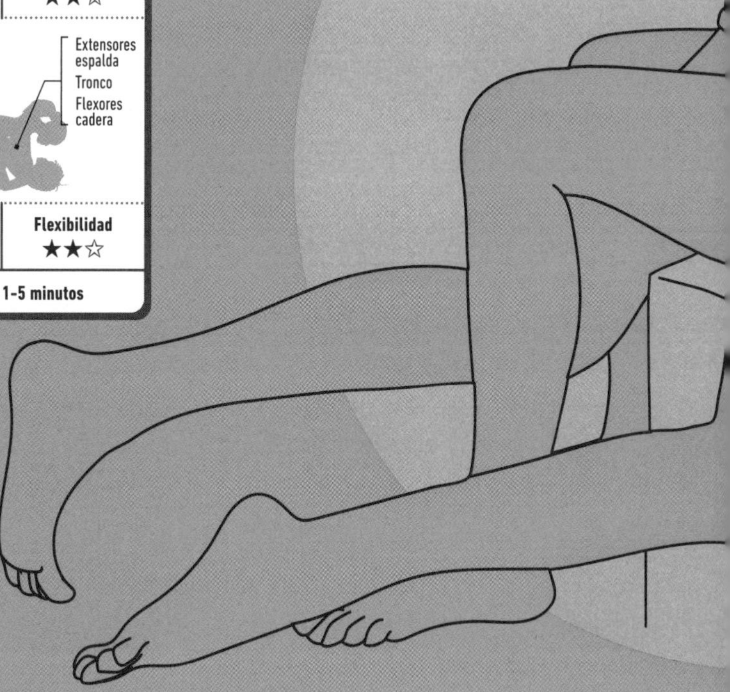

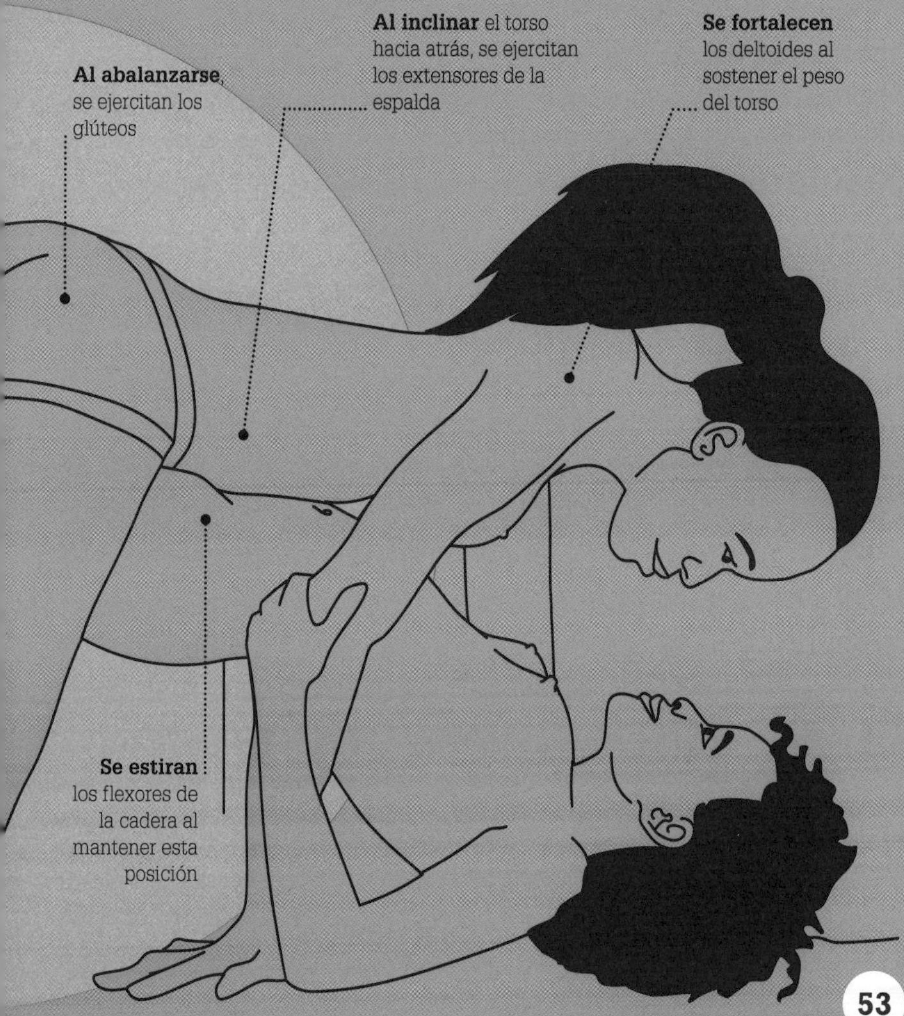
Al abalanzarse, se ejercitan los glúteos
Al inclinar el torso hacia atrás, se ejercitan los extensores de la espalda
Se fortalecen los deltoides al sostener el peso del torso
Se estiran los flexores de la cadera al mantener esta posición

CONFIANZA MUTUA

Os agarráis de las muñecas, os inclináis hacia atrás y tiráis y empujáis hasta que la tensión llegue al máximo.

SEXTADÍSTICAS

Calorías	Calorías
★★☆	★★☆

Músculos usados

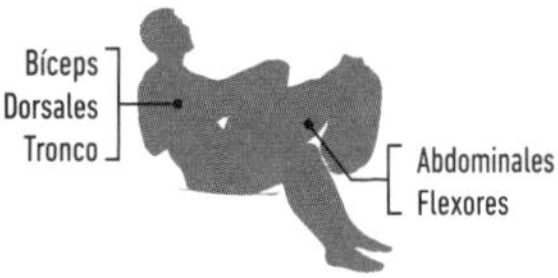
Bíceps
Dorsales
Tronco
Abdominales
Flexores

Flexibilidad	Flexibilidad
★☆☆	★★☆

Durante 1-5 minutos

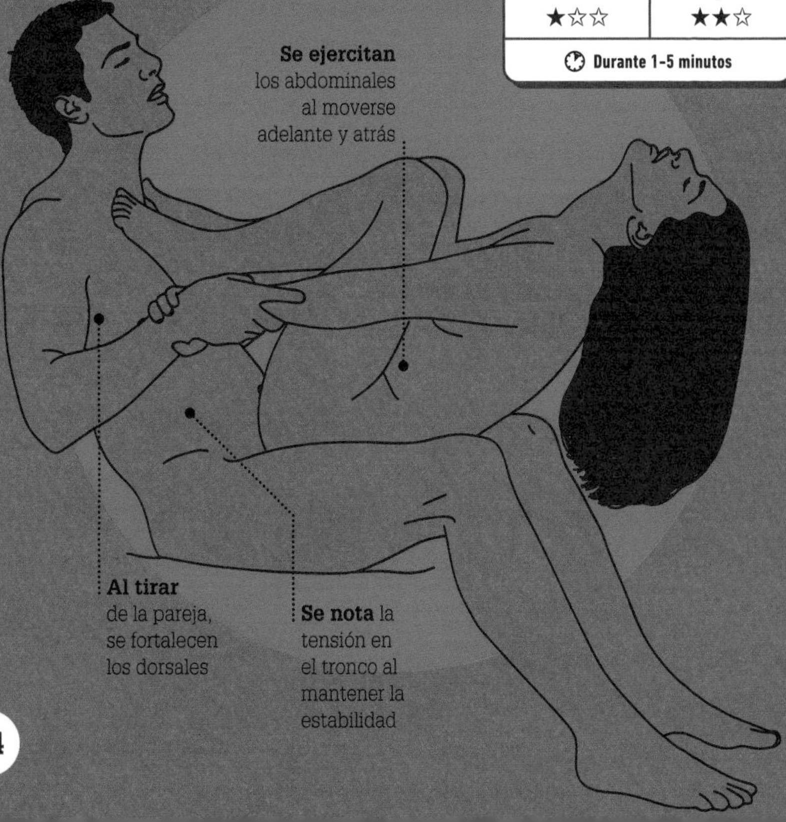
Se ejercitan los abdominales al moverse adelante y atrás
Al tirar de la pareja, se fortalecen los dorsales
Se nota la tensión en el tronco al mantener la estabilidad

CULTO AL HÉROE

Te inclinas a sus pies y muestras tu adoración. Tu pareja agarra tus nalgas y disfruta de la vista.

SEXTADÍSTICAS

Calorías	Calorías
★★☆	★☆☆

Músculos usados

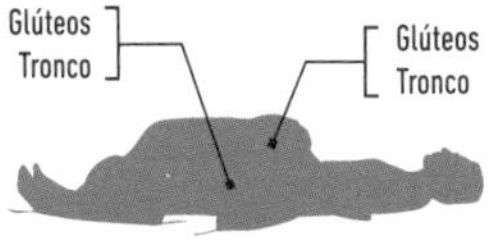

Flexibilidad	Flexibilidad
★☆☆	★☆☆

Durante 5-10 minutos

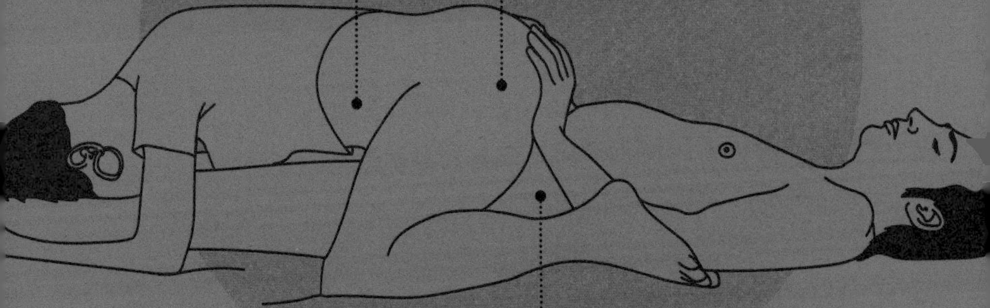

Mantener esta posición ejercita los glúteos
Se refuerza la estabilidad del tronco al estar inclinada
Embestir contra su pubis activa los glúteos

HASTA EL FONDO

Tu pareja se inclina hacia delante y la penetras muy profundamente, desatando irresistibles escalofríos de placer.

SEXTADÍSTICAS

Calorías	Calorías
★★☆	★★☆

Músculos usados

Bíceps
Tronco
Glúteos
Oblicuos
Glúteos

Flexibilidad	Flexibilidad
★☆☆	★★☆

Durante 5-10 minutos

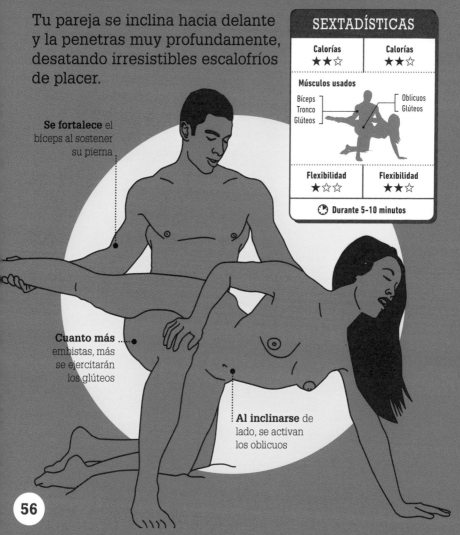

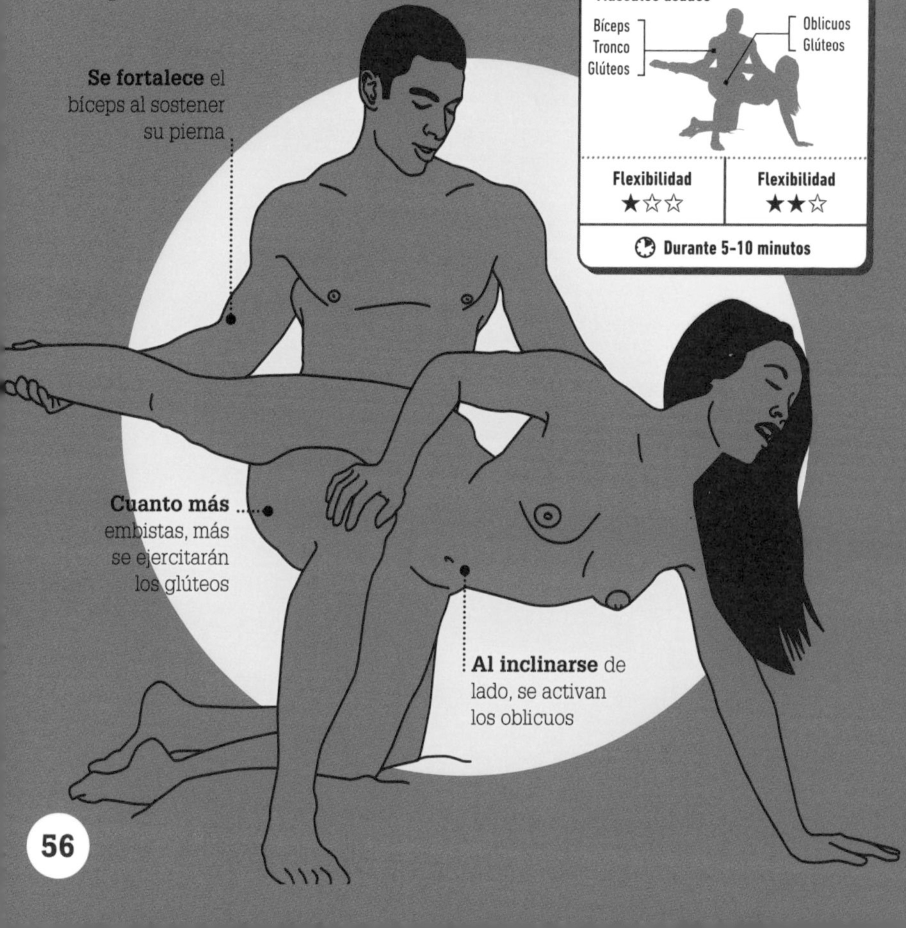

Se fortalece el bíceps al sostener su pierna
Cuanto más embistas, más se ejercitarán los glúteos
Al inclinarse de lado, se activan los oblicuos

EL ESPÍA

Un excitante juego preliminar en el que tu amante te penetra los muslos y te ofrece una sensual vista desde abajo.

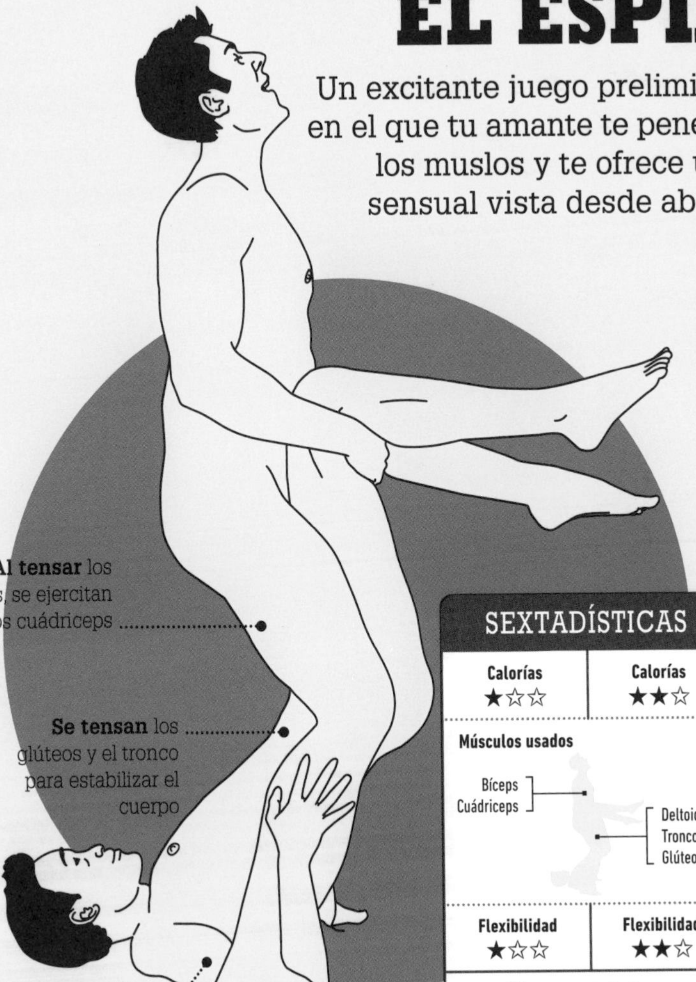

Al tensar los muslos, se ejercitan los cuádriceps
Se tensan los glúteos y el tronco para estabilizar el cuerpo
Mantener esta posición fortalece los deltoides

SEXTADÍSTICAS

Calorías	Calorías
★☆☆	★★☆

Músculos usados

Bíceps
Cuádriceps
Deltoides
Tronco
Glúteos

Flexibilidad	Flexibilidad
★☆☆	★★☆

Durante 1-5 minutos

69 ATLÉTICO

Un clásico indiscutible llevado al extremo: daos placer el uno al otro todo el tiempo que podáis y acabad en el suelo.

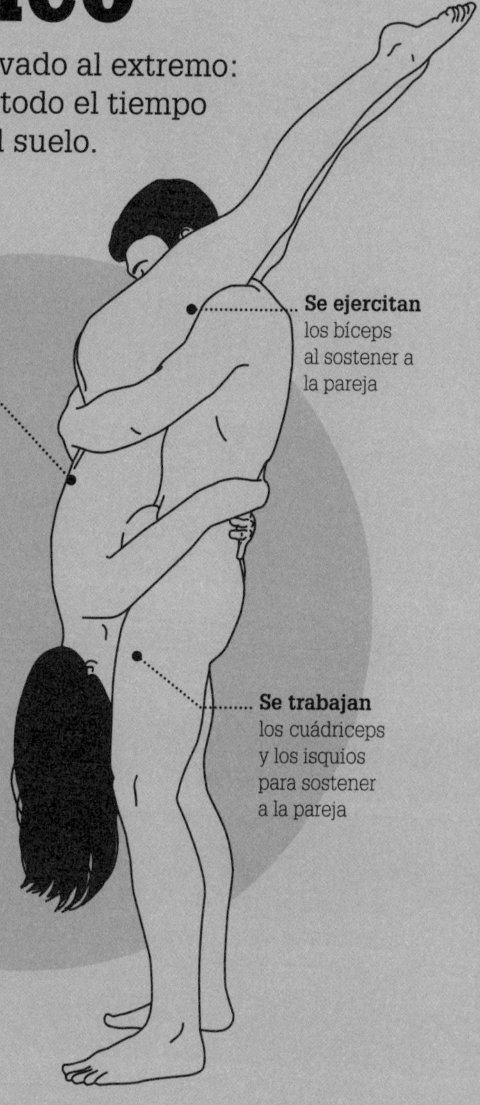
Se activa el tronco al sostenerse boca abajo
Se ejercitan los bíceps al sostener a la pareja
Se trabajan los cuádriceps y los isquios para sostener a la pareja

SEXTADÍSTICAS

Calorías	Calorías
★★☆	★★☆

Músculos usados

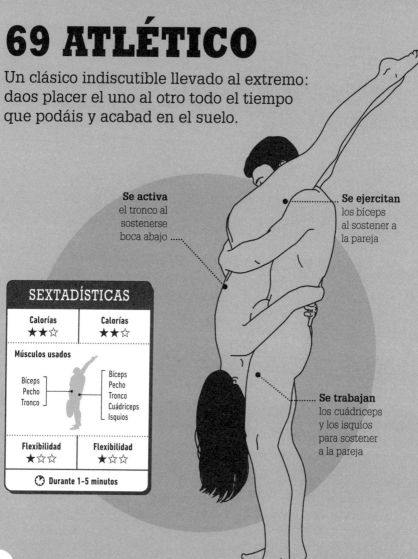

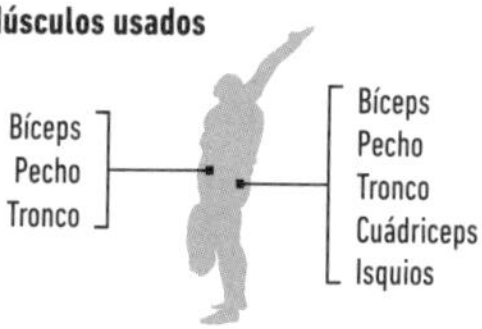
Bíceps
Pecho
Tronco
Bíceps
Pecho
Tronco
Cuádriceps
Isquios

Flexibilidad	Flexibilidad
★☆☆	★☆☆

Durante 1-5 minutos

BALANCÍN SENSUAL

Abrazados, id rebotando suavemente adelante y atrás en esta sensual sentadilla doble. Acción garantizada piel con piel para un sexo muy caliente.

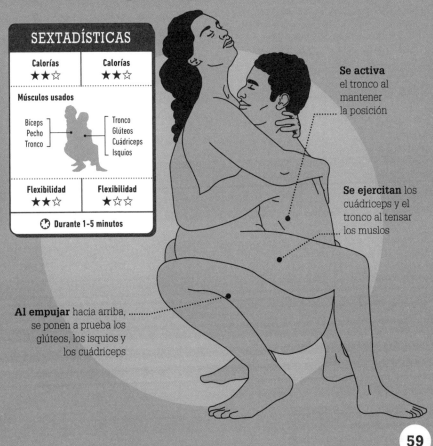

SEXTADÍSTICAS

Calorías	Calorías
★★☆	★★☆

Músculos usados

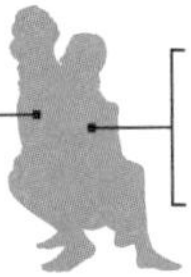

Bíceps
Pecho
Tronco
Tronco
Glúteos
Cuádriceps
Isquios

Flexibilidad	Flexibilidad
★★☆	★☆☆

Durante 1-5 minutos

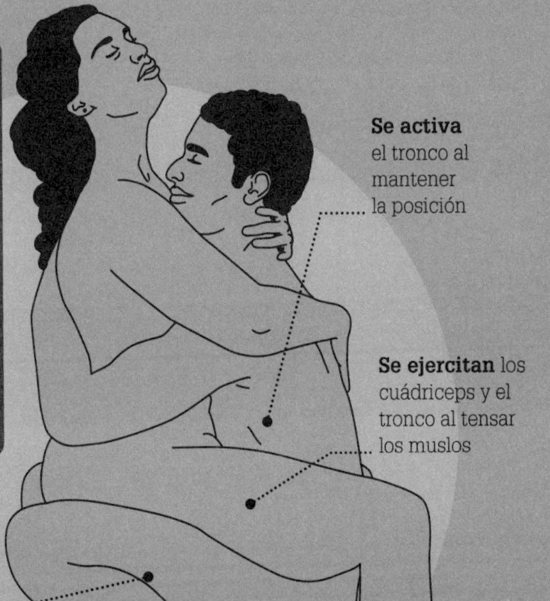

Se activa el tronco al mantener la posición
Se ejercitan los cuádriceps y el tronco al tensar los muslos
Al empujar hacia arriba, se ponen a prueba los glúteos, los isquios y los cuádriceps

TIRO AL BLANCO

Eres un arco y tu flecha da en el blanco. Levantar la pierna de tu amante te permite entrar bien adentro en una penetración profunda.

SEXTADÍSTICAS

Calorías	Calorías
★★☆	★★☆

Músculos usados

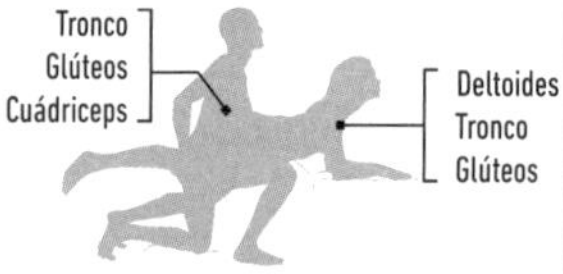

Flexibilidad	Flexibilidad
★☆☆	★☆☆

Durante 1-5 minutos

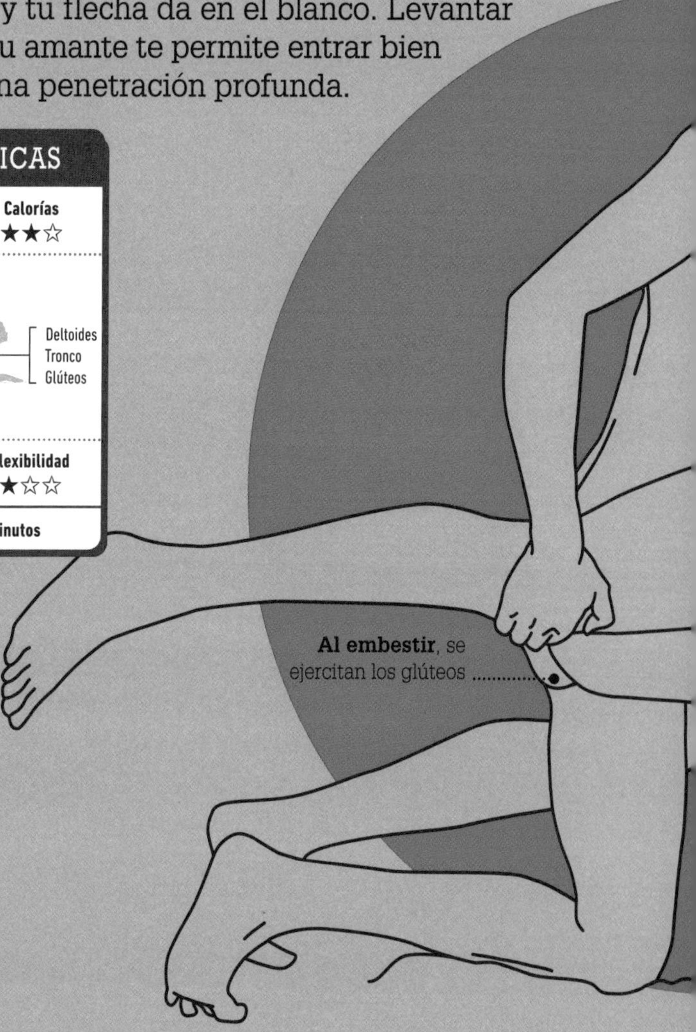

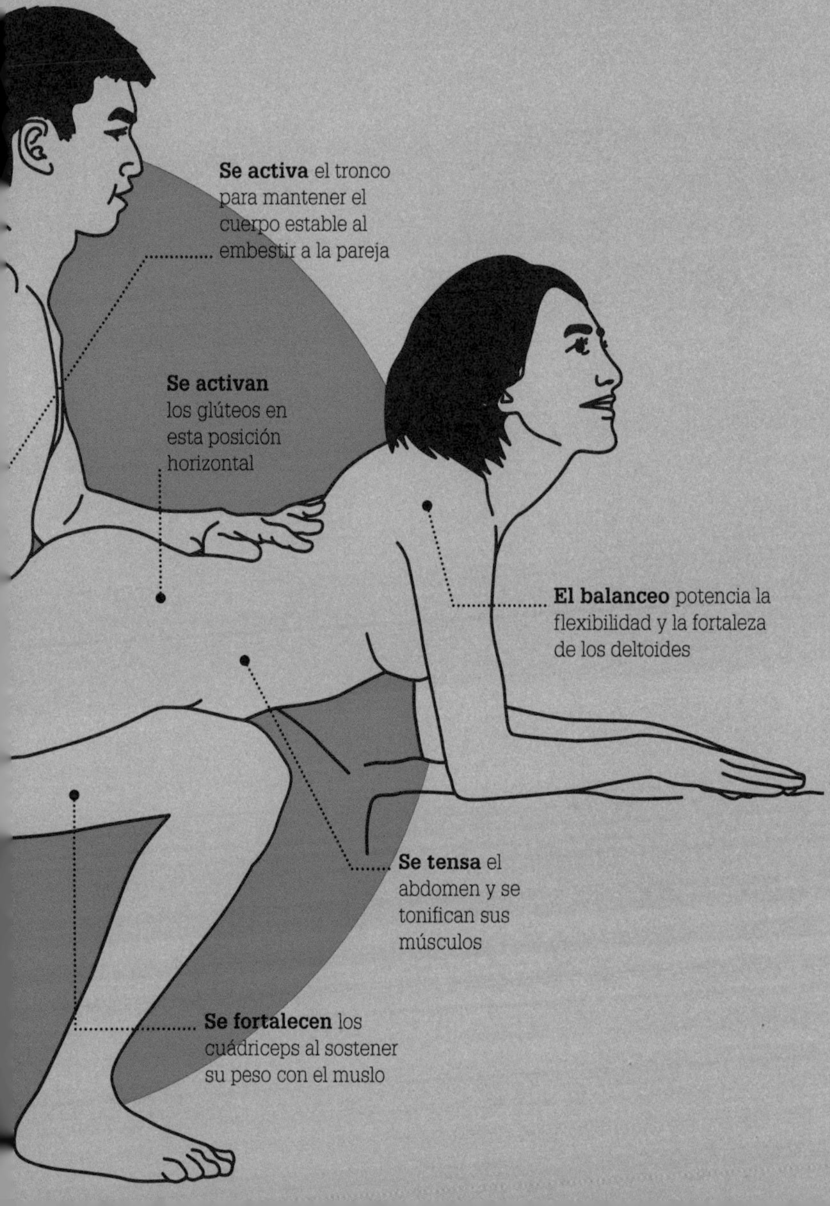
Se activa el tronco para mantener el cuerpo estable al embestir a la pareja
Se activan los glúteos en esta posición horizontal
El balanceo potencia la flexibilidad y la fortaleza de los deltoides
Se tensa el abdomen y se tonifican sus músculos
Se fortalecen los cuádriceps al sostener su peso con el muslo

BOTE DE REMOS

Encajados, os balanceáis hacia delante y hacia atrás, y os dejáis arrastrar por una corriente de pasión.

SEXTADÍSTICAS

Calorías	Calorías
★☆☆	★★☆

Músculos usados

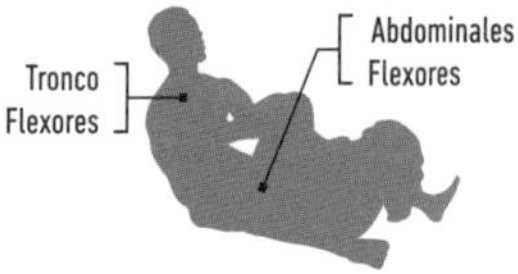

Tronco
Flexores
Abdominales
Flexores

Flexibilidad	Flexibilidad
★☆☆	★★☆

Durante 1-5 minutos

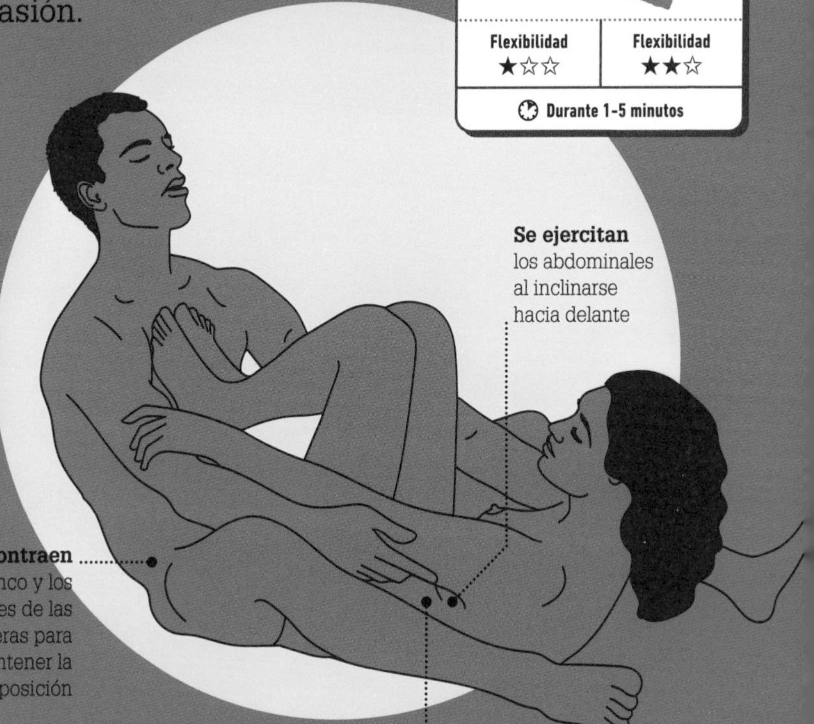

Se ejercitan los abdominales al inclinarse hacia delante
Se contraen el tronco y los flexores de las caderas para mantener la posición
Al balancearse se ejercitan los flexores

DE RODILLAS

Ayuda a tu pareja a hacer el puente de hombros. Puede bajar las rodillas hasta el pecho para que la penetres más profundamente.

SEXTADÍSTICAS	
Calorías ★★☆	**Calorías** ★★☆
Músculos usados Tronco, Flexores, Glúteos; Abdominales	
Flexibilidad ★☆☆	**Flexibilidad** ★☆☆
Durante 5-10 minutos	

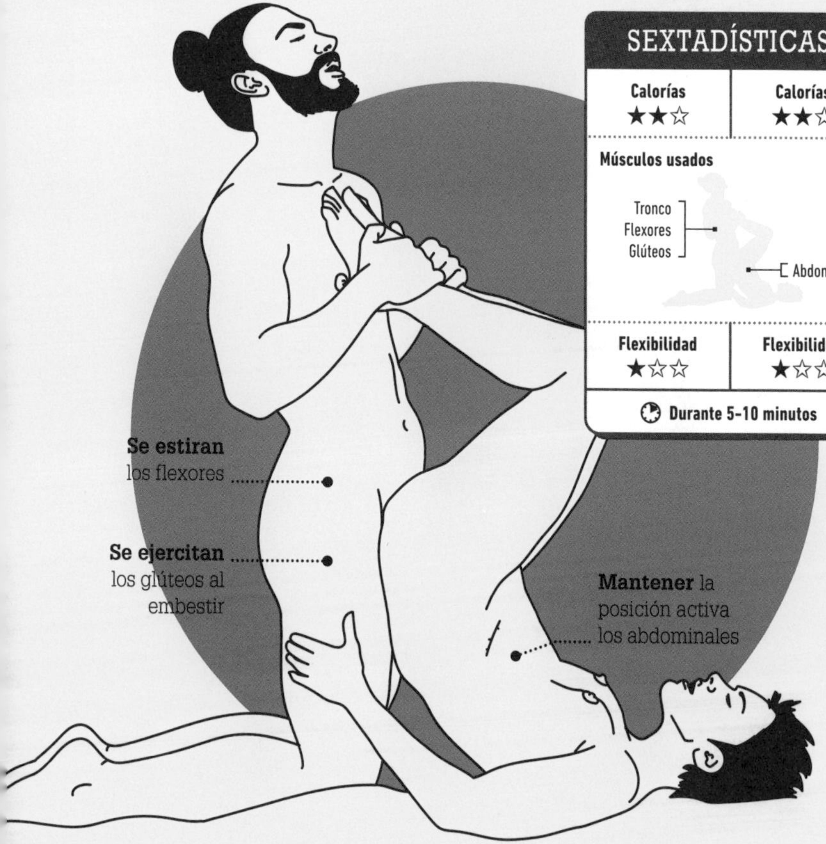
Se estiran los flexores
Se ejercitan los glúteos al embestir
Mantener la posición activa los abdominales

DELICIA TRASERA

Disfruta de este exótico ángulo mientras tu amante balancea las nalgas y te ofrece una vista muy caliente.

SEXTADÍSTICAS

Calorías	Calorías
★★☆	★☆☆

Músculos usados

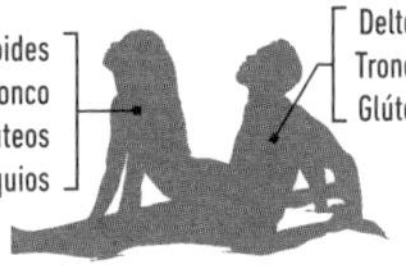

Flexibilidad	Flexibilidad
★☆☆	★☆☆

Durante 5-10 minutos

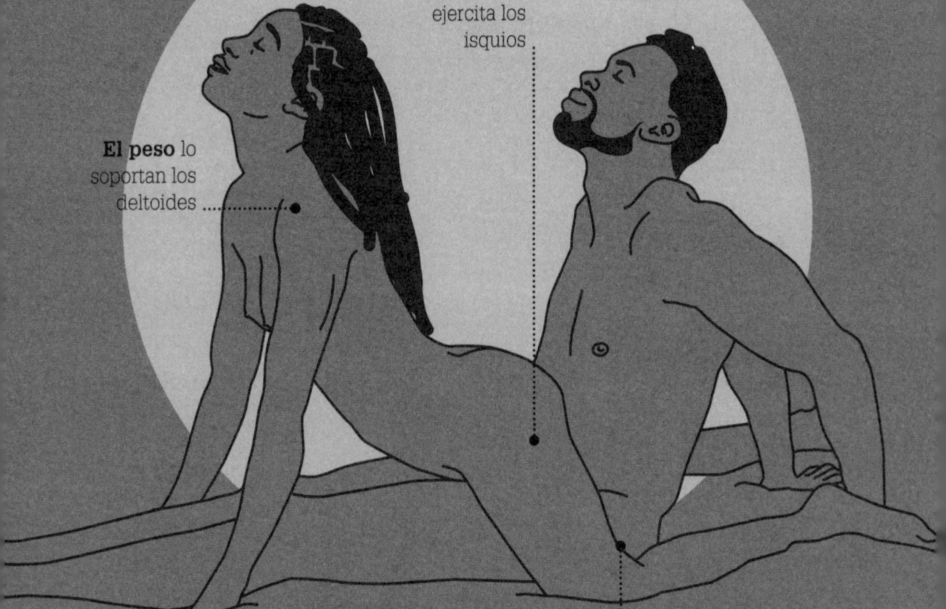

El balanceo ejercita los isquios
El peso lo soportan los deltoides
Se fortalecen los glúteos al tensar las nalgas para embestir

PIES ARRIBA

Notar las piernas contra su torso excita a tu pareja y hace que se sienta como una superestrella.

SEXTADÍSTICAS

Calorías ★★☆	**Calorías** ★★☆

Músculos usados

Tronco
Glúteos
Flexores
Aductores

Abdominales
Flexores

Flexibilidad ★★☆	**Flexibilidad** ★★☆

Durante 5-10 minutos

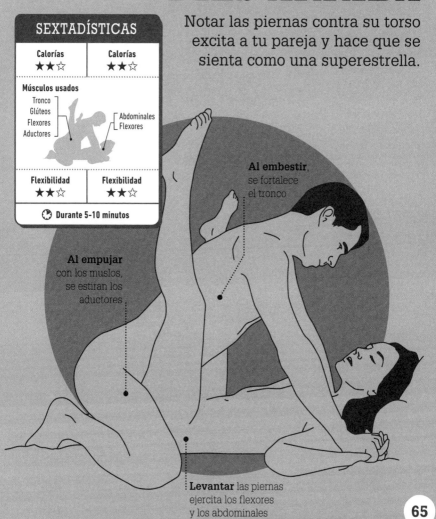

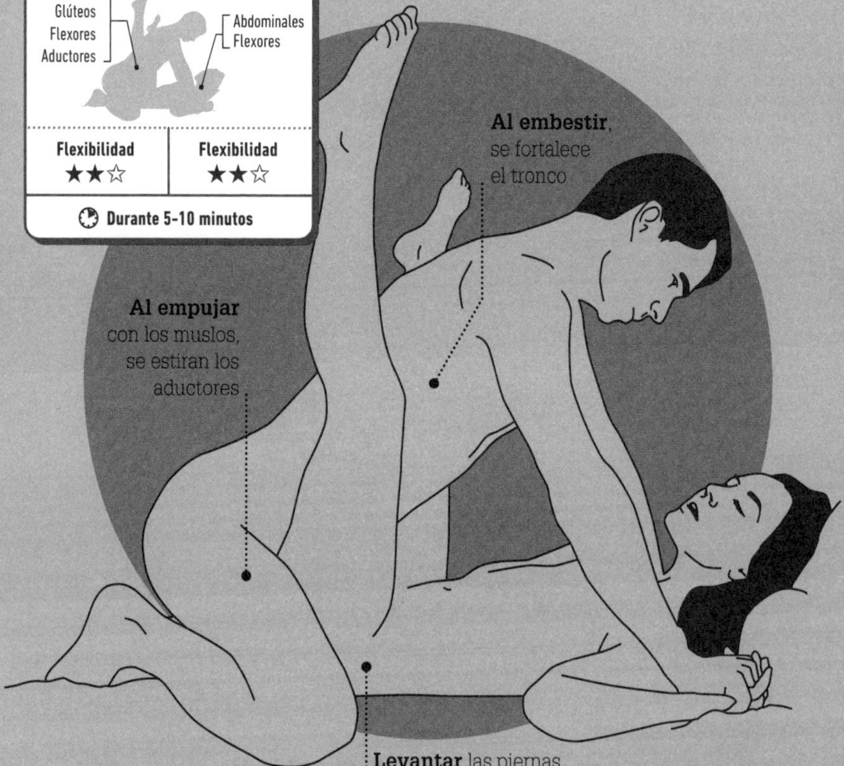
Al embestir, se fortalece el tronco
Al empujar con los muslos, se estiran los aductores
Levantar las piernas ejercita los flexores y los abdominales

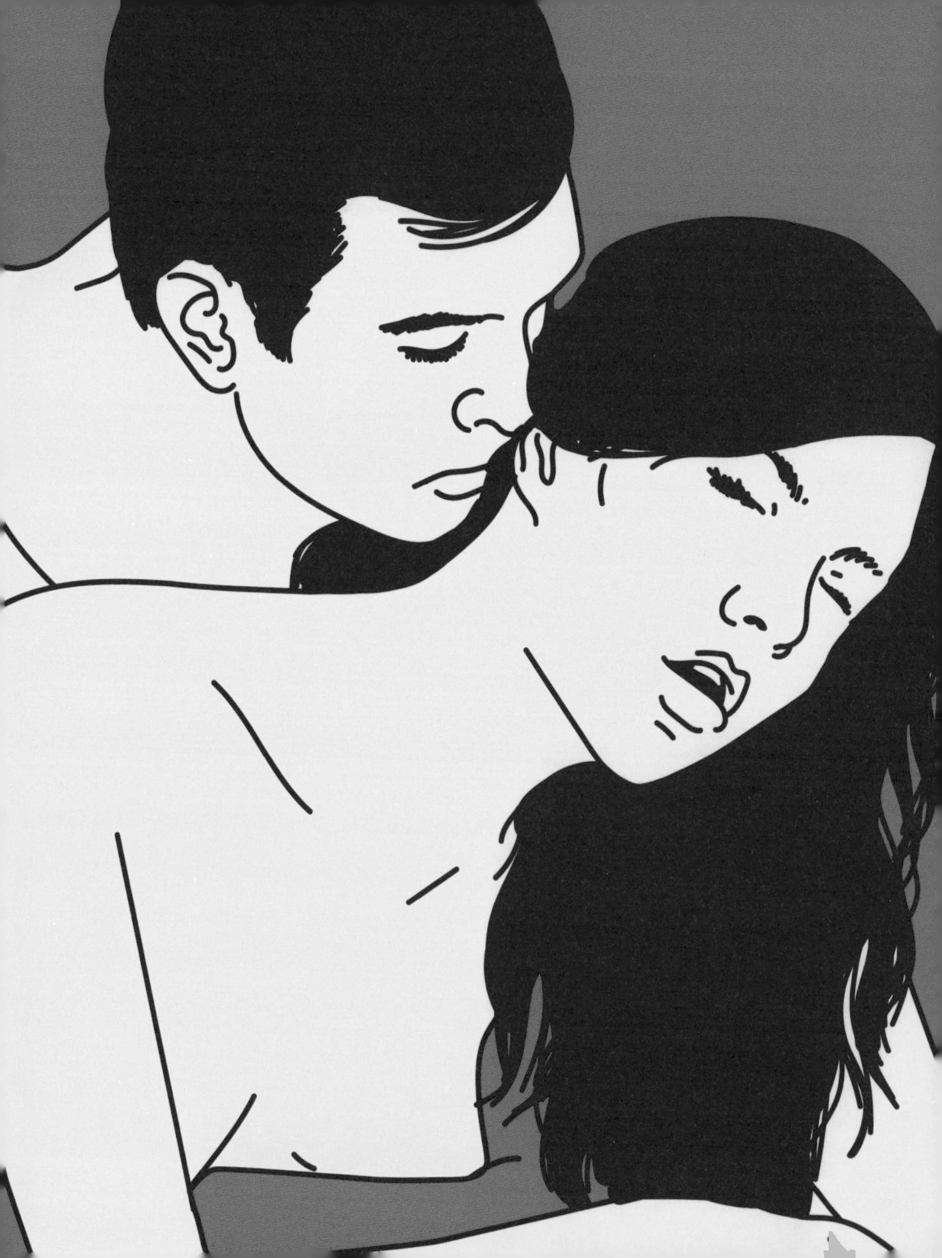

"Debes sentir

SU CUERPO

ENTERO

CON TUS MANOS

Y BESARLE TODOS LOS

rincones"

KAMA-SUTRA

DE PIE

Los dos dais un paso adelante y desatáis vuestra lujuria.

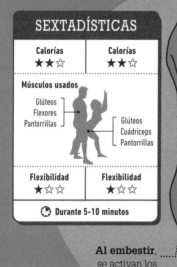

SEXTADÍSTICAS

Calorías	Calorías
★★☆	★★☆

Músculos usados

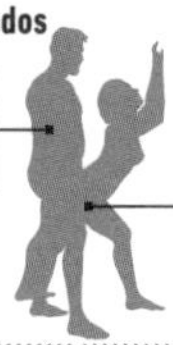

Glúteos
Flexores
Pantorrillas
Glúteos
Cuádriceps
Pantorrillas

Flexibilidad	Flexibilidad
★☆☆	★☆☆

Durante 5-10 minutos

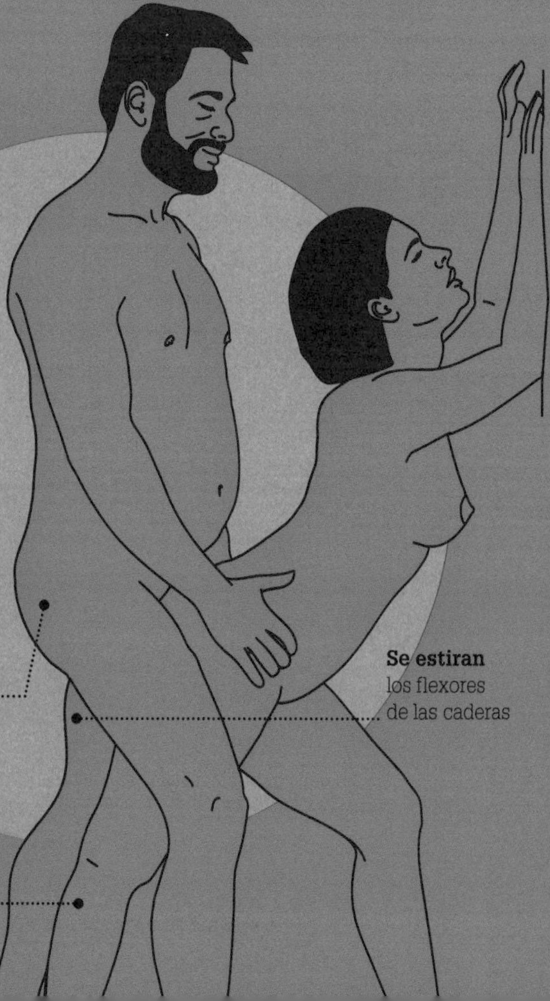

Al embestir, se activan los glúteos
Se estiran los flexores de las caderas
Se potencia la flexibilidad de las pantorrillas

CERCA Y LEJOS

Agarra sus muslos e inclínate de forma tentadora. Evita los besos cuanto puedas para aumentar la tensión sexual.

SEXTADÍSTICAS

Calorías	Calorías
★★☆	★☆☆

Músculos usados

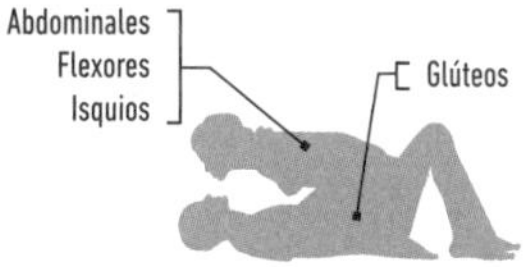

Flexibilidad	Flexibilidad
★☆☆	★☆☆

Durante 5-10 minutos

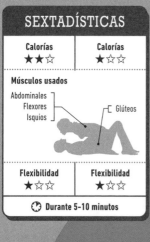

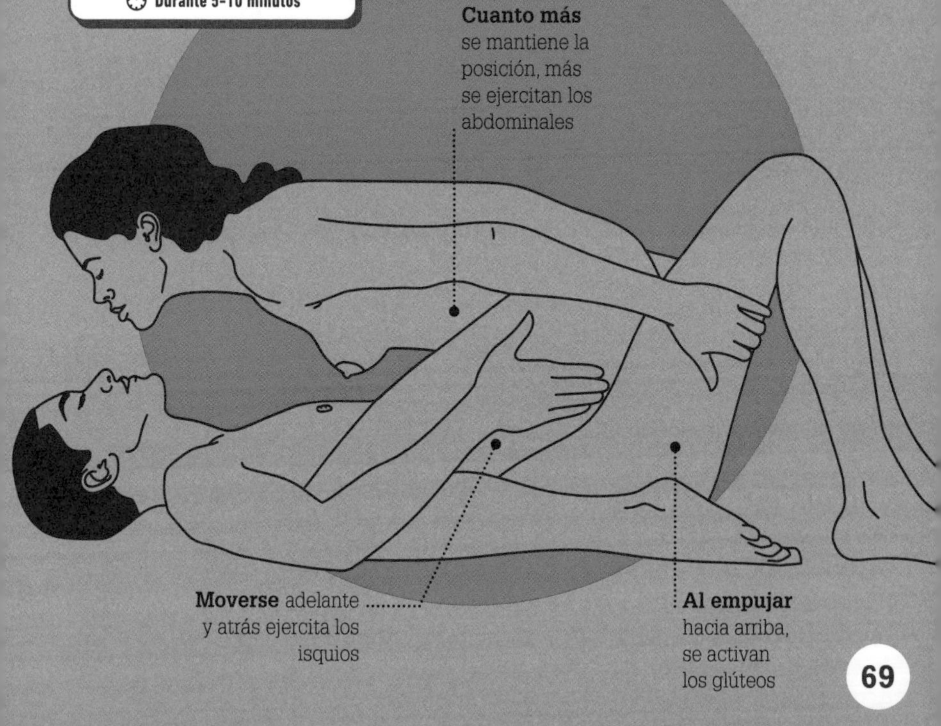

Cuanto más se mantiene la posición, más se ejercitan los abdominales
Moverse adelante y atrás ejercita los isquios
Al empujar hacia arriba, se activan los glúteos

SEXO DE INFARTO

Tu amante te toma en brazos y te empotra contra la pared.

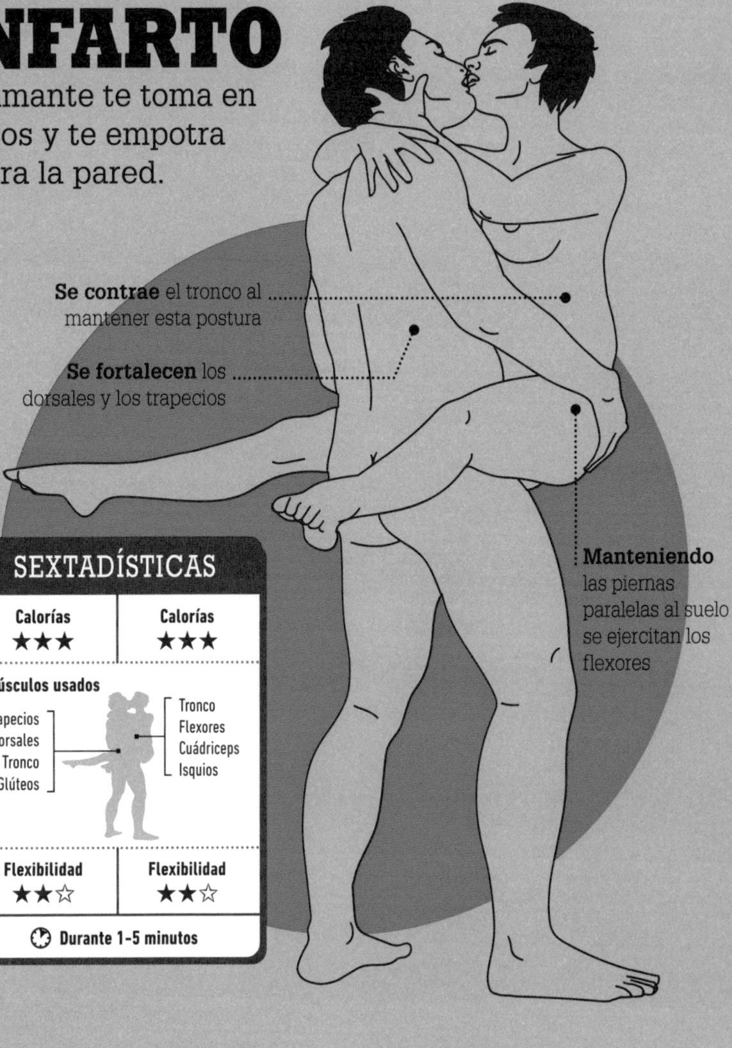

Se contrae el tronco al mantener esta postura
Se fortalecen los dorsales y los trapecios
Manteniendo las piernas paralelas al suelo se ejercitan los flexores

SEXTADÍSTICAS

Calorías ★★★	**Calorías** ★★★

Músculos usados

Trapecios
Dorsales
Tronco
Glúteos

Tronco
Flexores
Cuádriceps
Isquios

Flexibilidad ★★☆	**Flexibilidad** ★★☆

Durante 1-5 minutos

NUDO PROFUNDO

Sellad la intimidad de esta postura con un largo beso. Acerca a tu pareja hasta que su pecho presione contra sus muslos.

SEXTADÍSTICAS

Calorías	Calorías
★★☆	★★☆

Músculos usados

Trapecios, Pecho, Bíceps, Tronco

Pecho, Bíceps, Tronco, Flexores

Flexibilidad	Flexibilidad
★☆☆	★★☆

Durante 1-5 minutos

Agarrarse los tobillos activa el pecho y los bíceps

Se fortalece el pecho al mantener esta postura

Cuanto más sostengas su espalda, más trabajarán los bíceps

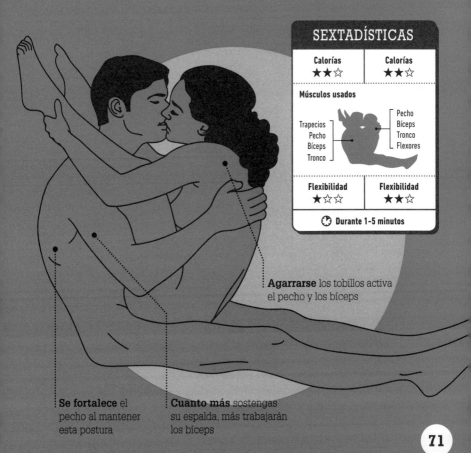

FLEXIONES DE PLACER

Haz girar la lengua para que tu amante tiemble de deseo. Que aguante hasta que ya no pueda más.

SEXTADÍSTICAS

Calorías	Calorías
★★☆	★☆☆

Músculos usados

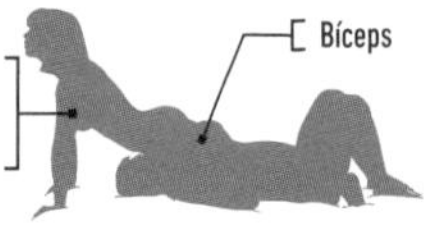
Deltoides
Brazos
Tronco
Bíceps

Flexibilidad	Flexibilidad
★☆☆	★☆☆

Durante 1-5 minutos

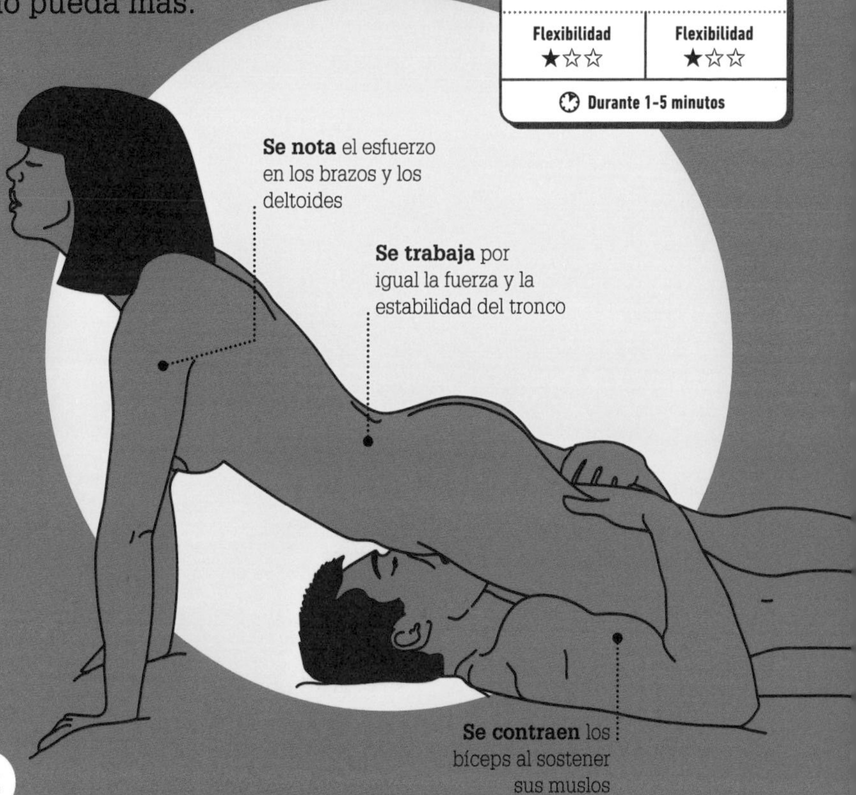
Se nota el esfuerzo en los brazos y los deltoides
Se trabaja por igual la fuerza y la estabilidad del tronco
Se contraen los bíceps al sostener sus muslos

REGAZO DE LUJURIA

Abrazaos hambrientos y prodigaos besos y caricias. Cuando ambos estéis ardiendo de deseo, puedes dejar entrar a tu amante.

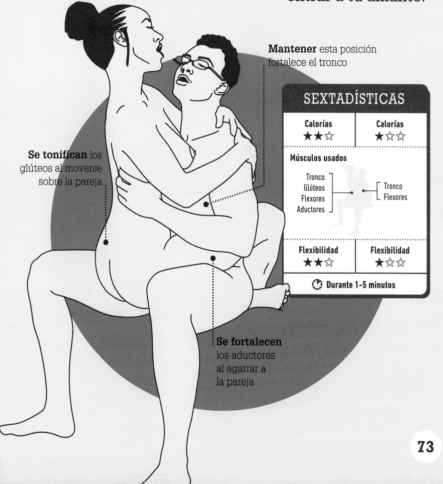

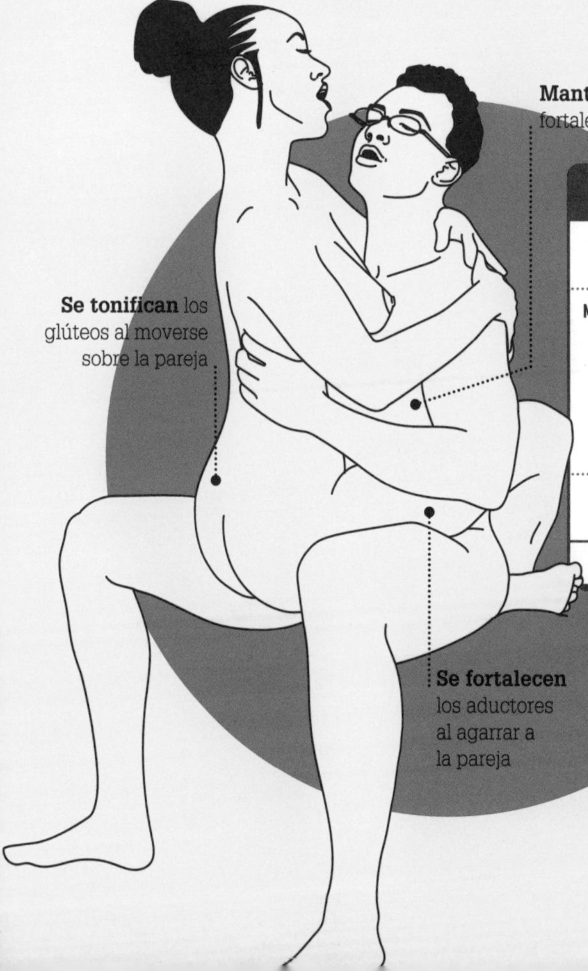

Mantener esta posición fortalece el tronco
Se tonifican los glúteos al moverse sobre la pareja
Se fortalecen los aductores al agarrar a la pareja

SEXTADÍSTICAS	
Calorías ★★☆	**Calorías** ★☆☆
Músculos usados	
Tronco, Glúteos, Flexores, Aductores	Tronco, Flexores
Flexibilidad ★★☆	**Flexibilidad** ★☆☆
Durante 1-5 minutos	

A TODA MÁQUINA

Tu pareja bombea como un tren de vapor, mientras tú le marcas la pauta desde atrás y disfrutas de sus nalgas.

SEXTADÍSTICAS	
Calorías ★★☆	**Calorías** ★★★
Músculos usados 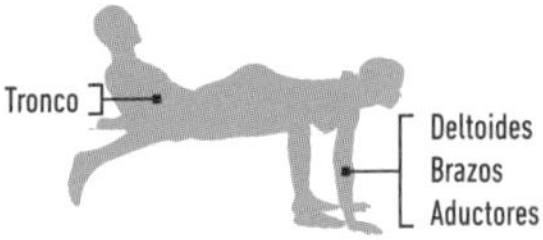	
Flexibilidad ★★☆	**Flexibilidad** ★★☆
Durante 1-5 minutos	

Tronco
Deltoides
Brazos
Aductores

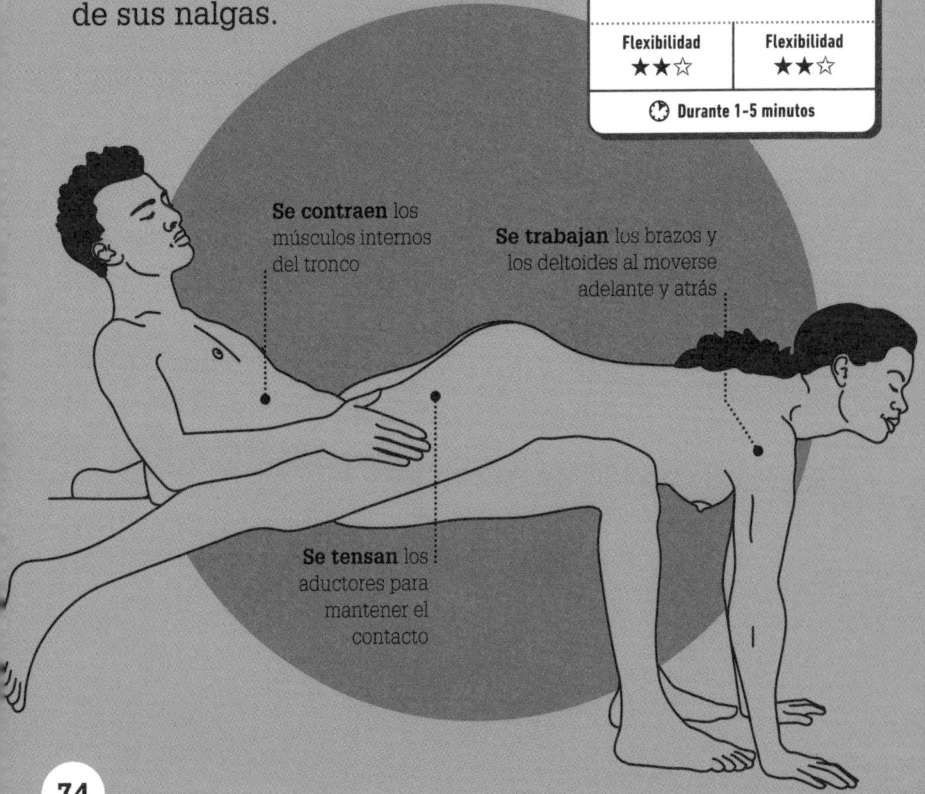

Se contraen los músculos internos del tronco
Se trabajan los brazos y los deltoides al moverse adelante y atrás
Se tensan los aductores para mantener el contacto

ARCO DEL ÉXTASIS

Te besa el interior de los muslos y tú te mueres de las ganas, te mima mientras te dejas caer hacia atrás.

SEXTADÍSTICAS

Calorías	Calorías
★☆☆	★☆☆

Músculos usados

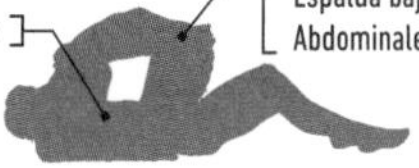
Deltoides
Tronco
Espalda baja
Abdominales
Bíceps

Flexibilidad	Flexibilidad
★☆☆	★★★

Durante 1-5 minutos

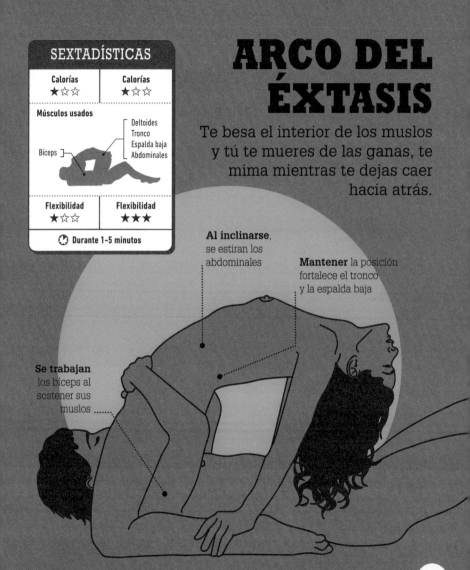

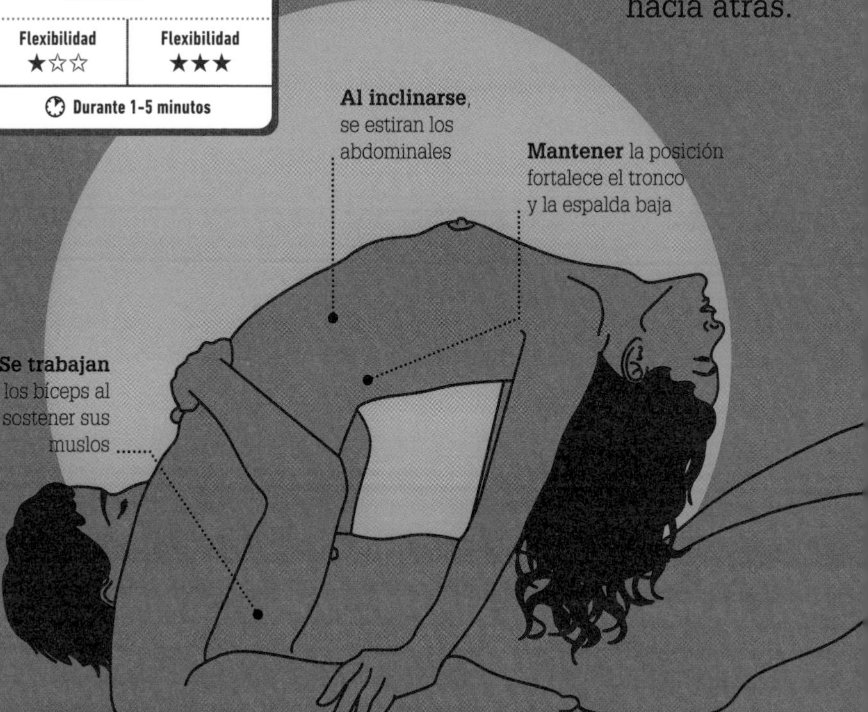
Al inclinarse, se estiran los abdominales
Mantener la posición fortalece el tronco y la espalda baja
Se trabajan los bíceps al sostener sus muslos

INCLINACIÓN AL PLACER

Una postura de entrada trasera que le dará un revolcón a vuestra vida sexual. Recógete bien y deja que tu pareja tome el control.

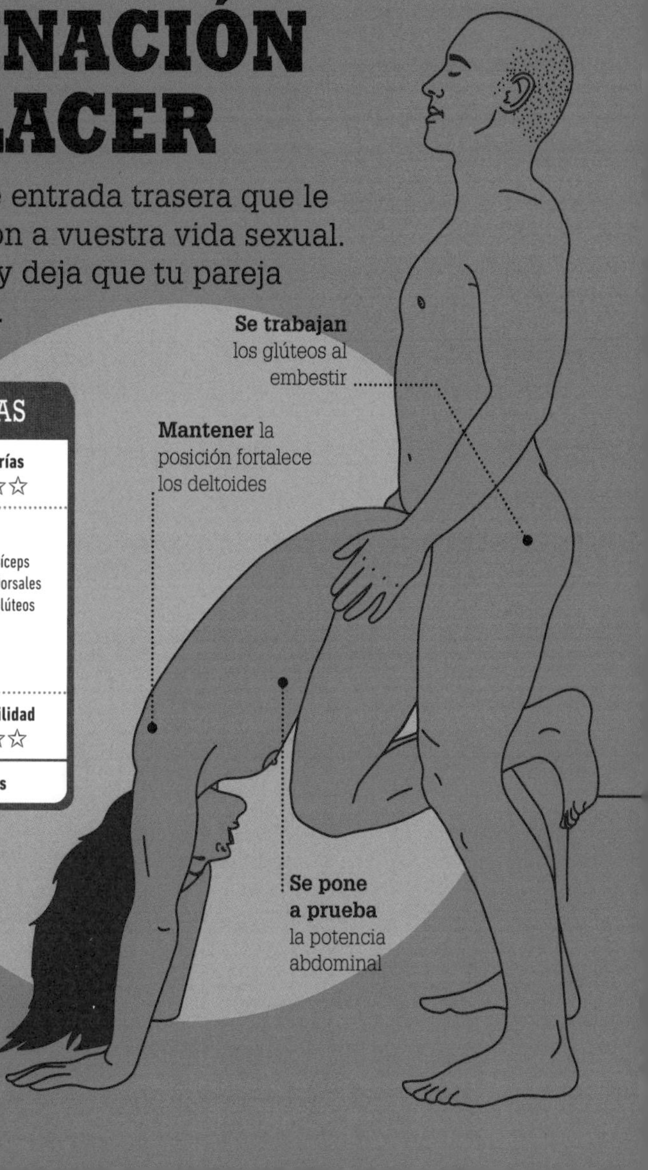
Se trabajan los glúteos al embestir
Mantener la posición fortalece los deltoides
Se pone a prueba la potencia abdominal

SEXTADÍSTICAS

Calorías	Calorías
★★★	★☆☆

Músculos usados

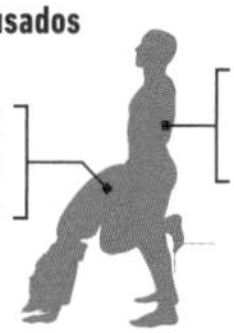
Deltoides
Isquios
Abdominales
Bíceps
Dorsales
Glúteos

Flexibilidad	Flexibilidad
★★☆	★☆☆

Durante 1-5 minutos

BIEN TRABADOS

Si no os podéis quitar las manos de encima, agarraos e id subiendo y bajando hasta alcanzar el clímax.

SEXTADÍSTICAS

Calorías	Calorías
★★☆	★★☆

Músculos usados

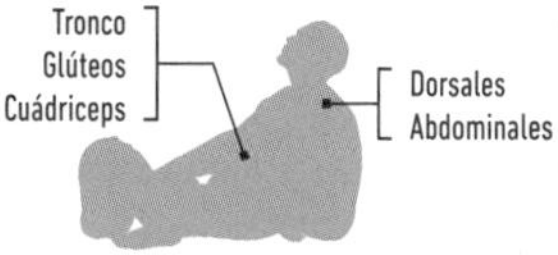

Tronco
Glúteos
Cuádriceps
Dorsales
Abdominales

Flexibilidad	Flexibilidad
★★★	★☆☆

Durante 1-5 minutos

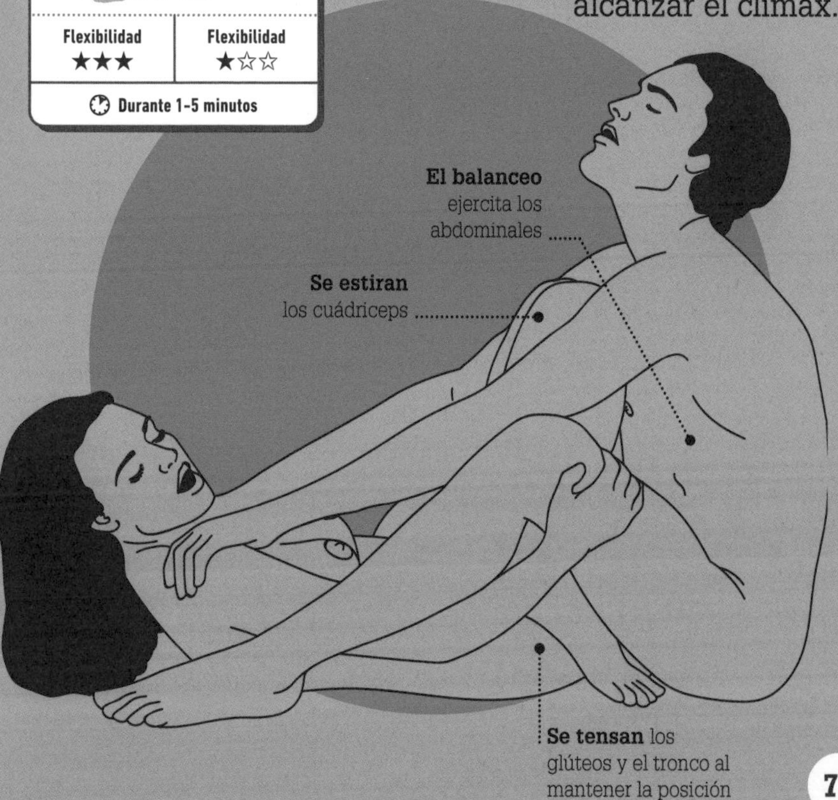

El balanceo ejercita los abdominales
Se estiran los cuádriceps
Se tensan los glúteos y el tronco al mantener la posición

LOS TRES PIES DEL GATO

Una posición de pie tórrida que es más fácil de lo que parece: puedes probar también a levantar las dos piernas de tu pareja.

SEXTADÍSTICAS

Calorías ★★☆	**Calorías** ★★☆
Músculos usados: Dorsales, Glúteos, Flexores	Deltoides, Tronco, Flexores, Glúteos, Cuádriceps, Isquios
Flexibilidad ★☆☆	**Flexibilidad** ★★☆

Durante 1-5 minutos

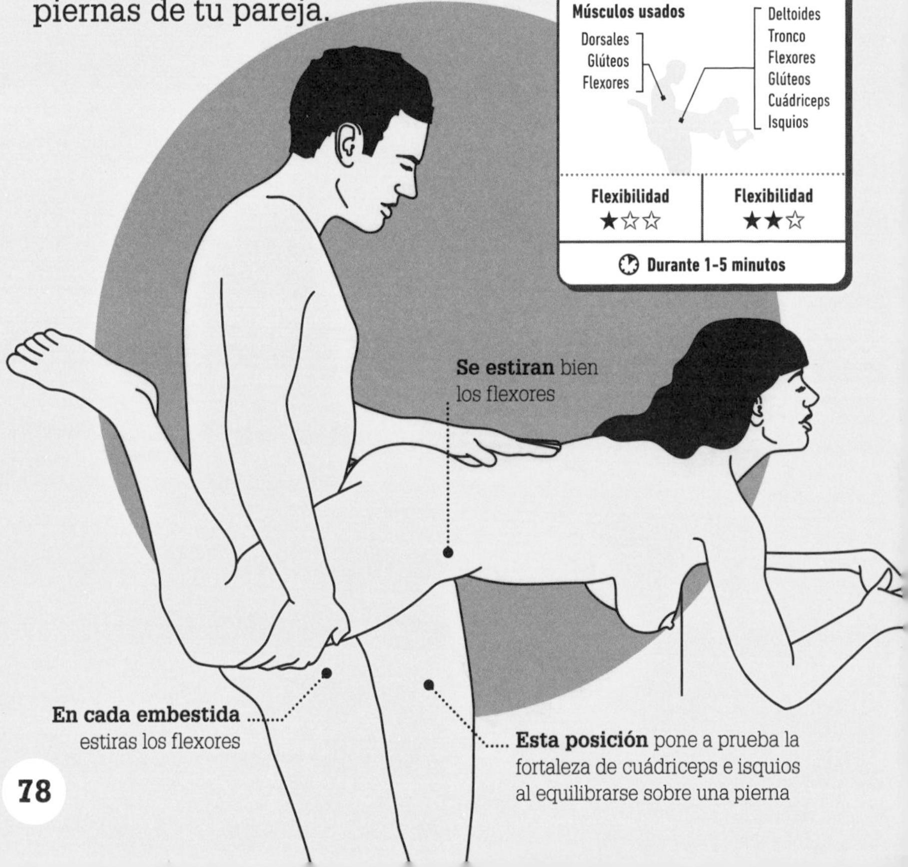
Se estiran bien los flexores
En cada embestida estiras los flexores
Esta posición pone a prueba la fortaleza de cuádriceps e isquios al equilibrarse sobre una pierna

MONTURA LATERAL

Acurrúcate, ponte sobre las piernas de tu amante y agarra sus pantorrillas. Rodar sobre la espalda desata sensaciones aún más excitantes.

SEXTADÍSTICAS

Calorías	Calorías
★☆☆	★★☆

Músculos usados

Flexores
Isquios
Oblicuos
Glúteos

Flexibilidad	Flexibilidad
★★☆	★☆☆

Durante 5-10 minutos

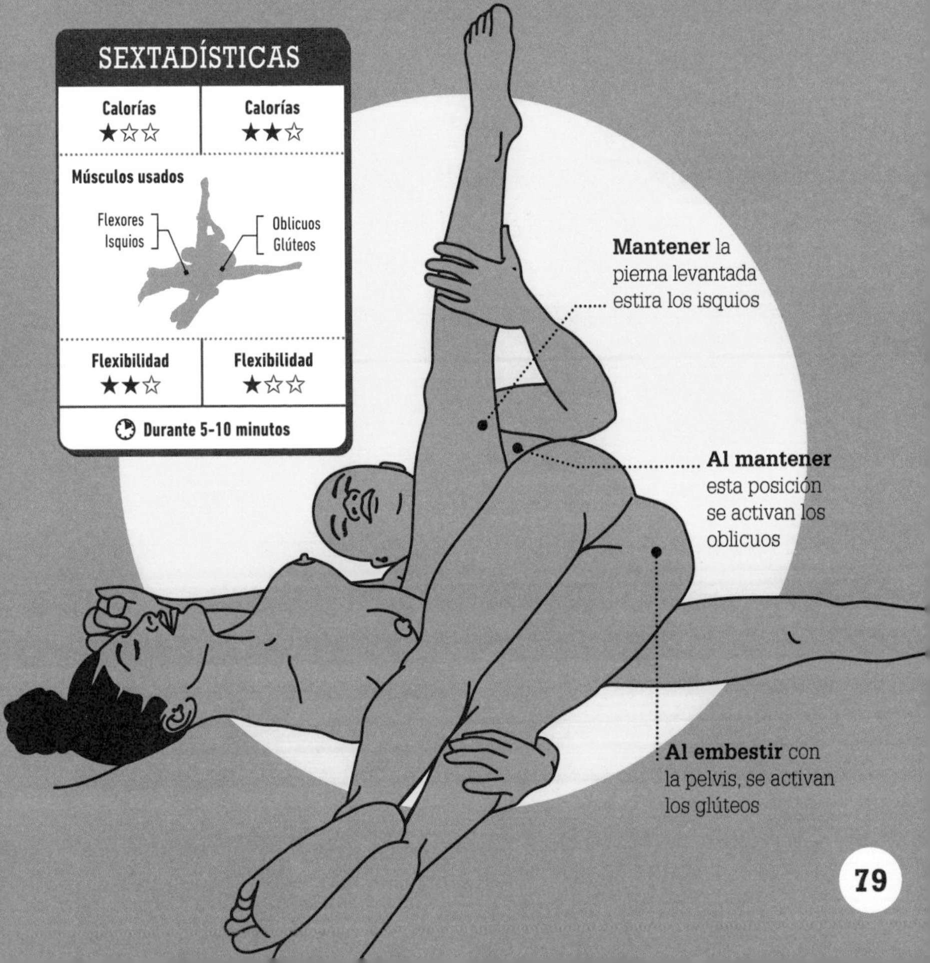

Mantener la pierna levantada estira los isquios
Al mantener esta posición se activan los oblicuos
Al embestir con la pelvis, se activan los glúteos

FELACIÓN PATAS ARRIBA

Tu amante se levanta sobre los hombros mientras le das placer con la boca. Se va a poner a cien notando en la cara el balanceo de tus pechos.

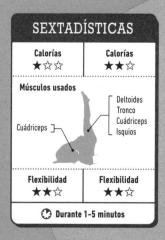

SEXTADÍSTICAS

Calorías	Calorías
★☆☆	★★☆

Músculos usados

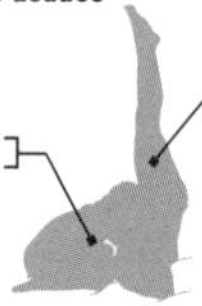

Deltoides
Tronco
Cuádriceps
Isquios
Cuádriceps

Flexibilidad	Flexibilidad
★★☆	★★☆

Durante 1-5 minutos

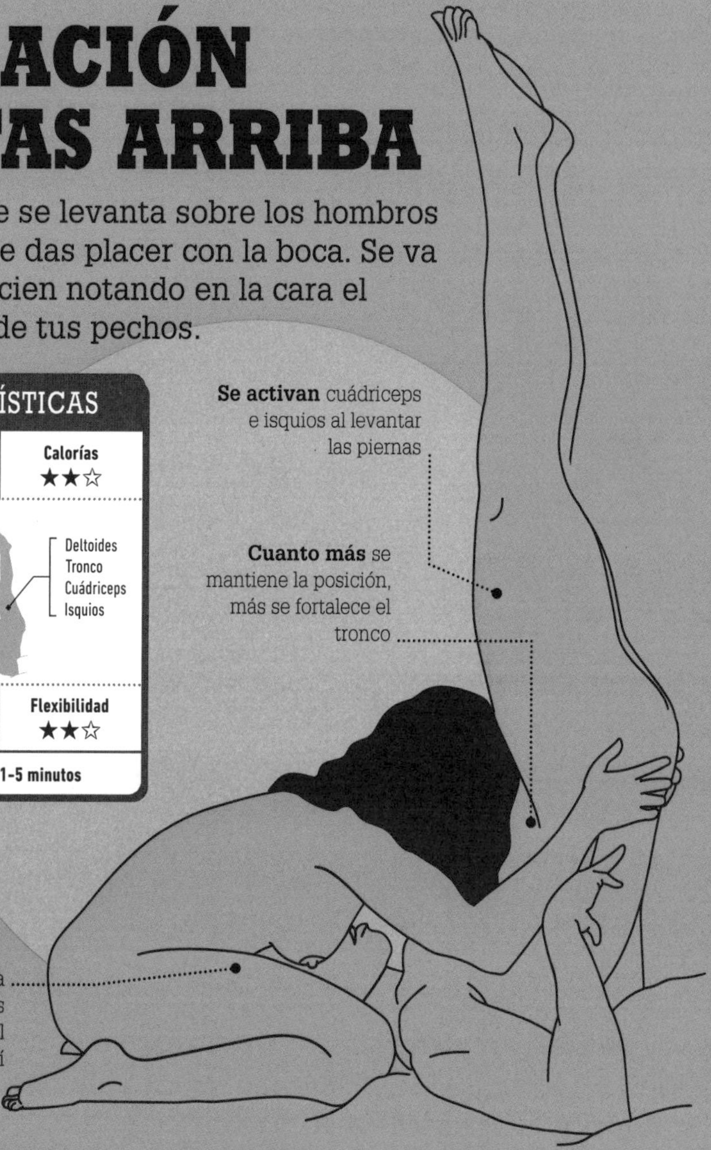

Se activan cuádriceps e isquios al levantar las piernas
Cuanto más se mantiene la posición, más se fortalece el tronco
Se nota la tensión en los cuádriceps al sentarse así

TENDIDA

Para hacer el amor sin prisas, tu pareja se tumba y tú la penetras con suavidad. Utiliza la mano para llevarla a un clímax impresionante.

SEXTADÍSTICAS

Calorías	Calorías
★☆☆	★☆☆

Músculos usados

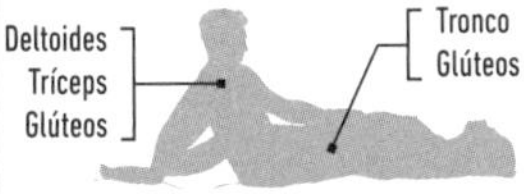
Deltoides
Tríceps
Glúteos
Tronco
Glúteos

Flexibilidad	Flexibilidad
★☆☆	★☆☆

Durante 5-10 minutos

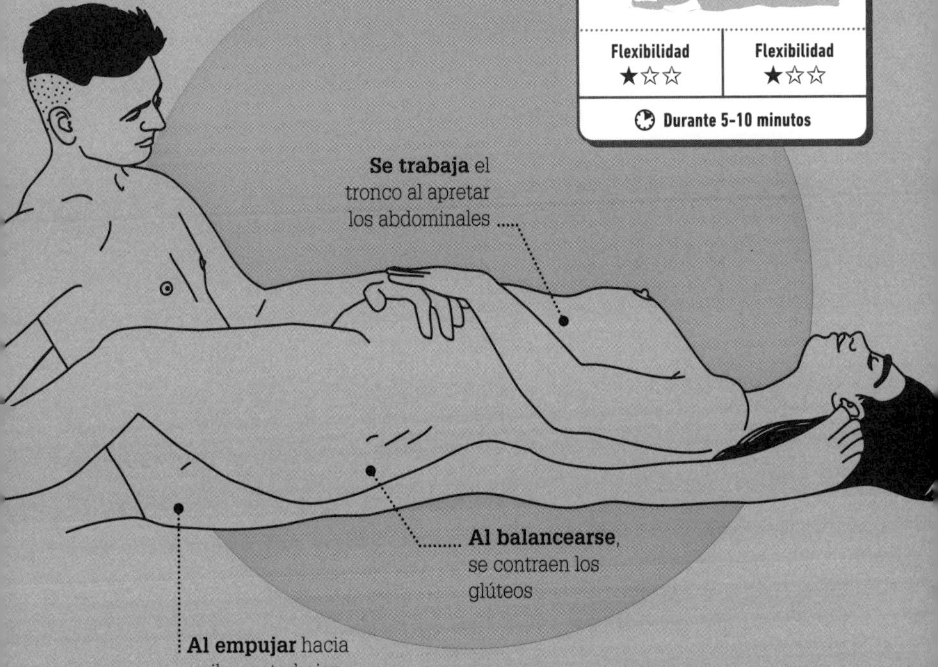
Se trabaja el tronco al apretar los abdominales
Al balancearse, se contraen los glúteos
Al empujar hacia arriba, se trabajan los glúteos

ABRAZO DE MUSLOS

Rodea con las piernas el torso de tu pareja y tira de ella hacia ti. Harás que se incline para atacar con fuerza.

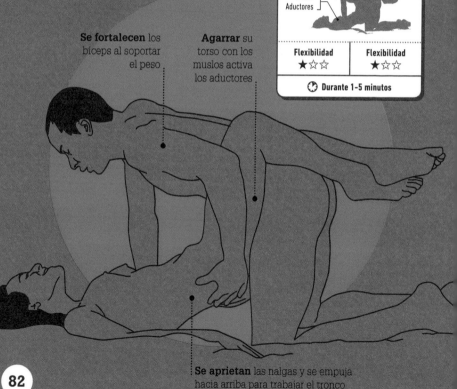

SEXTADÍSTICAS

Calorías	Calorías
★★☆	★☆☆

Músculos usados

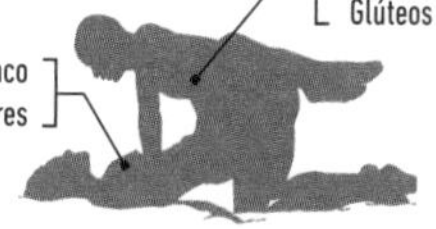

Flexibilidad	Flexibilidad
★☆☆	★☆☆

Durante 1-5 minutos

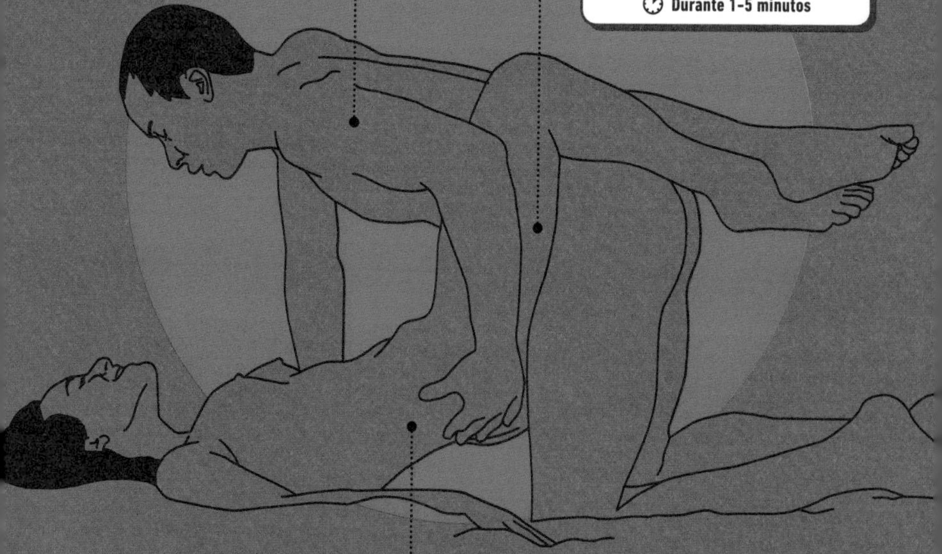
Se fortalecen los bíceps al soportar el peso
Agarrar su torso con los muslos activa los aductores
Se aprietan las nalgas y se empuja hacia arriba para trabajar el tronco

ASCENSOR DE DESEO

Empotra a tu pareja contra una pared y dad rienda suelta a la pasión. Ideal para la lujuria en lugares insólitos.

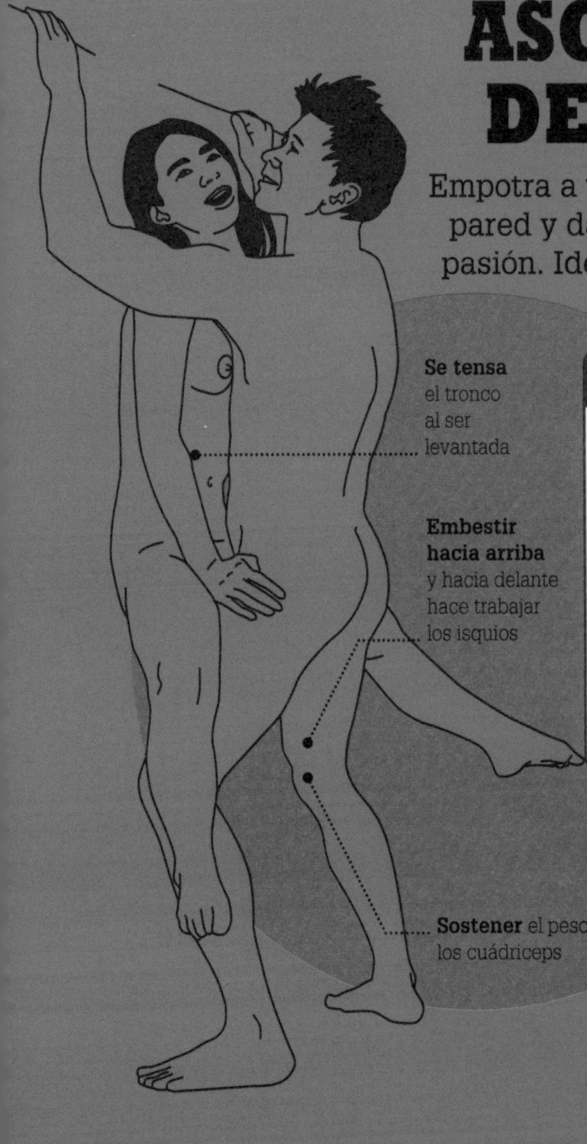

Se tensa el tronco al ser levantada
Embestir hacia arriba y hacia delante hace trabajar los isquios
Sostener el peso fortalece los cuádriceps

SEXTADÍSTICAS

Calorías	Calorías
★★★	★★★

Músculos usados

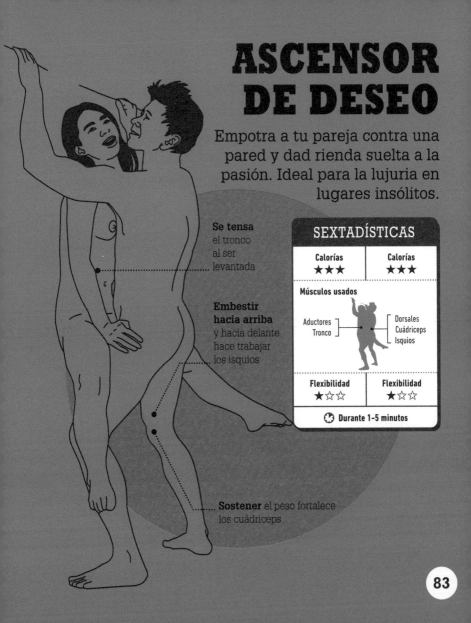

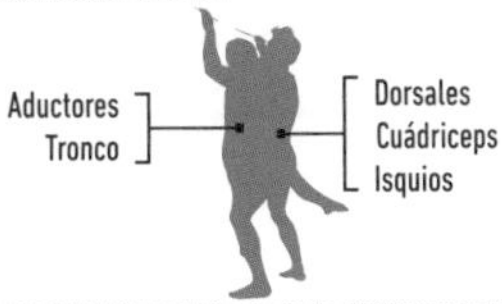

Aductores
Tronco
Dorsales
Cuádriceps
Isquios

Flexibilidad	Flexibilidad
★☆☆	★☆☆

Durante 1-5 minutos

DOBLARSE Y SOPLAR

Utiliza tus manos, labios y lengua para explorar las zonas erógenas de tu pareja, mientras esta observa la acción desde un ángulo nuevo.

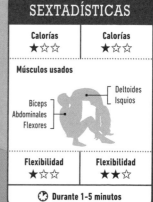

SEXTADÍSTICAS

Calorías ★☆☆	**Calorías** ★☆☆

Músculos usados

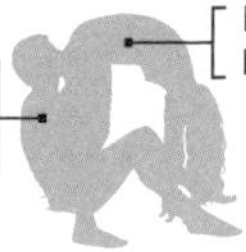

Flexibilidad ★☆☆	**Flexibilidad** ★★☆

Durante 1-5 minutos

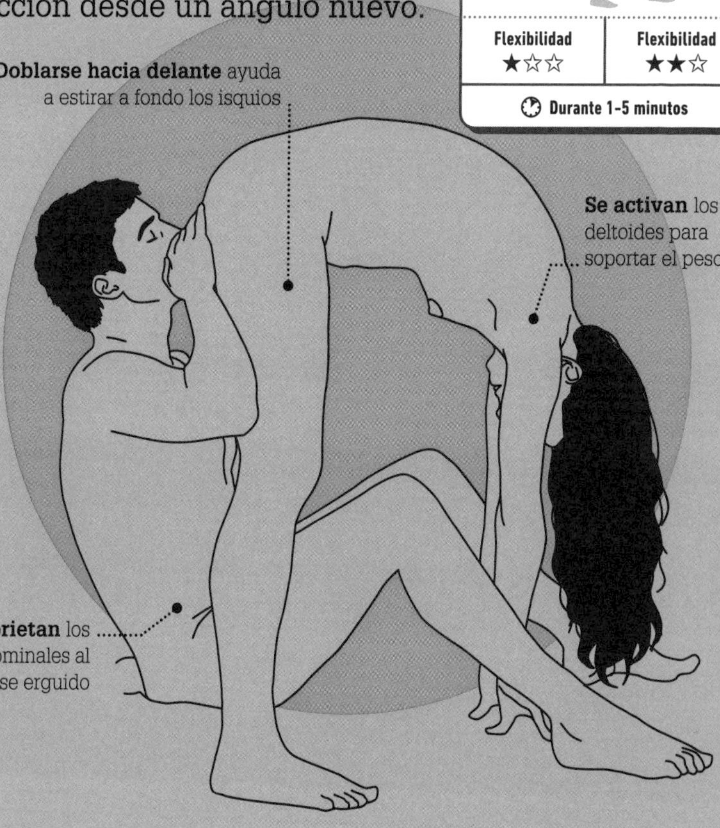
Doblarse hacia delante ayuda a estirar a fondo los isquios
Se activan los deltoides para soportar el peso
Se aprietan los abdominales al sentarse erguido

ECHAR EL CIERRE

Cruza los tobillos por detrás de tu pareja para que llegue más a fondo. Presiona su perineo con el talón para darle más placer.

SEXTADÍSTICAS

Calorías	Calorías
★☆☆	★★☆

Músculos usados

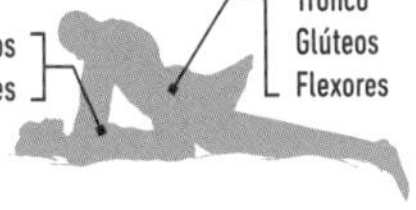

Flexibilidad	Flexibilidad
★★☆	★☆☆

Durante 5-10 minutos

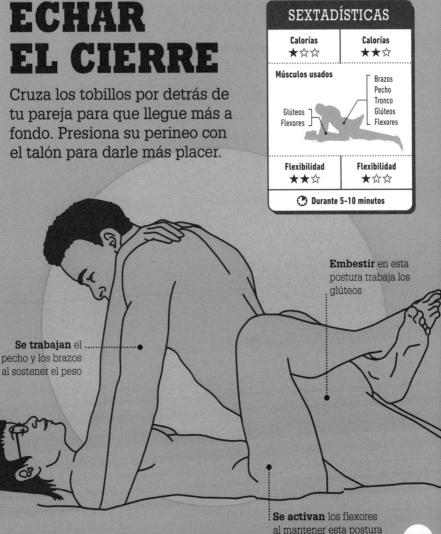

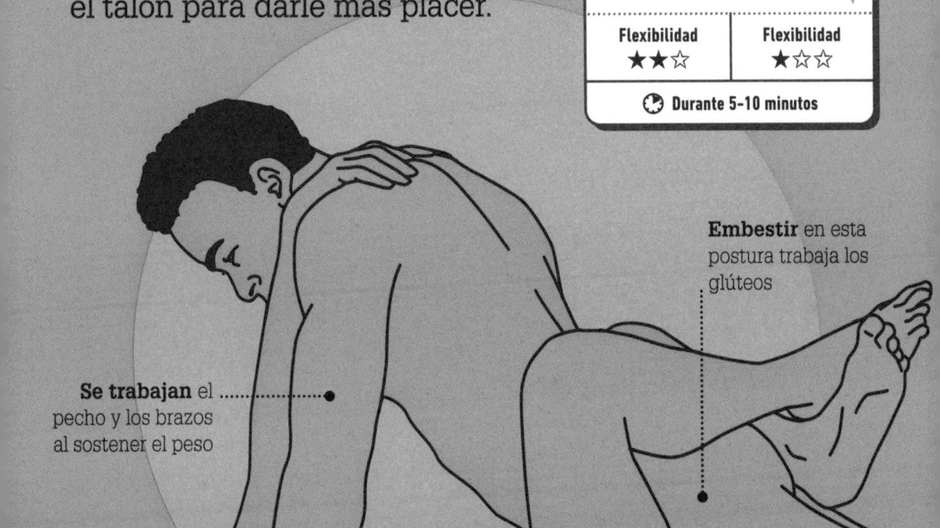

Embestir en esta postura trabaja los glúteos
Se trabajan el pecho y los brazos al sostener el peso
Se activan los flexores al mantener esta postura

EL BALANCÍN DEL PLACER

Pasa de un 69 a esta postura deslizándote hacia delante para que tu amante pueda penetrarte. No os veis, así que contaros vuestro placer de viva voz.

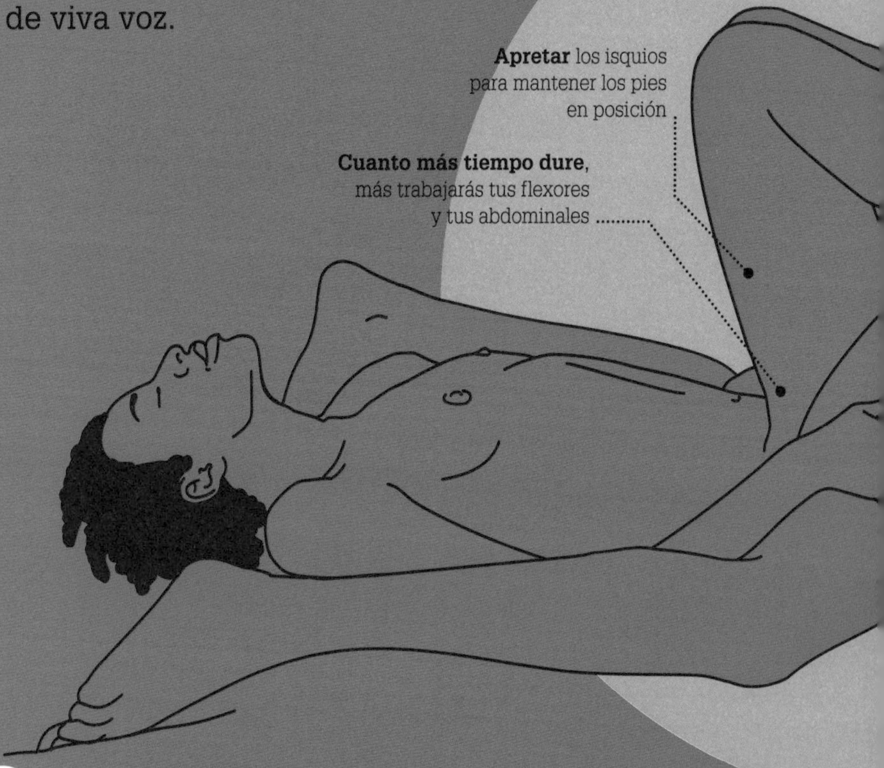

Apretar los isquios para mantener los pies en posición
Cuanto más tiempo dure, más trabajarás tus flexores y tus abdominales

SEXTADÍSTICAS

Calorías	Calorías
★★☆	★★☆

Músculos usados

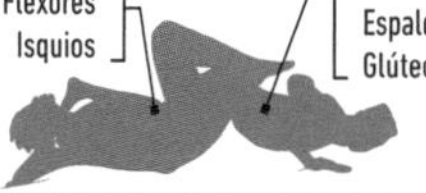

Abdominales
Flexores
Isquios
Tríceps
Pecho
Tronco
Espalda baja
Glúteos

Flexibilidad	Flexibilidad
★☆☆	★★☆

Durante 5-10 minutos

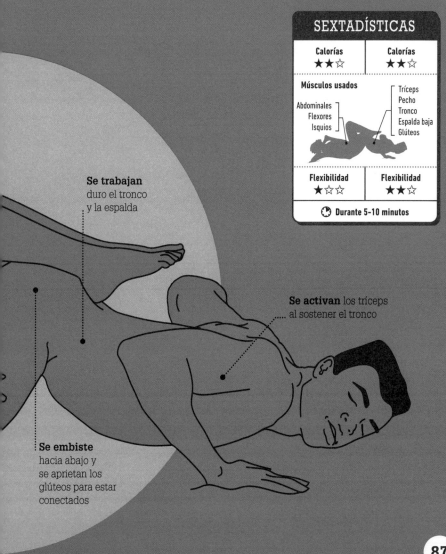

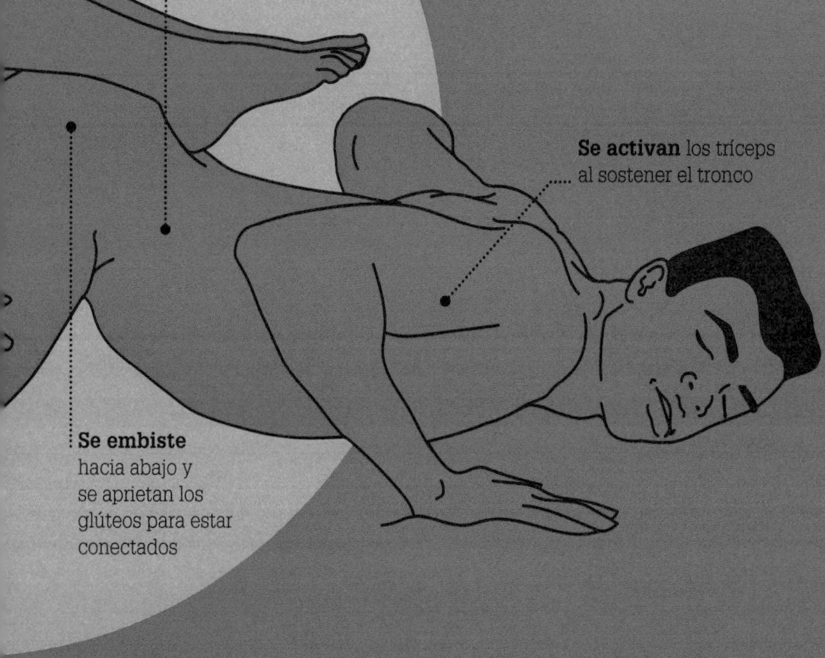

Se trabajan duro el tronco y la espalda
Se activan los tríceps al sostener el tronco
Se embiste hacia abajo y se aprietan los glúteos para estar conectados

NALGA CON NALGA

Poneos uno frente al otro y juntad las nalgas. Sujeta bien a tu pareja mientras se echa hacia atrás y se deja llevar por el placer.

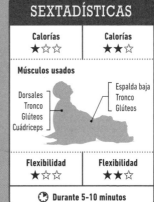

SEXTADÍSTICAS

Calorías	Calorías
★☆☆	★★☆

Músculos usados

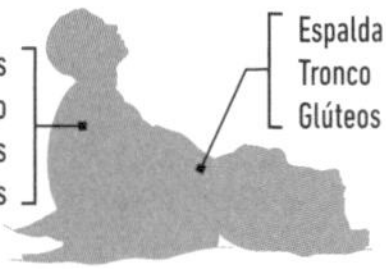

Dorsales
Tronco
Glúteos
Cuádriceps
Espalda baja
Tronco
Glúteos

Flexibilidad	Flexibilidad
★☆☆	★★☆

Durante 5-10 minutos

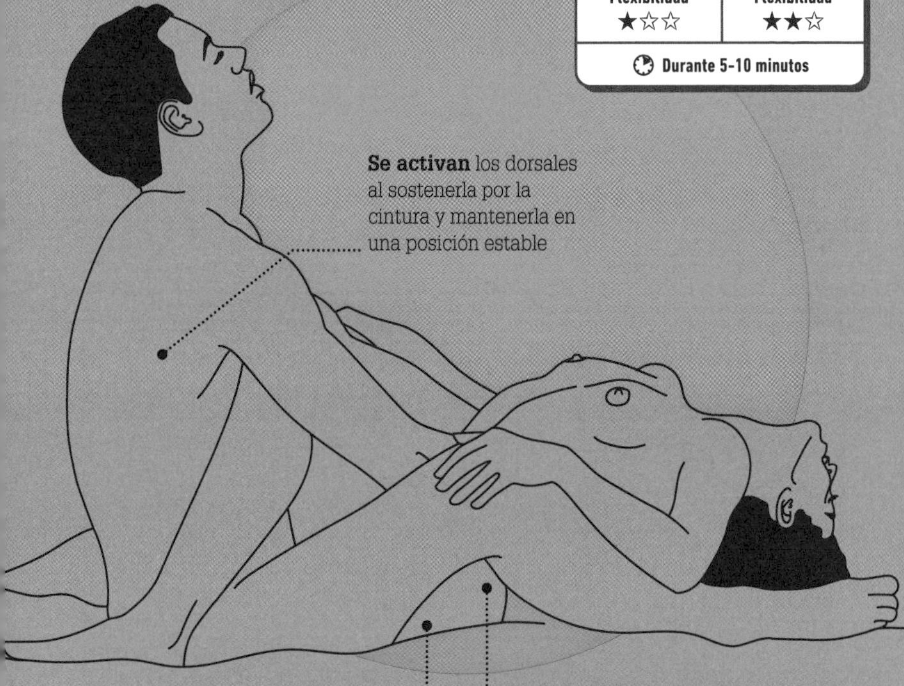

Se activan los dorsales al sostenerla por la cintura y mantenerla en una posición estable
Se tonifican los glúteos al apretarse contra tu amante
Mantener esta postura fortalece la espalda baja

SEXTADÍSTICAS	
Calorías ★★☆	**Calorías** ★★☆
Músculos usados	
Deltoides, Dorsales, Glúteos, Cuádriceps, Isquios	Tronco, Aductores
Flexibilidad ★★☆	**Flexibilidad** ★★☆
Durante 1-5 minutos	

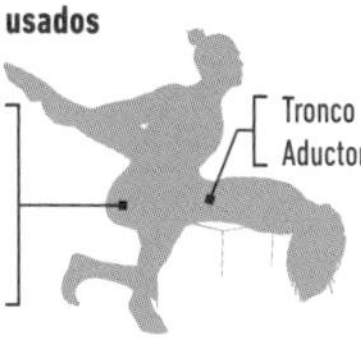

A TODA MÁQUINA

Llamativa posición para satisfacer tu apetito sexual: ábrete bien y usa las manos para tener un estímulo extra.

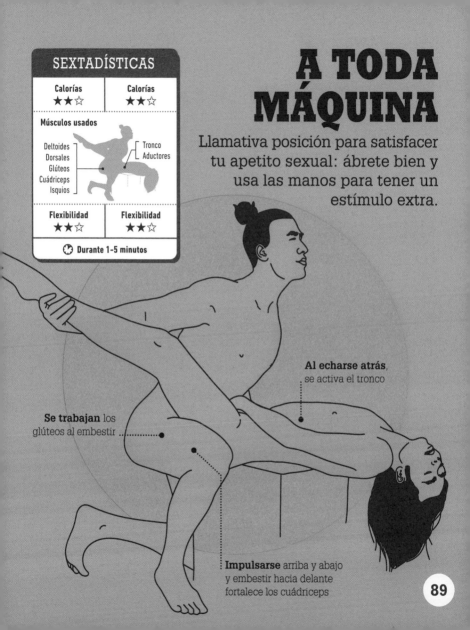

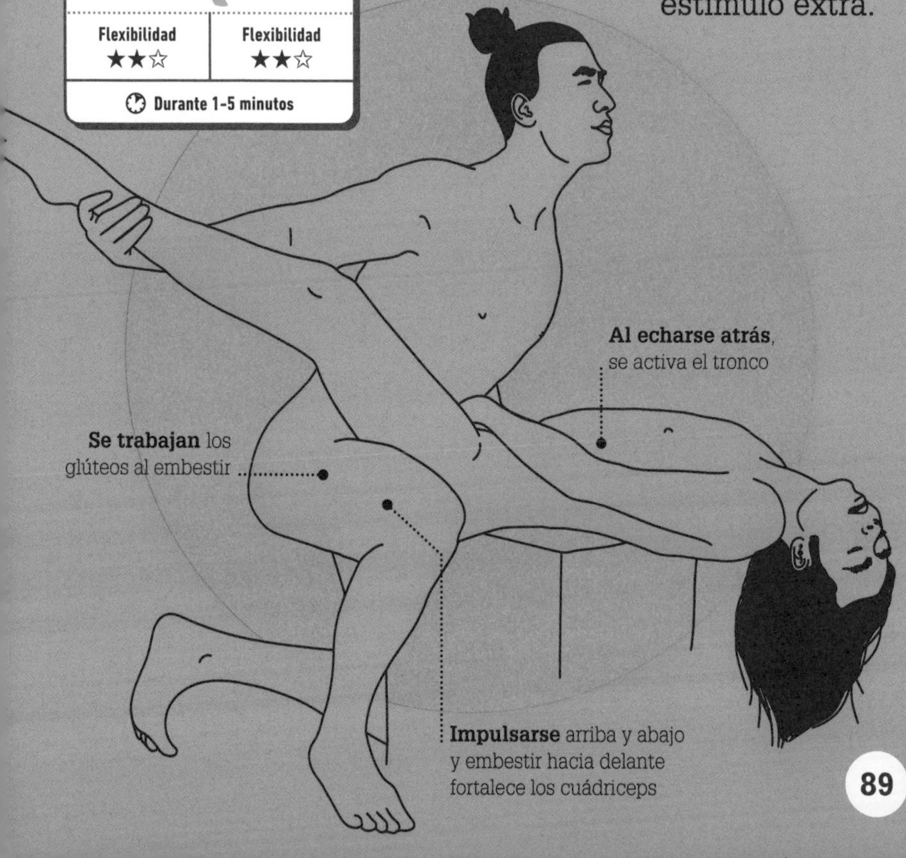

Al echarse atrás, se activa el tronco
Se trabajan los glúteos al embestir
Impulsarse arriba y abajo y embestir hacia delante fortalece los cuádriceps

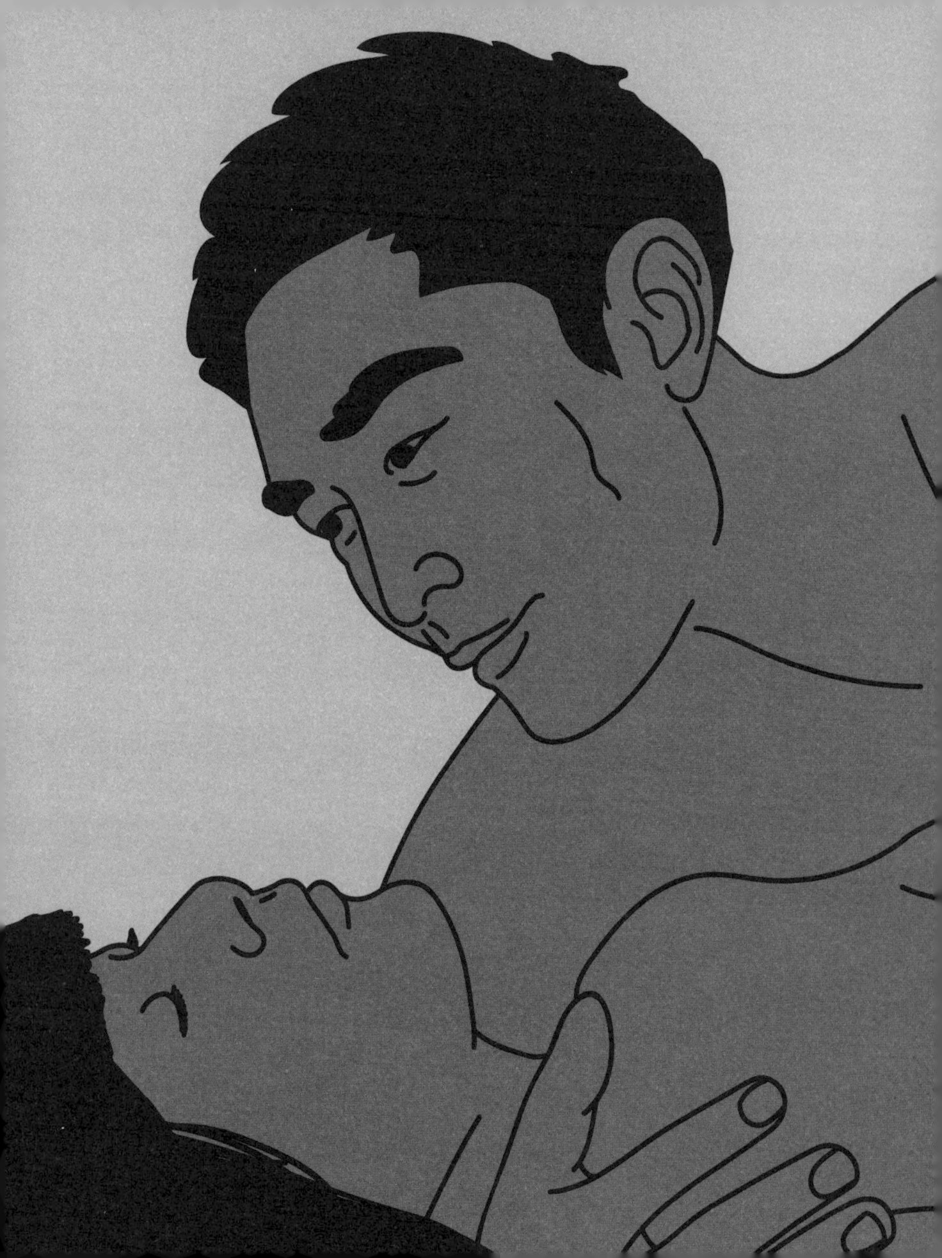

“*Como un alma*
EN UN SOLO CUERPO,
DEBÉIS SER
felices
EN EL MUNDO”

ANANGA RANGA

CARRETILLA INVERTIDA

Con toda la sensualidad de la entrada por detrás, pero con más contacto visual. Tu pareja te sostiene para que te sientas amorosamente abrazada.

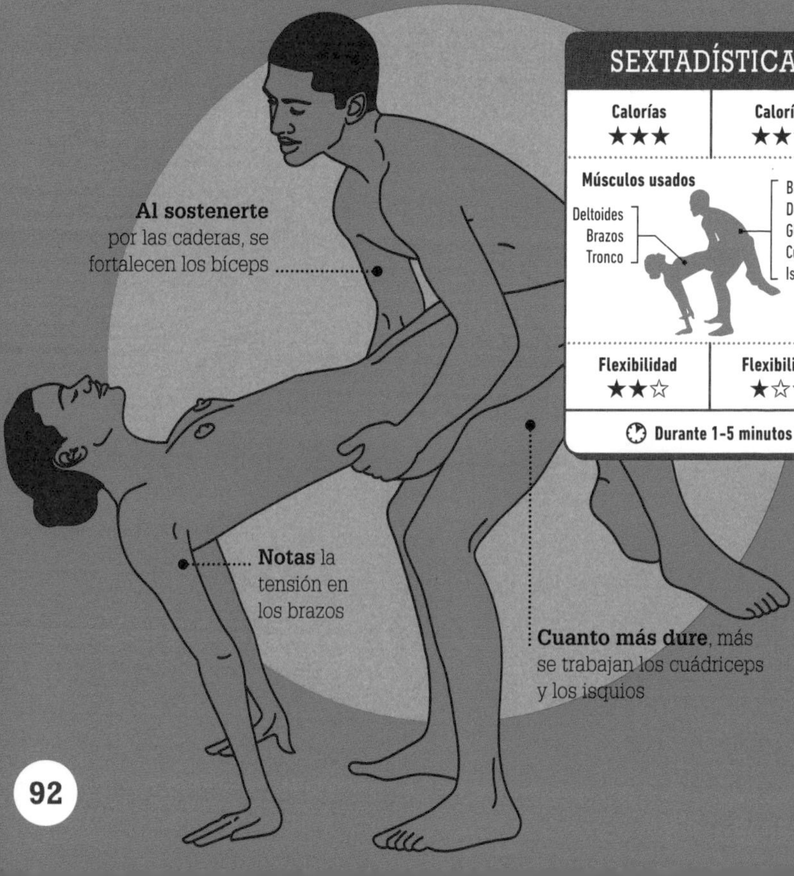

Al sostenerte por las caderas, se fortalecen los bíceps
Notas la tensión en los brazos
Cuanto más dure, más se trabajan los cuádriceps y los isquios

SEXTADÍSTICAS

Calorías	Calorías
★★★	★★☆

Músculos usados

Deltoides
Brazos
Tronco
Bíceps
Dorsales
Glúteos
Cuádriceps
Isquios

Flexibilidad	Flexibilidad
★★☆	★☆☆

Durante 1-5 minutos

SEXTADÍSTICAS

Calorías	Calorías
★★☆	★★☆

Músculos usados

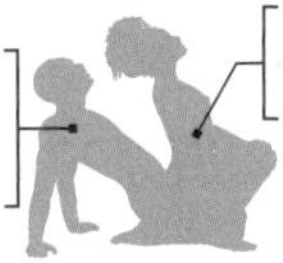

Flexibilidad	Flexibilidad
★★★	★☆☆

Durante 1-5 minutos

TRACCIÓN TRASERA

No estar de cara da a la postura un toque extra de picardía. Además, es perfecta para estimular el punto G.

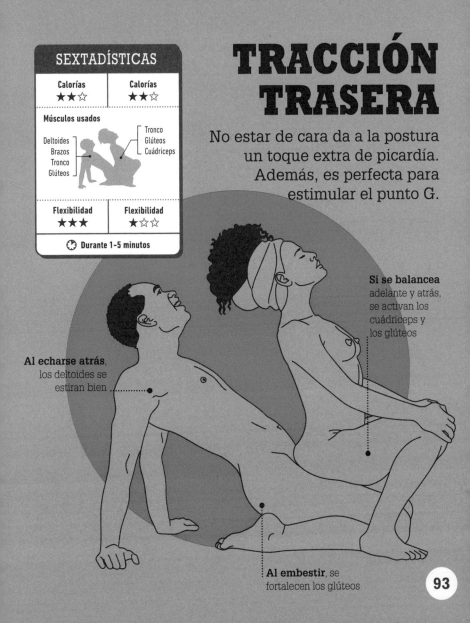

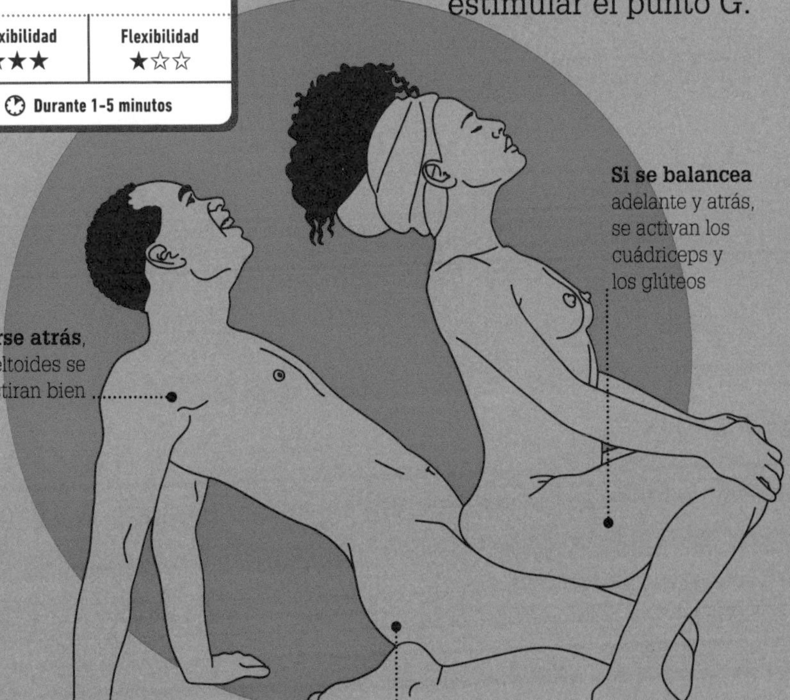

Si se balancea adelante y atrás, se activan los cuádriceps y los glúteos
Al echarse atrás, los deltoides se estiran bien
Al embestir, se fortalecen los glúteos

EL PUENTE DEL AMOR

Eres una gran gimnasta y él es el juez. Te da 10 sobre 10 por una actuación espectacular.

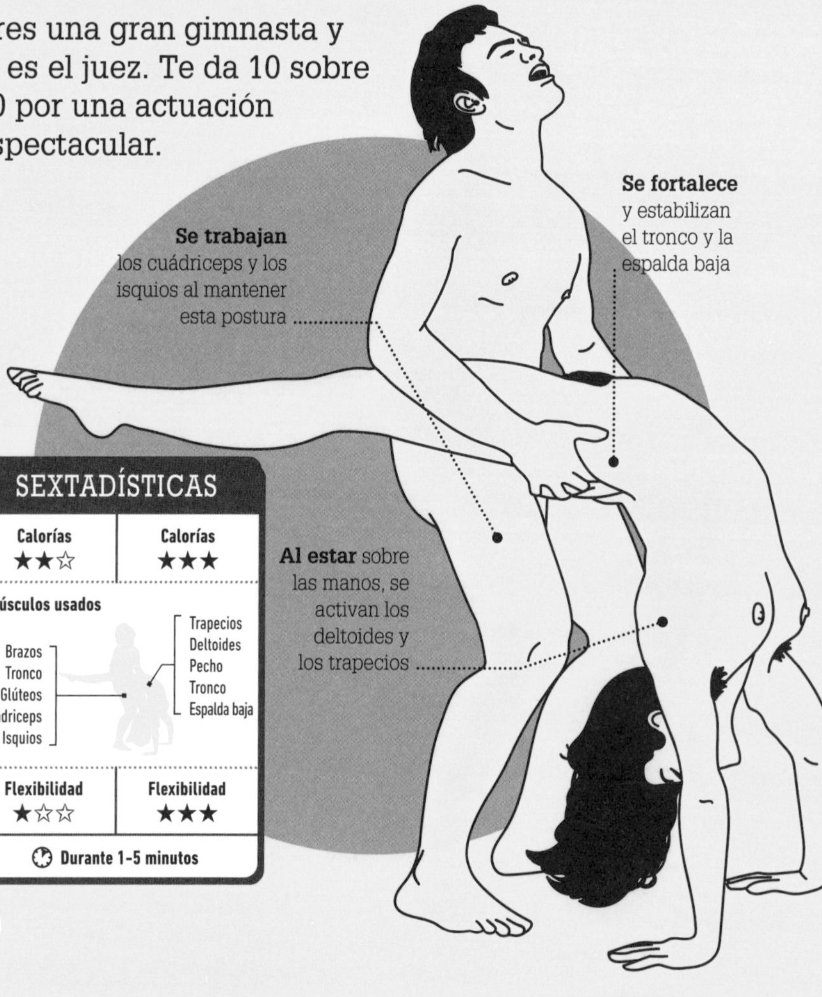
Se trabajan los cuádriceps y los isquios al mantener esta postura
Se fortalece y estabilizan el tronco y la espalda baja
Al estar sobre las manos, se activan los deltoides y los trapecios

SEXTADÍSTICAS

Calorías ★★☆	**Calorías** ★★★

Músculos usados

Brazos, Tronco, Glúteos, Cuádriceps, Isquios

Trapecios, Deltoides, Pecho, Tronco, Espalda baja

Flexibilidad ★☆☆	**Flexibilidad** ★★★

Durante 1-5 minutos

OMBLIGO A LA VISTA

Mira fijamente a los ojos de tu amante mientras le das placer. Te atrae con la pierna y te mantiene allí el tiempo que le plazca.

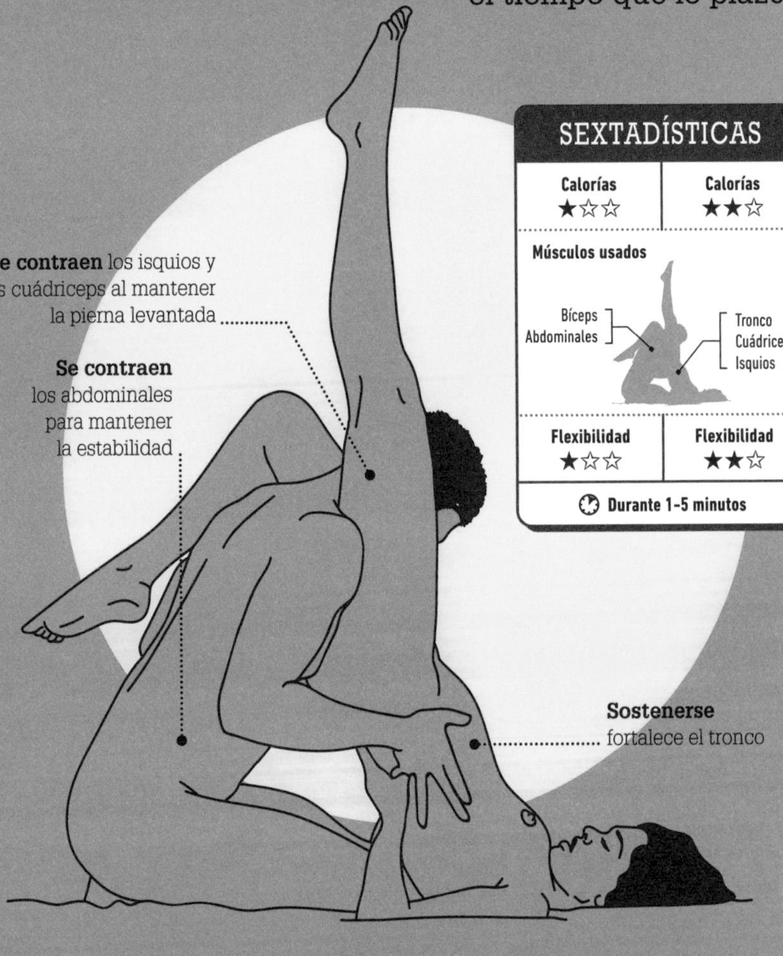

Se contraen los isquios y los cuádriceps al mantener la pierna levantada
Se contraen los abdominales para mantener la estabilidad
Sostenerse fortalece el tronco

SEXTADÍSTICAS

Calorías	Calorías
★☆☆	★★☆

Músculos usados

Bíceps
Abdominales
Tronco
Cuádriceps
Isquios

Flexibilidad	Flexibilidad
★☆☆	★★☆

Durante 1-5 minutos

PASIÓN PÉLVICA

SEXTADÍSTICAS	
Calorías ★★☆	**Calorías** ★★☆
Músculos usados	
Flexibilidad ★★☆	**Flexibilidad** ★★☆
Durante 1-5 minutos	

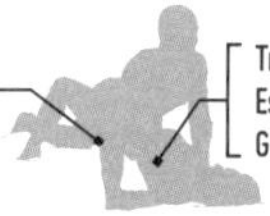
Brazos
Pecho
Tronco
Glúteos
Flexores
Tronco
Espalda baja
Glúteos

Comenzáis con el misionero y luego tu amante sube las caderas. Vuestras pelvis se pegan y os acercáis al clímax.

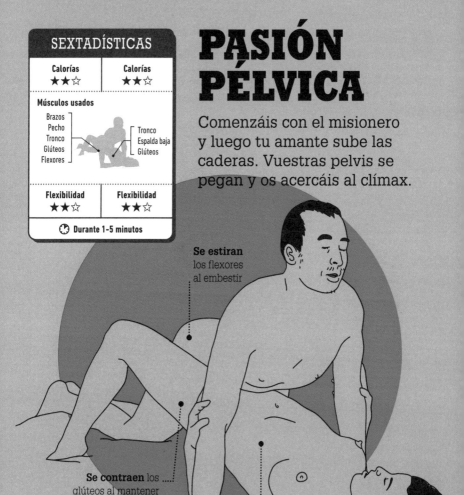

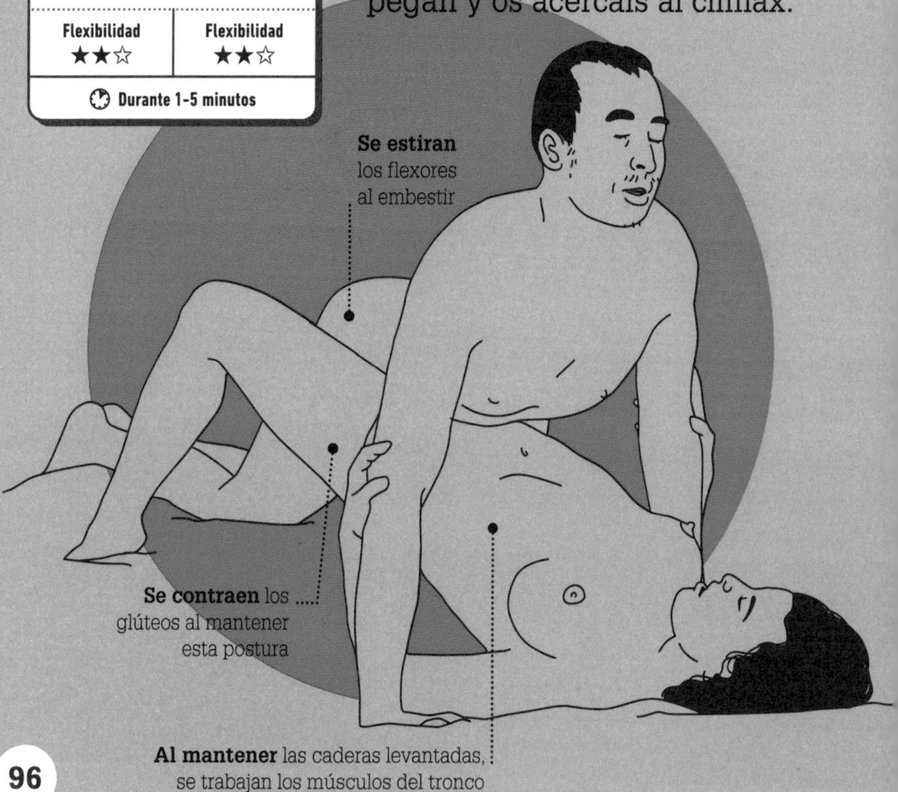
Se estiran los flexores al embestir
Se contraen los glúteos al mantener esta postura
Al mantener las caderas levantadas, se trabajan los músculos del tronco

ESPALDA SEXI

Cabalga sobre tu amante hasta que ambos lleguéis al límite. Puede hacerte temblar de placer acariciándote la espalda o masajeándote los pechos cariñosamente.

SEXTADÍSTICAS

Calorías	Calorías
★☆☆	★★☆

Músculos usados

Bíceps, Tronco, Glúteos

Deltoides, Brazos, Tronco, Glúteos, Cuádriceps

Flexibilidad	Flexibilidad
★☆☆	★★☆

Durante 5-10 minutos

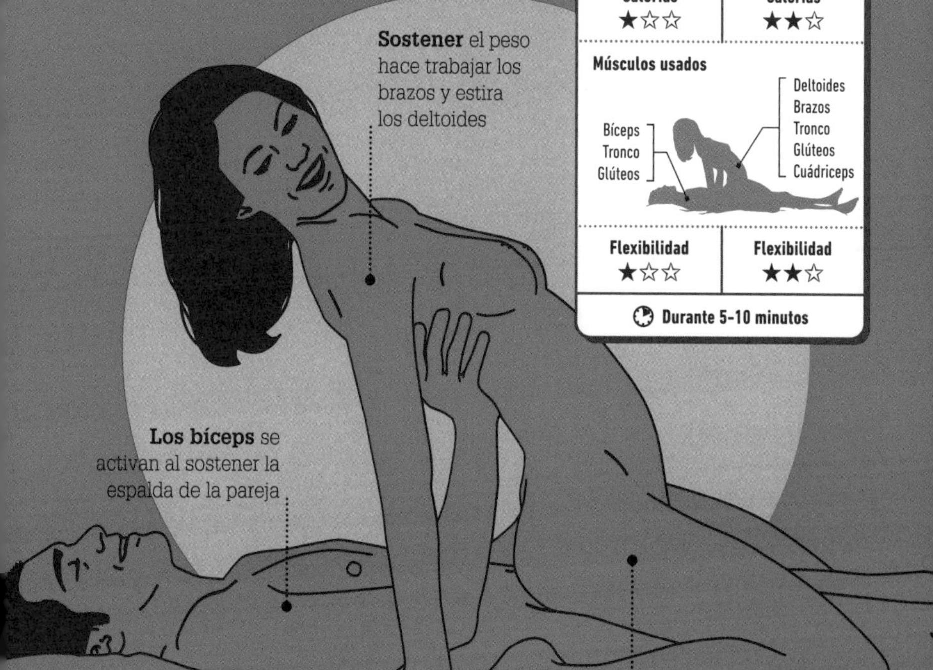
Sostener el peso hace trabajar los brazos y estira los deltoides
Los bíceps se activan al sostener la espalda de la pareja
El balanceo activa los glúteos

CICLISTA SENSUAL

Tus muslos son el manillar y tu amante se sujeta a ellos para dar una vuelta. Nota cómo te agarras a él y lo aprietas por dentro y por fuera.

SEXTADÍSTICAS

Calorías	Calorías
★★★	★★☆

Músculos usados

Espalda baja Tronco Glúteos Aductores	Dorsales Bíceps Tronco Glúteos Aductores

Flexibilidad	Flexibilidad
★★☆	★☆☆

Durante 1-5 minutos

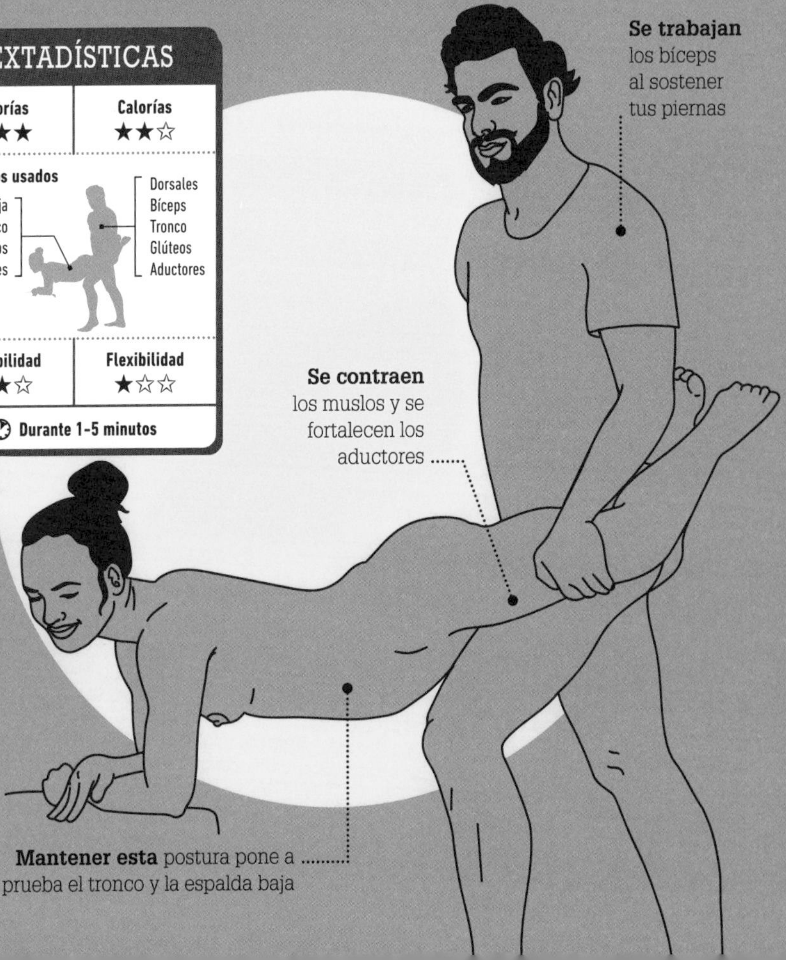

Se trabajan los bíceps al sostener tus piernas
Se contraen los muslos y se fortalecen los aductores
Mantener esta postura pone a prueba el tronco y la espalda baja

FLAMENCOS CACHONDOS

Los dos levantáis una pierna en esta postura. Agarraos bien e intentad no caer.

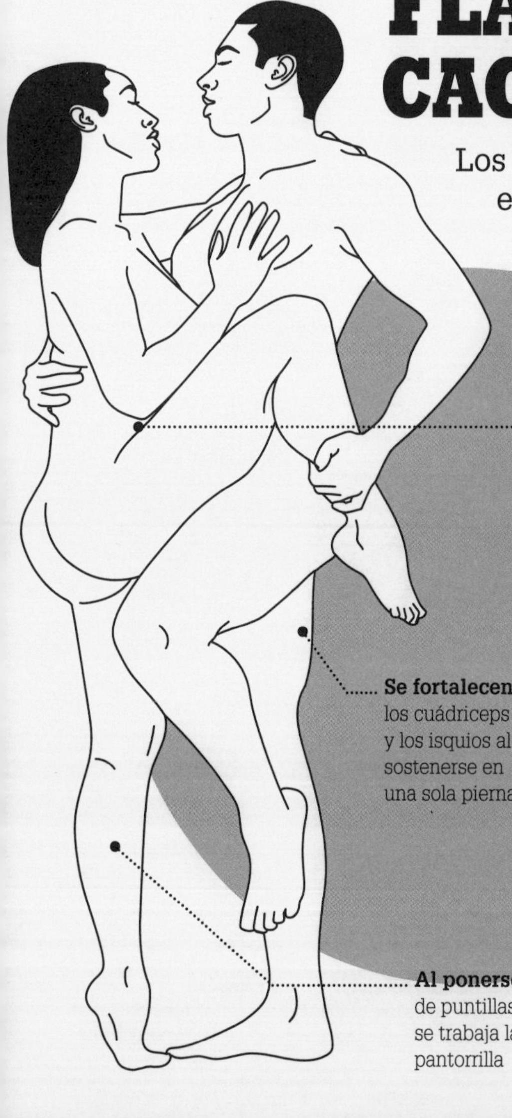

Mantener esta postura pone a prueba la estabilidad y el equilibrio del tronco

Se fortalecen los cuádriceps y los isquios al sostenerse en una sola pierna

Al ponerse de puntillas, se trabaja la pantorrilla

SEXTADÍSTICAS

Calorías	Calorías
★★☆	★★☆
Músculos usados	
Tronco, Flexores, Pantorrillas	Tronco, Cuádriceps, Isquios
Flexibilidad	**Flexibilidad**
★★☆	★☆☆

Durante 1-5 minutos

RETO DE TRASEROS

Explorad nuevas sensaciones agachándoos y frotando las nalgas. Giraos después y volved a lo básico.

SEXTADÍSTICAS

Calorías	Calorías
★★☆	★★☆

Músculos usados

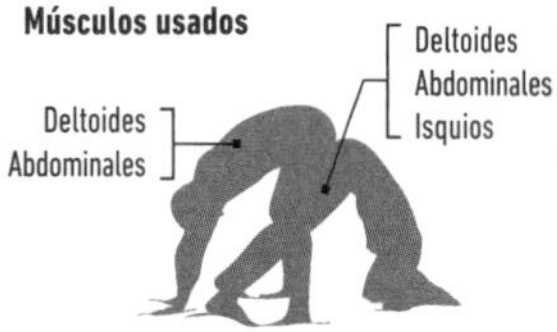

Flexibilidad	Flexibilidad
★★☆	★★☆

Durante 1-5 minutos

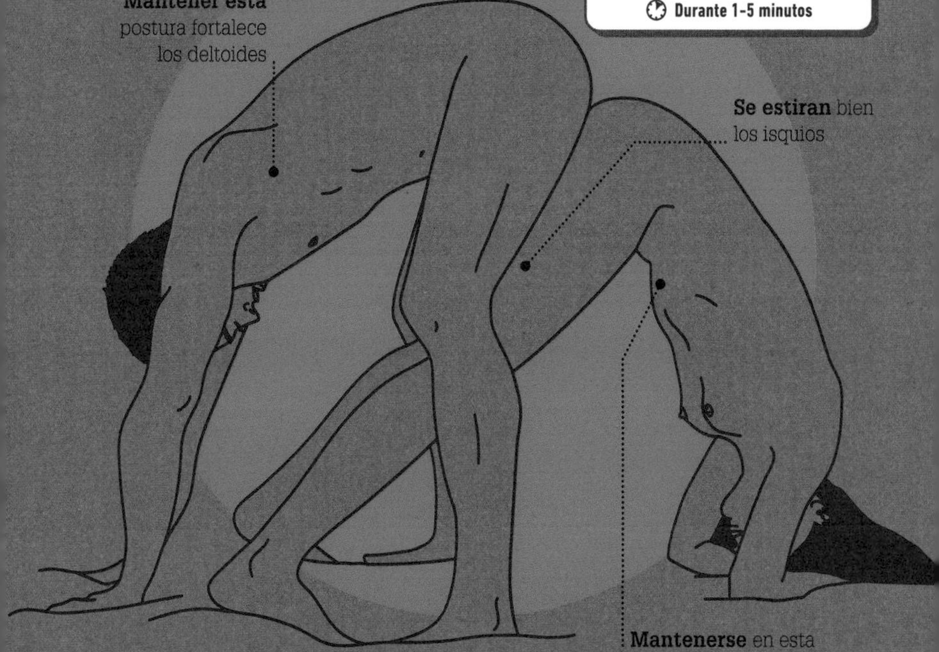
Mantener esta postura fortalece los deltoides
Se estiran bien los isquios
Mantenerse en esta posición hace trabajar los abdominales

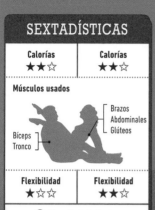

SEXTADÍSTICAS	
Calorías ★★☆	**Calorías** ★★☆
Músculos usados	
Flexibilidad ★☆☆	**Flexibilidad** ★★☆
Durante 1-5 minutos	

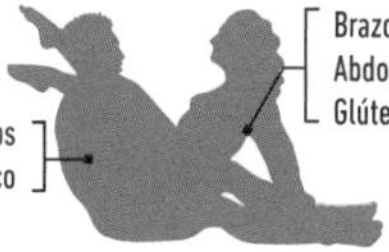
Brazos
Abdominales
Glúteos
Bíceps
Tronco

¡ATRAPADO!

Agarra a tu amante de los tobillos y atrápalo entre las piernas. Él puede jugar un poco mordiendo o besando tus pantorrillas.

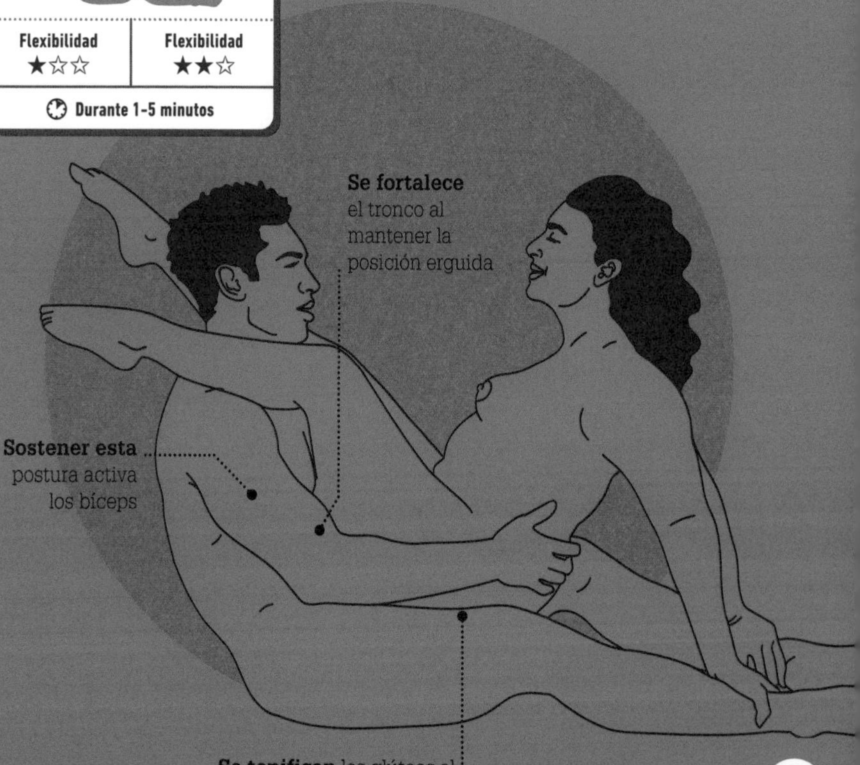
Se fortalece el tronco al mantener la posición erguida
Sostener esta postura activa los bíceps
Se tonifican los glúteos al balancearse sobre la pareja

JUNTOS Y REVUELTOS

Susurraos cosas dulces... o guarradas. Podéis mantener un pie en el suelo para lograr una penetración más profunda.

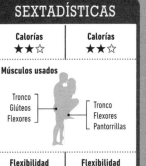

SEXTADÍSTICAS

Calorías	Calorías
★★☆	★★☆

Músculos usados

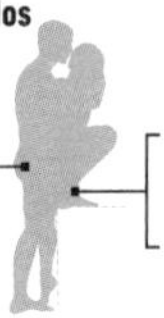

Flexibilidad	Flexibilidad
★★☆	★★☆

Durante 1-5 minutos

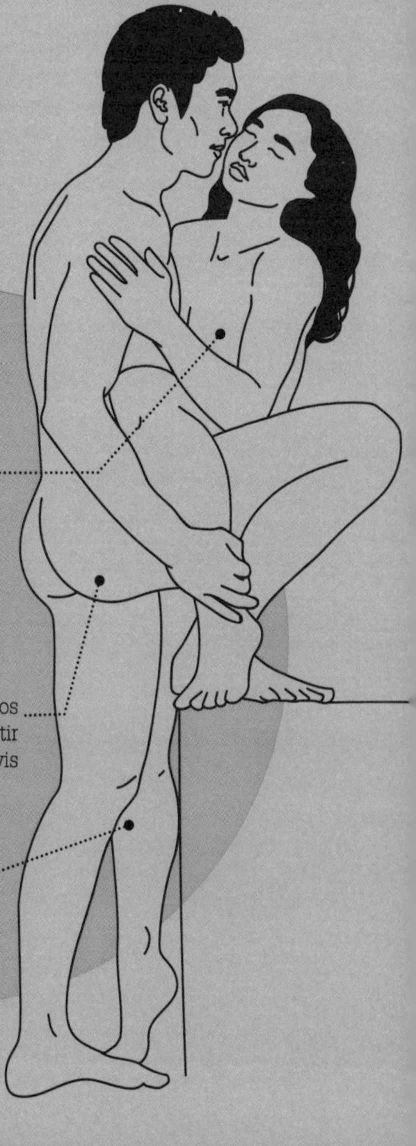

Cuanto más mantengáis esta postura, más se trabaja el tronco

Se fortalecen los glúteos al embestir con la pelvis

Se empuja con los dedos para activar las pantorrillas

SUBIR A CUBIERTA

Tu amante sube a bordo y rebota en tu regazo. Puede ponerse de rodillas para relajarse al final.

SEXTADÍSTICAS

Calorías ★★★	**Calorías** ★★☆

Músculos usados

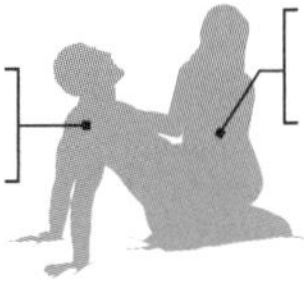
Tríceps
Tronco
Glúteos
Tronco
Glúteos
Cuádriceps

Flexibilidad ★★★	**Flexibilidad** ★☆☆

Durante 5-10 minutos

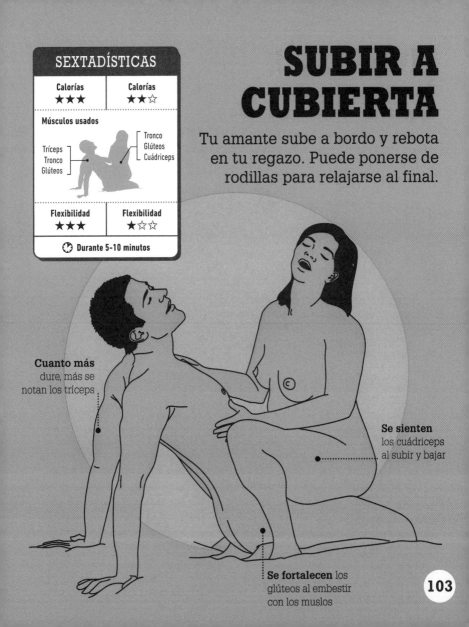

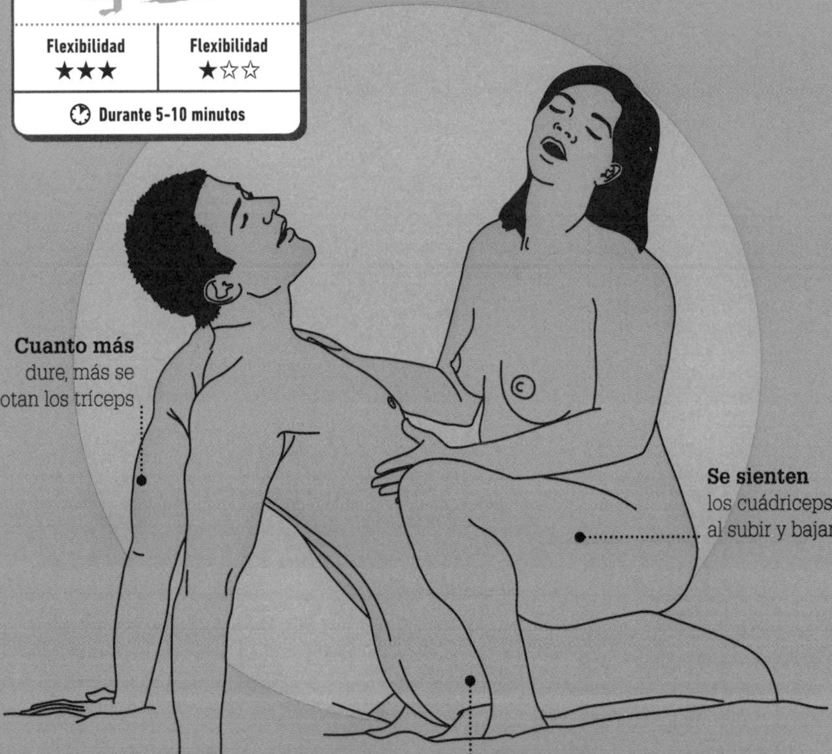
Cuanto más dure, más se notan los tríceps
Se sienten los cuádriceps al subir y bajar
Se fortalecen los glúteos al embestir con los muslos

ROCK AND ROLL

Ponedle al sexo unas guitarras potentes: vuestros gemidos de placer serán la melodía.

SEXTADÍSTICAS

Calorías	Calorías
★★☆	★★☆

Músculos usados

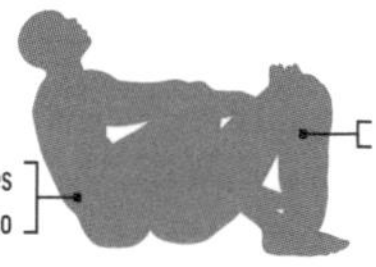
Tronco
Dorsales
Tronco

Flexibilidad	Flexibilidad
★☆☆	★★☆

Durante 1-5 minutos

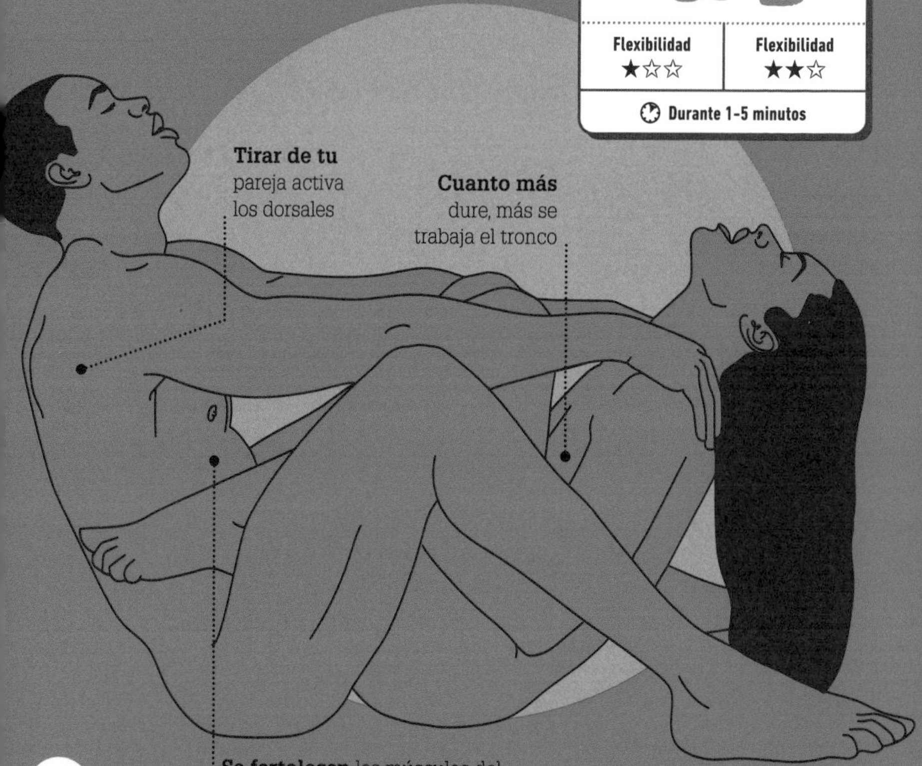
Tirar de tu pareja activa los dorsales
Cuanto más dure, más se trabaja el tronco
Se fortalecen los músculos del tronco para mantener la estabilidad

CONTRA LA PARED

Si estáis impacientes y no queréis esperar a llegar a la cama, haz un asiento con tu cuerpo y ella se abalanzará sobre tu regazo.

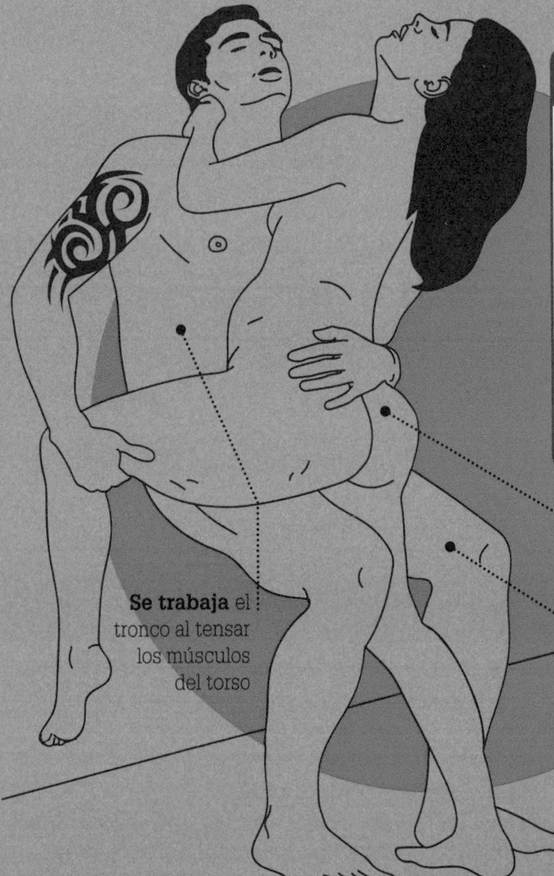

Se trabaja el tronco al tensar los músculos del torso
Se activan los glúteos al empujar con los muslos
Mantener esta postura fortalece los cuádriceps

SEXTADÍSTICAS

Calorías	Calorías
★★★	★★☆

Músculos usados

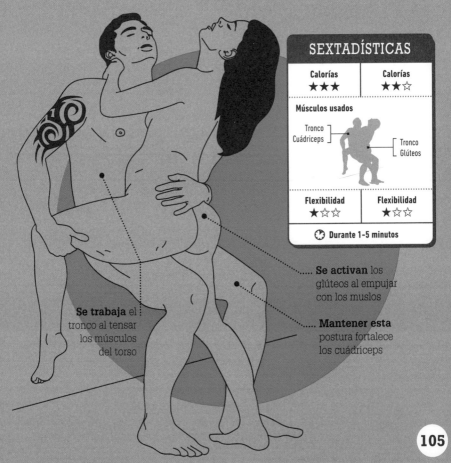

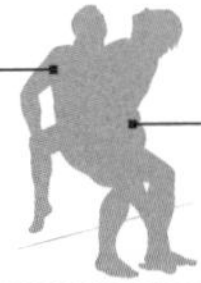

Tronco
Cuádriceps
Tronco
Glúteos

Flexibilidad	Flexibilidad
★☆☆	★☆☆

Durante 1-5 minutos

ENGANCHADOS

Abraza las piernas de tu pareja contra tu pecho. Tendrás una visión deliciosa de su cuerpo estirado ante ti.

SEXTADÍSTICAS

Calorías ★★★	**Calorías** ★★★

Músculos usados

Deltoides, Brazos, Tronco

Bíceps, Glúteos, Cuádriceps

Flexibilidad ★★★	**Flexibilidad** ★☆☆

Durante 1-5 minutos

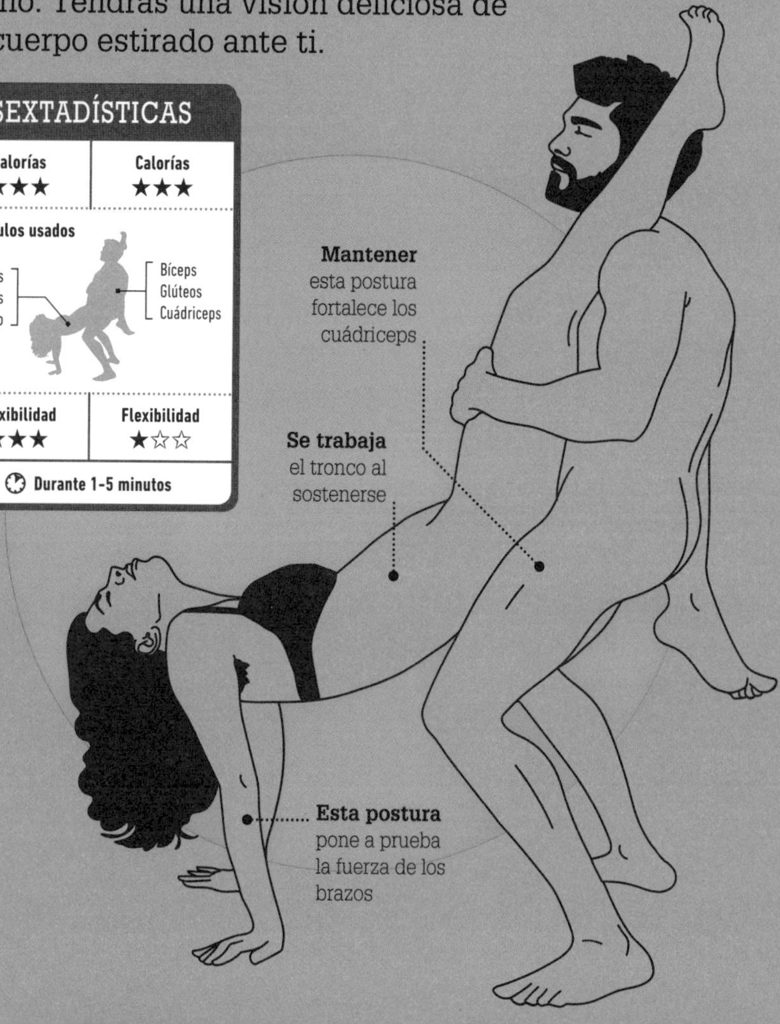
Mantener esta postura fortalece los cuádriceps
Se trabaja el tronco al sostenerse
Esta postura pone a prueba la fuerza de los brazos

SEXTADÍSTICAS	
Calorías ★★★	Calorías ★★☆
Músculos usados	
Flexibilidad ★☆☆	Flexibilidad ★☆☆
Durante 1-5 minutos	

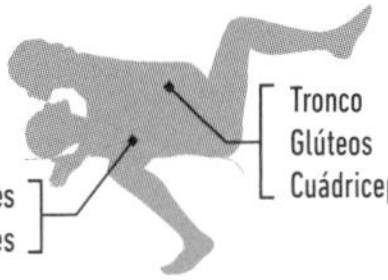
Tronco
Glúteos
Cuádriceps
Abdominales
Flexores

CONEJITO DE PELUCHE

Te tumbas sobre tu amante y presionas su pecho. Él levanta las piernas hasta que sus muslos rozan tus nalgas.

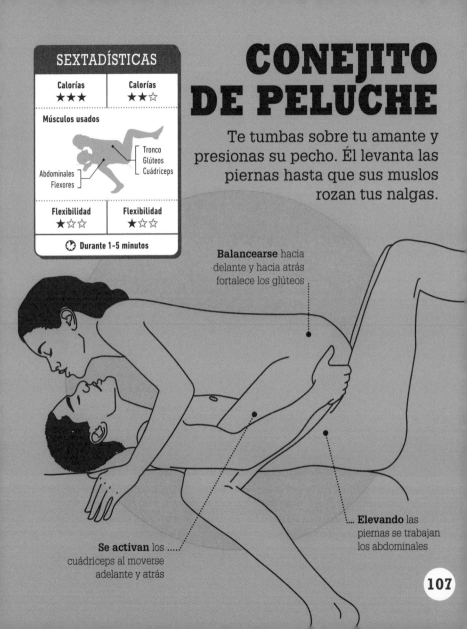

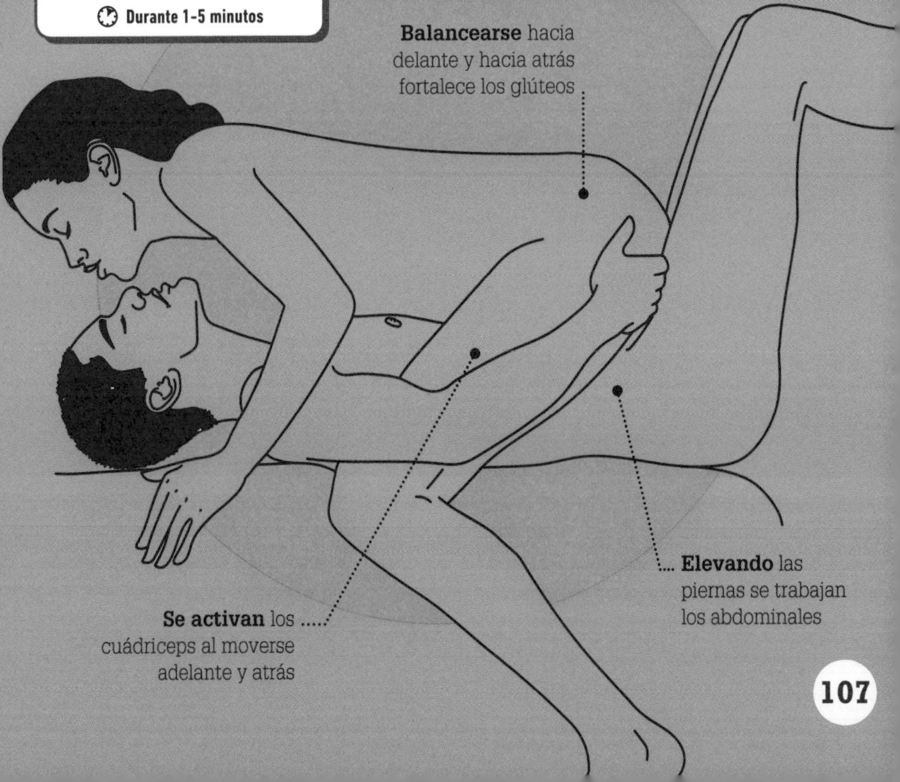
Balancearse hacia delante y hacia atrás fortalece los glúteos
Elevando las piernas se trabajan los abdominales
Se activan los cuádriceps al moverse adelante y atrás

ACRÓBATAS DEL AMOR

Levanta las piernas y reta a tu pareja a que te penetre. Te ganas el derecho a presumir cuando la conquistas.

SEXTADÍSTICAS

Calorías	Calorías
★☆☆	★★☆

Músculos usados

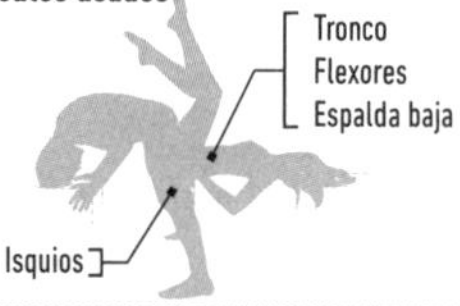
Tronco
Flexores
Espalda baja
Isquios

Flexibilidad	Flexibilidad
★★☆	★☆☆

Durante 1-5 minutos

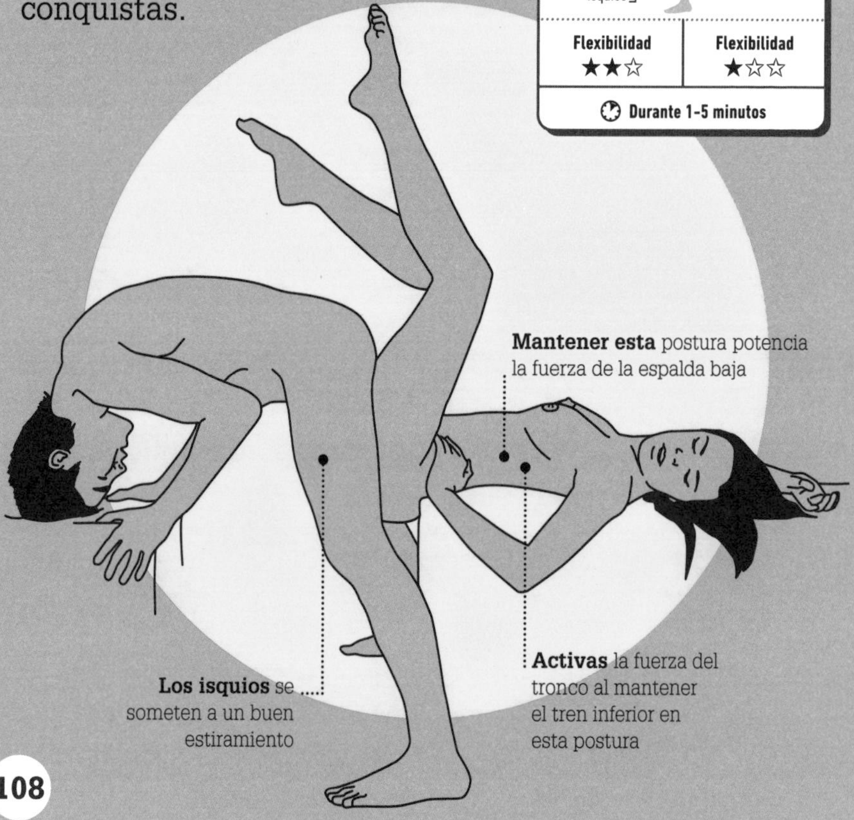
Mantener esta postura potencia la fuerza de la espalda baja
Los isquios se someten a un buen estiramiento
Activas la fuerza del tronco al mantener el tren inferior en esta postura

SEXTADÍSTICAS

Calorías	Calorías
★★☆	★★★

Músculos usados

Brazos, Pecho, Glúteos, Isquios

Tronco, Espalda baja

Flexibilidad	Flexibilidad
★★☆	★☆☆

Durante 1-5 minutos

PASIÓN MAREANTE

Una postura deliciosamente mareante. Con su entrada trasera, es idónea para el sexo anal.

Se fortalecen el pecho y los brazos al sostener el torso
Al embestir, se trabajan los isquios
Se tensa el tronco y se fortalece la espalda baja

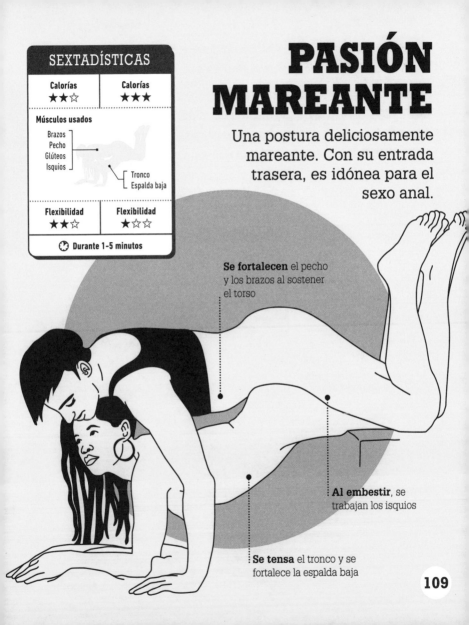

BUEN AGARRE

Lento pero sensual: sostienes a tu amante mientras se inclina hacia atrás y se aprieta en torno a ti. Tomaos vuestro tiempo para encontrar el ajuste perfecto.

SEXTADÍSTICAS

Calorías	Calorías
★☆☆	★★☆

Músculos usados

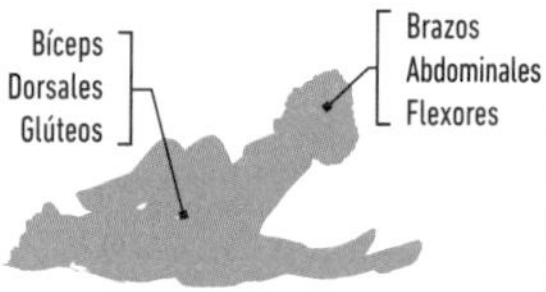

Flexibilidad	Flexibilidad
★☆☆	★☆☆

Durante 1-5 minutos

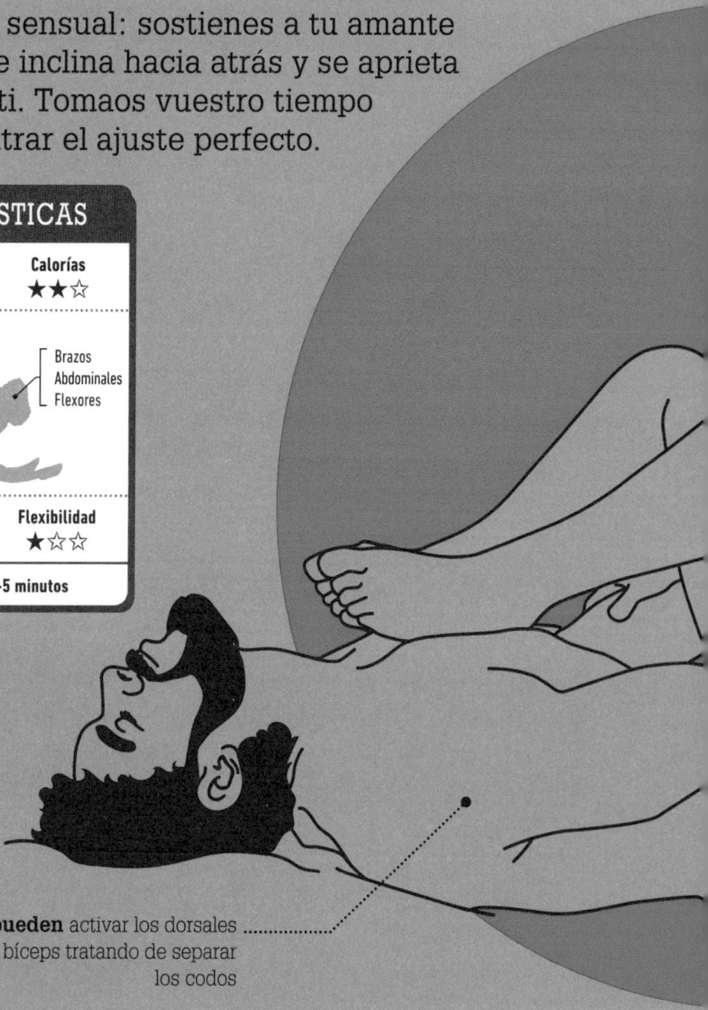

Se pueden activar los dorsales y bíceps tratando de separar los codos

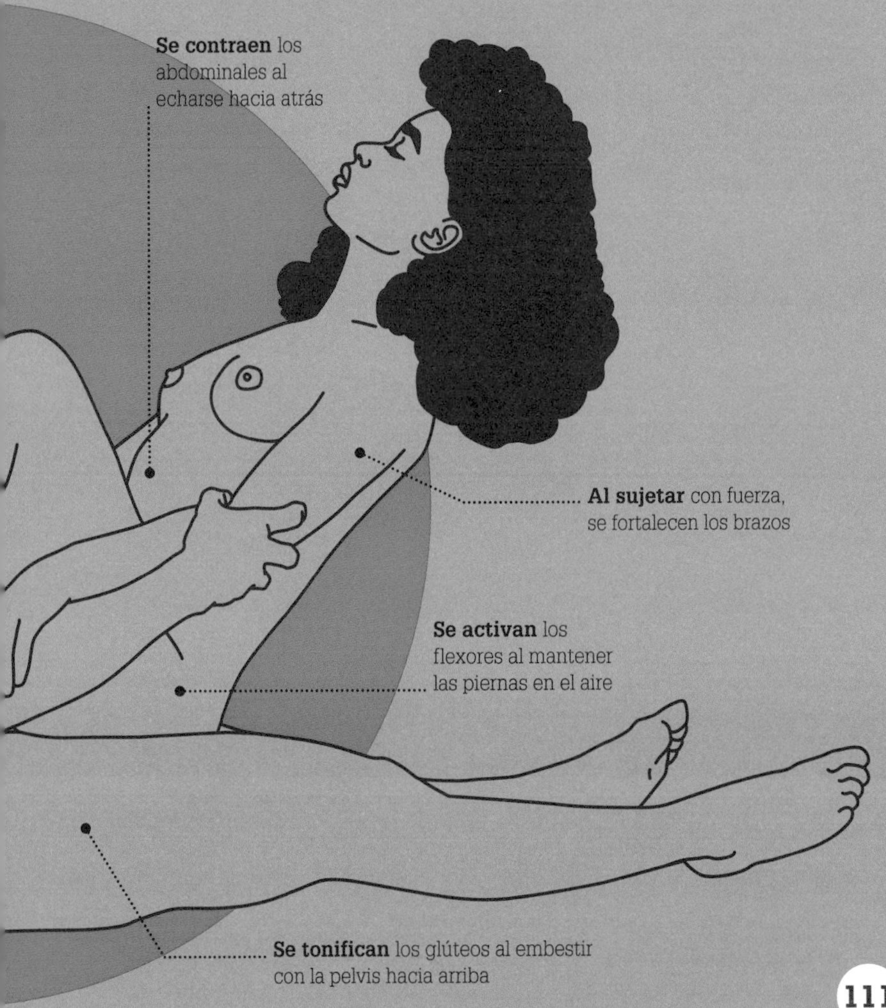
Se contraen los abdominales al echarse hacia atrás
Al sujetar con fuerza, se fortalecen los brazos
Se activan los flexores al mantener las piernas en el aire
Se tonifican los glúteos al embestir con la pelvis hacia arriba

ESCALERA CELESTIAL

Tu pareja hace de Cupido en esta postura divina y te ensarta con su flecha de amor.

SEXTADÍSTICAS

Calorías ★★☆	**Calorías** ★★★

Músculos usados

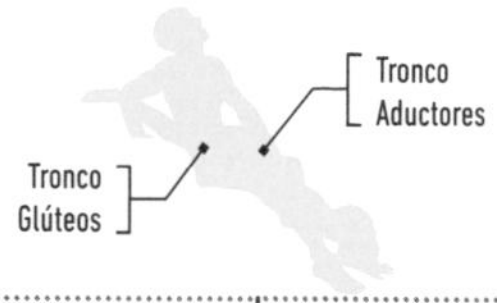
Tronco
Aductores
Tronco
Glúteos

Flexibilidad ★☆☆	**Flexibilidad** ★★☆

Durante 1-5 minutos

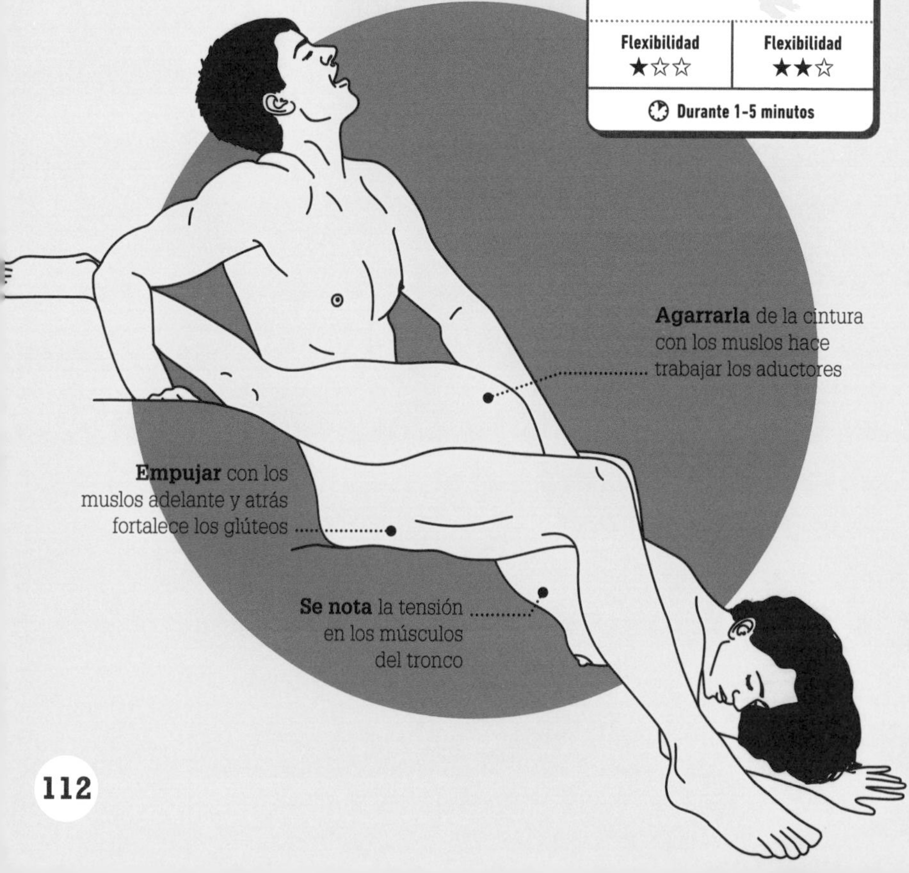
Agarrarla de la cintura con los muslos hace trabajar los aductores
Empujar con los muslos adelante y atrás fortalece los glúteos
Se nota la tensión en los músculos del tronco

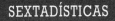

LA RANA

Salta y rebota en esta postura gimnástica: tómatelo con calma y saborea cada sensación.

SEXTADÍSTICAS

Calorías	Calorías
★★★	★★☆

Músculos usados

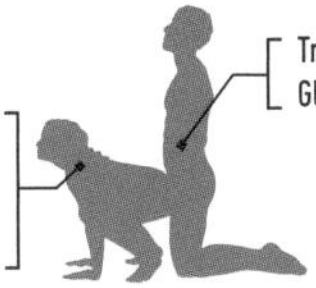
Tronco
Glúteos
Brazos
Pecho
Glúteos
Cuádriceps

Flexibilidad	Flexibilidad
★★★	★☆☆

Durante 1-5 minutos

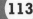

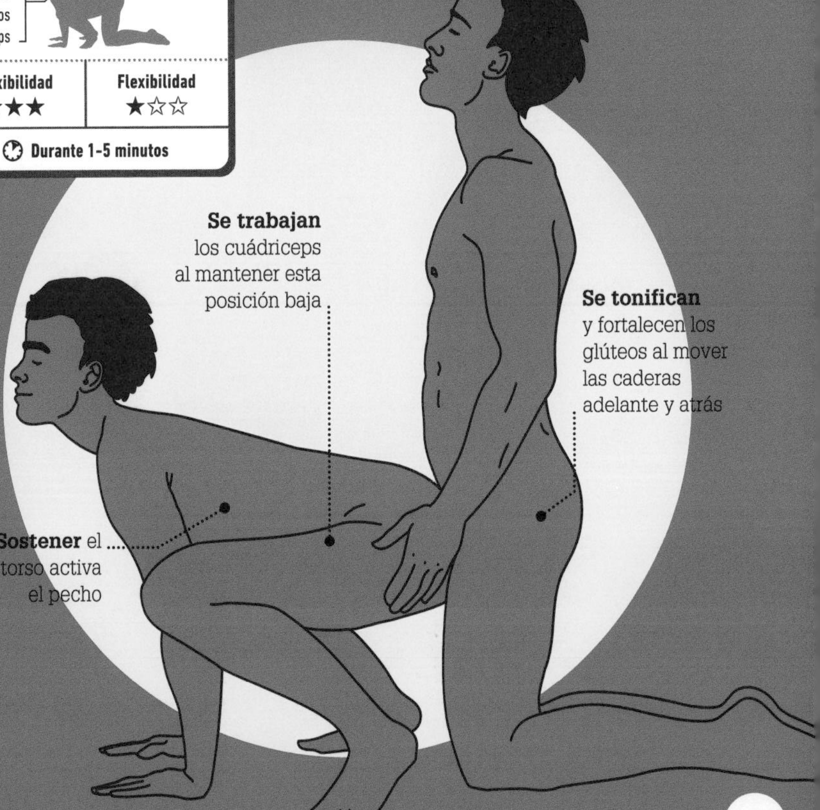
Se trabajan los cuádriceps al mantener esta posición baja
Se tonifican y fortalecen los glúteos al mover las caderas adelante y atrás
Sostener el torso activa el pecho

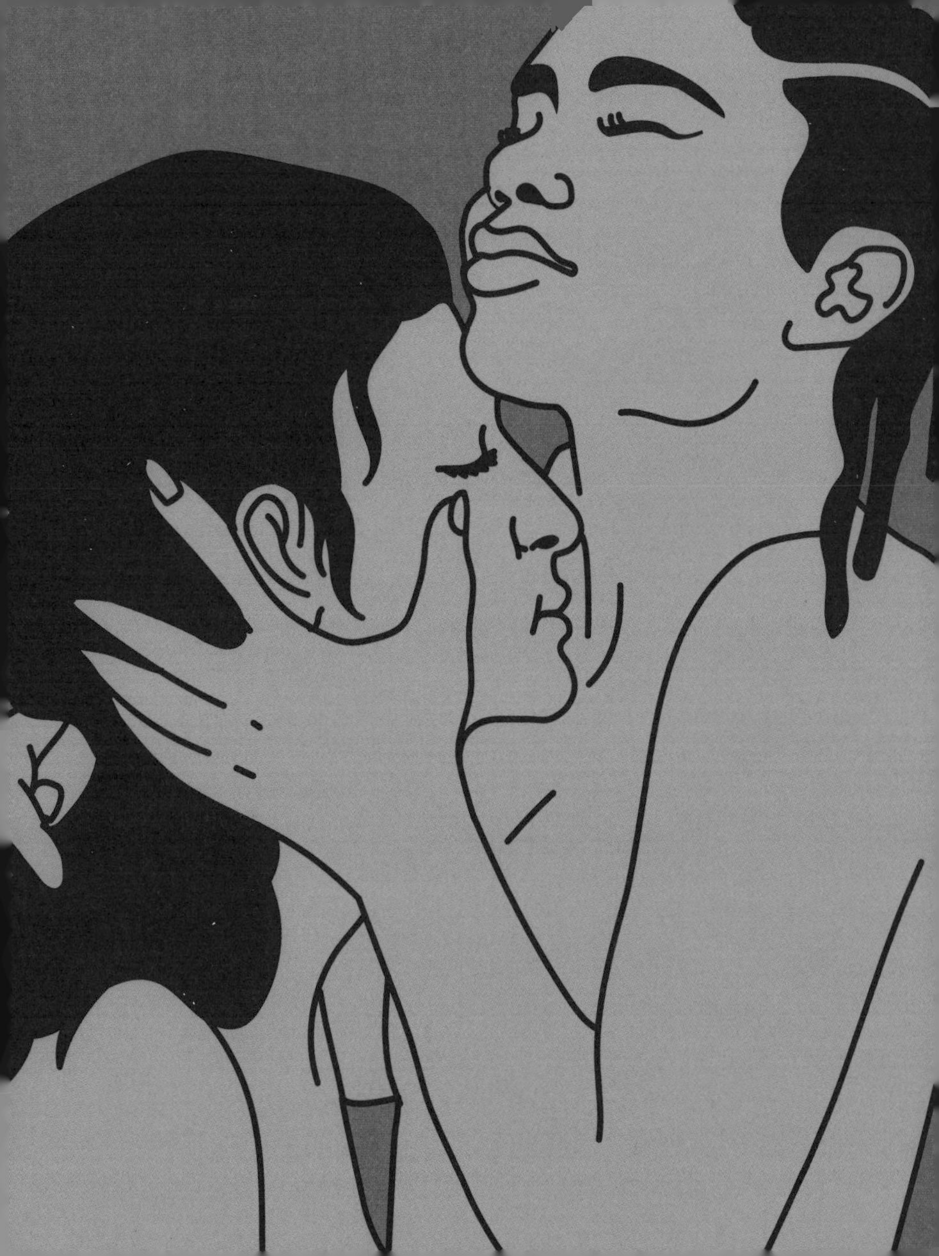

“AL PONERSE ENCIMA
ES CUANDO
TE MUESTRA TODO
SU AMOR
Y SU ARDIENTE
deseo”

KAMA-SUTRA

A HORCAJADAS

Tu amante se echa hacia atrás y admira tu pecho, mientras tú marcas el ritmo de la pasión. Hace que te derritas acariciando el interior de tus muslos.

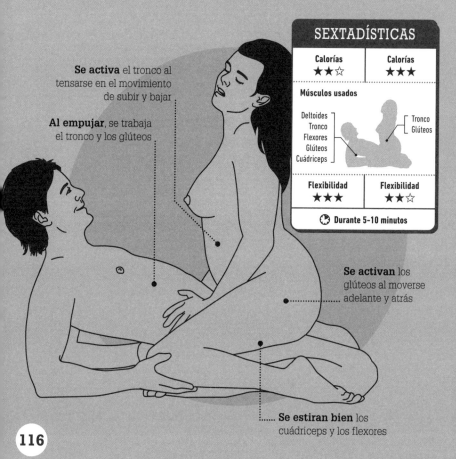

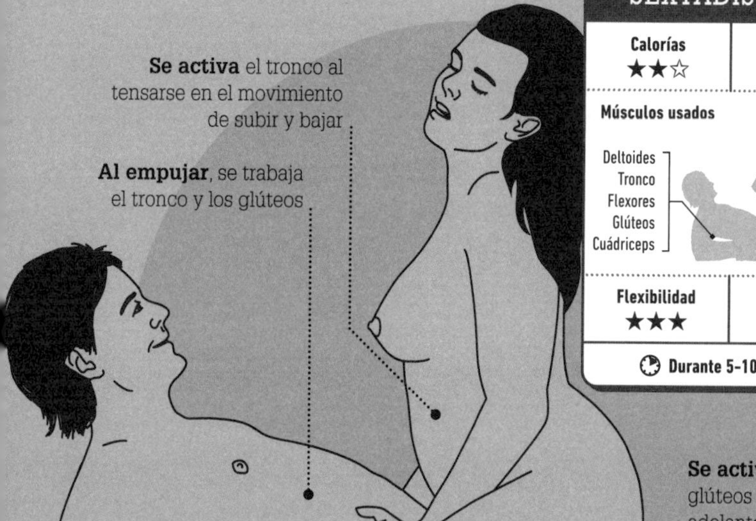

Se activa el tronco al tensarse en el movimiento de subir y bajar
Al empujar, se trabaja el tronco y los glúteos
Se activan los glúteos al moverse adelante y atrás
Se estiran bien los cuádriceps y los flexores

SEXTADÍSTICAS

Calorías ★★☆	**Calorías** ★★★

Músculos usados

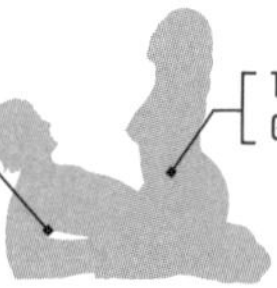

Deltoides
Tronco
Flexores
Glúteos
Cuádriceps
Tronco
Glúteos

Flexibilidad ★★★	**Flexibilidad** ★★☆

Durante 5-10 minutos

TIRAR Y EMPUJAR

Tu amante te provoca balanceándose cerca y lejos de tu alcance. Puedes acariciar su torso y besar, lamer o mordisquear sus pezones.

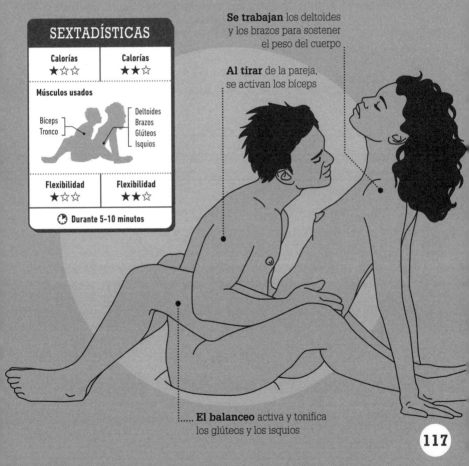

SEXTADÍSTICAS

Calorías	Calorías
★☆☆	★★☆

Músculos usados

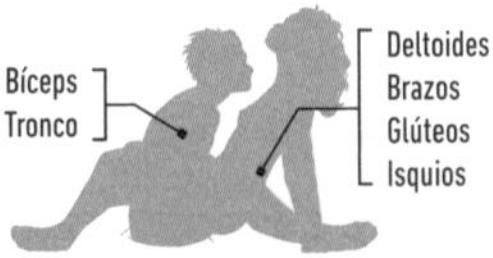

Bíceps
Tronco
Deltoides
Brazos
Glúteos
Isquios

Flexibilidad	Flexibilidad
★☆☆	★★☆

Durante 5-10 minutos

Se trabajan los deltoides y los brazos para sostener el peso del cuerpo
Al tirar de la pareja, se activan los bíceps
El balanceo activa y tonifica los glúteos y los isquios

ABRAZO SENSUAL

Acaricias sus muslos y te hundes entre ellos. Tu pareja puede apoyarse en los antebrazos para recibir tus embestidas.

SEXTADÍSTICAS

Calorías	Calorías
★☆☆	★★☆

Músculos usados

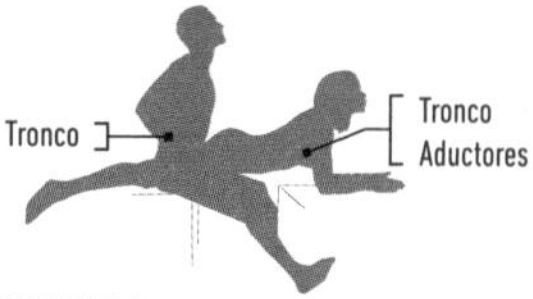
Tronco
Tronco
Aductores

Flexibilidad	Flexibilidad
★☆☆	★☆☆

Durante 1-5 minutos

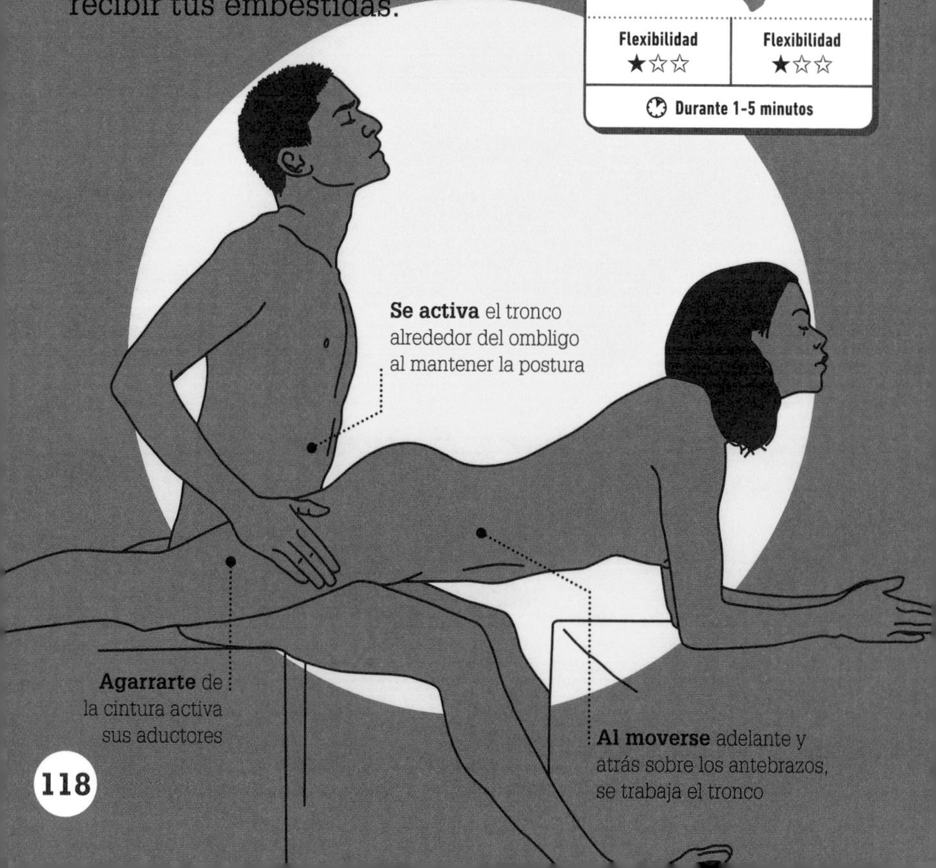
Se activa el tronco alrededor del ombligo al mantener la postura
Agarrarte de la cintura activa sus aductores
Al moverse adelante y atrás sobre los antebrazos, se trabaja el tronco

APÓYATE EN MÍ

Empieza sobre tu amante, que puede tomar la iniciativa levantando las rodillas e inclinándote hacia él o hacerte rebotar suavemente. Relájate y disfruta.

SEXTADÍSTICAS

Calorías	Calorías
★★☆	★★☆

Músculos usados

Glúteos, Isquios, Cuádriceps — Tronco, Glúteos

Flexibilidad	Flexibilidad
★★☆	★☆☆

Durante 5-10 minutos

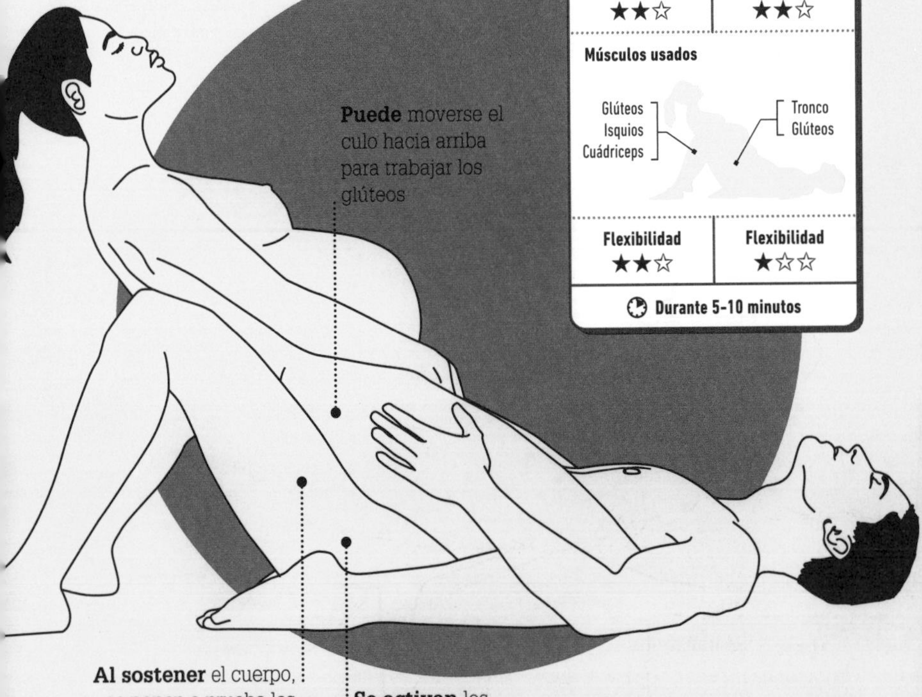

Puede moverse el culo hacia arriba para trabajar los glúteos
Al sostener el cuerpo, se ponen a prueba los cuádriceps y los isquios
Se activan los glúteos al empujar arriba y abajo

AL GALOPE HASTA LA META

Atrapa entre los muslos la cintura de tu amante para espolearlo. Él se agarra de tus tobillos y se inclina hacia delante para fundirse de placer.

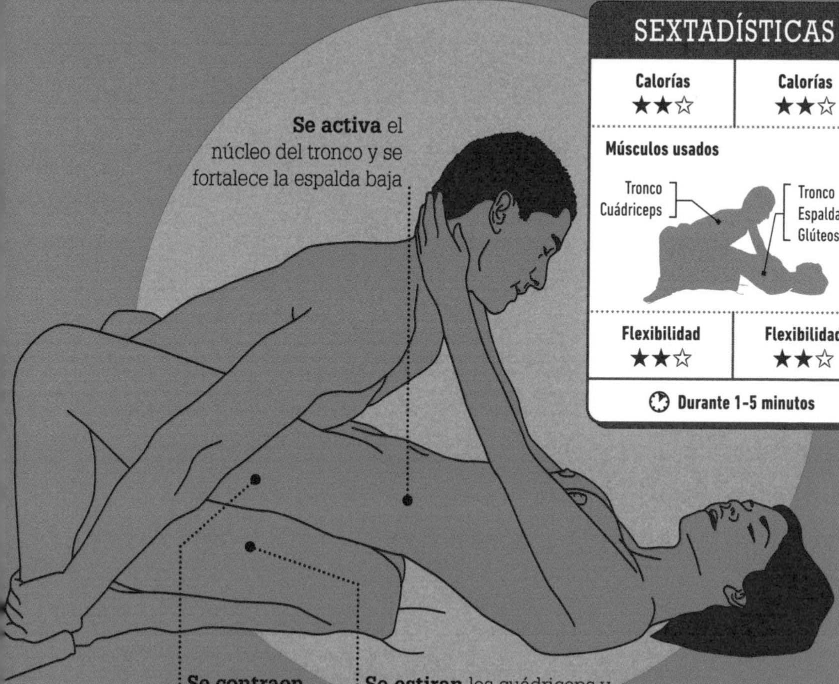

Se activa el núcleo del tronco y se fortalece la espalda baja
Se contraen los glúteos al mantener esta postura
Se estiran los cuádriceps y se activa el tronco al embestir

SEXTADÍSTICAS

Calorías	Calorías
★★☆	★★☆

Músculos usados

Tronco
Cuádriceps
Tronco
Espalda baja
Glúteos

Flexibilidad	Flexibilidad
★★☆	★★☆

Durante 1-5 minutos

CADERAS CALIENTES

Levantar una pierna hace que esta postura de entrada por detrás sea muy excitante. Apóyate en la pared para que tu amante pueda penetrarte tan a fondo como quieras.

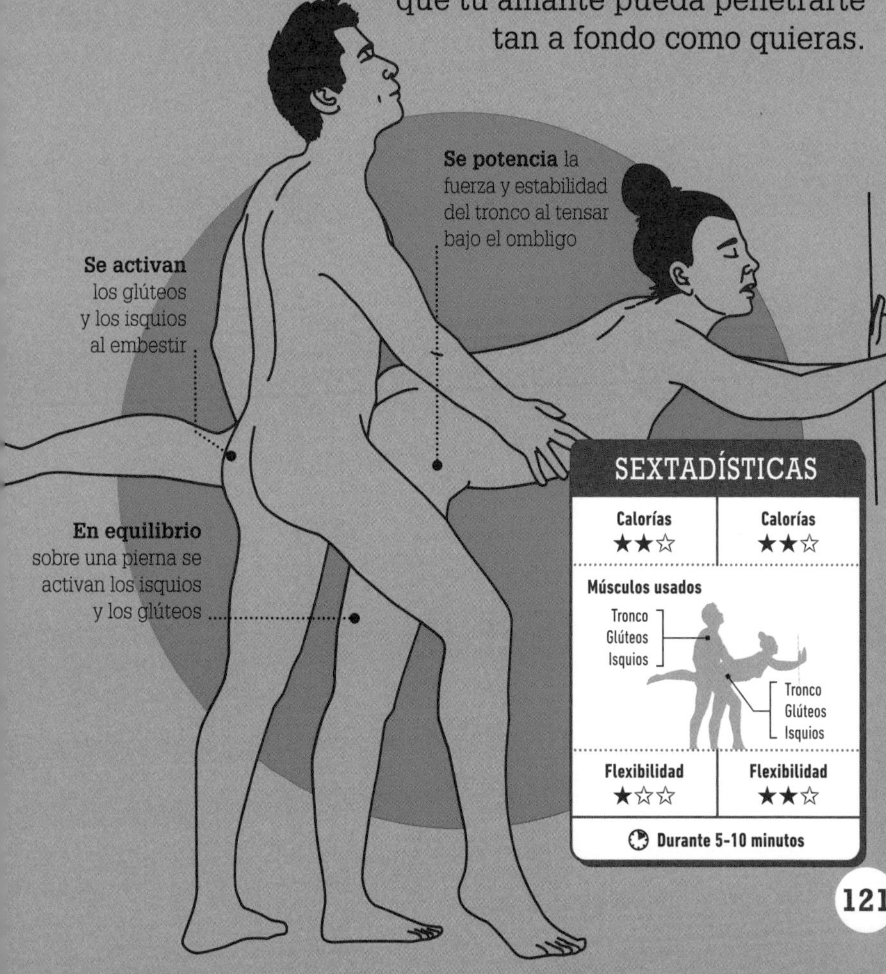
Se potencia la fuerza y estabilidad del tronco al tensar bajo el ombligo
Se activan los glúteos y los isquios al embestir
En equilibrio sobre una pierna se activan los isquios y los glúteos

SEXTADÍSTICAS

Calorías	Calorías
★★☆	★★☆

Músculos usados

Tronco
Glúteos
Isquios

Tronco
Glúteos
Isquios

Flexibilidad	Flexibilidad
★☆☆	★★☆

Durante 5-10 minutos

HINCAR LA RODILLA

Una postura candente para hacer el amor al rojo vivo: apóyate en la rodilla y mece a tu amante con suavidad, mientras os agarráis bien y la embistes a fondo.

SEXTADÍSTICAS

Calorías	Calorías
★★☆	★★☆

Músculos usados

Deltoides, Tronco, Glúteos — Tronco, Glúteos

Flexibilidad	Flexibilidad
★★☆	★★☆

Durante 1-5 minutos

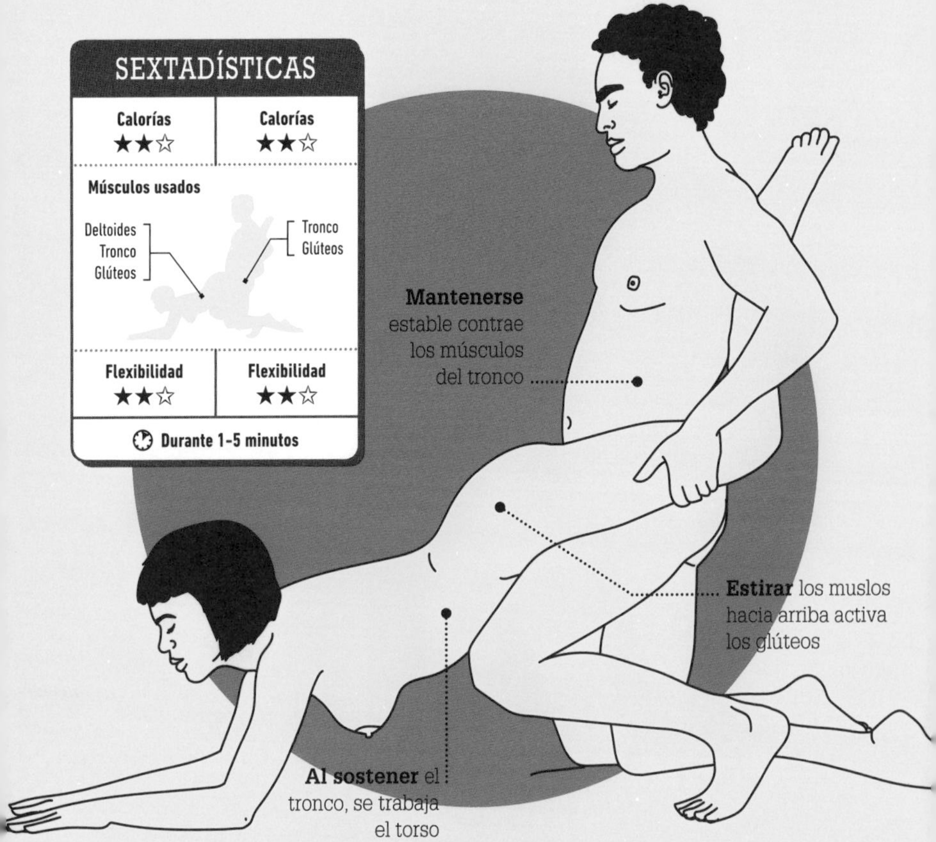
Mantenerse estable contrae los músculos del tronco
Estirar los muslos hacia arriba activa los glúteos
Al sostener el tronco, se trabaja el torso

LA CUCHARITA

Convierte el abrazo de antes de dormir en algo más atrevido. Levanta la pierna y deja que tu amante entre por detrás.

SEXTADÍSTICAS

Calorías ★★☆	**Calorías** ★★☆

Músculos usados

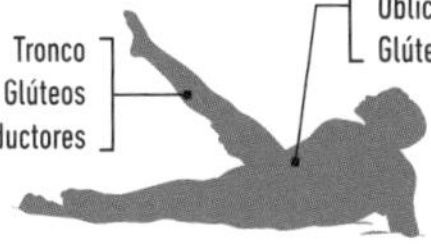
Tronco
Glúteos
Aductores
Bíceps
Oblicuos
Glúteos

Flexibilidad ★★☆	**Flexibilidad** ★☆☆

Durante 1-5 minutos

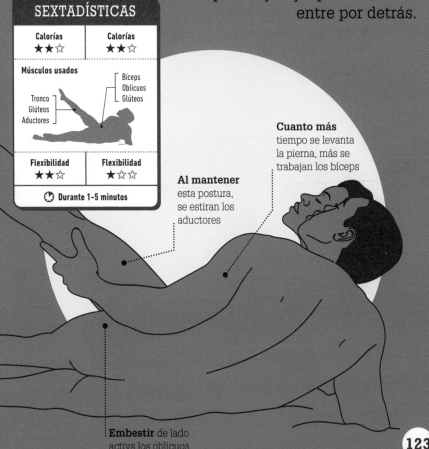

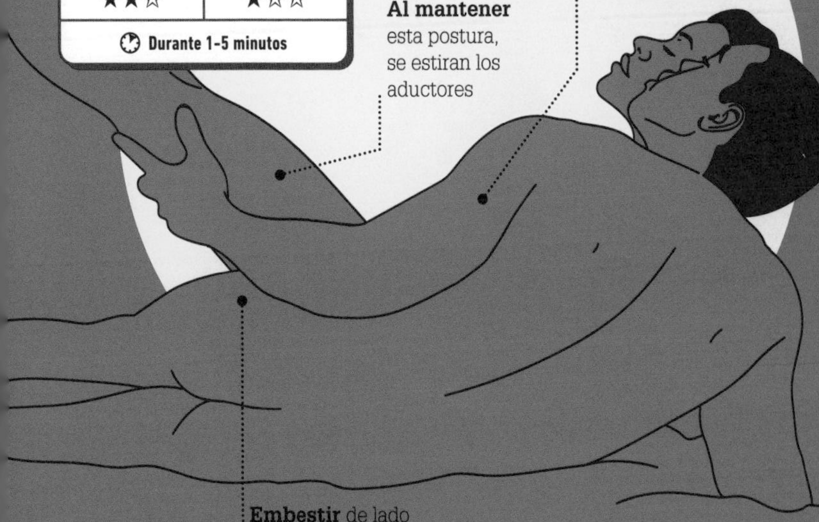
Cuanto más tiempo se levanta la pierna, más se trabajan los bíceps
Al mantener esta postura, se estiran los aductores
Embestir de lado activa los oblicuos

¡MÓNTATE!

Tu pareja pone el motor en marcha y lo llevas a dar una vuelta. Cuando se le acabe el combustible, cambiad a una postura más fácil.

SEXTADÍSTICAS

Calorías ★★★	**Calorías** ★★☆

Músculos usados

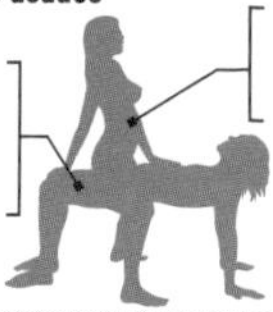

Deltoides
Tronco
Glúteos
Isquios
Tronco
Glúteos
Cuádriceps

Flexibilidad ★★★	**Flexibilidad** ★☆☆

Durante 1-5 minutos

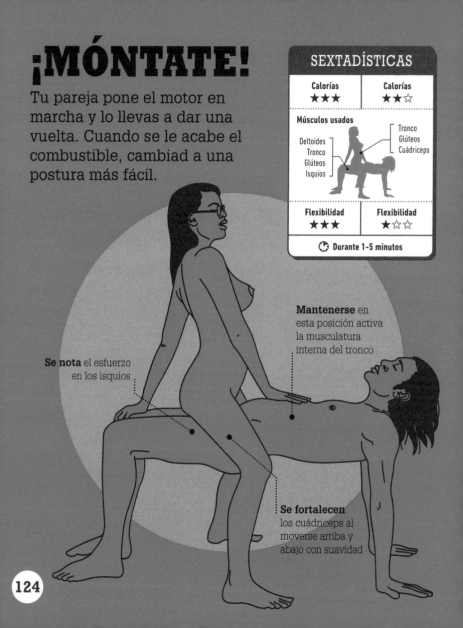

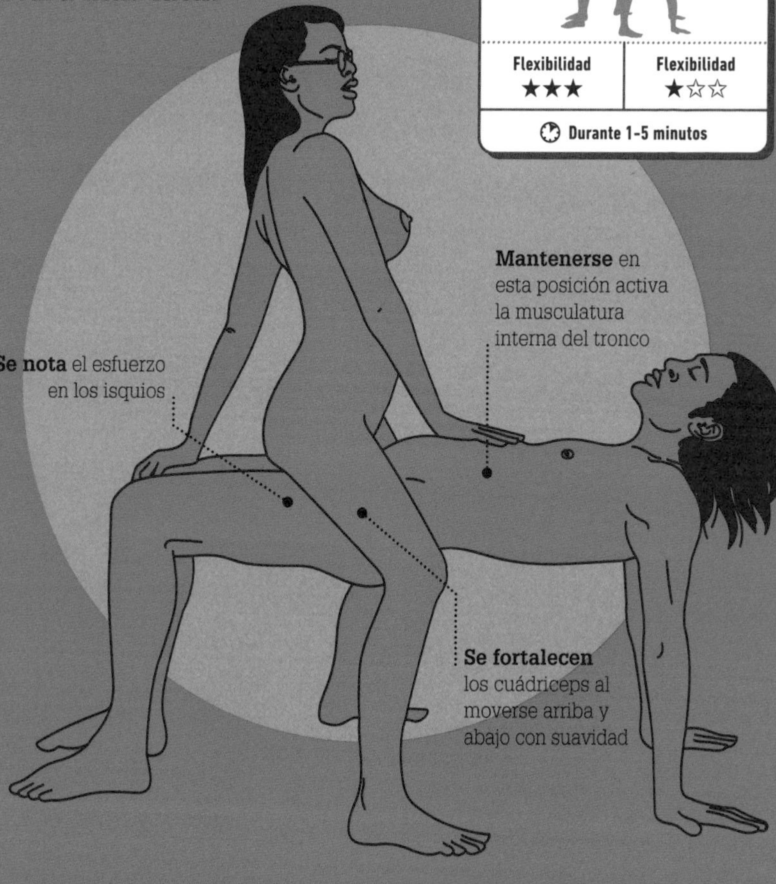

Mantenerse en esta posición activa la musculatura interna del tronco
Se nota el esfuerzo en los isquios
Se fortalecen los cuádriceps al moverse arriba y abajo con suavidad

ESCALERA LÚBRICA

Salid del dormitorio e id a la escalera a disfrutar de una tórrida pasión donde "nos pueden pillar".

SEXTADÍSTICAS

Calorías	Calorías
★★☆	★★☆

Músculos usados

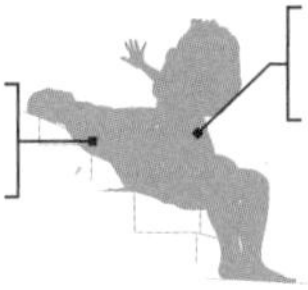

Flexibilidad	Flexibilidad
★☆☆	★★☆

Durante 1-5 minutos

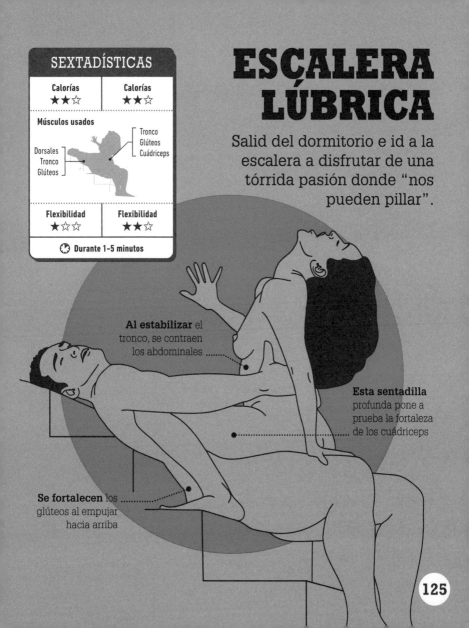

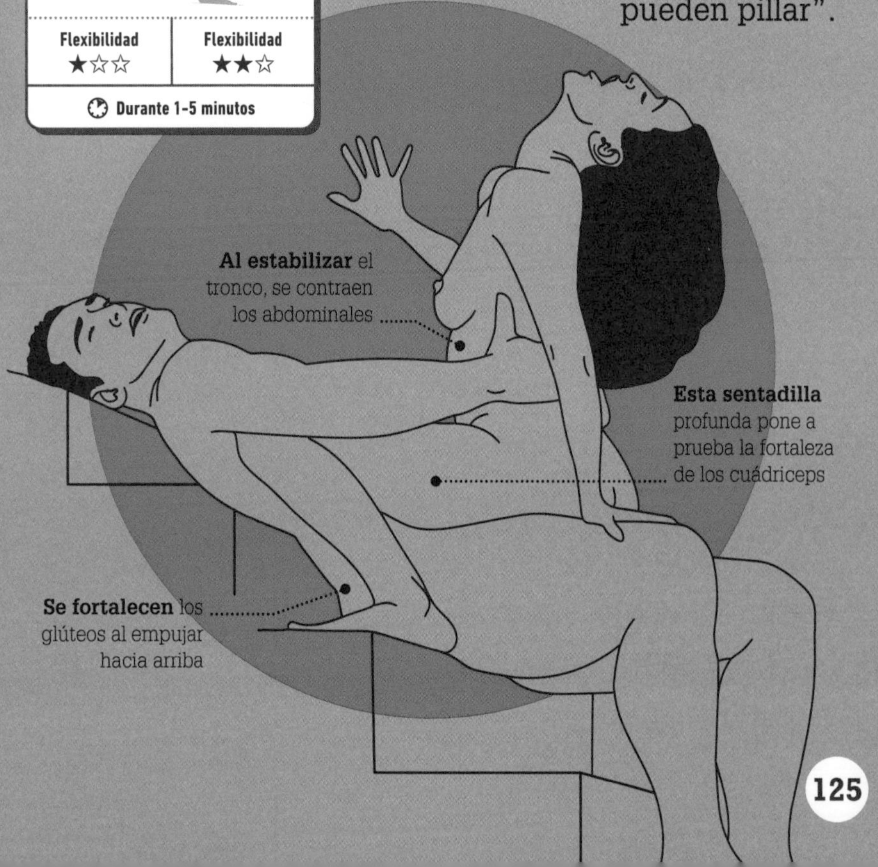

Al estabilizar el tronco, se contraen los abdominales
Esta sentadilla profunda pone a prueba la fortaleza de los cuádriceps
Se fortalecen los glúteos al empujar hacia arriba

GIMNASIA EN EL PUNTO G

Lo que a esta postura le falta de conexión cara a cara, lo tiene con creces en juego. Perdeos en todo un mundo de éxtasis sexual.

SEXTADÍSTICAS

Calorías	Calorías
★★☆	★★☆

Músculos usados

Abdominales, Tronco, Glúteos, Flexores

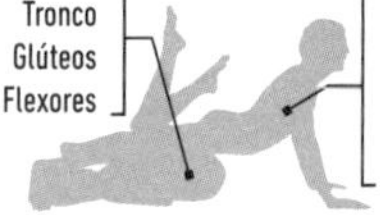

Deltoides, Pecho, Brazos, Tronco, Glúteos

Flexibilidad	Flexibilidad
★☆☆	★☆☆

Durante 1-5 minutos

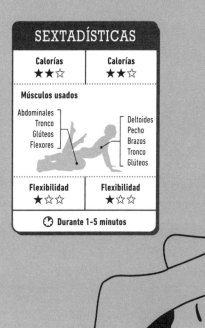

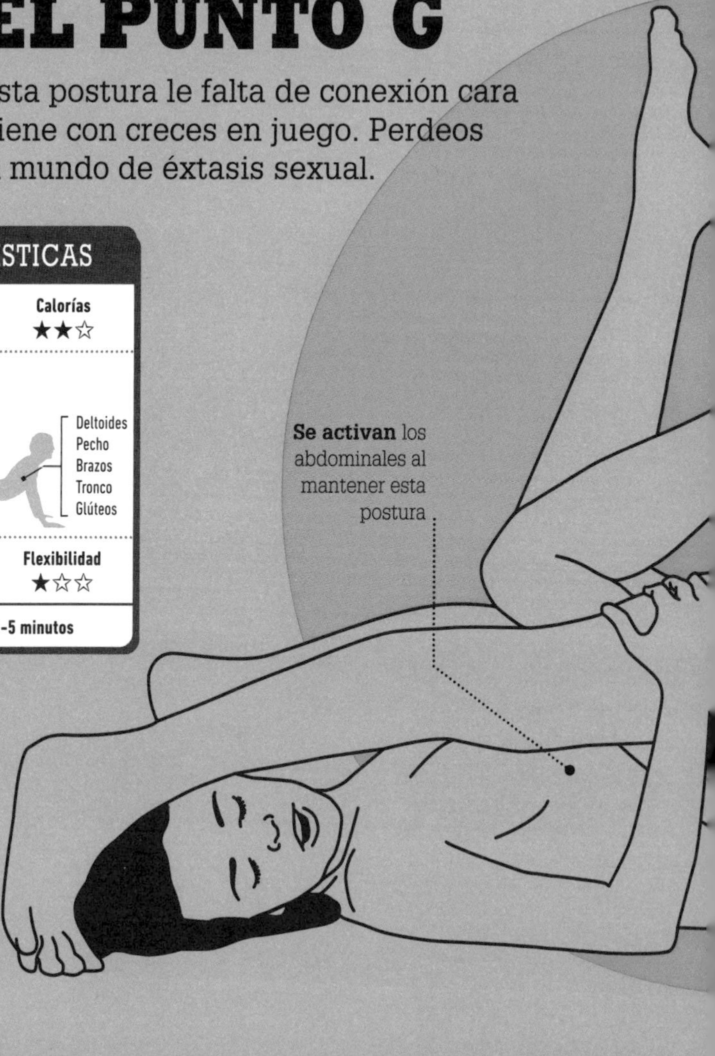
Se activan los abdominales al mantener esta postura

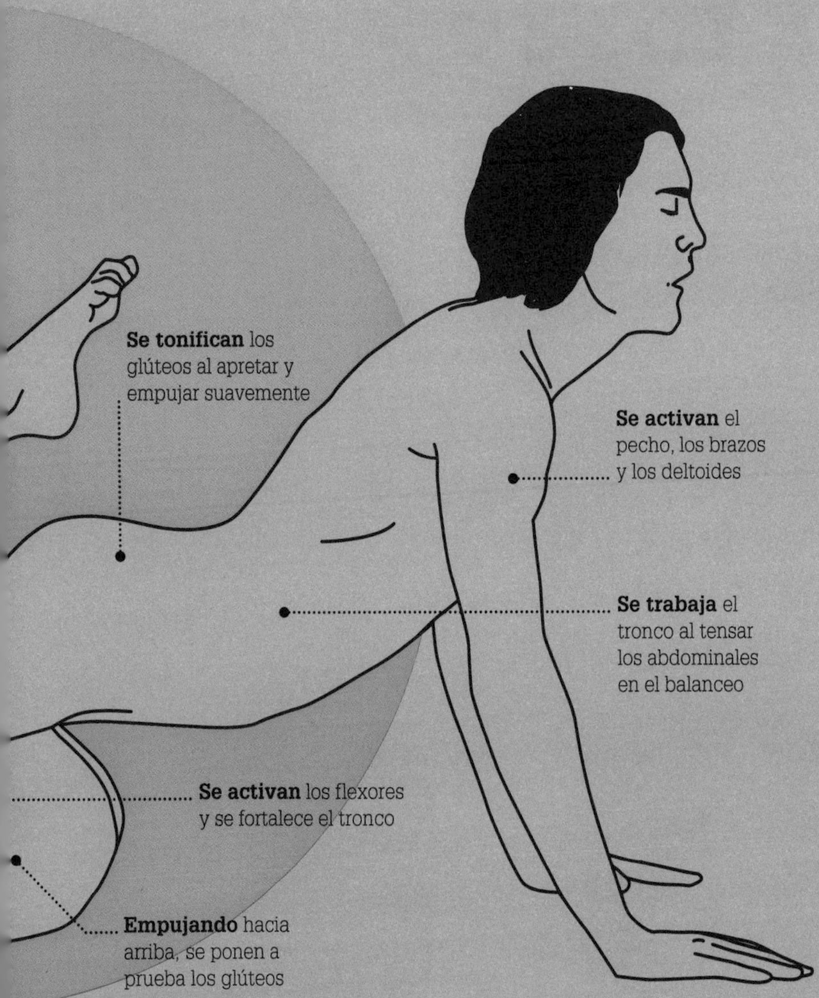
Se tonifican los glúteos al apretar y empujar suavemente
Se activan el pecho, los brazos y los deltoides
Se trabaja el tronco al tensar los abdominales en el balanceo
Se activan los flexores y se fortalece el tronco
Empujando hacia arriba, se ponen a prueba los glúteos

ENCAJE PERFECTO

Una postura ideal para besos de pasión y un contacto sensual piel con piel. Deléitate con la dulzura de tu amante.

SEXTADÍSTICAS

Calorías	Calorías
★☆☆	★★☆

Músculos usados

Tronco
Glúteos
Aductores

Tríceps
Tronco
Glúteos
Flexores

Flexibilidad	Flexibilidad
★★☆	★☆☆

Durante 1-5 minutos

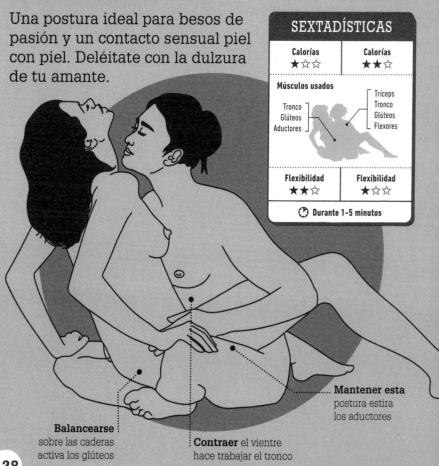

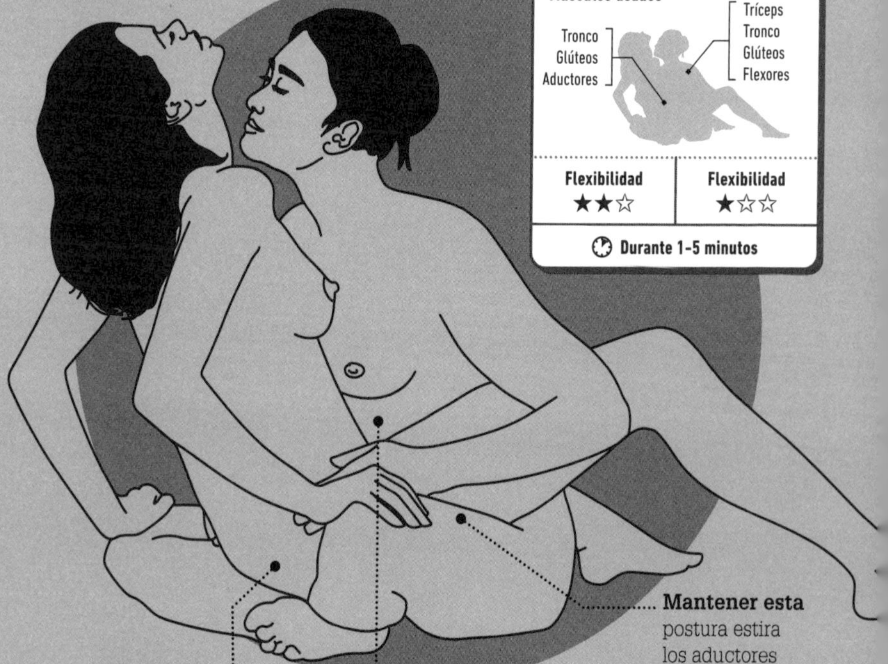

Mantener esta postura estira los aductores
Balancearse sobre las caderas activa los glúteos
Contraer el vientre hace trabajar el tronco

DE PIE Y AL GRANO

Ideal para el sexo rápido. Abraza bien a tu amante y deja que te guíe hasta su punto más dulce.

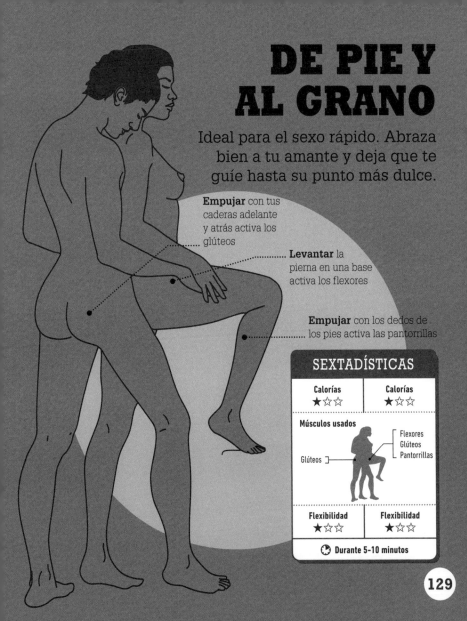

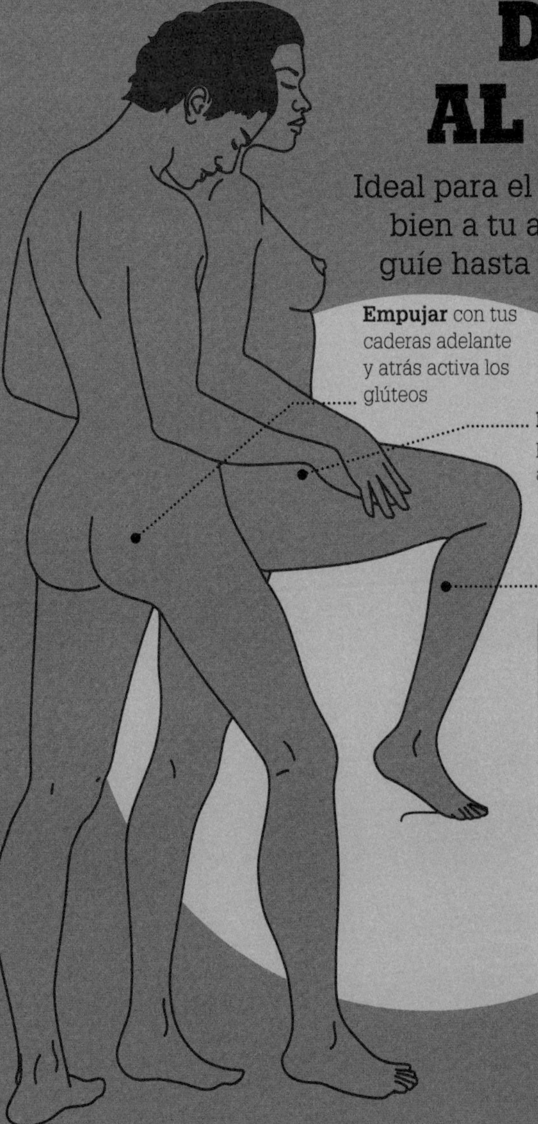

Empujar con tus caderas adelante y atrás activa los glúteos
Levantar la pierna en una base activa los flexores
Empujar con los dedos de los pies activa las pantorrillas

SEXTADÍSTICAS

Calorías	Calorías
★☆☆	★☆☆

Músculos usados

Glúteos
Flexores
Glúteos
Pantorrillas

Flexibilidad	Flexibilidad
★☆☆	★☆☆

Durante 5-10 minutos

SILLA TÓRRIDA

Toma el control en esta tórrida postura en cuclillas. Puedes optar por avanzar muy lentamente o montar a tu amante al galope hasta la línea de meta.

SEXTADÍSTICAS

Calorías ★☆☆	**Calorías** ★★☆

Músculos usados

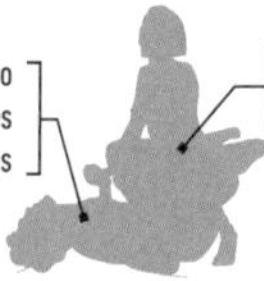

Pecho
Abdominales
Aductores
Glúteos
Cuádriceps

Flexibilidad ★☆☆	**Flexibilidad** ★★☆

Durante 5-10 minutos

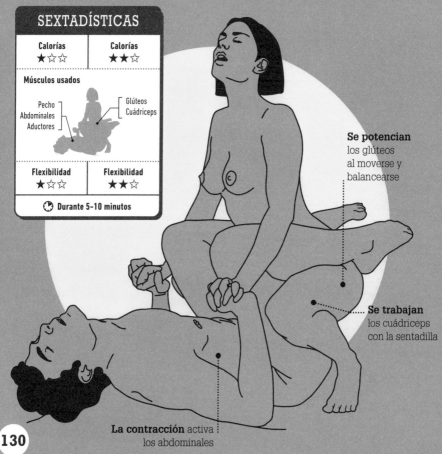

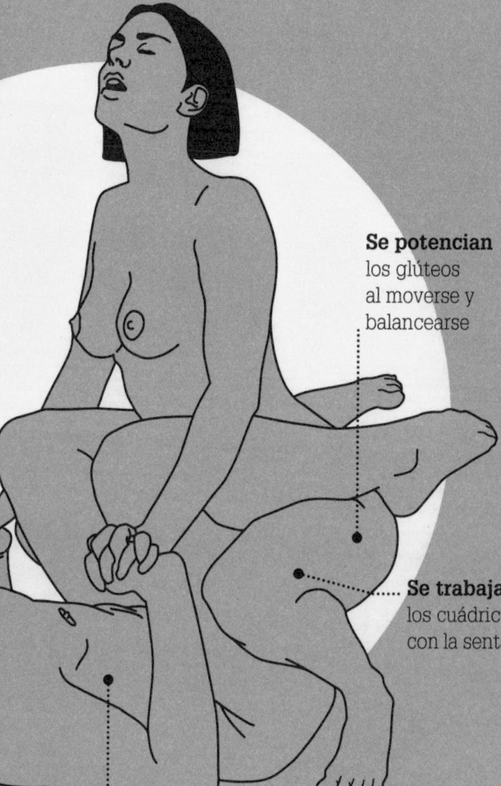

Se potencian los glúteos al moverse y balancearse
Se trabajan los cuádriceps con la sentadilla
La contracción activa los abdominales

CONTACTO DISTANTE

Puedes admirar su hermoso cuerpo en la distancia. Presta mucha atención a sus zonas erógenas y estimula su interior para que alcance el clímax.

SEXTADÍSTICAS

Calorías	Calorías
★☆☆	★★☆

Músculos usados

Abdominales
Flexores
Bíceps
Cuádriceps

Flexibilidad	Flexibilidad
★☆☆	★★☆

Durante 5-10 minutos

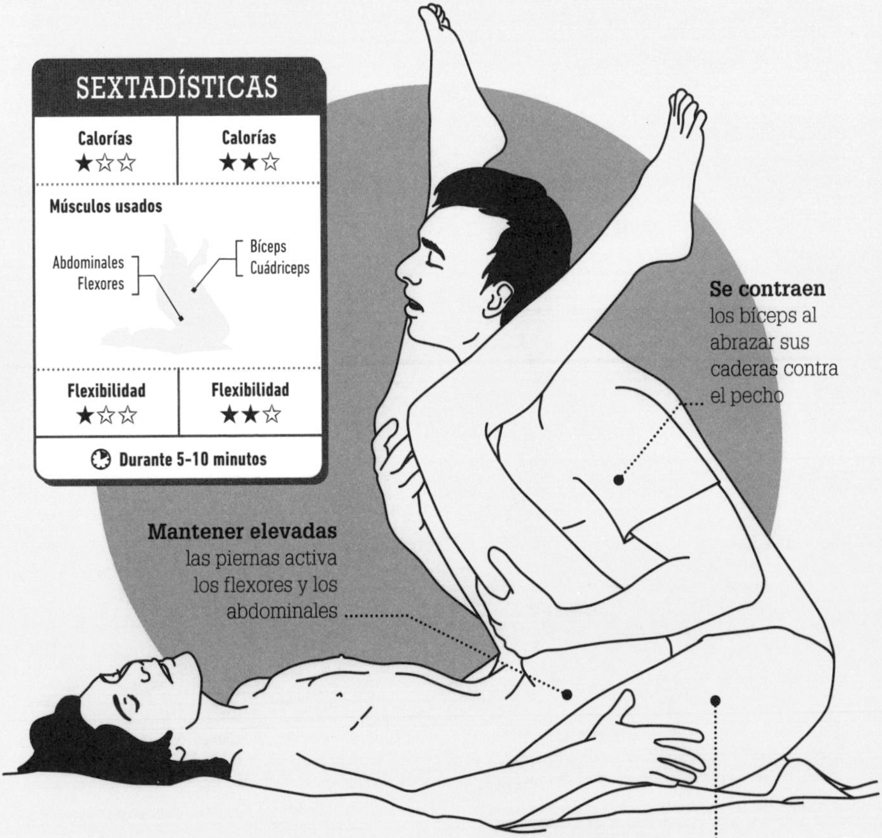
Se contraen los bíceps al abrazar sus caderas contra el pecho
Mantener elevadas las piernas activa los flexores y los abdominales
Estar de rodillas estira y fortalece los cuádriceps

LA V DEL PLACER

Tu pareja se agarra a ti y se inclina hacia atrás, mientras tú intentas contenerla. Al tirar de ella con fuerza, sus muslos empujan eróticamente contra tu pecho.

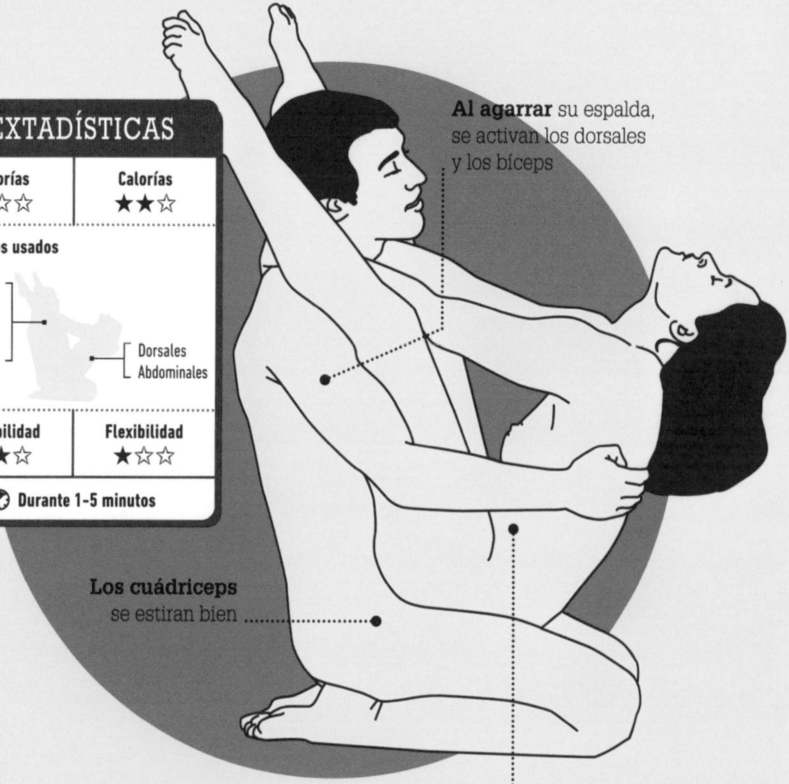

Al agarrar su espalda, se activan los dorsales y los bíceps
Los cuádriceps se estiran bien
Se contraen los abdominales para sostenerse

SEXTADÍSTICAS

Calorías ★☆☆	**Calorías** ★★☆
Músculos usados Bíceps, Dorsales, Flexores, Cuádriceps	Dorsales, Abdominales
Flexibilidad ★★☆	**Flexibilidad** ★☆☆

Durante 1-5 minutos

MUSLO DE PLACER

Te pones a horcajadas sobre su muslo y te frotas arriba y abajo hasta que esté loco por penetrarte. Cuanto más subas por su pierna, más difícil le será resistirse.

SEXTADÍSTICAS

Calorías	Calorías
★☆☆	★☆☆

Músculos usados

Brazos
Glúteos
Flexores
Bíceps
Glúteos

Flexibilidad	Flexibilidad
★☆☆	★☆☆

Durante 5-10 minutos

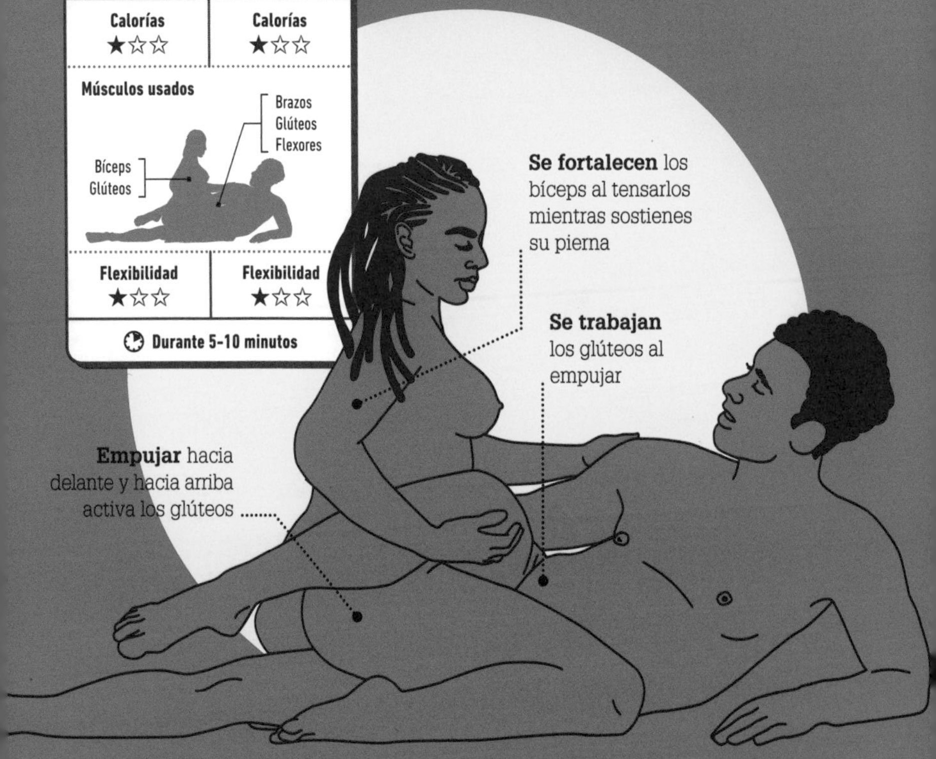
Se fortalecen los bíceps al tensarlos mientras sostienes su pierna
Se trabajan los glúteos al empujar
Empujar hacia delante y hacia arriba activa los glúteos

AMOR A SEIS PIERNAS

Prueba esta ambiciosa postura cuando tengas ganas de jugar. Apoya las piernas sobre sus hombros y apriétalas mientras os balanceáis y os apretáis el uno contra el otro.

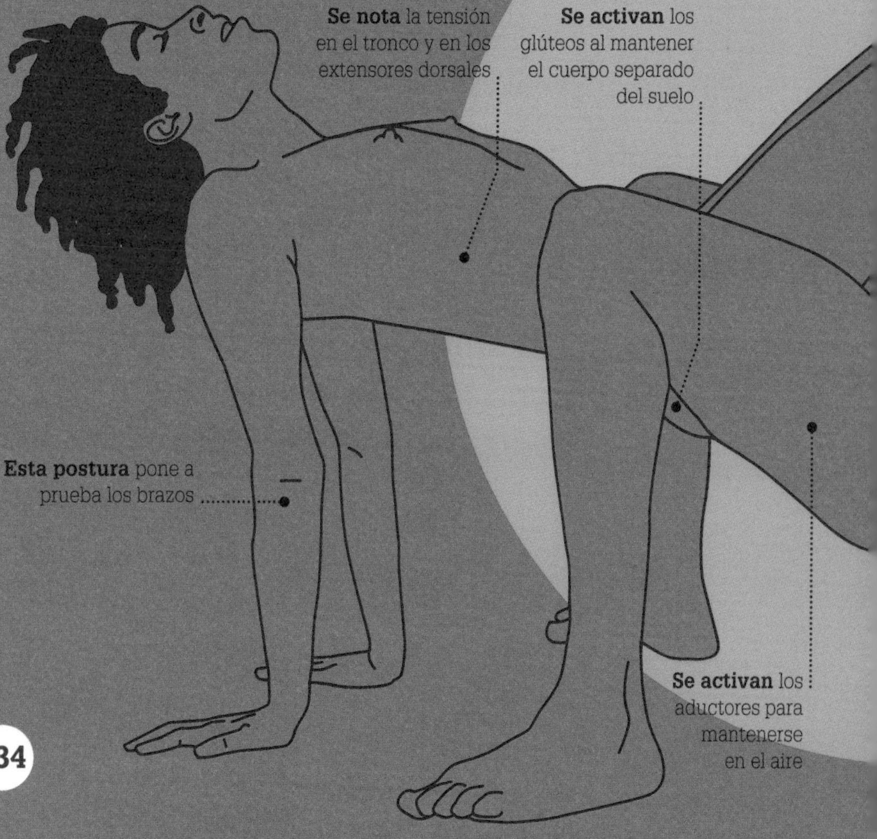
Se nota la tensión en el tronco y en los extensores dorsales
Se activan los glúteos al mantener el cuerpo separado del suelo
Esta postura pone a prueba los brazos
Se activan los aductores para mantenerse en el aire

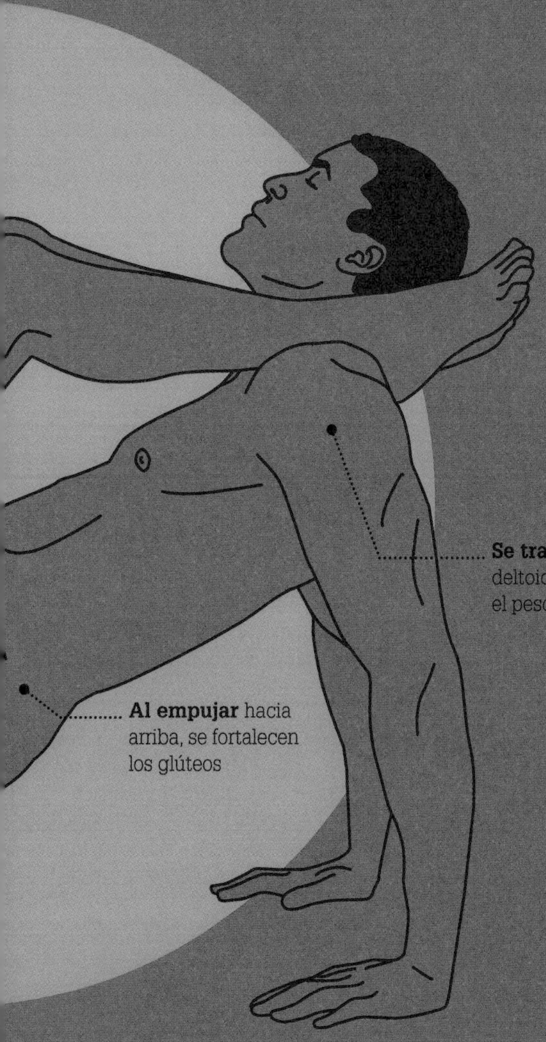
Se trabajan los deltoides al sostener el peso de la pareja
Al empujar hacia arriba, se fortalecen los glúteos

SEXTADÍSTICAS

Calorías	Calorías
★★★	★★★

Músculos usados

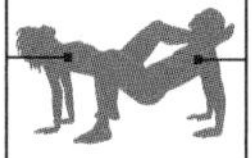

Deltoides Brazos Tronco Extensores dorsales Glúteos Isquios	Deltoides Brazos Extensores dorsales Glúteos Aductores

Flexibilidad	Flexibilidad
★★★	★★★

Durante 1-5 minutos

REPOSACABEZAS EXÓTICO

Esta postura es tan traviesa como novedosa. Tu amante levanta las piernas y tú te deslizas por debajo.

SEXTADÍSTICAS

Calorías	Calorías
★★☆	★★☆

Músculos usados

Tronco, Glúteos, Cuádriceps, Isquios

Abdominales, Flexores, Glúteos

Flexibilidad	Flexibilidad
★☆☆	★☆☆

Durante 1-5 minutos

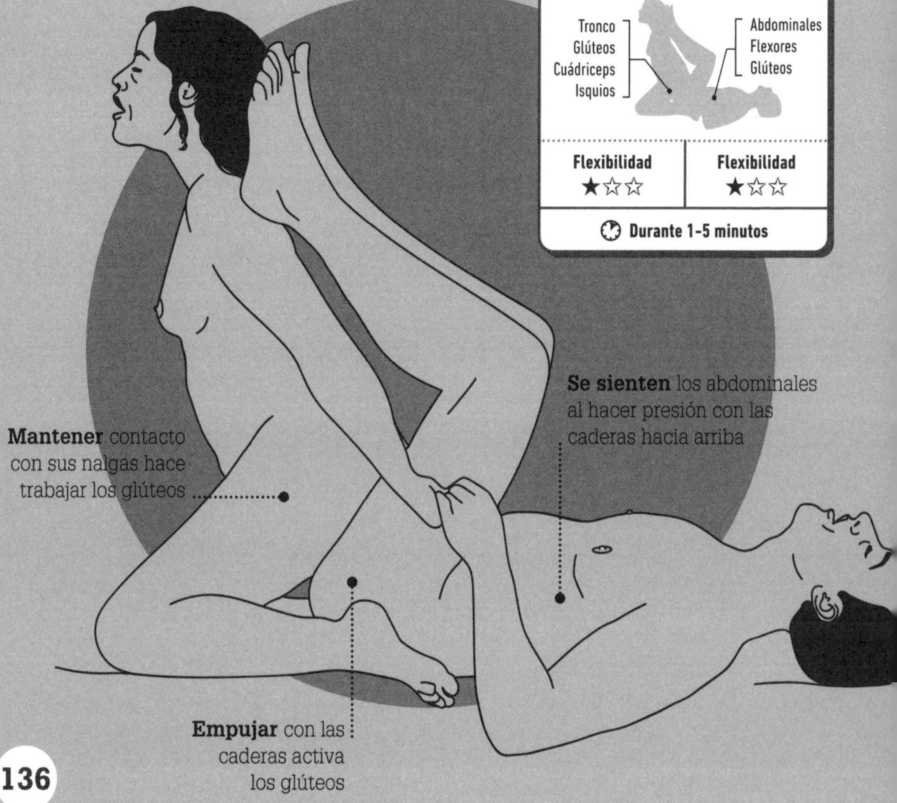
Mantener contacto con sus nalgas hace trabajar los glúteos
Se sienten los abdominales al hacer presión con las caderas hacia arriba
Empujar con las caderas activa los glúteos

TENDER PUENTES

Una auténtica proeza de ingeniería sexual: sostienes a tu amante con tus fuertes bíceps, y ella recibe un éxtasis embriagador.

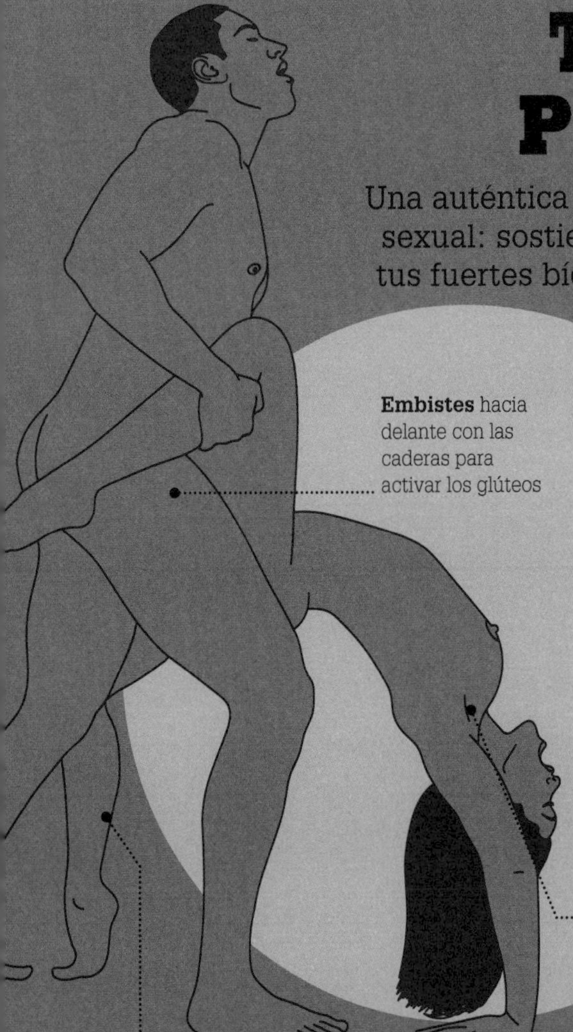

Embistes hacia delante con las caderas para activar los glúteos
Se fortalecen los trapecios al inclinarse hacia atrás
Levantarse sobre las puntas de los dedos hace trabajar las pantorrillas

SEXTADÍSTICAS

Calorías ★★☆	**Calorías** ★★★

Músculos usados

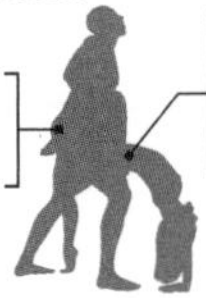

Bíceps
Tronco
Glúteos
Deltoides
Trapecios
Flexores
Pantorrillas

Flexibilidad ★☆☆	**Flexibilidad** ★★★

Durante 1-5 minutos

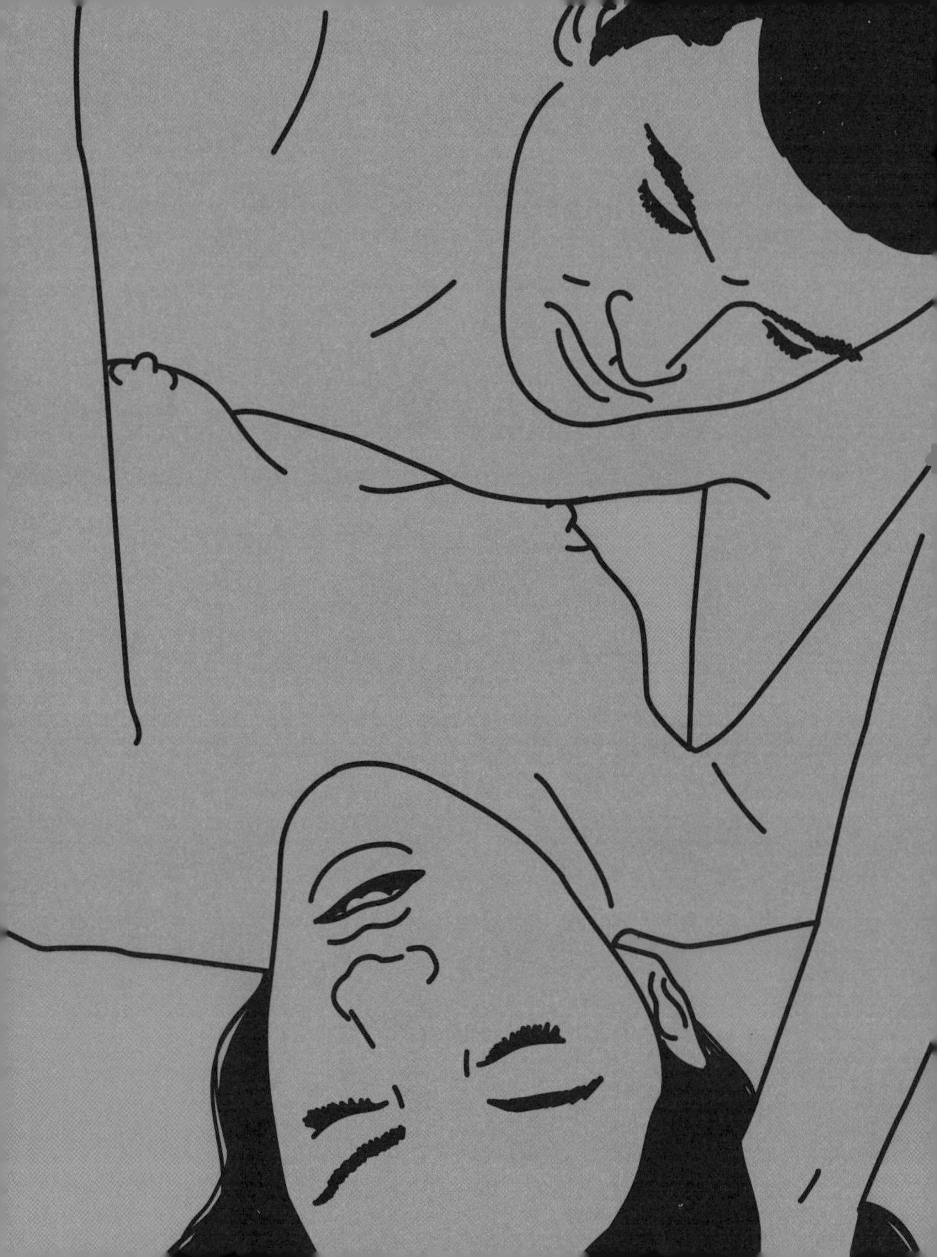

“LAS PIERNAS SE *tocan y se enredan* EN UN JUEGO **APASIONADO** CON LAS DE TU PAREJA”

ANANGA RANGA

PUENTE TÓRRIDO

Aprovecha esta oportunidad para contemplar la penetración desde un ángulo inusual, o disfruta centrándote únicamente en tu propio placer.

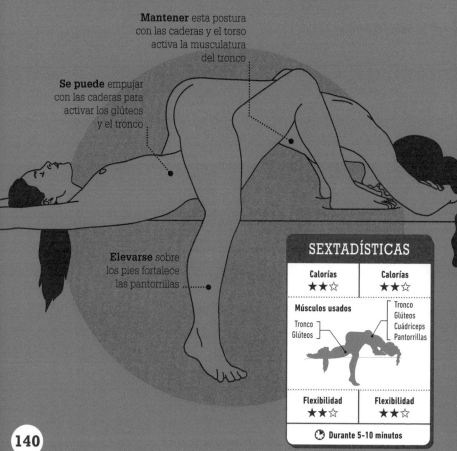

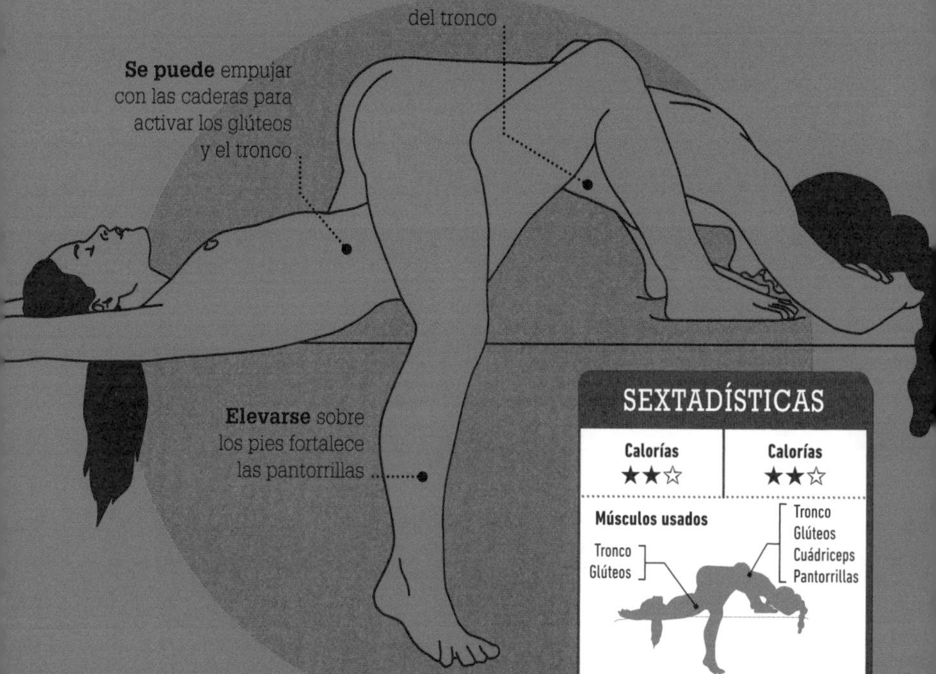

Mantener esta postura con las caderas y el torso activa la musculatura del tronco
Se puede empujar con las caderas para activar los glúteos y el tronco
Elevarse sobre los pies fortalece las pantorrillas

SEXTADÍSTICAS

Calorías	Calorías
★★☆	★★☆

Músculos usados

Tronco
Glúteos

Tronco
Glúteos
Cuádriceps
Pantorrillas

Flexibilidad	Flexibilidad
★★☆	★★☆

Durante 5-10 minutos

PELOTA SALTARINA

Tu pareja te agarra de las manos, y sube y baja sobre ti. Puedes apretarla entre los muslos para disfrutar de un roce sensual piel con piel.

SEXTADÍSTICAS

Calorías	Calorías
★★☆	★☆☆

Músculos usados

Tronco
Cuádriceps
Bíceps
Flexores

Flexibilidad	Flexibilidad
★★☆	★☆☆

Durante 5-10 minutos

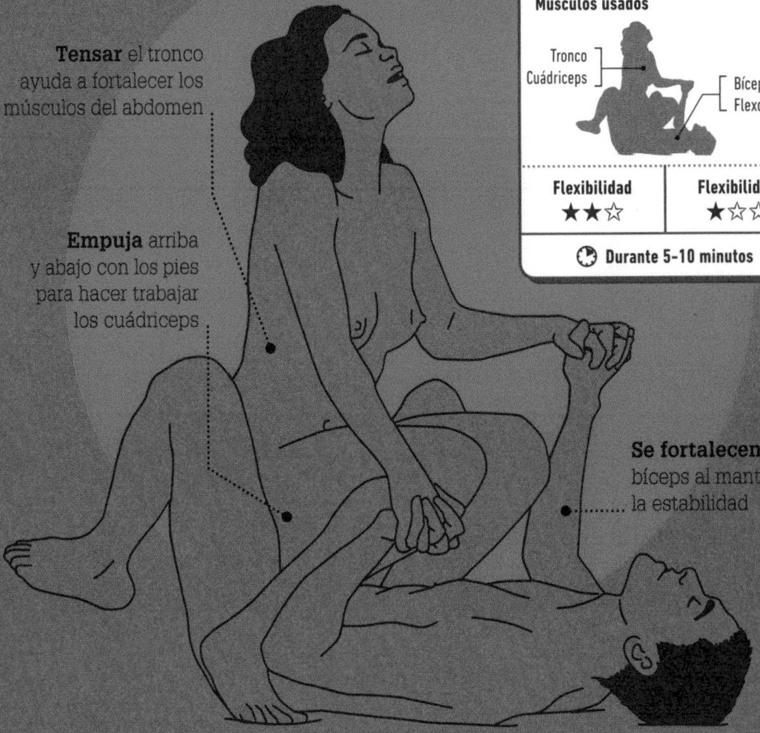

Tensar el tronco ayuda a fortalecer los músculos del abdomen
Empuja arriba y abajo con los pies para hacer trabajar los cuádriceps
Se fortalecen los bíceps al mantener la estabilidad

CARNE PRIETA

Te echas hacia atrás con el pecho desnudo. Al juntar los tobillos haces que se sienta más dentro de ti.

SEXTADÍSTICAS

Calorías	Calorías
★★☆	★★☆

Músculos usados

Bíceps
Pecho
Abdominales
Flexores

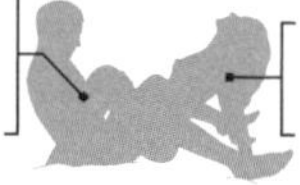

Deltoides
Brazos
Glúteos

Flexibilidad	Flexibilidad
★☆☆	★☆☆

Durante 5-10 minutos

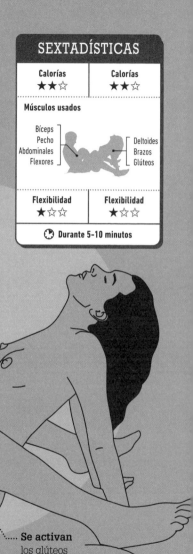

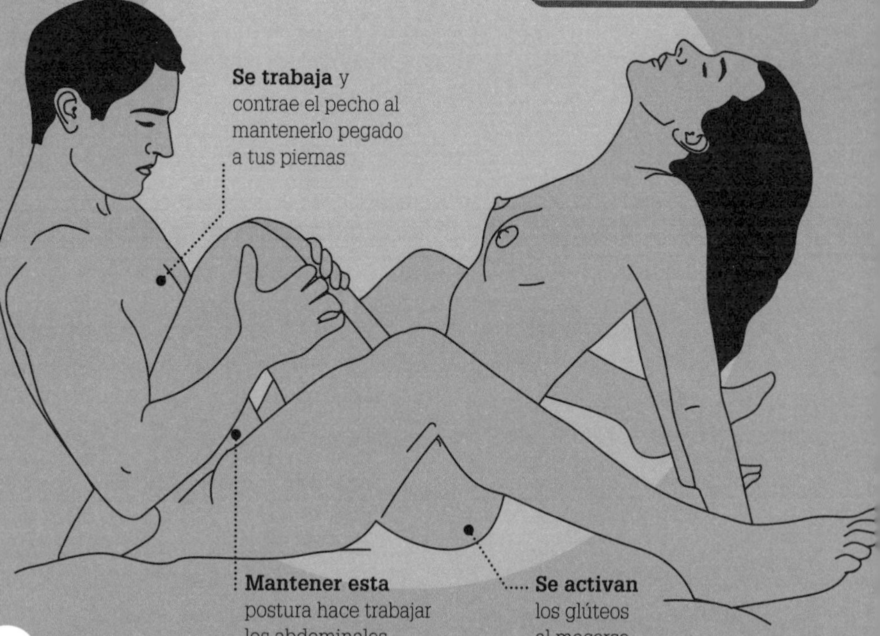

Se trabaja y contrae el pecho al mantenerlo pegado a tus piernas

Mantener esta postura hace trabajar los abdominales

Se activan los glúteos al mecerse adelante y atrás

SEXTADÍSTICAS	
Calorías ★☆☆	**Calorías** ★☆☆
Músculos usados	
Flexibilidad ★★☆	**Flexibilidad** ★☆☆
Durante 5-10 minutos	

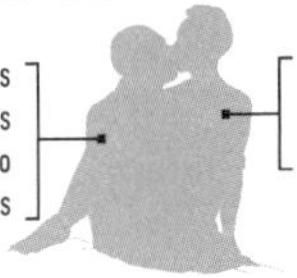
Bíceps
Dorsales
Tronco
Aductores
Trapecios
Dorsales
Brazos

BESO FOGOSO

Probad esta postura tan íntima cuando la cosa esté al rojo vivo. Juntad las bocas y perdeos en los brazos del otro.

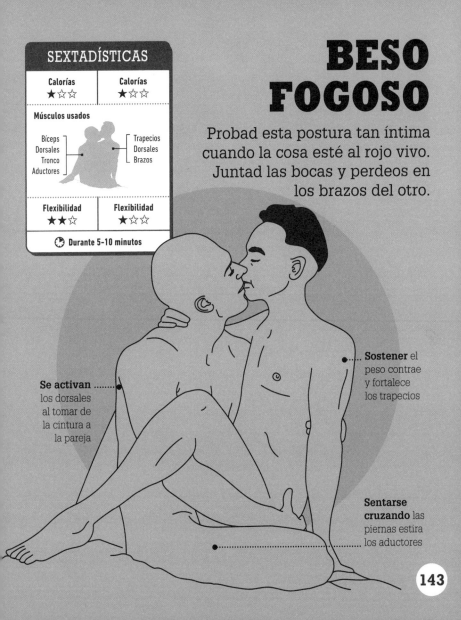

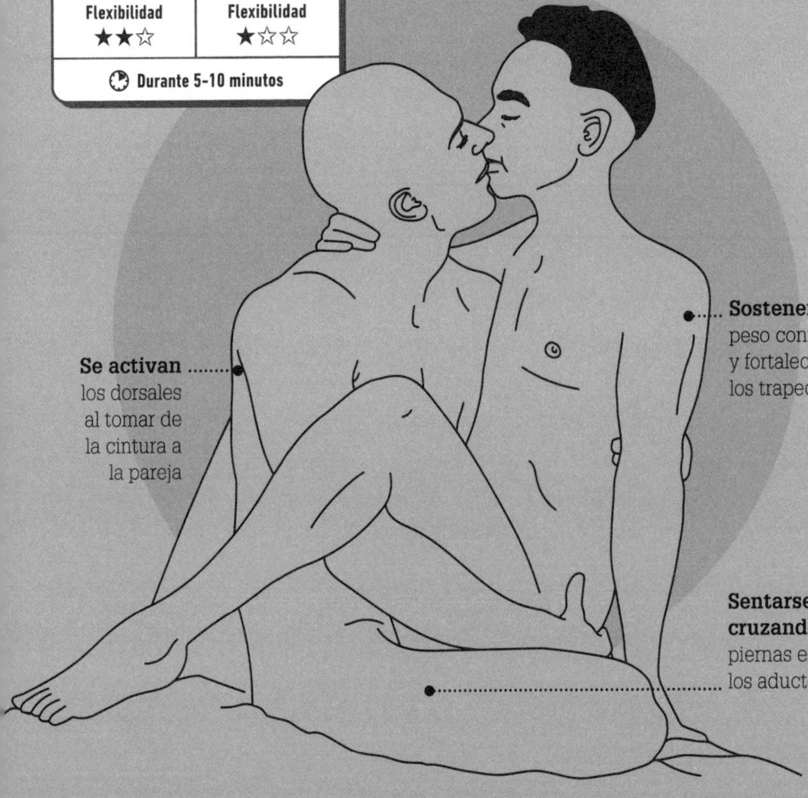
Se activan los dorsales al tomar de la cintura a la pareja
Sostener el peso contrae y fortalece los trapecios
Sentarse cruzando las piernas estira los aductores

DIVÁN SENSUAL

Miraos con deseo a una distancia tentadora. Tu amante agarra tu cuerpo entre sus piernas y se echa hacia atrás, para que disfrutes de unas vistas muy eróticas.

SEXTADÍSTICAS

Calorías	Calorías
★★☆	★★★

Músculos usados

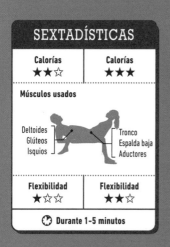

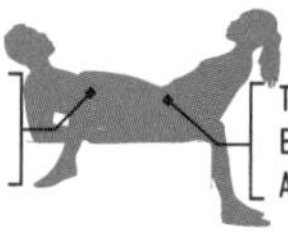
Deltoides
Glúteos
Isquios
Tronco
Espalda baja
Aductores

Flexibilidad	Flexibilidad
★☆☆	★★☆

Durante 1-5 minutos

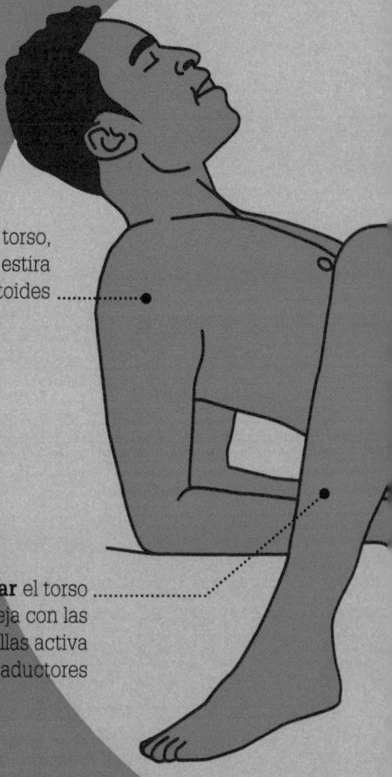
Mantener el torso, fortalece y estira los deltoides
Agarrar el torso de la pareja con las pantorrillas activa los aductores

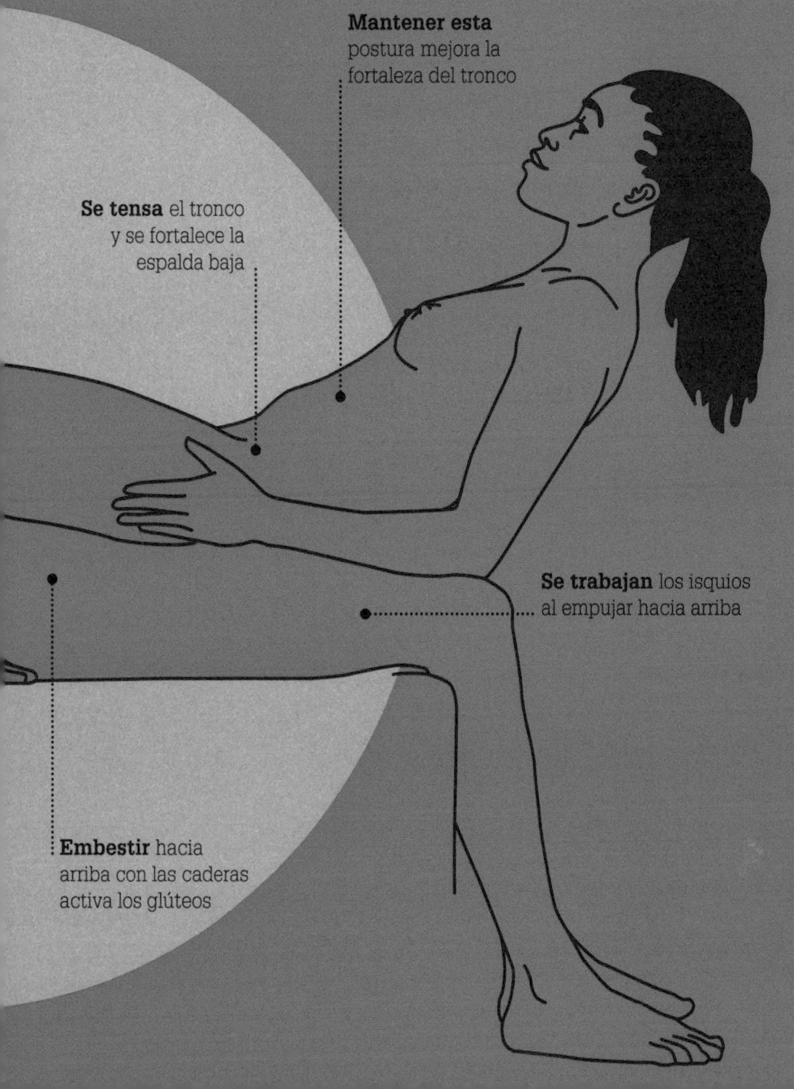
Mantener esta postura mejora la fortaleza del tronco
Se tensa el tronco y se fortalece la espalda baja
Se trabajan los isquios al empujar hacia arriba
Embestir hacia arriba con las caderas activa los glúteos

CABEZA ABAJO

Disfruta el erotismo de una postura espectacular. Apóyate en la pared para balancearte y lograr una mayor estimulación.

SEXTADÍSTICAS

Calorías ★★☆	**Calorías** ★★☆
Músculos usados Deltoides, Brazos, Tronco, Isquios	Brazos, Dorsales, Glúteos, Cuádriceps, Isquios
Flexibilidad ★★☆	**Flexibilidad** ★☆☆

Durante 1-5 minutos

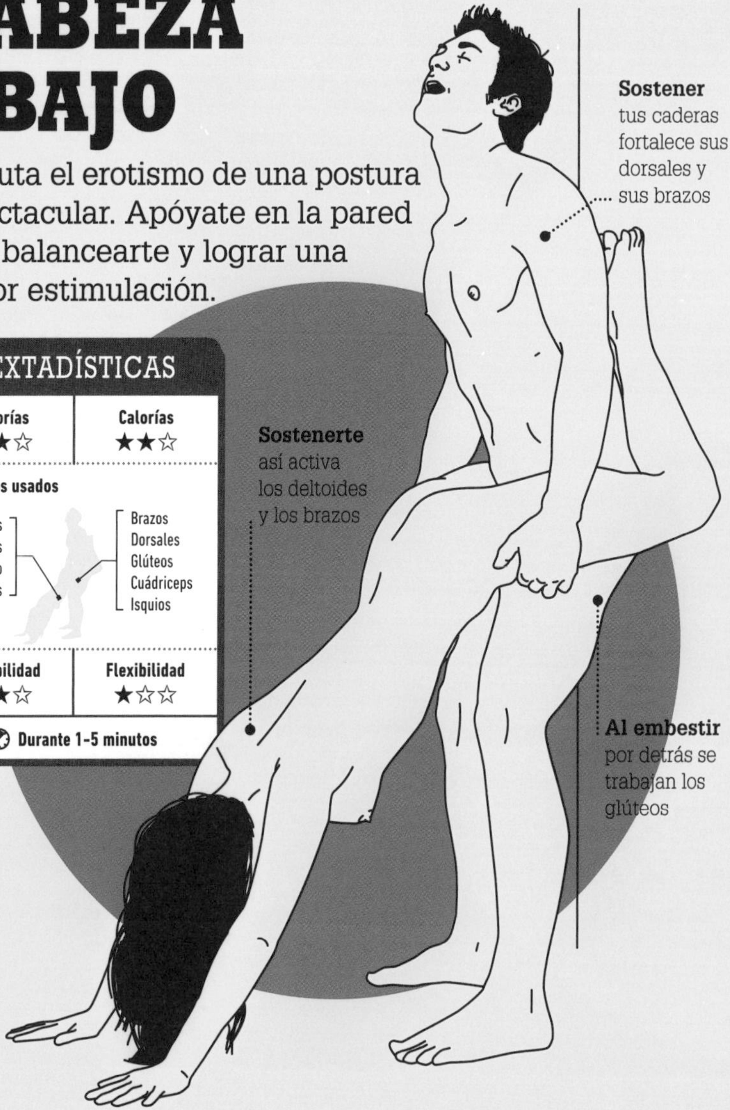
Sostener tus caderas fortalece sus dorsales y sus brazos
Sostenerte así activa los deltoides y los brazos
Al embestir por detrás se trabajan los glúteos

TENTAR DE PUNTILLAS

Te monta seductoramente y se hace desear. Te excita verla bajar para que la penetres.

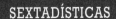

SEXTADÍSTICAS

Calorías	Calorías
★☆☆	★★★

Músculos usados

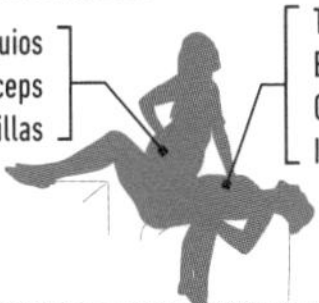

Flexibilidad	Flexibilidad
★☆☆	★★☆

Durante 1-5 minutos

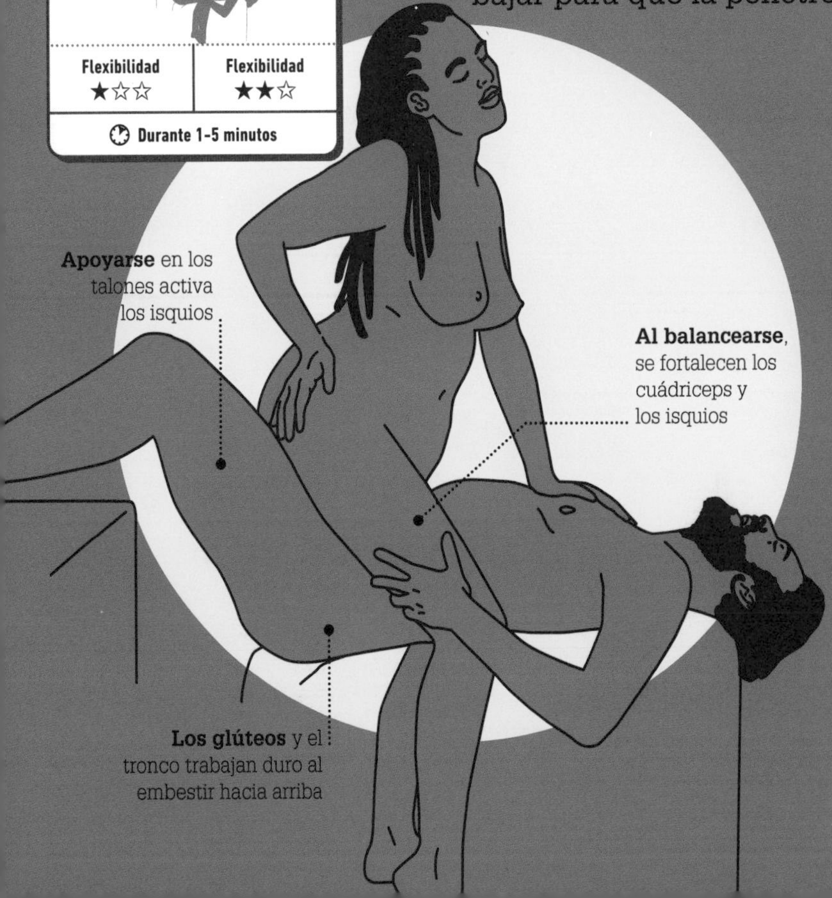
Apoyarse en los talones activa los isquios
Al balancearse, se fortalecen los cuádriceps y los isquios
Los glúteos y el tronco trabajan duro al embestir hacia arriba

CONEJITO SALTARÍN

Otra variante de la carretilla: te deslizas sobre tu compañero, te levanta por los tobillos... y emuláis a los conejos.

SEXTADÍSTICAS

Calorías	Calorías
★★☆	★★★

Músculos usados

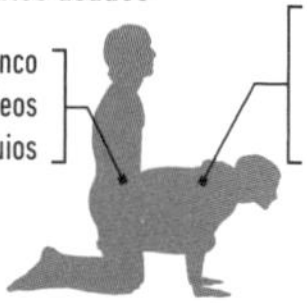

Flexibilidad	Flexibilidad
★☆☆	★★★

Durante 1-5 minutos

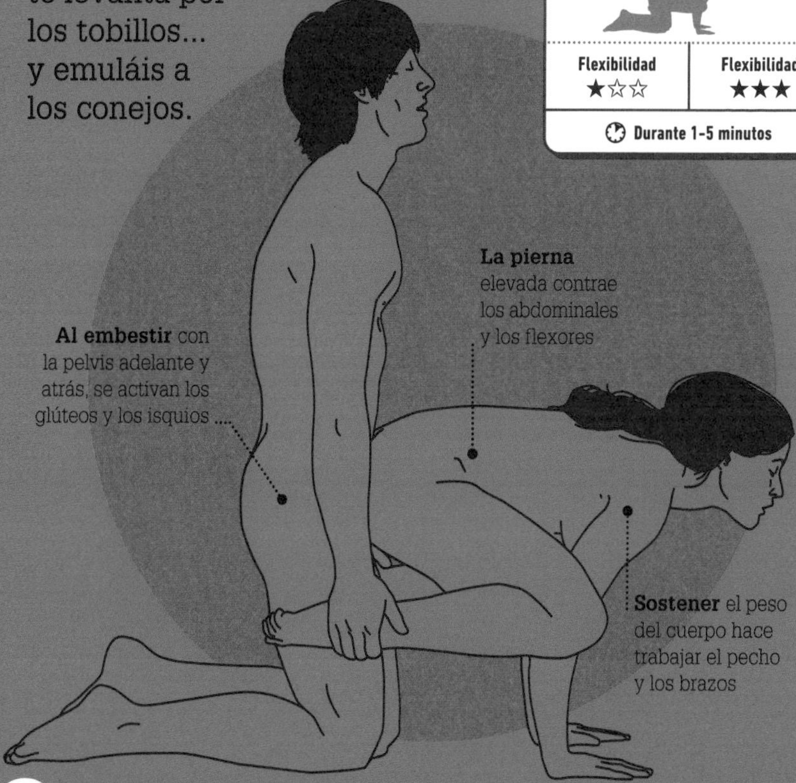

Al embestir con la pelvis adelante y atrás, se activan los glúteos y los isquios
La pierna elevada contrae los abdominales y los flexores
Sostener el peso del cuerpo hace trabajar el pecho y los brazos

DESEO SUPERIOR

Tu amante rebota sobre de ti para llevarte al límite hasta que estéis a punto de estallar. Apretaos las manos a medida que aumenta la tensión.

SEXTADÍSTICAS

Calorías	Calorías
★★☆	★★☆

Músculos usados

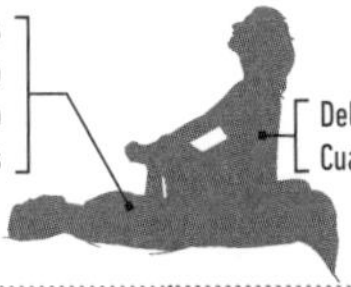

Tríceps
Pecho
Tronco
Glúteos
Deltoides
Cuádriceps

Flexibilidad	Flexibilidad
★☆☆	★☆☆

Durante 5-10 minutos

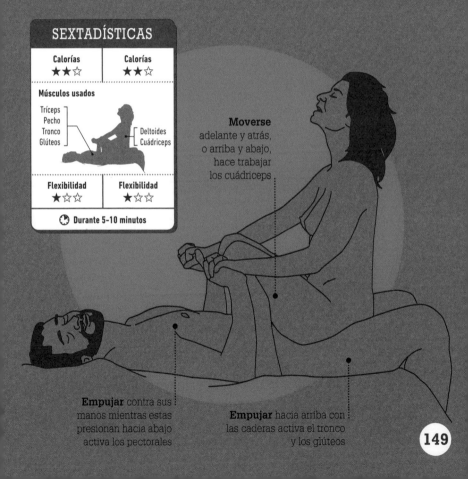

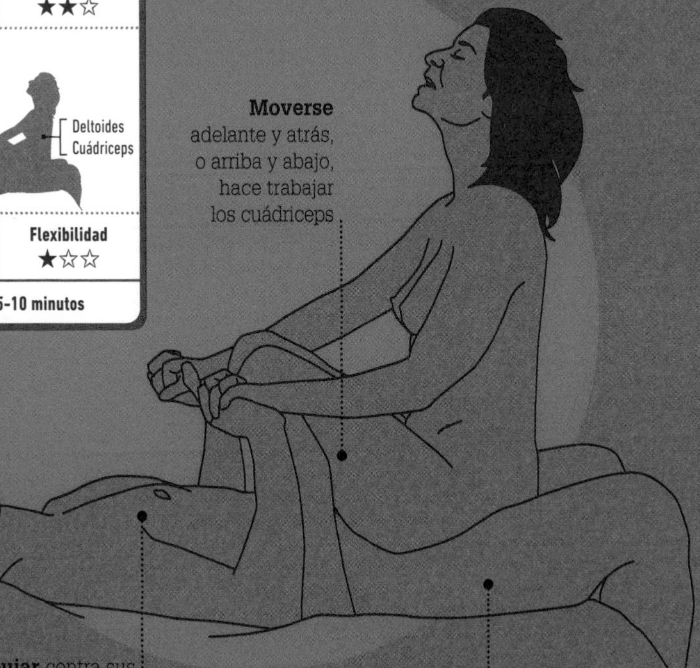

Moverse adelante y atrás, o arriba y abajo, hace trabajar los cuádriceps
Empujar contra sus manos mientras estas presionan hacia abajo activa los pectorales
Empujar hacia arriba con las caderas activa el tronco y los glúteos

FORTALEZA SEXI

Encarámate a tu amante y agarraos con fuerza. No os soltéis hasta haber saciado todo vuestro deseo.

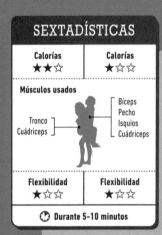

SEXTADÍSTICAS

Calorías	Calorías
★★☆	★☆☆

Músculos usados

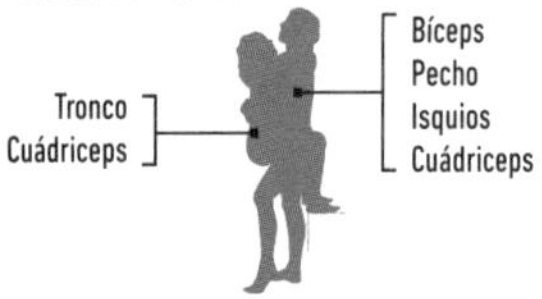

Tronco
Cuádriceps
Bíceps
Pecho
Isquios
Cuádriceps

Flexibilidad	Flexibilidad
★☆☆	★☆☆

Durante 5-10 minutos

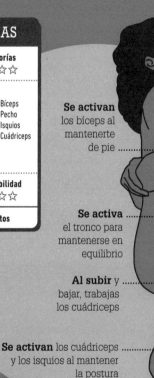

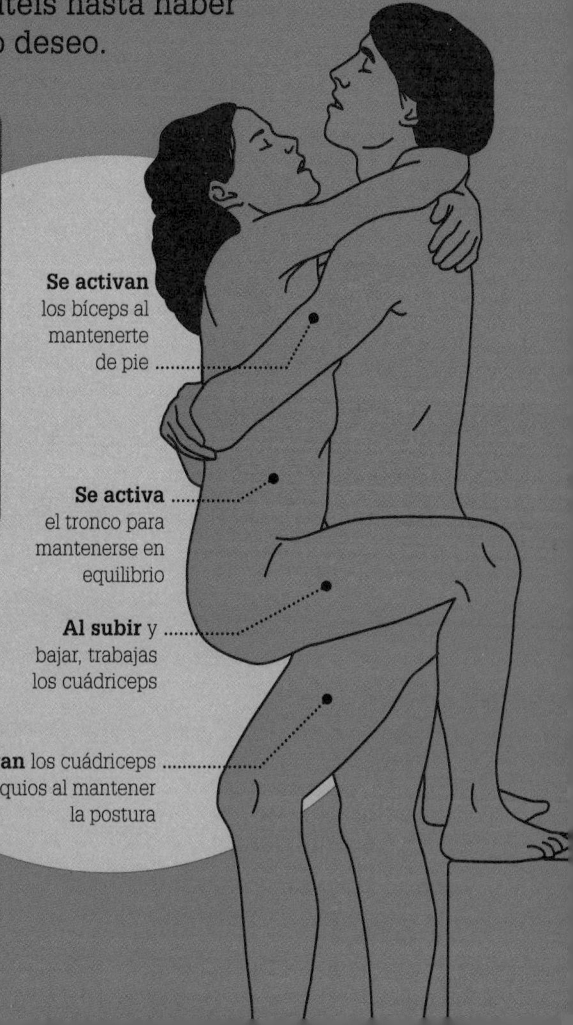

Se activan los bíceps al mantenerte de pie
Se activa el tronco para mantenerse en equilibrio
Al subir y bajar, trabajas los cuádriceps
Se activan los cuádriceps y los isquios al mantener la postura

GAS A FONDO

Tú eres el coche de carreras y ella está al mando. Comenzad despacio y luego acelerad a tope. Ve a toda máquina hasta que crucéis la línea de meta.

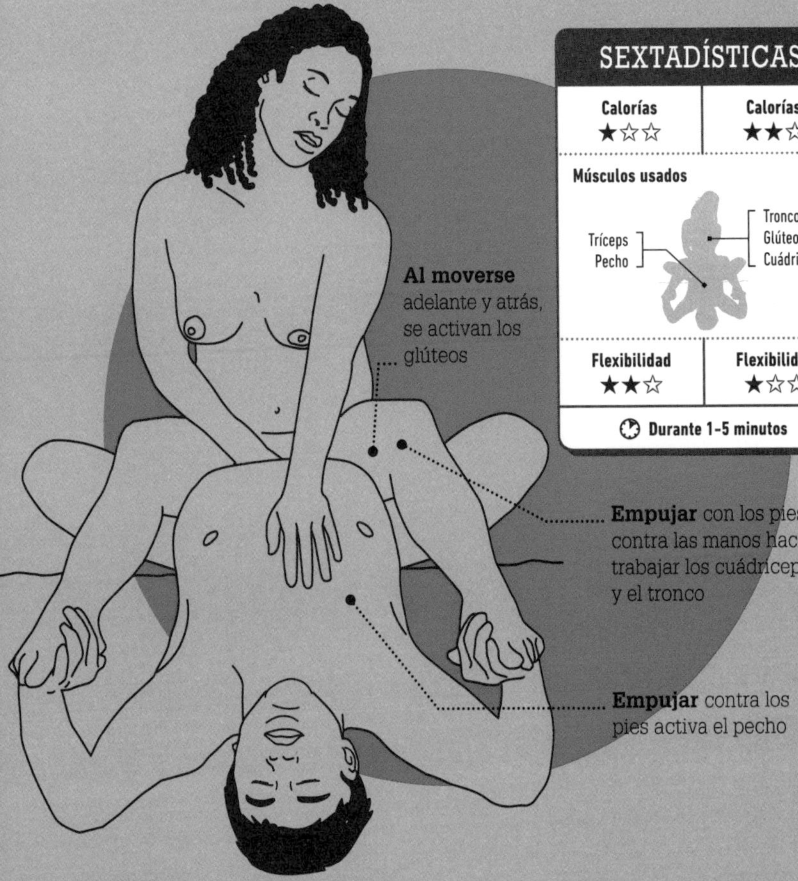

Al moverse adelante y atrás, se activan los glúteos
Empujar con los pies contra las manos hace trabajar los cuádriceps y el tronco
Empujar contra los pies activa el pecho

SEXTADÍSTICAS

Calorías	Calorías
★☆☆	★★☆

Músculos usados

Tríceps
Pecho
Tronco
Glúteos
Cuádriceps

Flexibilidad	Flexibilidad
★★☆	★☆☆

Durante 1-5 minutos

EQUILIBRIO DE PLACER

Tu amante hace un puente sólido con el cuerpo y te hace probar la suspensión. Puede acariciarte las nalgas o tumbarse y disfrutar.

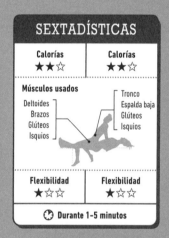

SEXTADÍSTICAS

Calorías	Calorías
★★☆	★★☆

Músculos usados

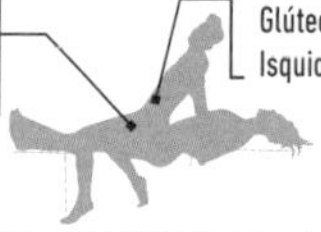

Deltoides
Brazos
Glúteos
Isquios
Tronco
Espalda baja
Glúteos
Isquios

Flexibilidad	Flexibilidad
★☆☆	★☆☆

Durante 1-5 minutos

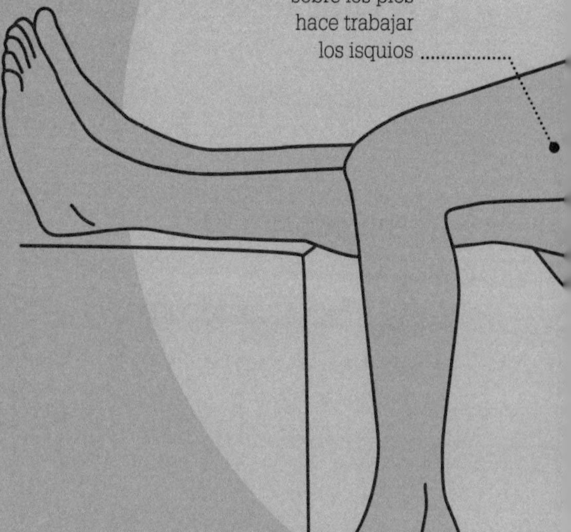

Subir y bajar sobre los pies hace trabajar los isquios

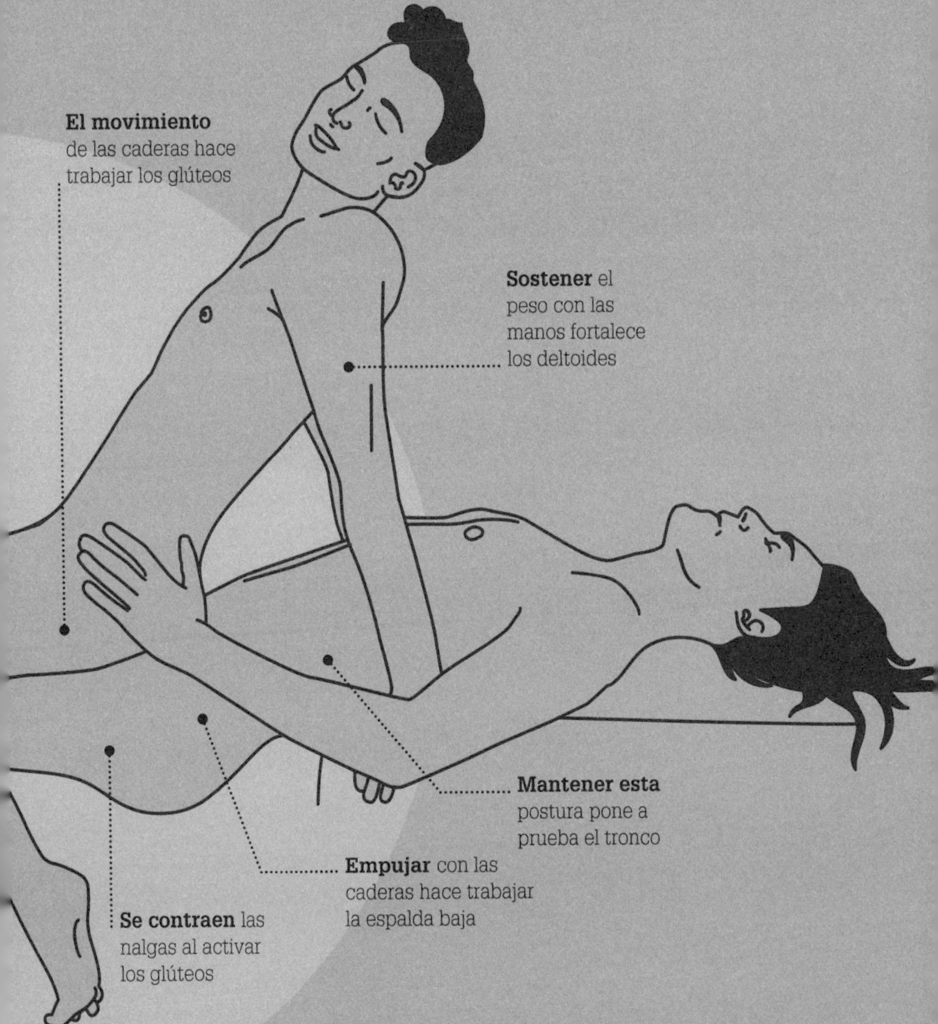
El movimiento de las caderas hace trabajar los glúteos
Sostener el peso con las manos fortalece los deltoides
Mantener esta postura pone a prueba el tronco
Empujar con las caderas hace trabajar la espalda baja
Se contraen las nalgas al activar los glúteos

TIENTA EL PLACER

Atrévete y comprueba si lo logras. Solo entrará la punta, así que es ideal para dar un toque exótico a la excitación del juego previo.

SEXTADÍSTICAS

Calorías	Calorías
★★☆	★★★

Músculos usados

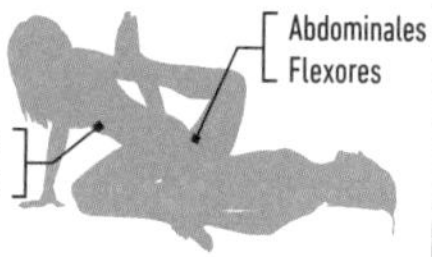
Abdominales
Flexores
Flexores
Glúteos

Flexibilidad	Flexibilidad
★★☆	★☆☆

Durante 5-10 minutos

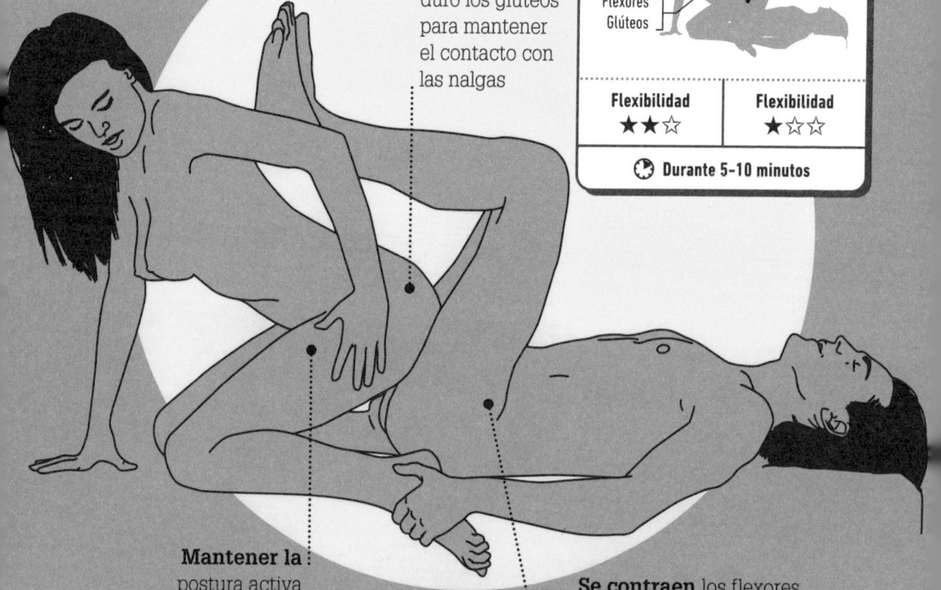
Se trabajan duro los glúteos para mantener el contacto con las nalgas
Mantener la postura activa los flexores
Se contraen los flexores al tener las piernas en alto

JUEGO DE PODER

Enciende la tensión sexual con esta espectacular postura: tú empujas contra su pecho con los pies y él te responde con la fuerza de sus embestidas.

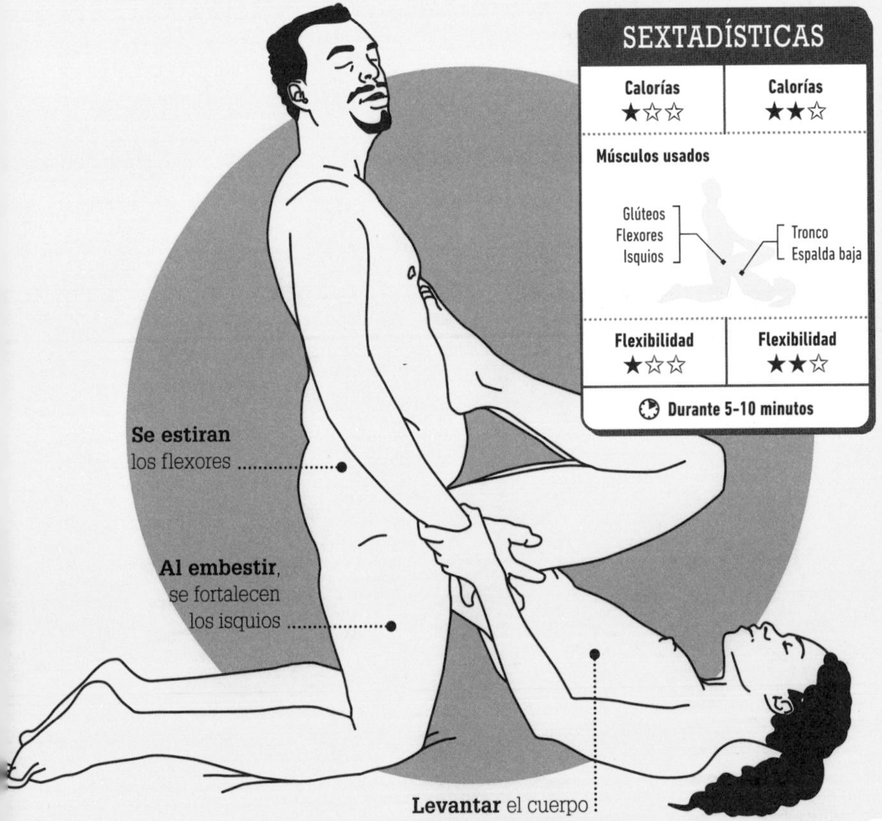
Se estiran los flexores
Al embestir, se fortalecen los isquios
Levantar el cuerpo fortalece el tronco y la espalda baja

SEXTADÍSTICAS	
Calorías ★☆☆	**Calorías** ★★☆
Músculos usados Glúteos, Flexores, Isquios — Tronco, Espalda baja	
Flexibilidad ★☆☆	**Flexibilidad** ★★☆
Durante 5-10 minutos	

BIEN PEGADOS

Tu pareja se sienta entre tus piernas y se acerca al máximo. Ideal para besos apasionados.

SEXTADÍSTICAS

Calorías	Calorías
★☆☆	★★☆

Músculos usados

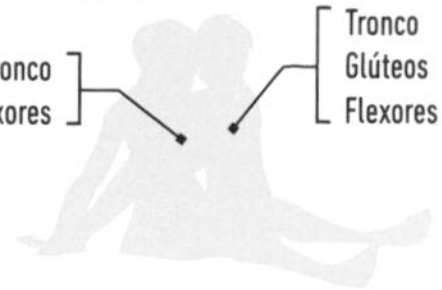

Flexibilidad	Flexibilidad
★☆☆	★☆☆

Durante 5-10 minutos

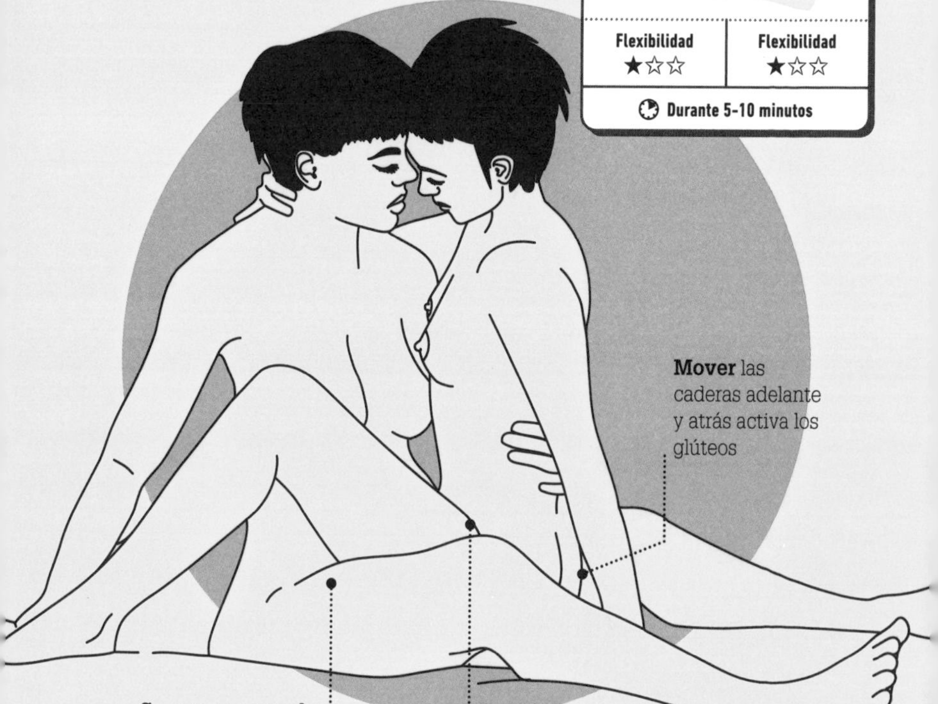

Mover las caderas adelante y atrás activa los glúteos
Se ponen a prueba los flexores al sentarse en esta postura y mecerse
Se trabajan los flexores

NO TE VAYAS

Una postura provocativamente tensa: agarraos bien de las muñecas y luego calentaos al separaros.

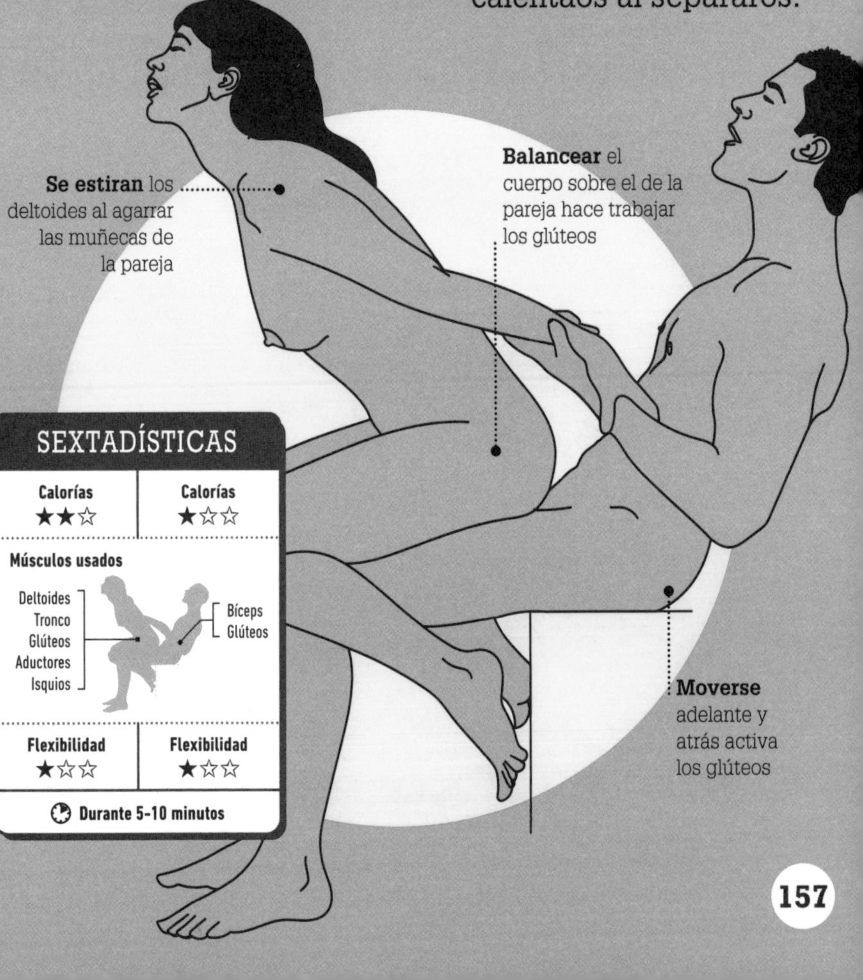

Se estiran los deltoides al agarrar las muñecas de la pareja
Balancear el cuerpo sobre el de la pareja hace trabajar los glúteos
Moverse adelante y atrás activa los glúteos

SEXTADÍSTICAS

Calorías ★★☆	**Calorías** ★☆☆
Músculos usados Deltoides, Tronco, Glúteos, Aductores, Isquios	Bíceps, Glúteos
Flexibilidad ★☆☆	**Flexibilidad** ★☆☆
Durante 5-10 minutos	

TENTACIÓN TÓRRIDA

Recuéstate y sucumbe a la seducción de tu amante. Puedes acariciar la parte posterior de sus muslos para que tiemble de placer.

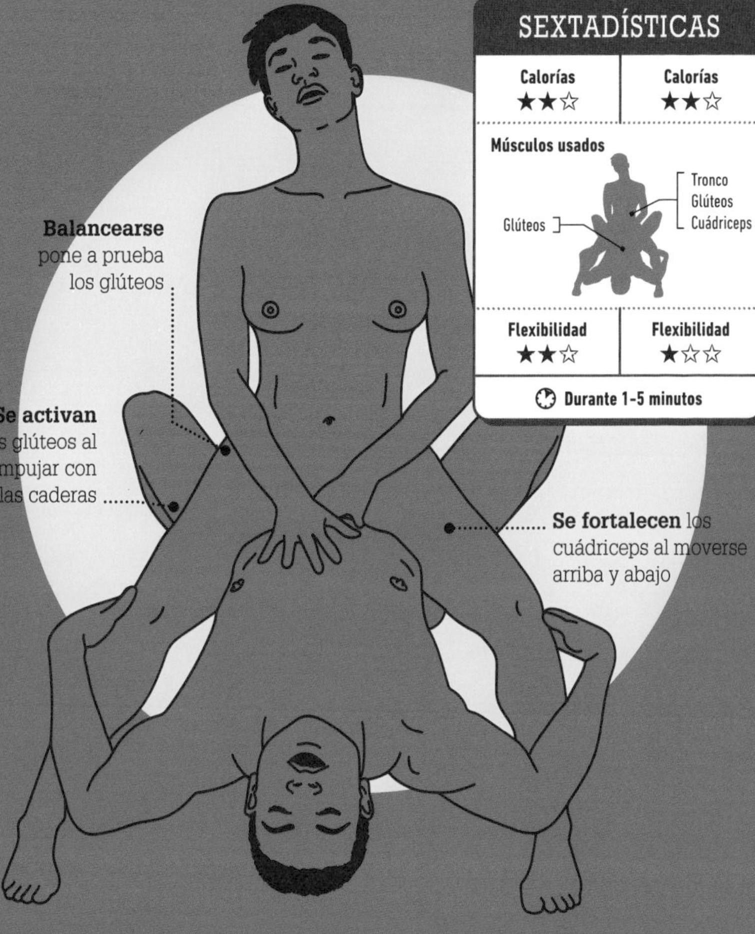

Balancearse pone a prueba los glúteos
Se activan los glúteos al empujar con las caderas
Se fortalecen los cuádriceps al moverse arriba y abajo
Glúteos
Tronco
Glúteos
Cuádriceps

SEXTADÍSTICAS

Calorías ★★☆	**Calorías** ★★☆
Músculos usados	
Flexibilidad ★★☆	**Flexibilidad** ★☆☆
Durante 1-5 minutos	

ACROBACIA DE CARIÑO

Demuestra tus dotes circenses más seductoras e invítale a unirse al espectáculo.

SEXTADÍSTICAS	
Calorías ★☆☆	Calorías ★★★
Músculos usados Tronco, Cuádriceps, Isquios	Trapecios, Deltoides, Pecho, Extensores dorsales
Flexibilidad ★☆☆	Flexibilidad ★★★
Durante 1-5 minutos	

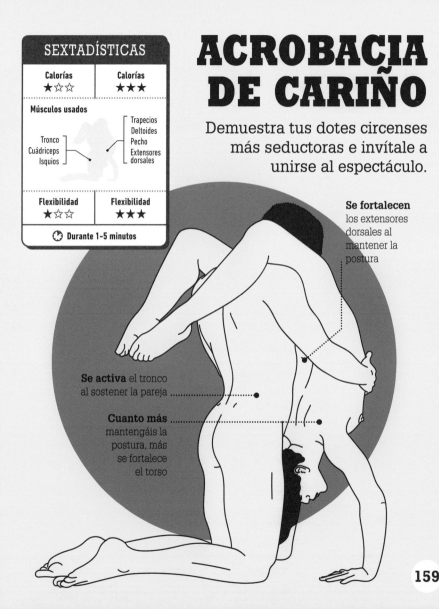

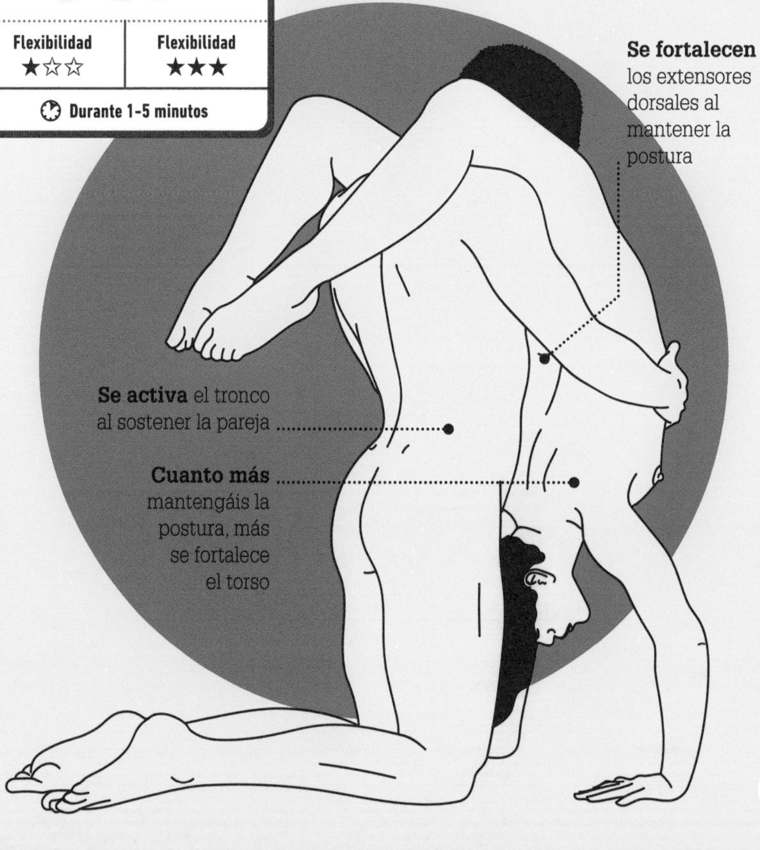

Se fortalecen los extensores dorsales al mantener la postura
Se activa el tronco al sostener la pareja
Cuanto más mantengáis la postura, más se fortalece el torso

HACIA EL CLÍMAX

Tu amante aumenta el morbo agarrándote de las piernas mientras sube y baja. Si estás llegando al clímax demasiado rápido, agárrate a sus nalgas para reducir la velocidad.

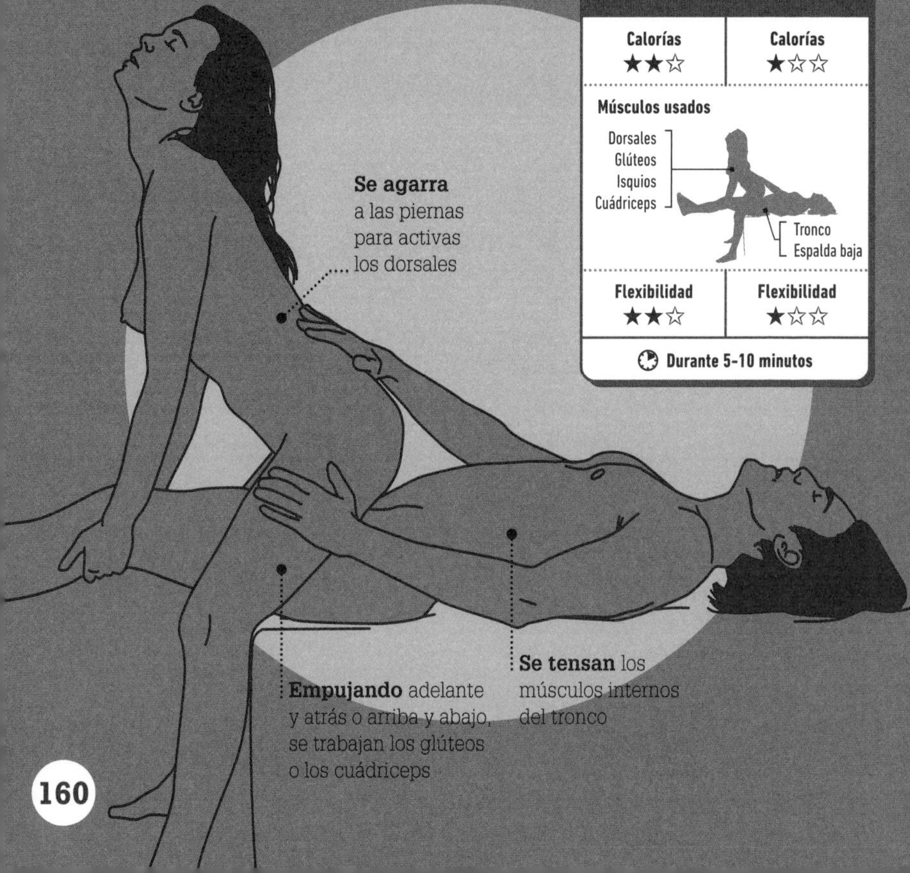
Se agarra a las piernas para activas los dorsales
Empujando adelante y atrás o arriba y abajo, se trabajan los glúteos o los cuádriceps
Se tensan los músculos internos del tronco

SEXTADÍSTICAS

Calorías	Calorías
★★☆	★☆☆

Músculos usados

Dorsales
Glúteos
Isquios
Cuádriceps
Tronco
Espalda baja

Flexibilidad	Flexibilidad
★★☆	★☆☆

Durante 5-10 minutos

FLEXIÓN SEXUAL

Demuestra tu flexibilidad levantando la pierna e invítale a explorar las insólitas sensaciones del sexo de entrada lateral.

SEXTADÍSTICAS

Calorías	Calorías
★☆☆	★★☆

Músculos usados

Glúteos
Flexores
Tronco
Glúteos
Aductores
Cuádriceps

Flexibilidad	Flexibilidad
★★☆	★☆☆

Durante 5-10 minutos

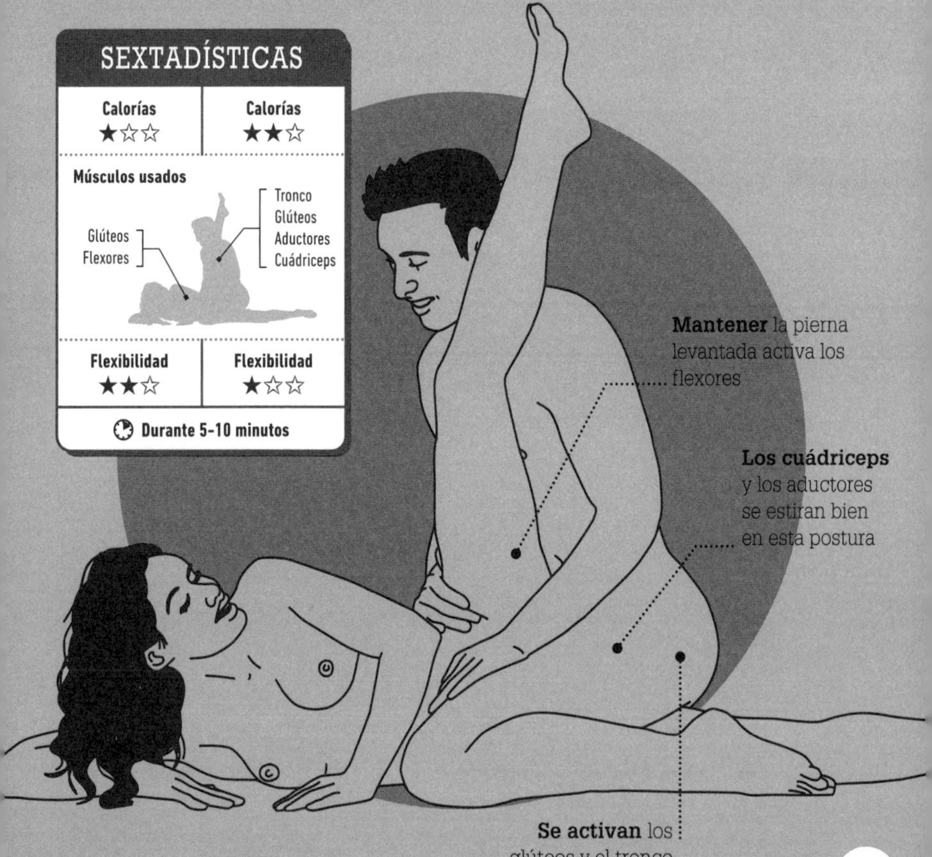

Mantener la pierna levantada activa los flexores
Los cuádriceps y los aductores se estiran bien en esta postura
Se activan los glúteos y el tronco al embestir

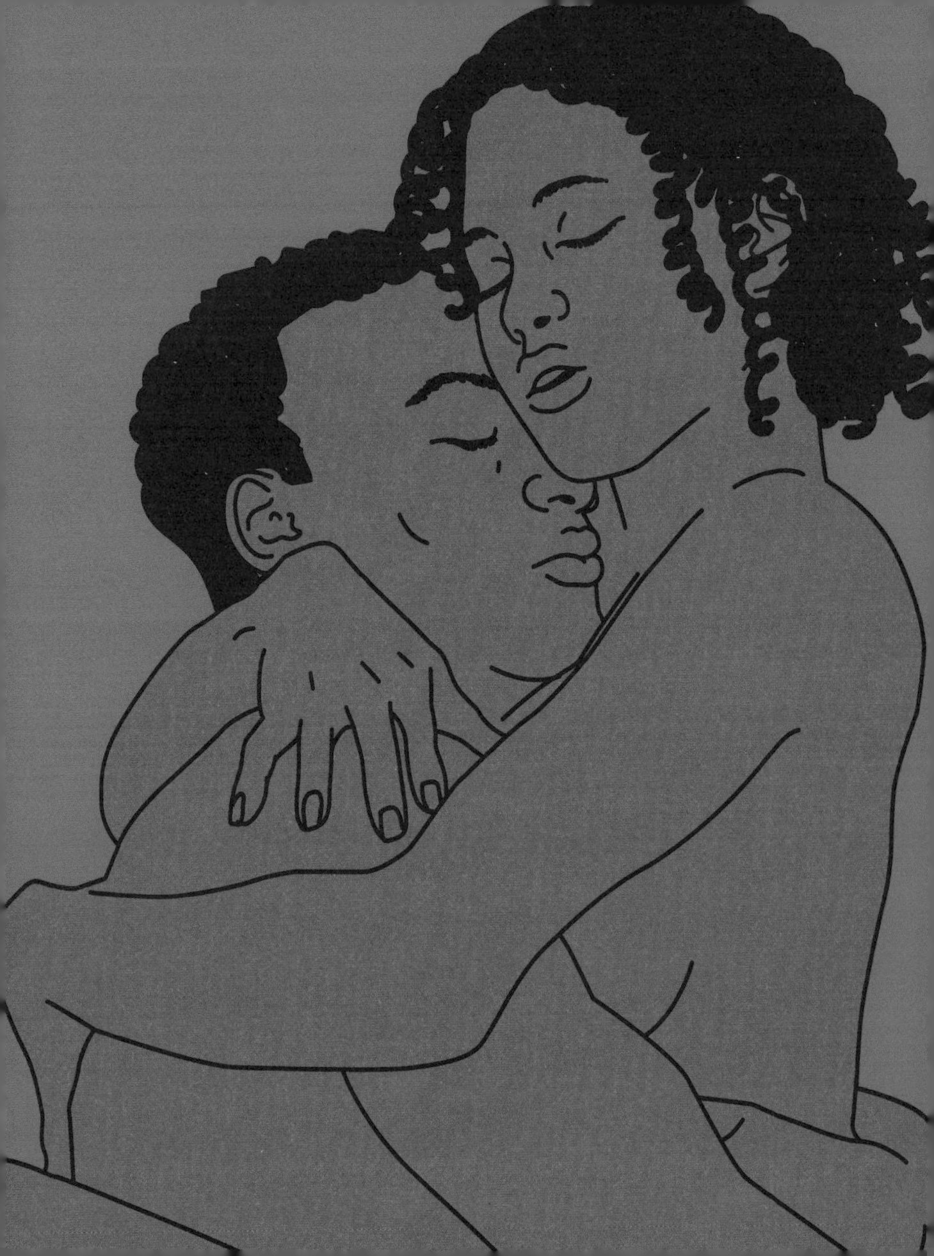

"*Entre jadeos*
Y SONRISAS DE PLACER, TOMAOS UN RESPIRO UNIENDO VUESTROS
pechos
CON TERNURA"

KAMA-SUTRA

ESPALDA FRÍA

Cada uno estáis en una esfera de placer distinta, así que deja volar tu imaginación. Tú llevas la iniciativa, pero las manos de tu pareja pueden guiarte.

SEXTADÍSTICAS

Calorías ★★☆	**Calorías** ★☆☆

Músculos usados

Deltoides
Tríceps
Glúteos
Bíceps

Flexibilidad ★★☆	**Flexibilidad** ★☆☆

Durante 5-10 minutos

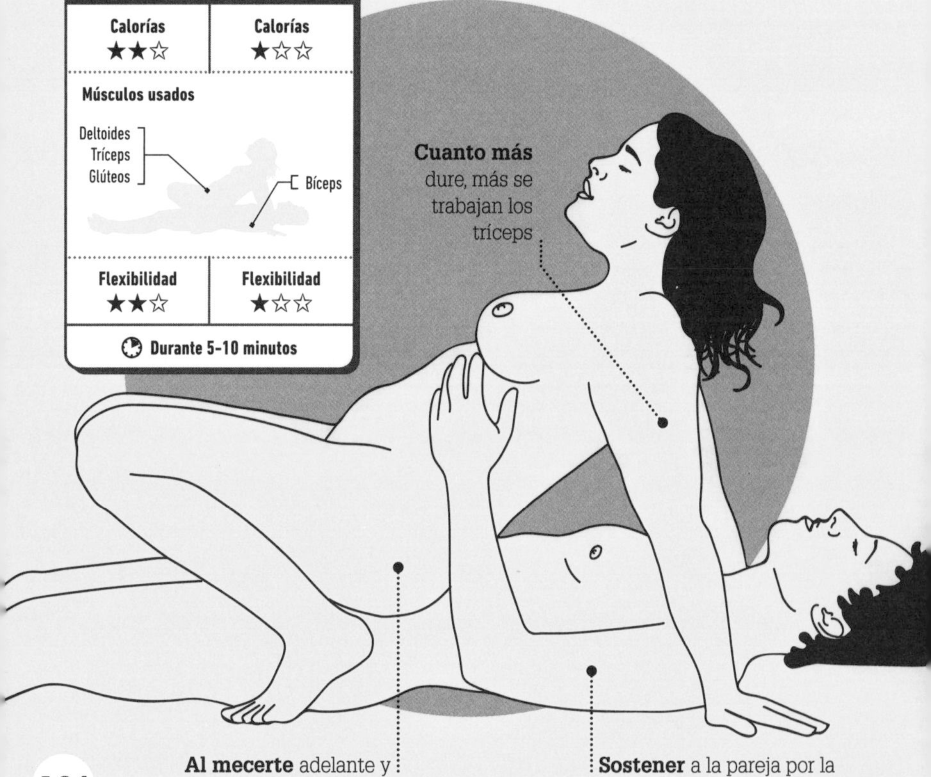

Cuanto más dure, más se trabajan los tríceps
Al mecerte adelante y atrás, se activan los glúteos
Sostener a la pareja por la cintura hace trabajar los bíceps

SILLA SEDUCTORA

El roce de las piernas de tu amante contra tu cuerpo os excita a los dos. Aprovecha para dar un buen uso a tus manos.

SEXTADÍSTICAS

Calorías	Calorías
★☆☆	★★☆

Músculos usados

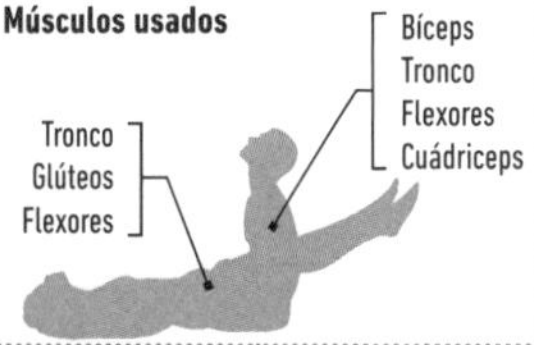

Tronco
Glúteos
Flexores
Bíceps
Tronco
Flexores
Cuádriceps

Flexibilidad	Flexibilidad
★☆☆	★☆☆

Durante 1-5 minutos

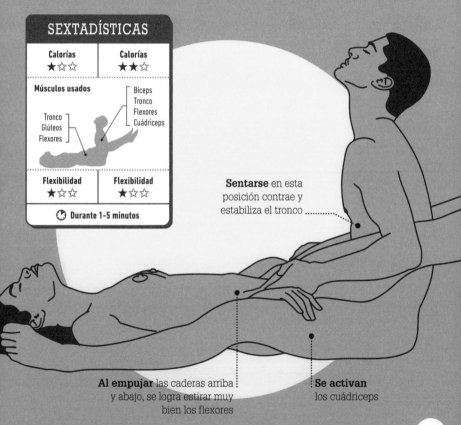

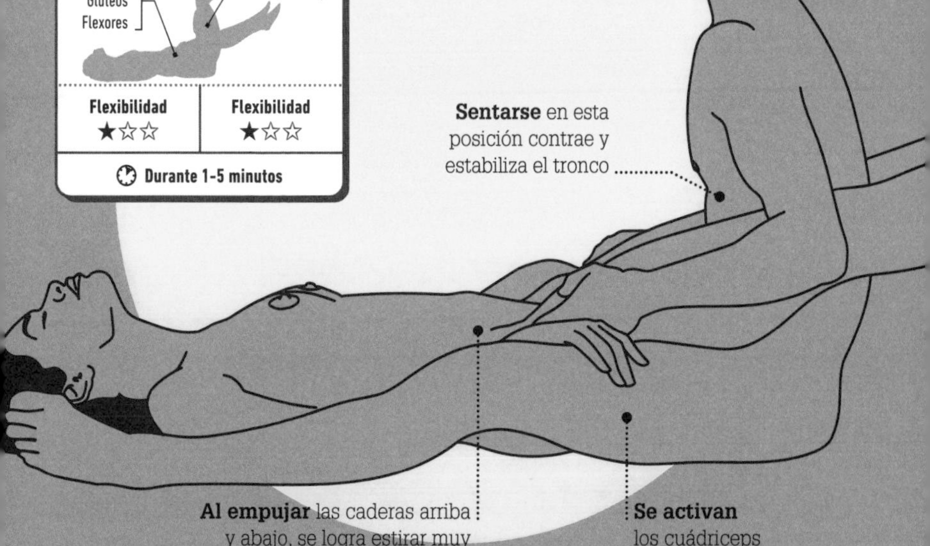

Sentarse en esta posición contrae y estabiliza el tronco
Al empujar las caderas arriba y abajo, se logra estirar muy bien los flexores
Se activan los cuádriceps

BLOQUEO DE PIERNAS

Entrelazaos con las piernas y moveos hacia delante y hacia atrás con el oleaje de vuestra pasión.

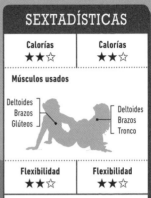

SEXTADÍSTICAS

Calorías	Calorías
★★☆	★★☆

Músculos usados

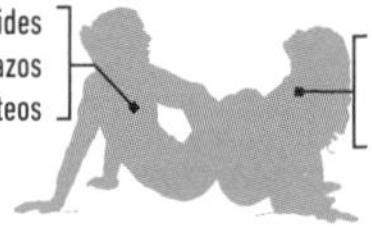

Flexibilidad	Flexibilidad
★★☆	★★☆

Durante 1-5 minutos

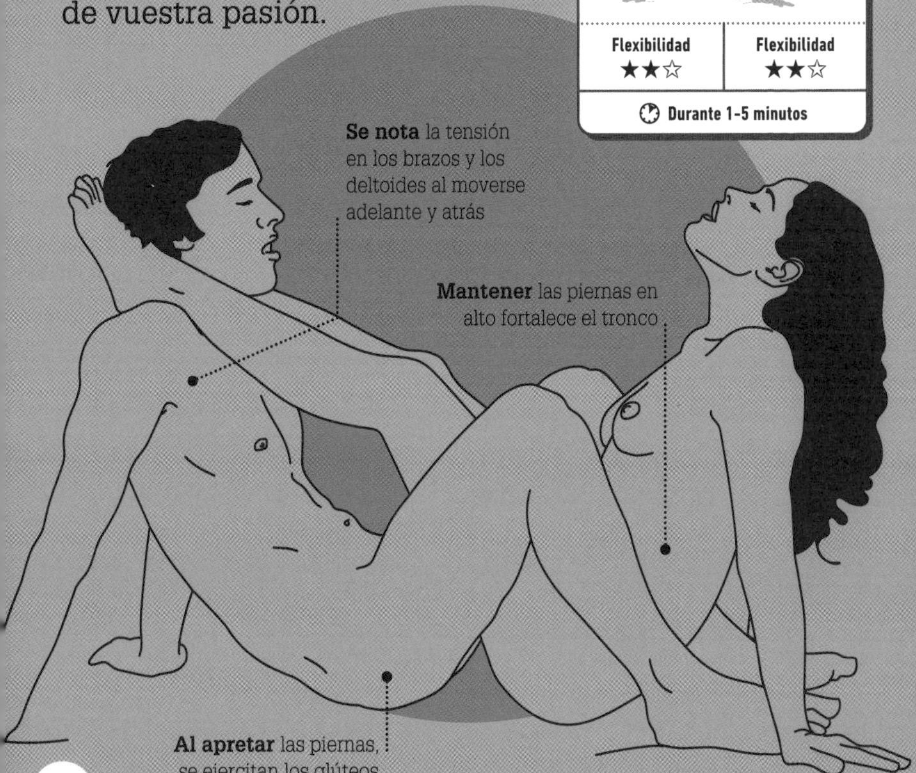

Se nota la tensión en los brazos y los deltoides al moverse adelante y atrás
Mantener las piernas en alto fortalece el tronco
Al apretar las piernas, se ejercitan los glúteos

ABISMO SENSUAL

Juguetead en el abismo del placer hasta caer por el borde. Tu pareja disfruta agarrando tus glúteos y tú disfrutas del vértigo de la caída.

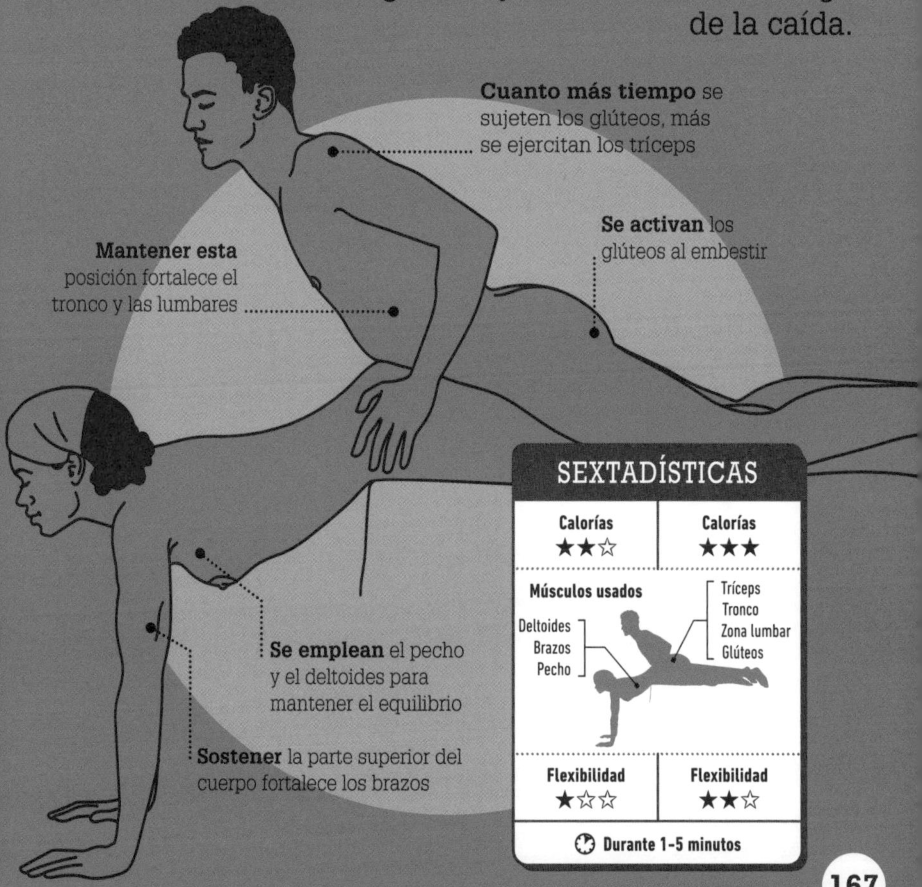
Cuanto más tiempo se sujeten los glúteos, más se ejercitan los tríceps
Se activan los glúteos al embestir
Mantener esta posición fortalece el tronco y las lumbares
Se emplean el pecho y el deltoides para mantener el equilibrio
Sostener la parte superior del cuerpo fortalece los brazos

SEXTADÍSTICAS

Calorías	Calorías
★★☆	★★★

Músculos usados

Deltoides
Brazos
Pecho
Tríceps
Tronco
Zona lumbar
Glúteos

Flexibilidad	Flexibilidad
★☆☆	★★☆

Durante 1-5 minutos

ARRIBA, ABAJO, AL CENTRO Y ADENTRO

Explora el exótico ángulo de penetración de esta excitante postura con entrada trasera. Tu pareja puede agarrarte los glúteos y colocarte en el lugar adecuado.

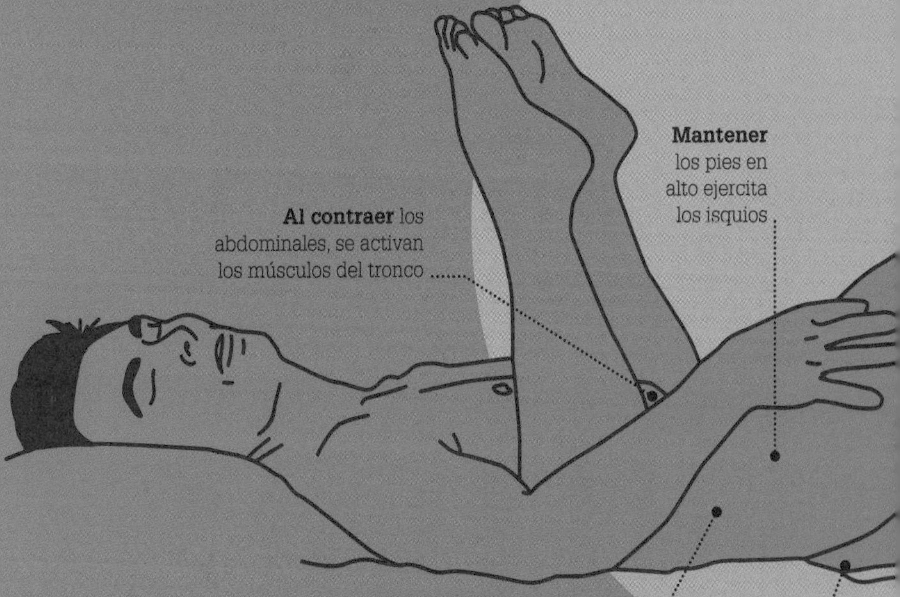

Mantener los pies en alto ejercita los isquios
Al contraer los abdominales, se activan los músculos del tronco
Apretar los muslos contra el torso fortalece los aductores
Se activan y fortalecen los glúteos al embestir hacia arriba

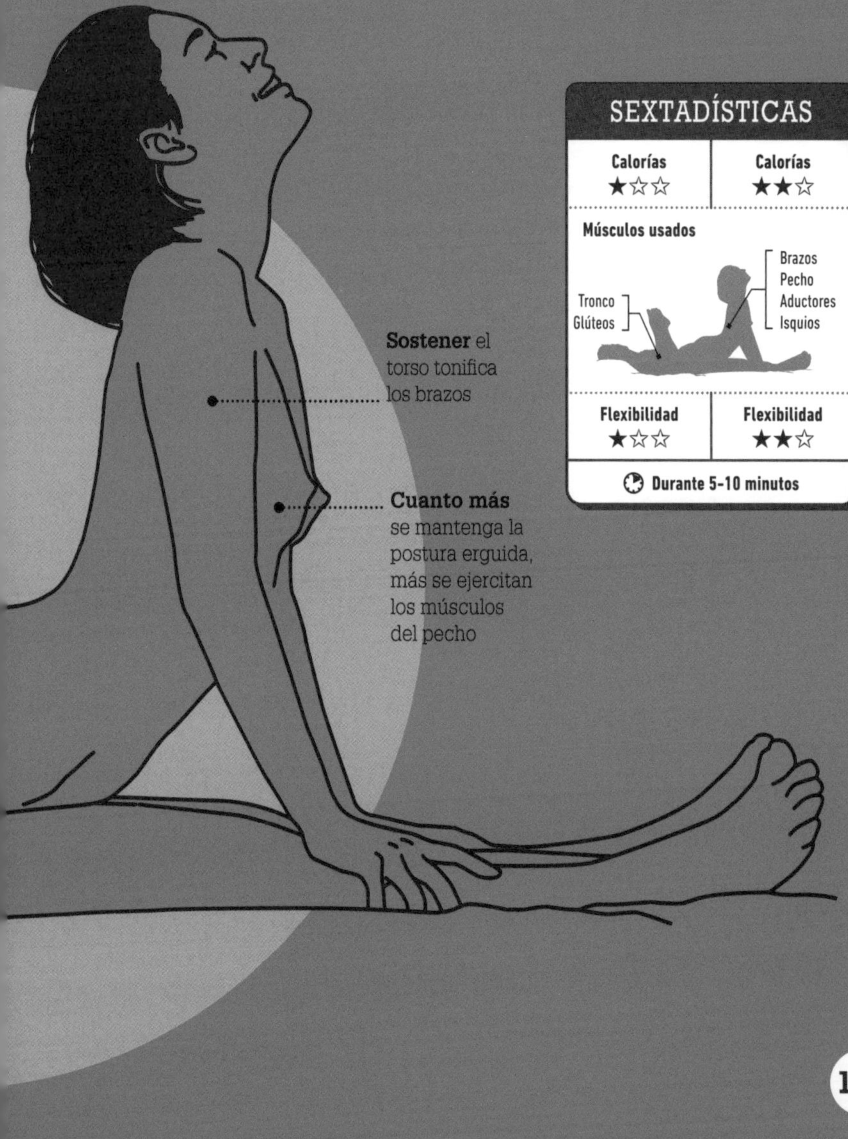
Sostener el torso tonifica los brazos
Cuanto más se mantenga la postura erguida, más se ejercitan los músculos del pecho

SEXTADÍSTICAS

Calorías	Calorías
★☆☆	★★☆

Músculos usados

Tronco
Glúteos
Brazos
Pecho
Aductores
Isquios

Flexibilidad	Flexibilidad
★☆☆	★★☆

Durante 5-10 minutos

EL ÁRBOL DEL PLACER

Levantáis una pierna cada uno y mantenéis el equilibrio mientras la energía sexual se convierte en deleite. Guía a tu amante para que te dé placer con las manos.

SEXTADÍSTICAS

Calorías	Calorías
★★☆	★★☆

Músculos usados

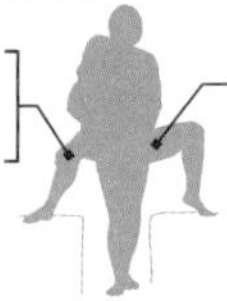
Glúteos
Cuádriceps
Isquios
Glúteos
Cuádriceps
Isquios

Flexibilidad	Flexibilidad
★☆☆	★☆☆

Durante 1-5 minutos

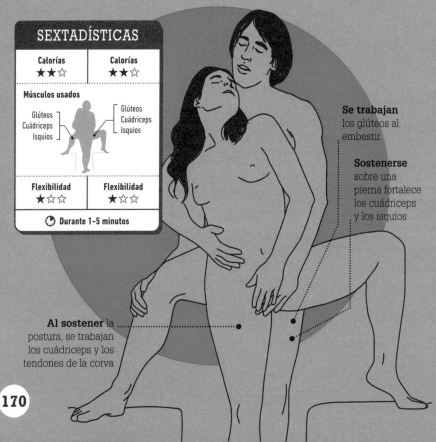

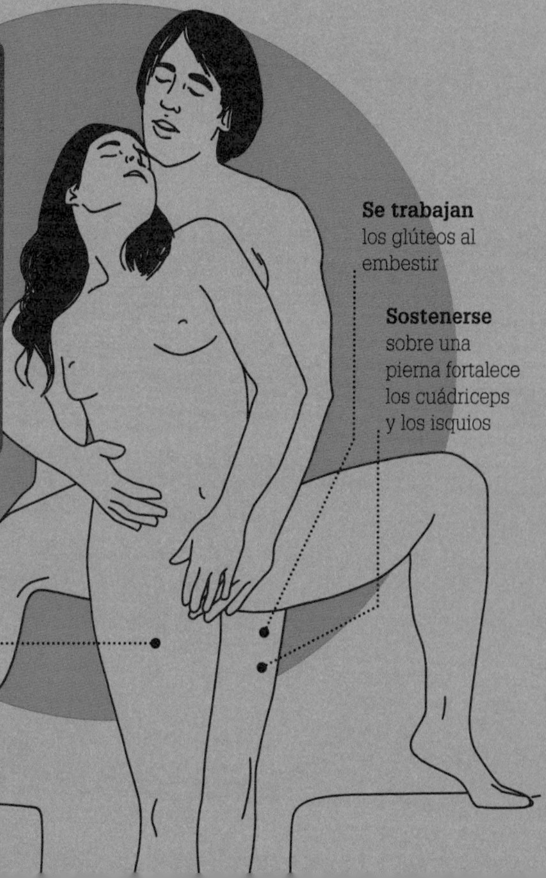
Se trabajan los glúteos al embestir
Sostenerse sobre una pierna fortalece los cuádriceps y los isquios
Al sostener la postura, se trabajan los cuádriceps y los tendones de la corva

TÓRRIDA TENSIÓN

Sujeta los hombros de tu amante mientras se inclina y te agarra de los tobillos. Luego os balanceáis hasta alcanzar el clímax.

SEXTADÍSTICAS

Calorías	Calorías
★★☆	★★☆

Músculos usados

Glúteos
Cuádriceps
Dorsales
Tronco

Flexibilidad	Flexibilidad
★★★	★☆☆

Durante 1-5 minutos

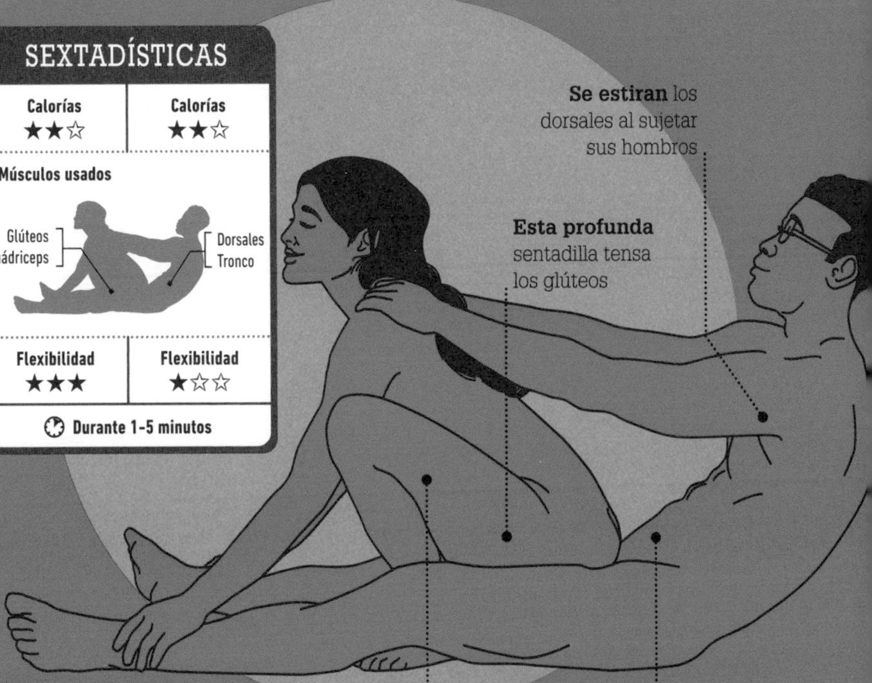
Se estiran los dorsales al sujetar sus hombros
Esta profunda sentadilla tensa los glúteos
Al moverse arriba y abajo o balancearse adelante y atrás se ejercitan los cuádriceps
Mantener la postura equilibra los músculos profundos del tronco

TIRA Y AFLOJA

Cuando la tensión esté al máximo, intentad proseguir la batalla en el dormitorio. Agarraos, inclinaos hacia atrás y haced todo lo que os apetezca.

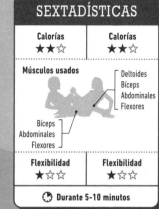

SEXTADÍSTICAS

Calorías	Calorías
★★☆	★★☆

Músculos usados

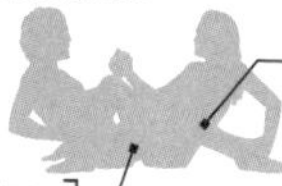

Deltoides
Bíceps
Abdominales
Flexores

Bíceps
Abdominales
Flexores

Flexibilidad	Flexibilidad
★☆☆	★☆☆

Durante 5-10 minutos

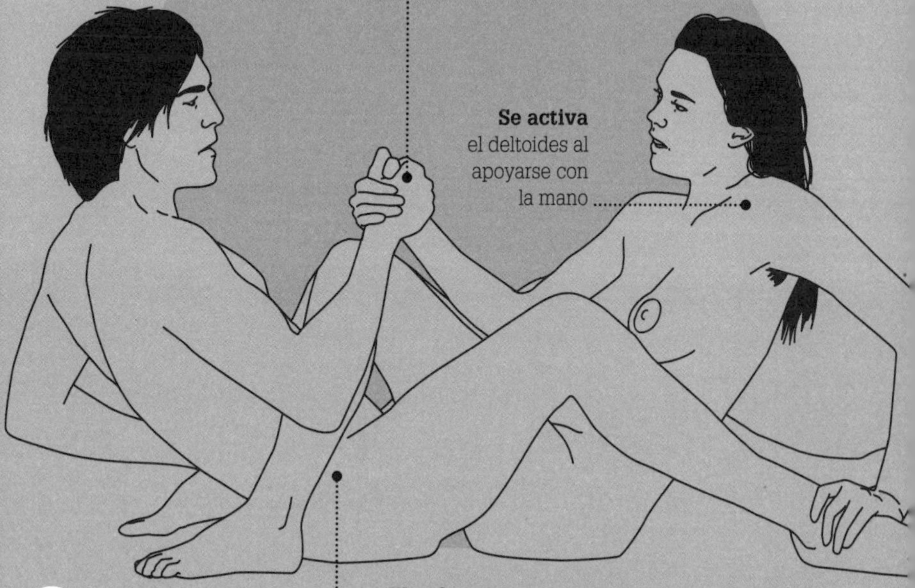
Agarrarse de la mano fortalece los bíceps
Se activa el deltoides al apoyarse con la mano
El esfuerzo para mantenerse conectados trabaja los flexores de la cadera y los abdominales

DOBLARSE DE GOZO

Dóblate hacia delante y deja que tu compañero se ponga detrás para un contacto muslo con muslo. Intenta apretar las piernas para lograr una fricción aún más erótica.

SEXTADÍSTICAS

Calorías ★☆☆	**Calorías** ★★☆

Músculos usados

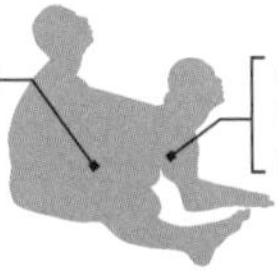
Tronco
Abdominales
Glúteos
Cuádriceps

Flexibilidad ★☆☆	**Flexibilidad** ★★★

Durante 5-10 minutos

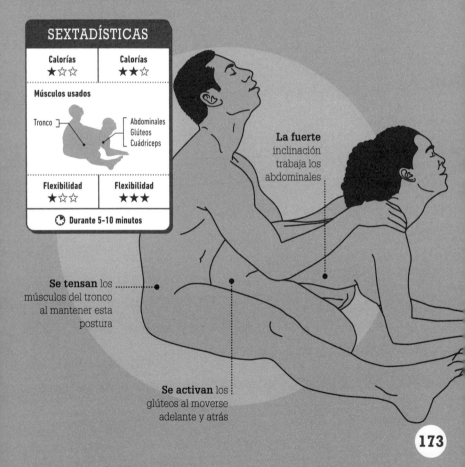

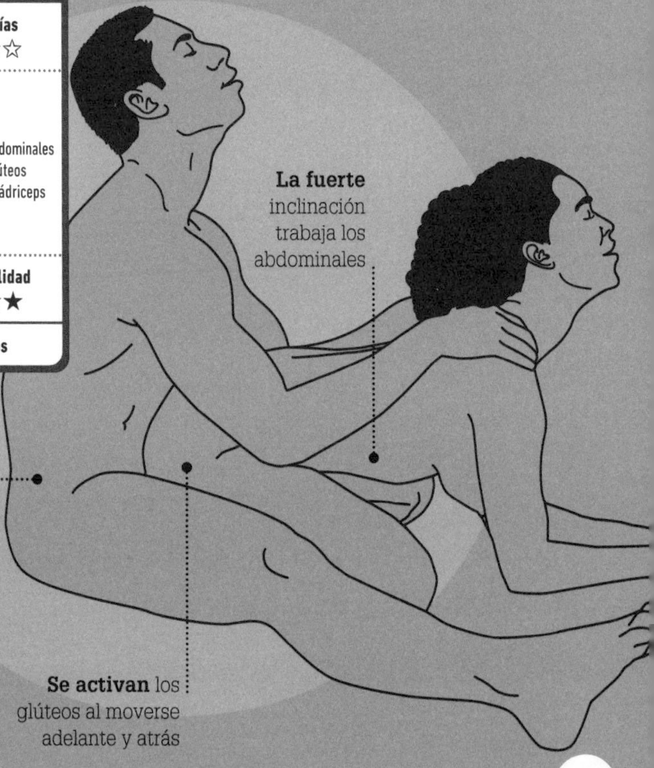
La fuerte inclinación trabaja los abdominales
Se tensan los músculos del tronco al mantener esta postura
Se activan los glúteos al moverse adelante y atrás

REINA INCLINADA

Toma asiento en tu trono y haz que tu pareja se postre a tus pies. Intentará derribarte con la energía de sus embestidas.

SEXTADÍSTICAS

Calorías	Calorías
★★☆	★★☆

Músculos usados

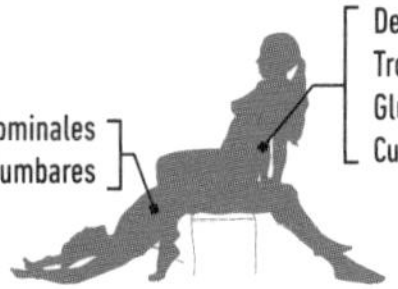

Abdominales
Lumbares
Deltoides
Tronco
Glúteos
Cuádriceps

Flexibilidad	Flexibilidad
★★★	★☆☆

Durante 5-10 minutos

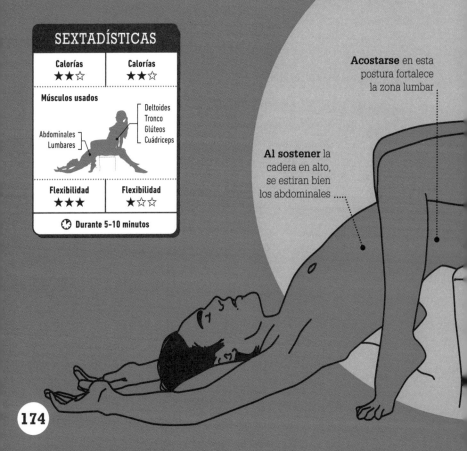

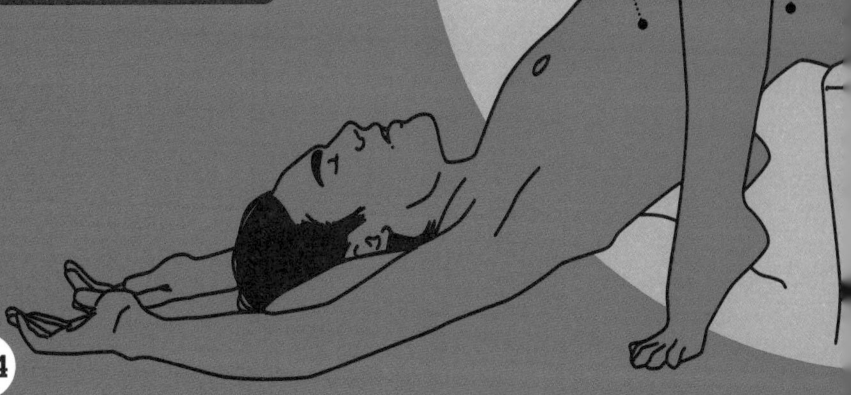

Acostarse en esta postura fortalece la zona lumbar
Al sostener la cadera en alto, se estiran bien los abdominales

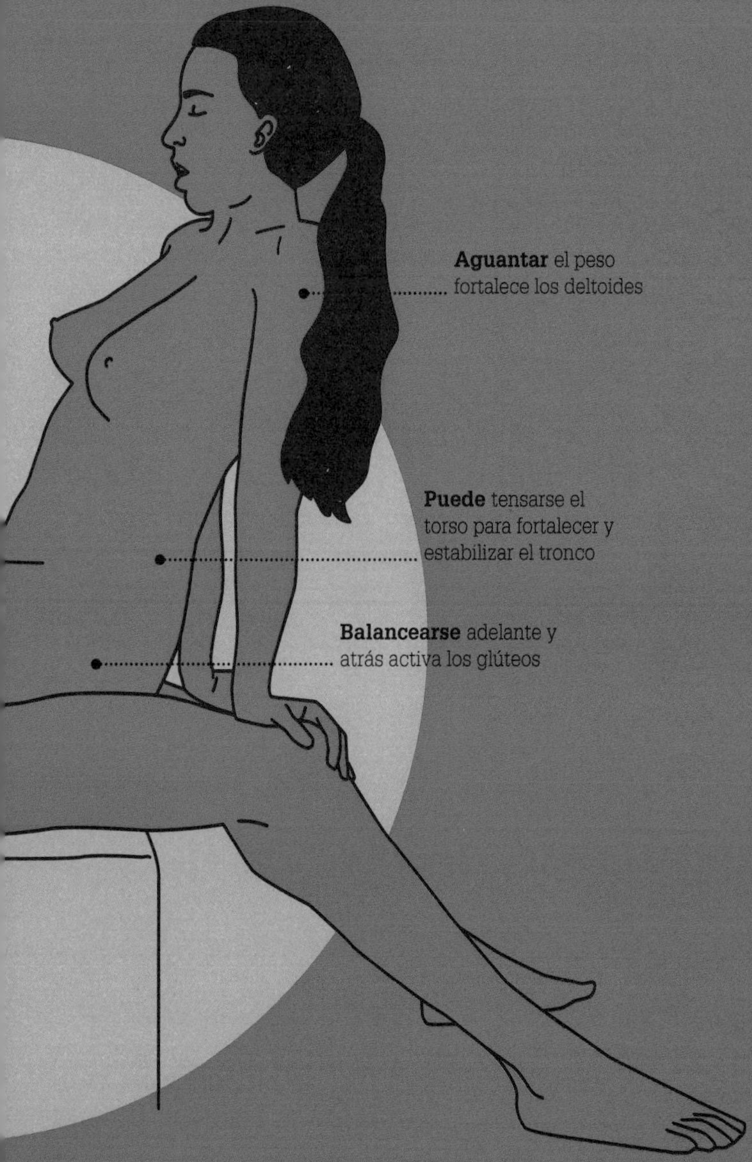
Aguantar el peso fortalece los deltoides
Puede tensarse el torso para fortalecer y estabilizar el tronco
Balancearse adelante y atrás activa los glúteos

EMPUJE AMOROSO

Apretaos uno contra otro en esta atrevida postura de pie. Si la penetración es complicada, puedes deslizarte arriba y abajo por su muslo para disfrutar de unos intensos preliminares.

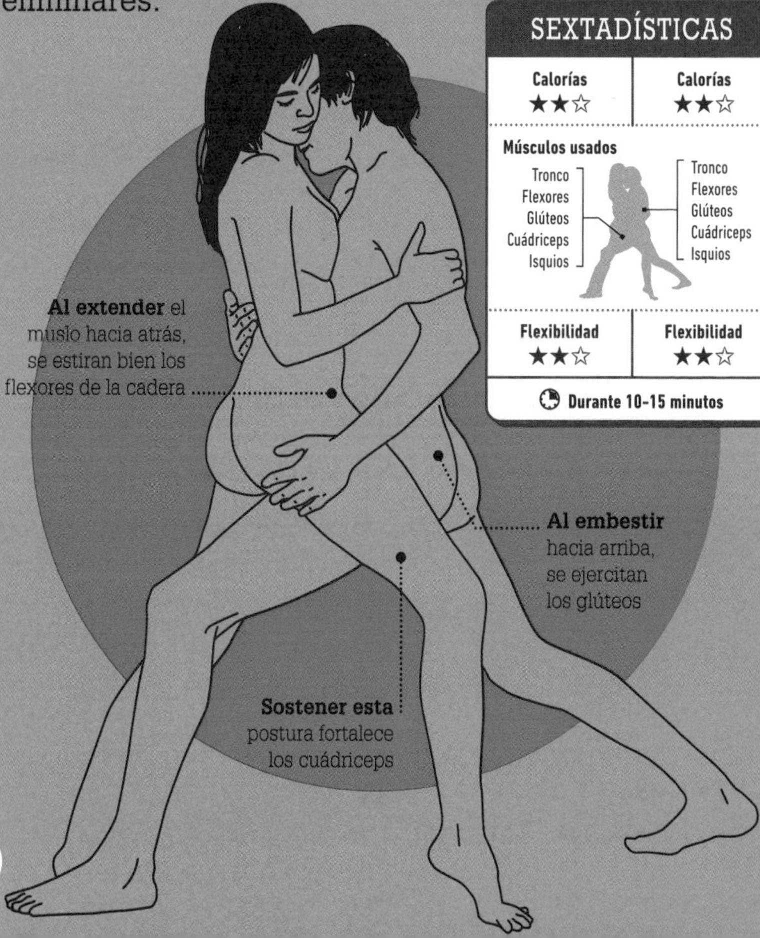
Al extender el muslo hacia atrás, se estiran bien los flexores de la cadera
Al embestir hacia arriba, se ejercitan los glúteos
Sostener esta postura fortalece los cuádriceps

SEXTADÍSTICAS

Calorías	Calorías
★★☆	★★☆

Músculos usados

Tronco	Tronco
Flexores	Flexores
Glúteos	Glúteos
Cuádriceps	Cuádriceps
Isquios	Isquios

Flexibilidad	Flexibilidad
★★☆	★★☆

Durante 10-15 minutos

CUCLILLAS TÓRRIDAS

Entra en faena en esta sentadilla profunda. Engancha su tobillo sobre tu muslo y sigue hasta que ambos sintáis el calor.

SEXTADÍSTICAS

Calorías ★★☆	**Calorías** ★☆☆

Músculos usados

Brazos
Pecho
Tronco
Cuádriceps
Flexores
Glúteos

Flexibilidad ★★☆	**Flexibilidad** ★☆☆

Durante 1-5 minutos

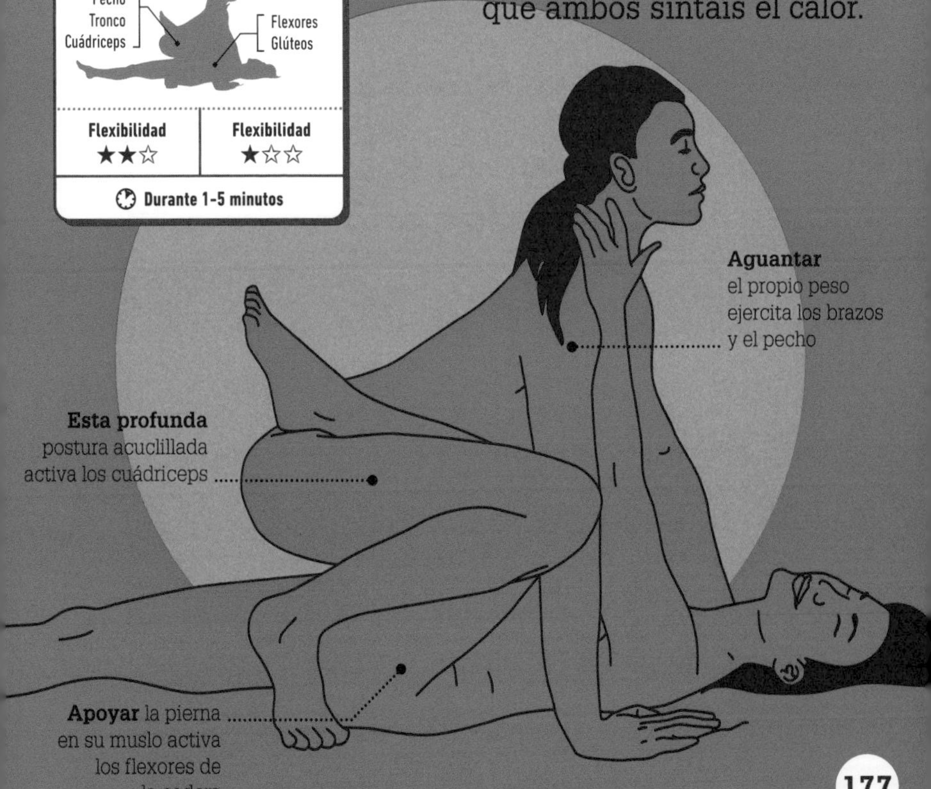

Aguantar el propio peso ejercita los brazos y el pecho
Esta profunda postura acuclillada activa los cuádriceps
Apoyar la pierna en su muslo activa los flexores de la cadera

AJUSTA EL CINTURÓN

Cruza los tobillos detrás de tu amante y acércalo a ti. Él te hace rebotar con la energía de sus embestidas.

SEXTADÍSTICAS

Calorías	Calorías
★★☆	★★☆

Músculos usados

Deltoides Glúteos Aductores	Trapecios Tronco Glúteos

Flexibilidad	Flexibilidad
★★☆	★☆☆

Durante 5-10 minutos

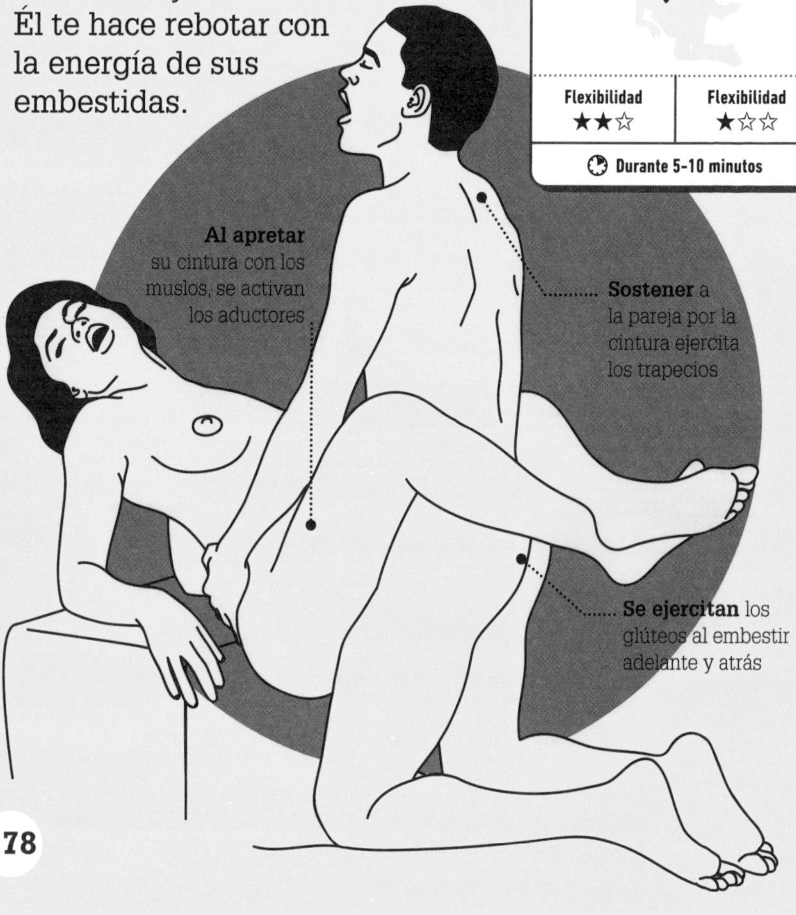
Al apretar su cintura con los muslos, se activan los aductores
Sostener a la pareja por la cintura ejercita los trapecios
Se ejercitan los glúteos al embestir adelante y atrás

MIMOS DE KOALA

Una postura tierna para que estéis calentitos y pegados: sujeta a tu pareja y bésale el cuello con cariño.

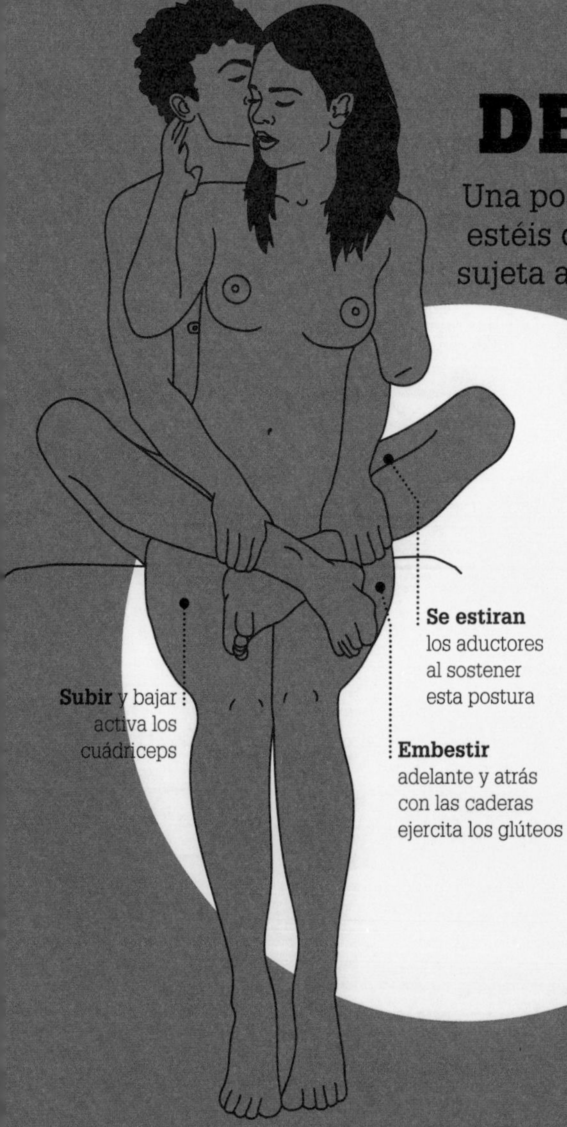
Subir y bajar activa los cuádriceps
Se estiran los aductores al sostener esta postura
Embestir adelante y atrás con las caderas ejercita los glúteos

SEXTADÍSTICAS

Calorías	Calorías
★☆☆	★☆☆

Músculos usados

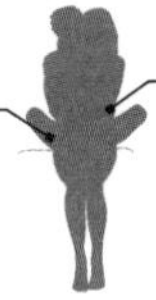
Tronco
Aductores
Tronco
Glúteos
Cuádriceps

Flexibilidad	Flexibilidad
★★☆	★☆☆

Durante 1-5 minutos

179

CUNNILINGUS CONTORSIONISTA

Pásate los pies por encima de la cabeza para adoptar una postura provocativa. Agarrarte a los muslos de tu amante aumenta la acción erótica.

Se estabiliza y fortalece el tronco

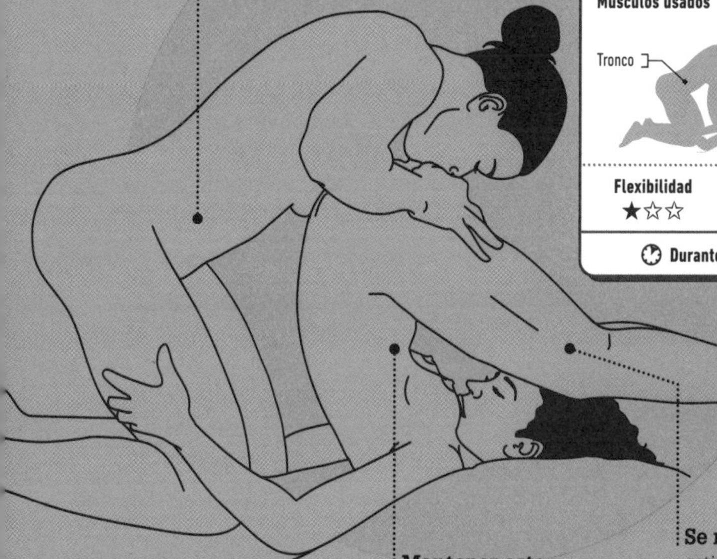

Mantener esta postura contrae los abdominales

Se nota el estiramiento en los isquios

SEXTADÍSTICAS

Calorías	Calorías
★☆☆	★★☆

Músculos usados

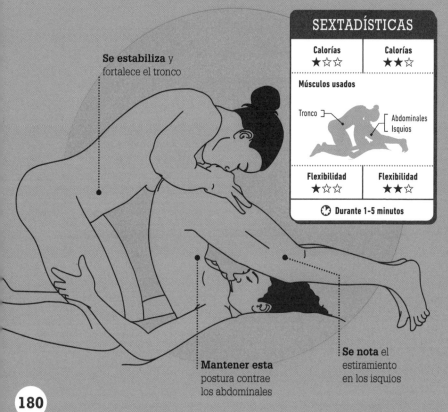

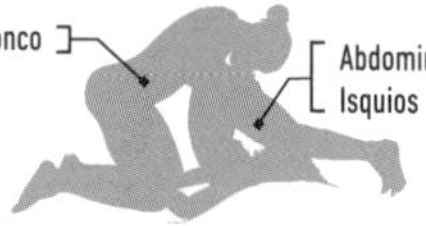

Flexibilidad	Flexibilidad
★☆☆	★★☆

Durante 1-5 minutos

TRIÁNGULO AMOROSO

La geometría se pone jugosa: recuéstate sobre sus piernas y que él apoye el pecho contra tus rodillas.

SEXTADÍSTICAS

Calorías	Calorías
★☆☆	★★☆

Músculos usados

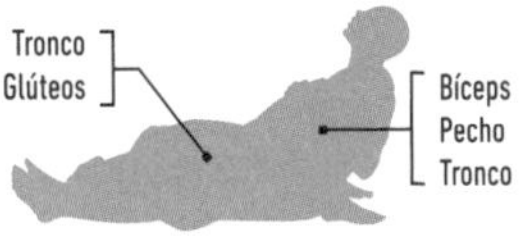
Tronco
Glúteos
Bíceps
Pecho
Tronco

Flexibilidad	Flexibilidad
★★☆	★☆☆

Durante 5-10 minutos

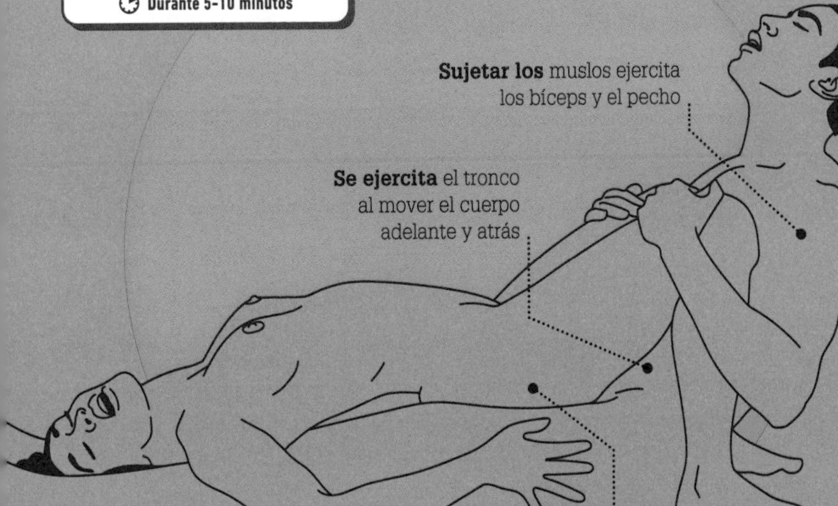
Sujetar los muslos ejercita los bíceps y el pecho
Se ejercita el tronco al mover el cuerpo adelante y atrás
Deslizarse adelante y atrás tonifica los glúteos

LA GATA SOBRE EL MUSLO CALIENTE

A horcajadas sobre una de sus piernas empujas la otra hacia su pecho. Tu pareja puede acariciar tus pezones y producirte descargas de deseo.

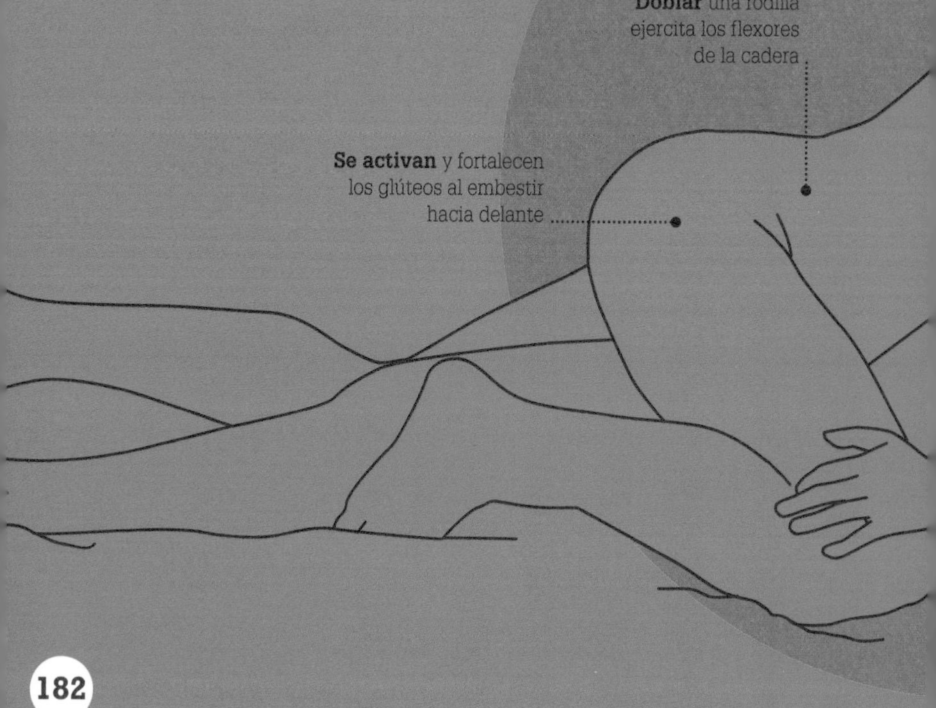
Doblar una rodilla ejercita los flexores de la cadera
Se activan y fortalecen los glúteos al embestir hacia delante

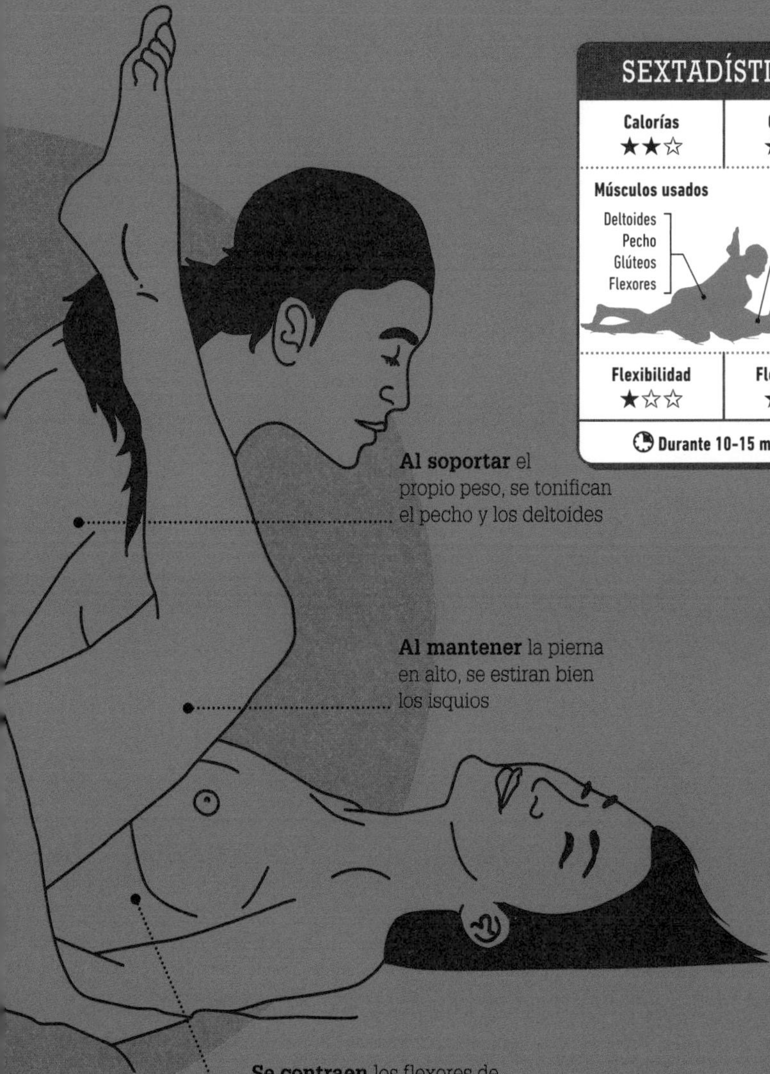

Al soportar el propio peso, se tonifican el pecho y los deltoides

Al mantener la pierna en alto, se estiran bien los isquios

Se contraen los flexores de cadera y los abdominales

SEXTADÍSTICAS

Calorías	Calorías
★★☆	★☆☆

Músculos usados

Deltoides
Pecho
Glúteos
Flexores

Abdominales
Flexores
Isquios

Flexibilidad	Flexibilidad
★☆☆	★★☆

Durante 10-15 minutos

AMOR PROFUNDO

Para alcanzar profundidades de infarto, acerca las rodillas al pecho. Poner algo bajo las lumbares te ayudará a llegar más hondo.

SEXTADÍSTICAS

Calorías	Calorías
★★☆	★★☆

Músculos usados

Brazos
Pecho
Glúteos
Abdominales
Flexores

Flexibilidad	Flexibilidad
★☆☆	★☆☆

Durante 1-5 minutos

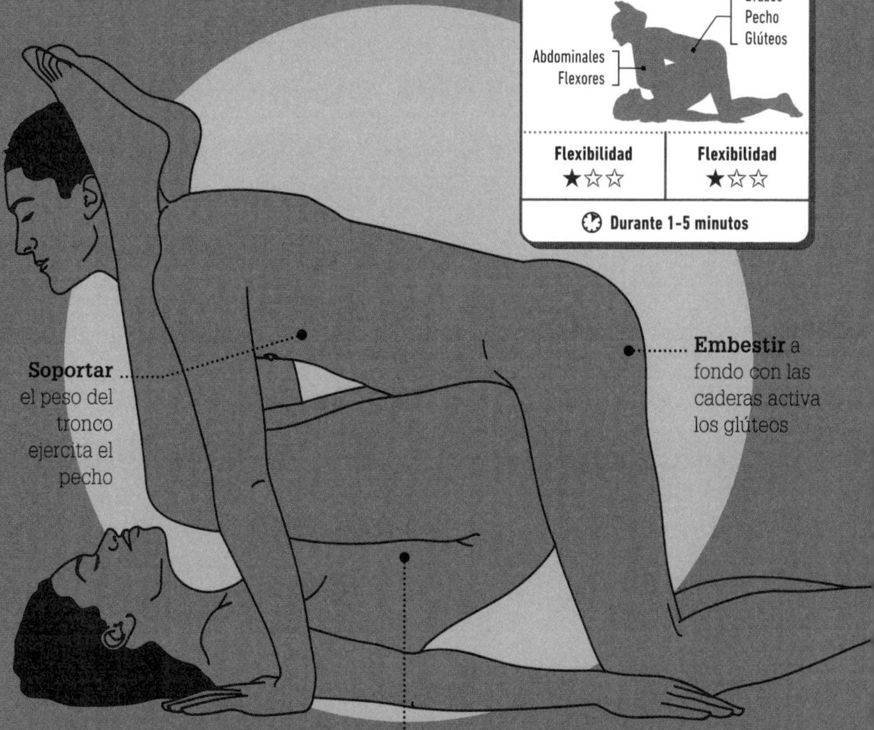

Soportar el peso del tronco ejercita el pecho

Embestir a fondo con las caderas activa los glúteos

Se siente la tensión en los flexores de la cadera y los abdominales

ESTIRA TU IMAGINACIÓN

Aquí las piernas adquieren el protagonismo: tu pareja las sostiene y tú le empujas el pecho con ellas.

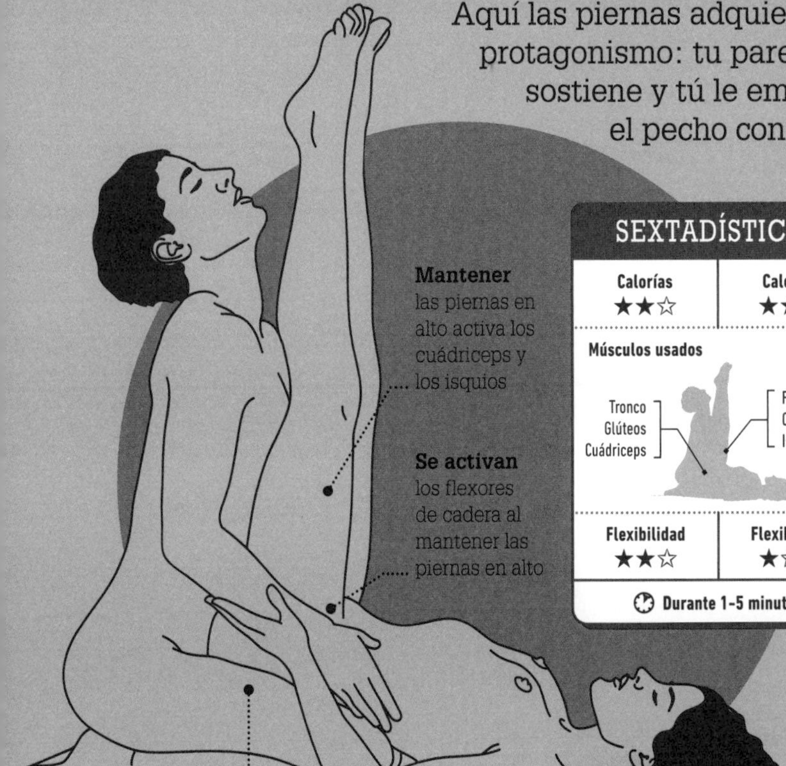

Mantener las piernas en alto activa los cuádriceps y los isquios

Se activan los flexores de cadera al mantener las piernas en alto

Se ejercitan los cuádriceps al empujar arriba con las caderas

SEXTADÍSTICAS

Calorías	Calorías
★★☆	★★☆

Músculos usados

Tronco
Glúteos
Cuádriceps
Flexores
Cuádriceps
Isquios

Flexibilidad	Flexibilidad
★★☆	★☆☆

Durante 1-5 minutos

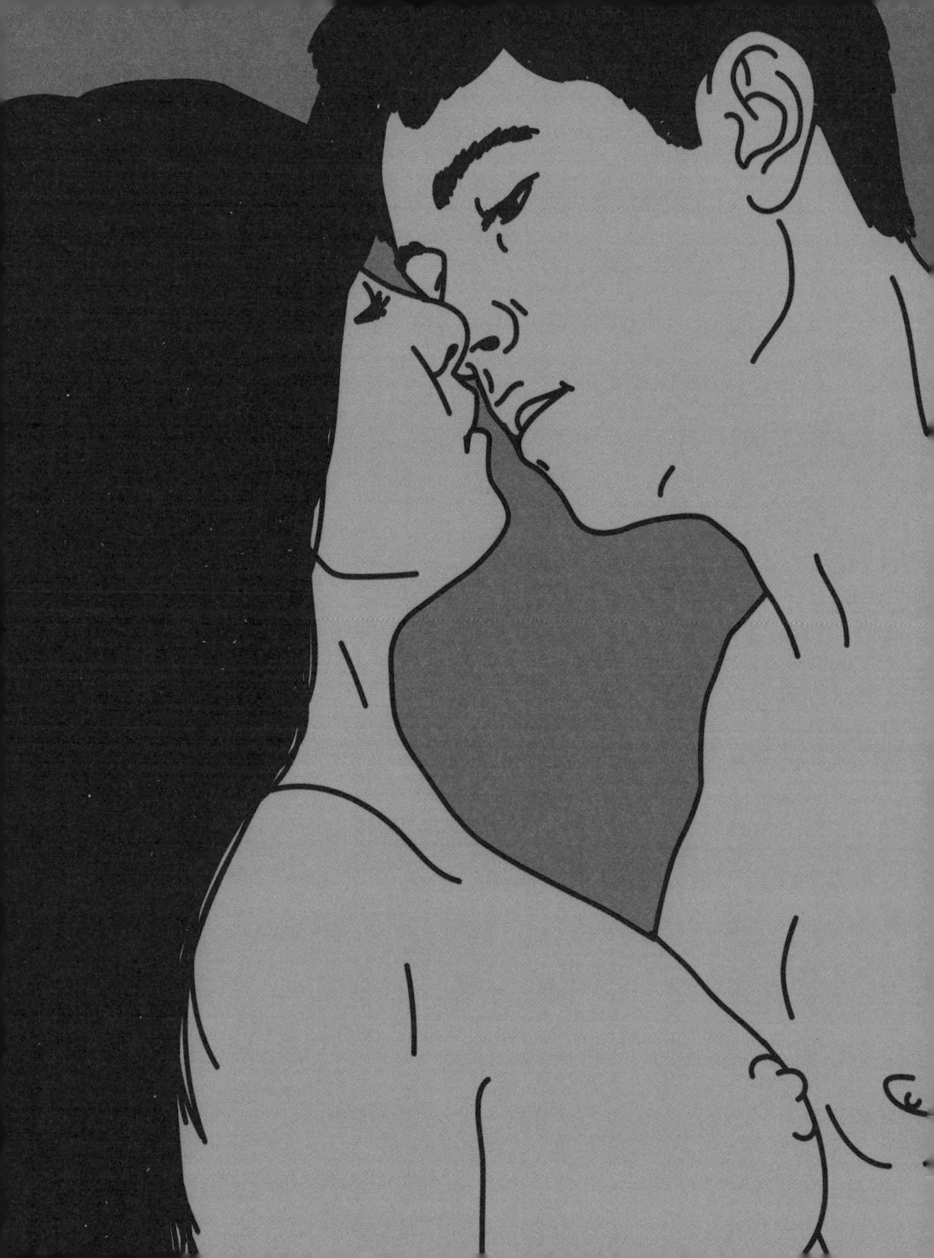

“Excítale

CON BESOS,
MORDISQUEA Y CHUPA
SUS LABIOS,
ACARICIA SU CUELLO
Y SUS MEJILLAS”

EL JARDÍN PERFUMADO

X SENSUAL

Rotad vuestros cuerpos para formar una X y explorad excitantes ángulos de entrada laterales.

SEXTADÍSTICAS

Calorías	Calorías
★★☆	★☆☆

Músculos usados

Brazos
Pecho
Glúteos
Glúteos

Flexibilidad	Flexibilidad
★☆☆	★☆☆

Durante 5-10 minutos

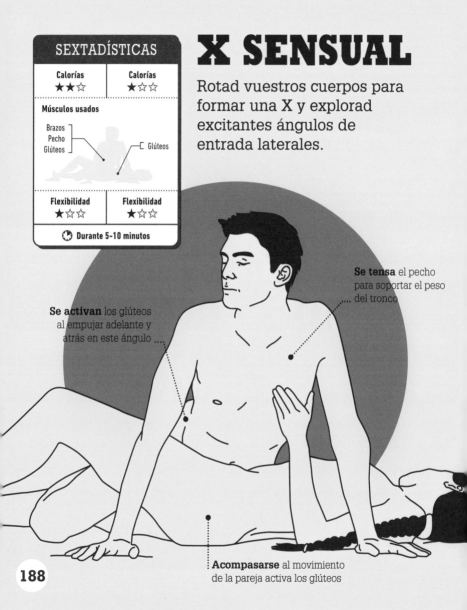

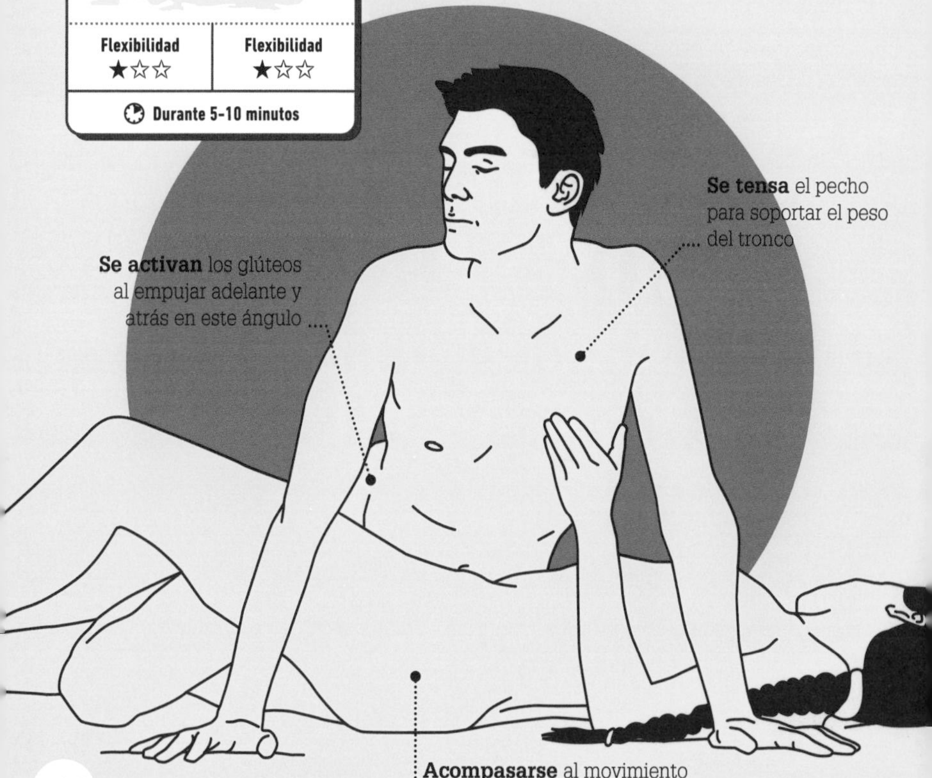
Se tensa el pecho para soportar el peso del tronco
Se activan los glúteos al empujar adelante y atrás en este ángulo
Acompasarse al movimiento de la pareja activa los glúteos

EMPUJE DE PASIÓN

Tu pareja puede tomar el control apoyando el pecho en tu pie. Disfruta de la tensión dramática de permitirle inclinarse sobre ti sabiendo que puedes empujarlo en cualquier momento.

SEXTADÍSTICAS

Calorías	Calorías
★★☆	★★☆

Músculos usados

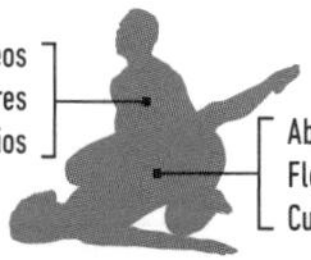

Glúteos
Flexores
Isquios
Abdominales
Flexores
Cuádriceps

Flexibilidad	Flexibilidad
★★☆	★★☆

Durante 5-10 minutos

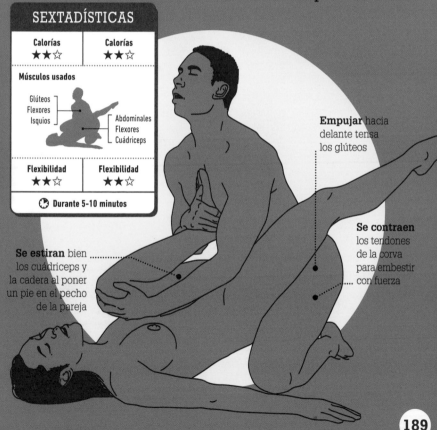

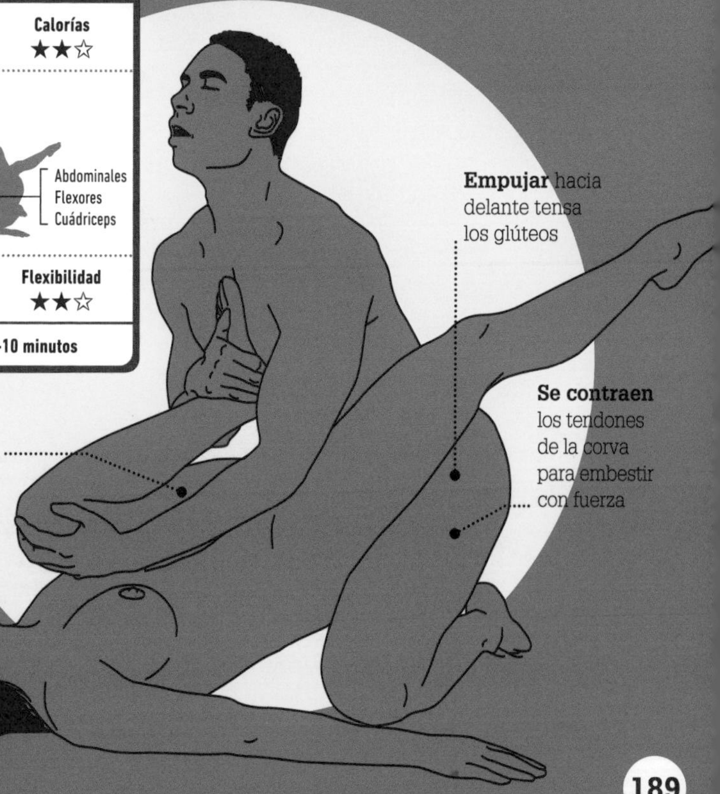

Empujar hacia delante tensa los glúteos
Se contraen los tendones de la corva para embestir con fuerza
Se estiran bien los cuádriceps y la cadera al poner un pie en el pecho de la pareja

BÍCEPS ARDIENTES

Tu pareja se reclina seductoramente mientras mantiene un intenso contacto visual. Una oportunidad ideal para una atenta estimulación del clítoris.

SEXTADÍSTICAS	
Calorías ★★☆	**Calorías** ★★☆
Músculos usados	
Flexibilidad ★★☆	**Flexibilidad** ★★☆
Durante 1-5 minutos	

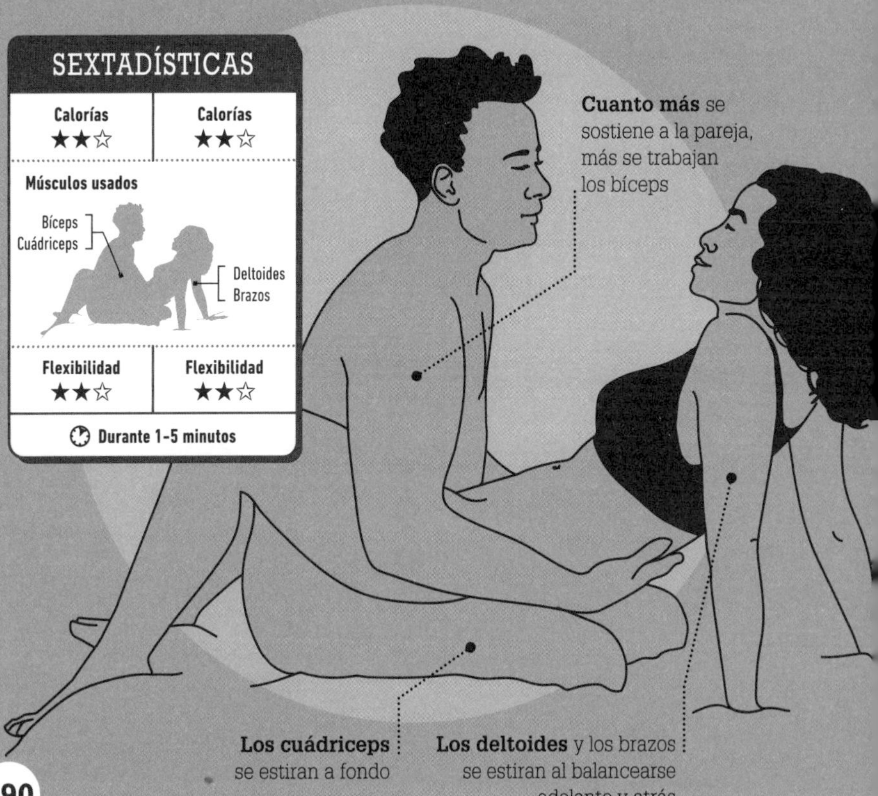
Bíceps
Cuádriceps
Deltoides
Brazos
Cuanto más se sostiene a la pareja, más se trabajan los bíceps
Los cuádriceps se estiran a fondo
Los deltoides y los brazos se estiran al balancearse adelante y atrás

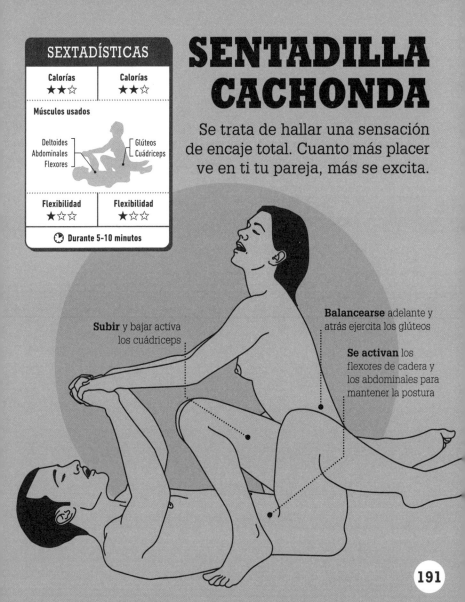

SENTADILLA CACHONDA

Se trata de hallar una sensación de encaje total. Cuanto más placer ve en ti tu pareja, más se excita.

SEXTADÍSTICAS

Calorías	Calorías
★★☆	★★☆

Músculos usados

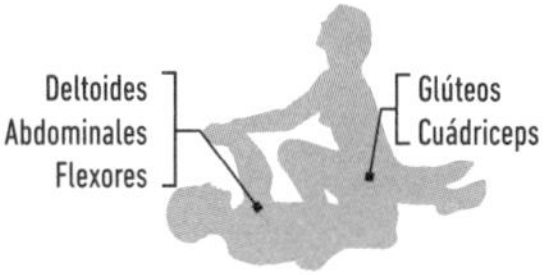
Deltoides
Abdominales
Flexores
Glúteos
Cuádriceps

Flexibilidad	Flexibilidad
★☆☆	★☆☆

Durante 5-10 minutos

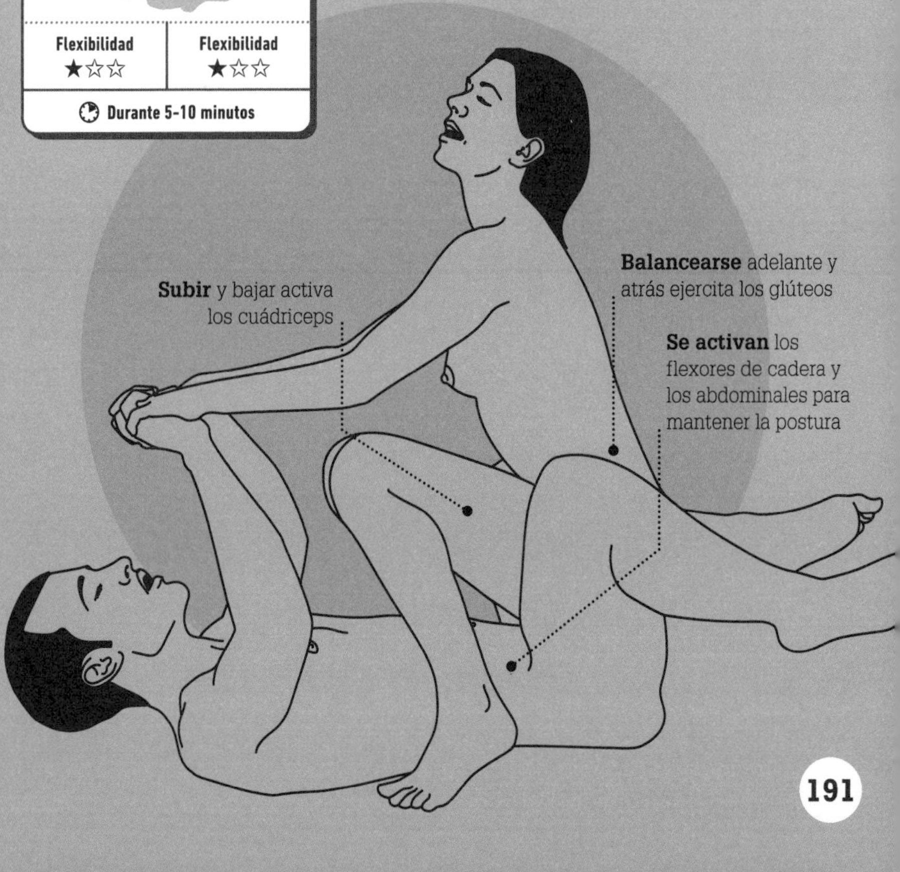
Subir y bajar activa los cuádriceps
Balancearse adelante y atrás ejercita los glúteos
Se activan los flexores de cadera y los abdominales para mantener la postura

HOMBROS DE PLACER

Para un sexo realmente sensual, presta una atención especial a su cuello y a sus hombros: bésalos, sopla sobre ellos y lámelos para que tiemble de placer.

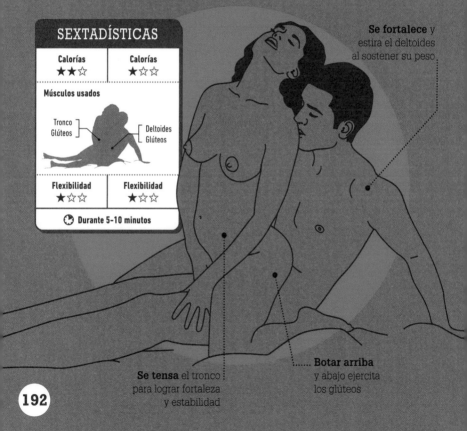

SEXTADÍSTICAS

Calorías	Calorías
★★☆	★☆☆

Músculos usados

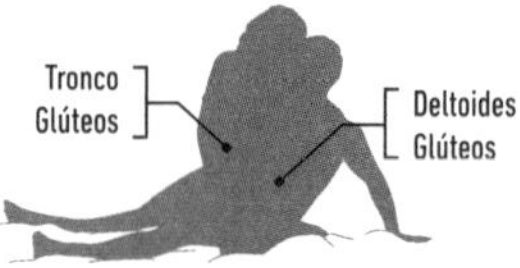

Tronco
Glúteos
Deltoides
Glúteos

Flexibilidad	Flexibilidad
★☆☆	★☆☆

Durante 5-10 minutos

Se fortalece y estira el deltoides al sostener su peso
Se tensa el tronco para lograr fortaleza y estabilidad
Botar arriba y abajo ejercita los glúteos

SILLA DE MONTAR

Una posición de placer alocado. Si tu pareja necesita un descanso, pon los pies en el suelo y cabalga a tu gusto.

SEXTADÍSTICAS

Calorías	Calorías
★★☆	★★★

Músculos usados

Deltoides, Brazos, Pecho, Extensores, Glúteos, Tronco

Tronco, Glúteos, Cuádriceps, Aductores, Isquios

Flexibilidad	Flexibilidad
★☆☆	★★★

Durante 1-5 minutos

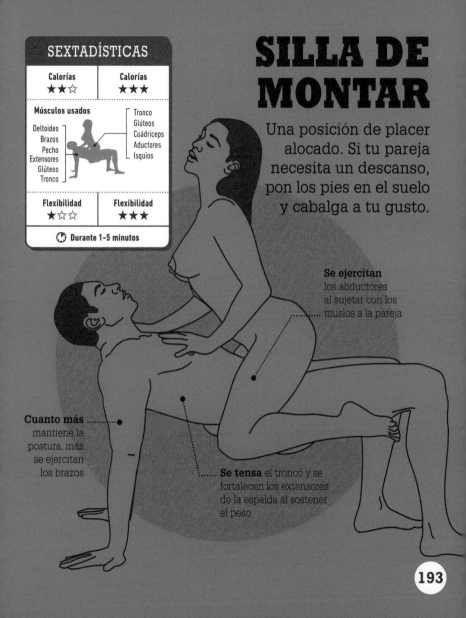

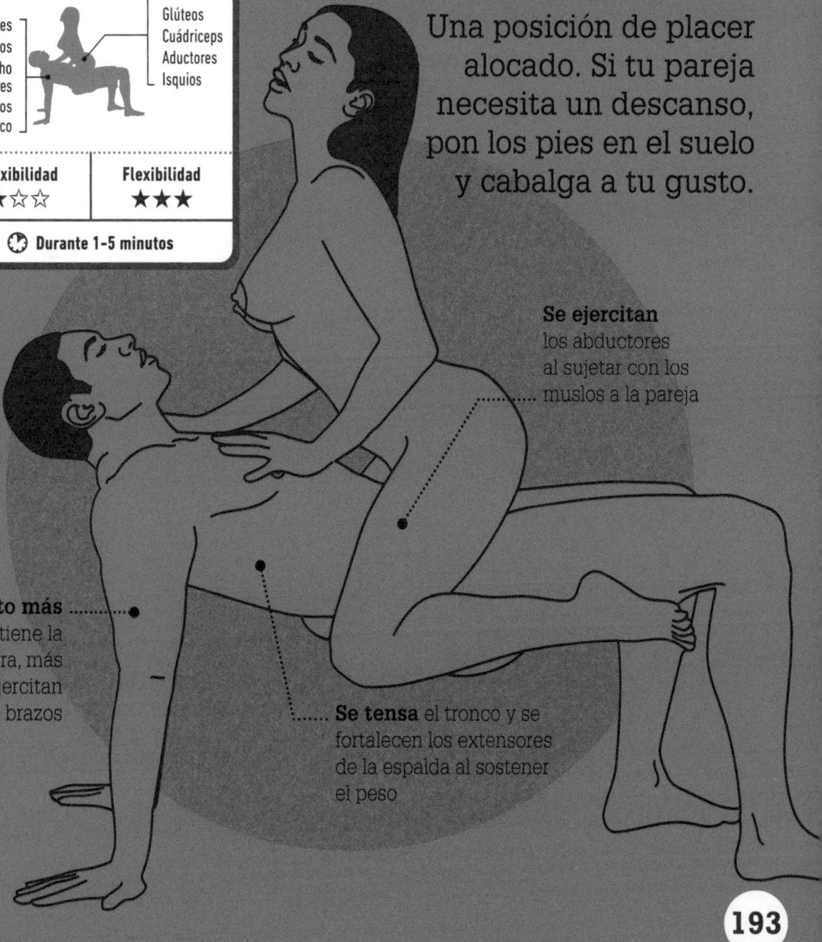

Se ejercitan los abductores al sujetar con los muslos a la pareja
Cuanto más mantiene la postura, más se ejercitan los brazos
Se tensa el tronco y se fortalecen los extensores de la espalda al sostener el peso

SILLA CALIENTE

Tu amante aprieta tu cuerpo entre las rodillas y tú llevas la iniciativa. Puedes subir la temperatura inclinándote hacia delante despacio para que ambos veáis más detalles.

SEXTADÍSTICAS

Calorías	Calorías
★★☆	★☆☆

Músculos usados

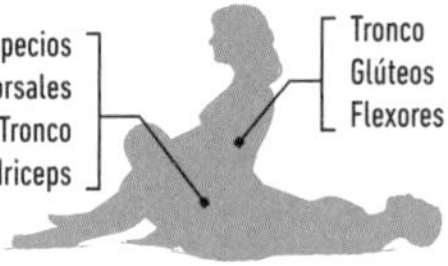
Trapecios
Dorsales
Tronco
Cuádriceps
Tronco
Glúteos
Flexores

Flexibilidad	Flexibilidad
★★☆	★☆☆

Durante 5-10 minutos

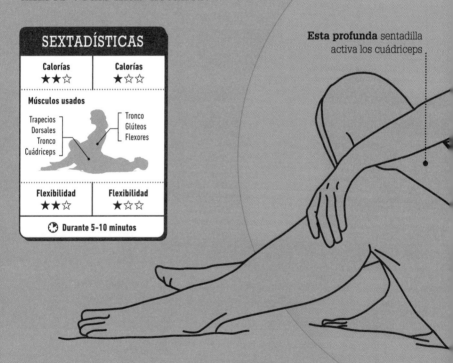

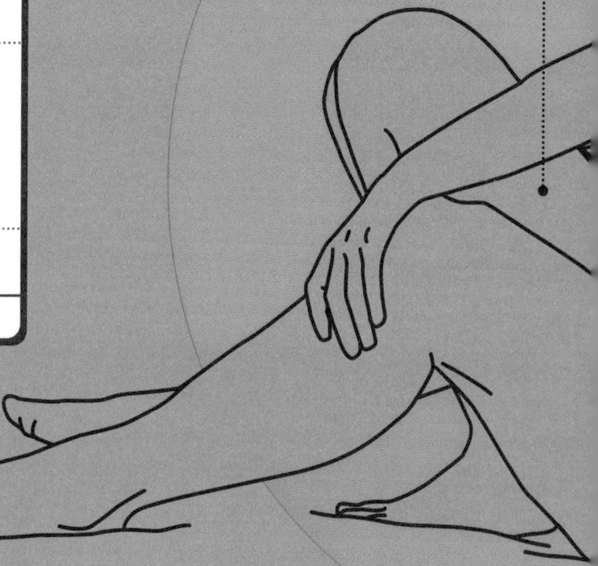
Esta profunda sentadilla activa los cuádriceps

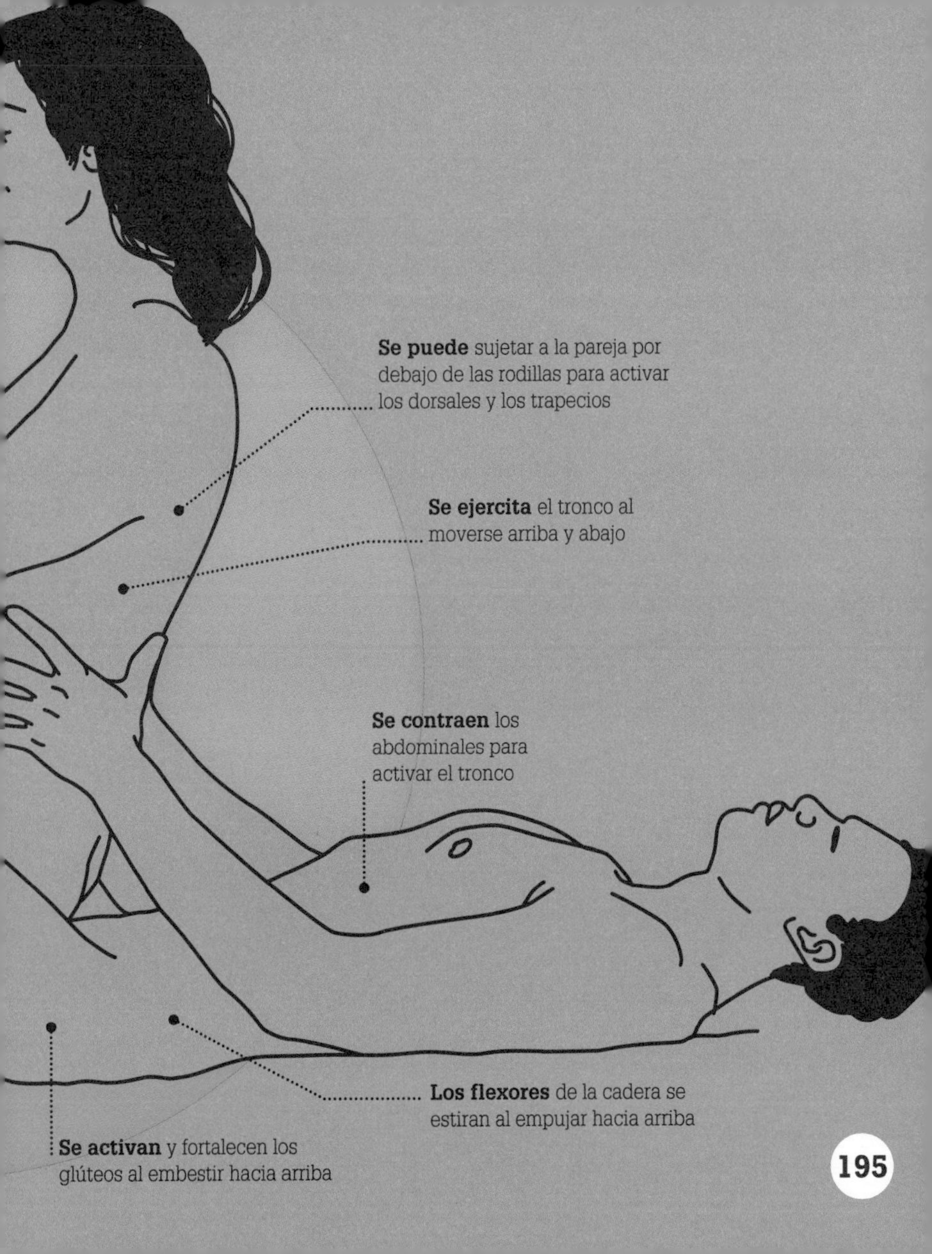
Se puede sujetar a la pareja por debajo de las rodillas para activar los dorsales y los trapecios
Se ejercita el tronco al moverse arriba y abajo
Se contraen los abdominales para activar el tronco
Los flexores de la cadera se estiran al empujar hacia arriba
Se activan y fortalecen los glúteos al embestir hacia arriba

CIMA DEL PLACER

Con tu amante encima, levanta la pelvis y muévete en el aire. Excelente para el contacto visual y para garantizar estremecimientos de placer.

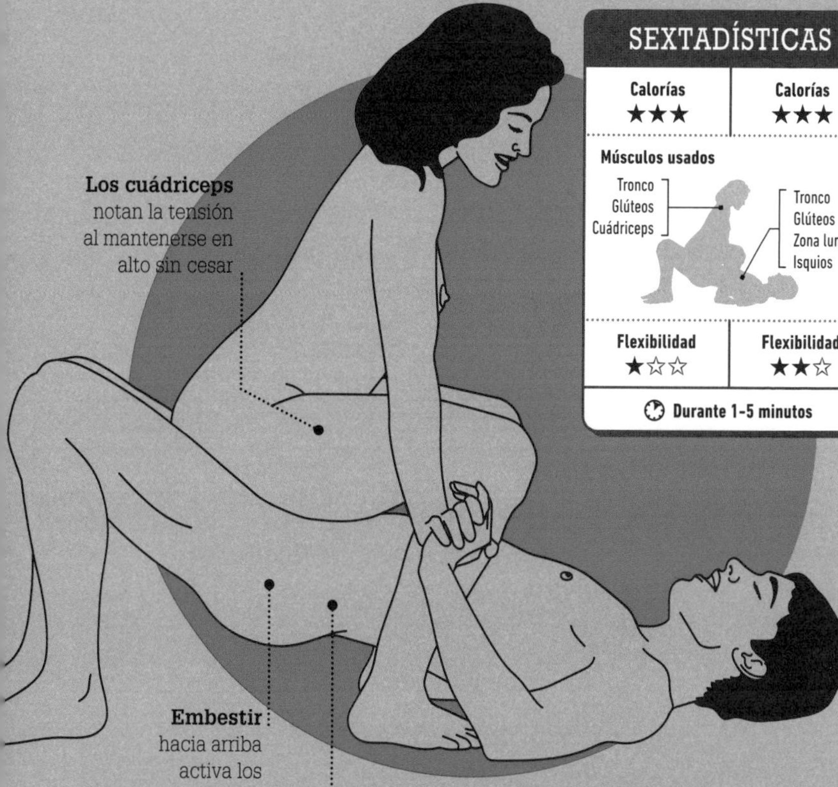

Los cuádriceps notan la tensión al mantenerse en alto sin cesar
Embestir hacia arriba activa los glúteos
Se activa el tronco y la zona lumbar al mantener el cuerpo en alto

SEXTADÍSTICAS

Calorías ★★★	**Calorías** ★★★

Músculos usados

Tronco
Glúteos
Cuádriceps

Tronco
Glúteos
Zona lumbar
Isquios

Flexibilidad ★☆☆	**Flexibilidad** ★★☆

Durante 1-5 minutos

PRESIÓN DE GUSTO

Tu amante deja las piernas colgando por el borde de la cama y te abraza con fuerza entre sus muslos. Mueves las nalgas arriba y abajo hasta que lleguéis al clímax.

SEXTADÍSTICAS

Calorías	Calorías
★★★	★★☆

Músculos usados

Tronco
Cuádriceps
Isquios
Tronco
Glúteos
Cuádriceps

Flexibilidad	Flexibilidad
★☆☆	★☆☆

Durante 5-10 minutos

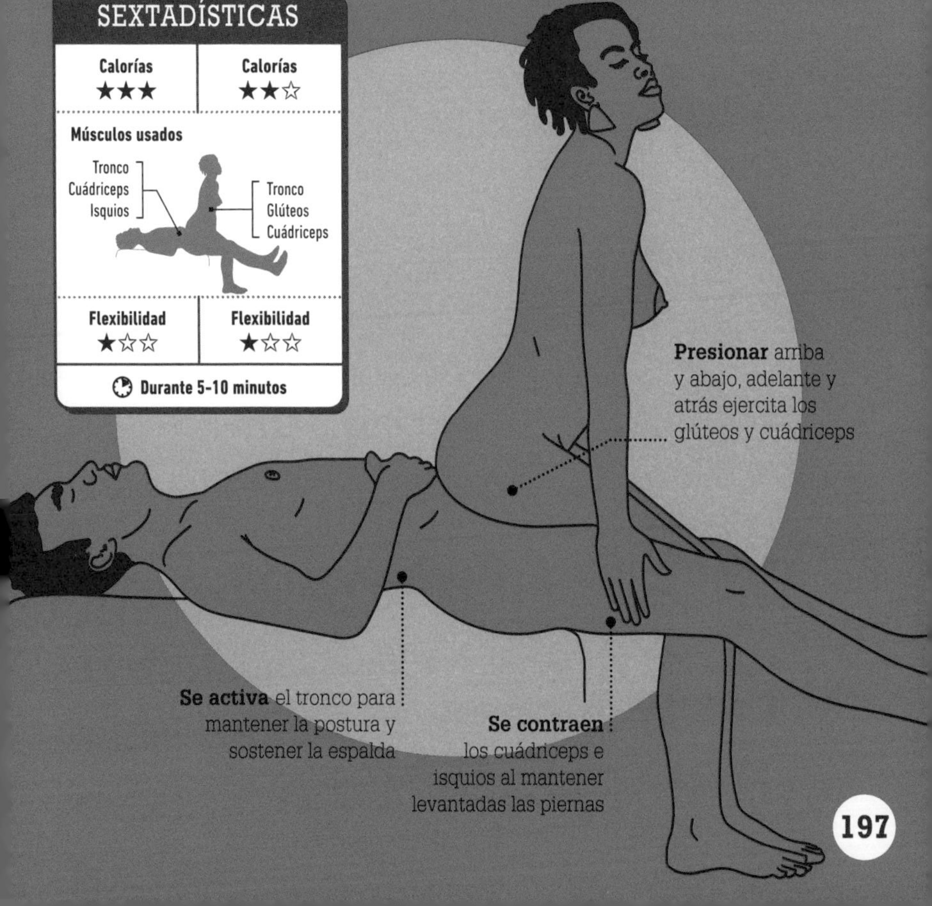
Presionar arriba y abajo, adelante y atrás ejercita los glúteos y cuádriceps
Se activa el tronco para mantener la postura y sostener la espalda
Se contraen los cuádriceps e isquios al mantener levantadas las piernas

MUSLOS DE EMOCIÓN

Arquea provocativamente la espalda y deja que tu pareja se hunda a fondo en ti. Intenta mantener el contacto visual para lograr una intensidad cargada de emociones.

SEXTADÍSTICAS

Calorías	Calorías
★★☆	★★☆

Músculos usados

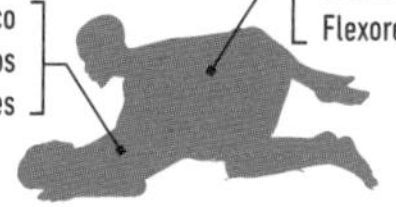

Flexibilidad	Flexibilidad
★★☆	★☆☆

Durante 5-10 minutos

Se fortalece y estabiliza el tronco

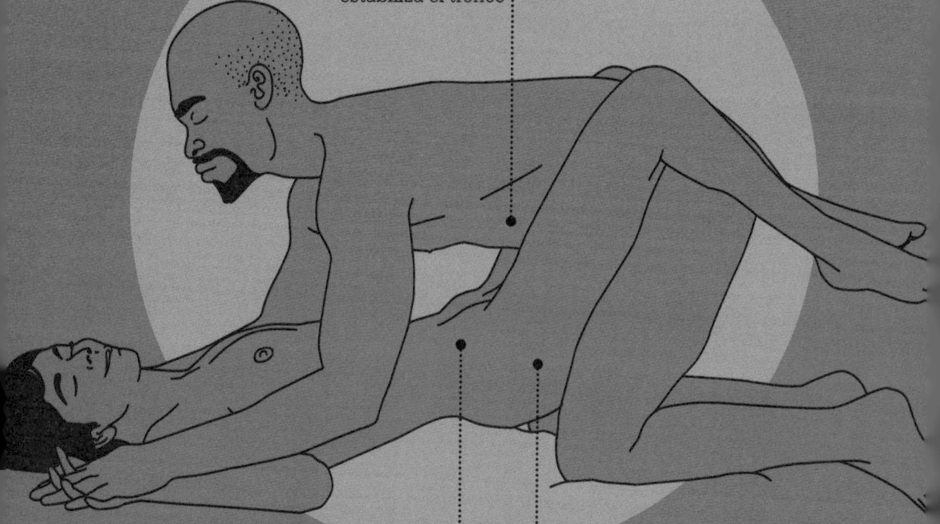

Se activa el tronco al tensar los abdominales profundos y enderezar la zona lumbar

Se contraen los aductores y se fortalecen las caderas

PRESIÓN AMOROSA

Tu pareja te rodea con las piernas y te deja tomar la iniciativa. Disfrutas de la firme presión de sus muslos mientras aprietas sus nalgas.

SEXTADÍSTICAS

Calorías	Calorías
★★☆	★★☆

Músculos usados

Deltoides
Aductores
Dorsales
Brazos

Flexibilidad	Flexibilidad
★☆☆	★★☆

Durante 1-5 minutos

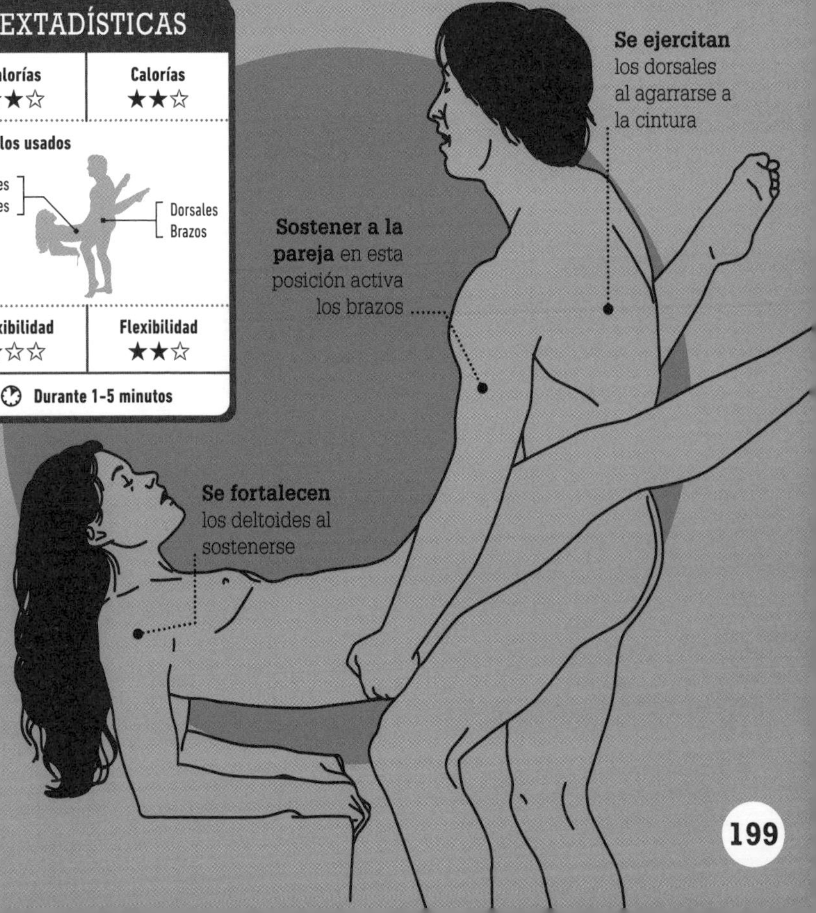

Se ejercitan los dorsales al agarrarse a la cintura
Sostener a la pareja en esta posición activa los brazos
Se fortalecen los deltoides al sostenerse

OIERNA ARRIBA

Entrelazad las piernas y pegaos bien. Sellad la sensualidad con un beso prolongado.

SEXTADÍSTICAS

Calorías	Calorías
★★☆	★★☆

Músculos usados

Flexores Cuádriceps Isquios Gemelos	Tronco Glúteos Flexores Cuádriceps Isquios

Flexibilidad	Flexibilidad
★★☆	★★☆

Durante 5-10 minutos

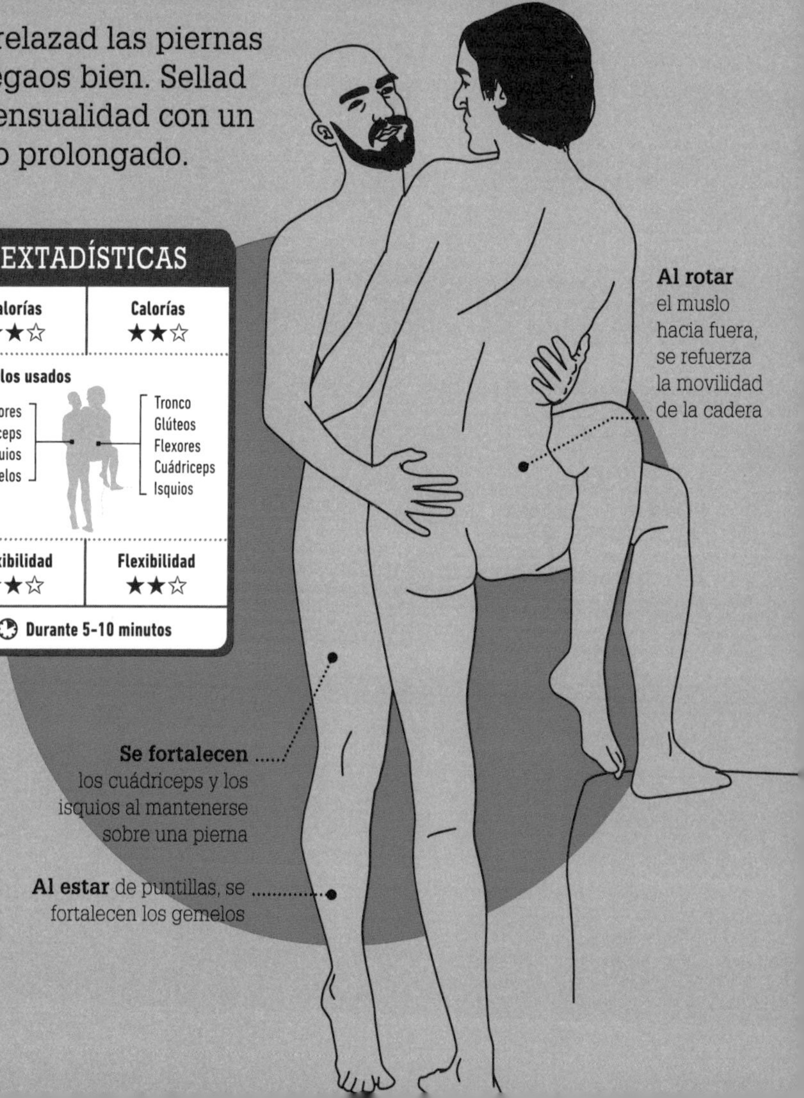
Al rotar el muslo hacia fuera, se refuerza la movilidad de la cadera
Se fortalecen los cuádriceps y los isquios al mantenerse sobre una pierna
Al estar de puntillas, se fortalecen los gemelos

DE PAR EN PAR

Te apoyas contra una pared y haces trabajar duramente a tu pareja. Cuando sus muslos ya no aguanten, puede ponerse en pie y embestir libremente hasta el final.

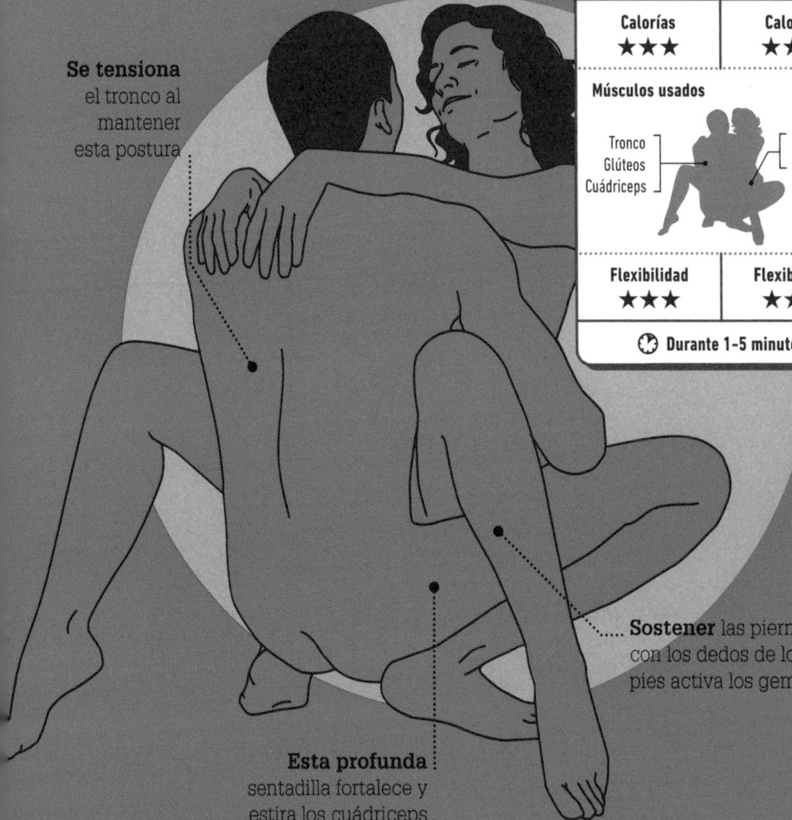

Se tensiona el tronco al mantener esta postura

Sostener las piernas con los dedos de los pies activa los gemelos

Esta profunda sentadilla fortalece y estira los cuádriceps

SEXTADÍSTICAS

Calorías	Calorías
★★★	★★☆

Músculos usados

Flexibilidad	Flexibilidad
★★★	★★☆

Durante 1-5 minutos

QUIÉN DURA MÁS

Tu compañero forma una mesa con su cuerpo y tú te colocas encima. Parejas competitivas: seguid hasta que haya un ganador.

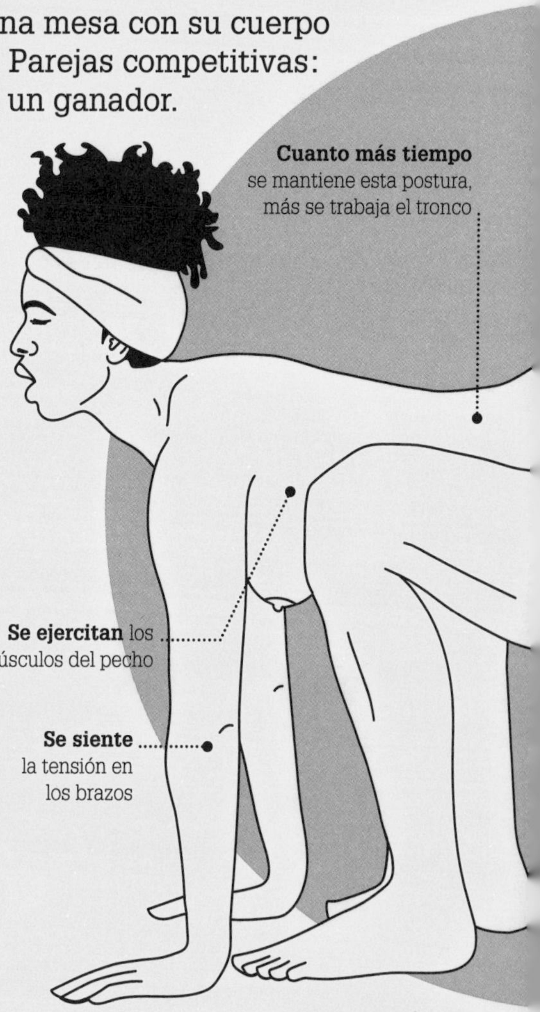

Cuanto más tiempo se mantiene esta postura, más se trabaja el tronco
Se ejercitan los músculos del pecho
Se siente la tensión en los brazos

SEXTADÍSTICAS

Calorías	Calorías
★★★	★★★

Músculos usados

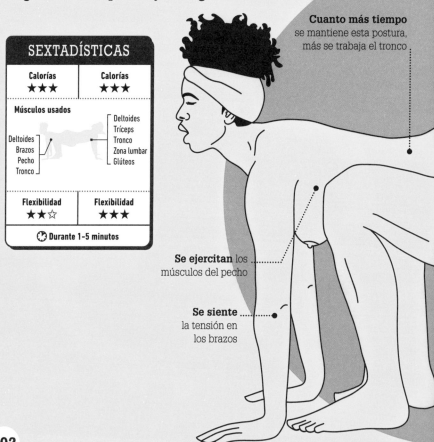

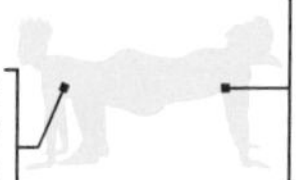

Deltoides
Brazos
Pecho
Tronco
Deltoides
Tríceps
Tronco
Zona lumbar
Glúteos

Flexibilidad	Flexibilidad
★★☆	★★★

Durante 1-5 minutos

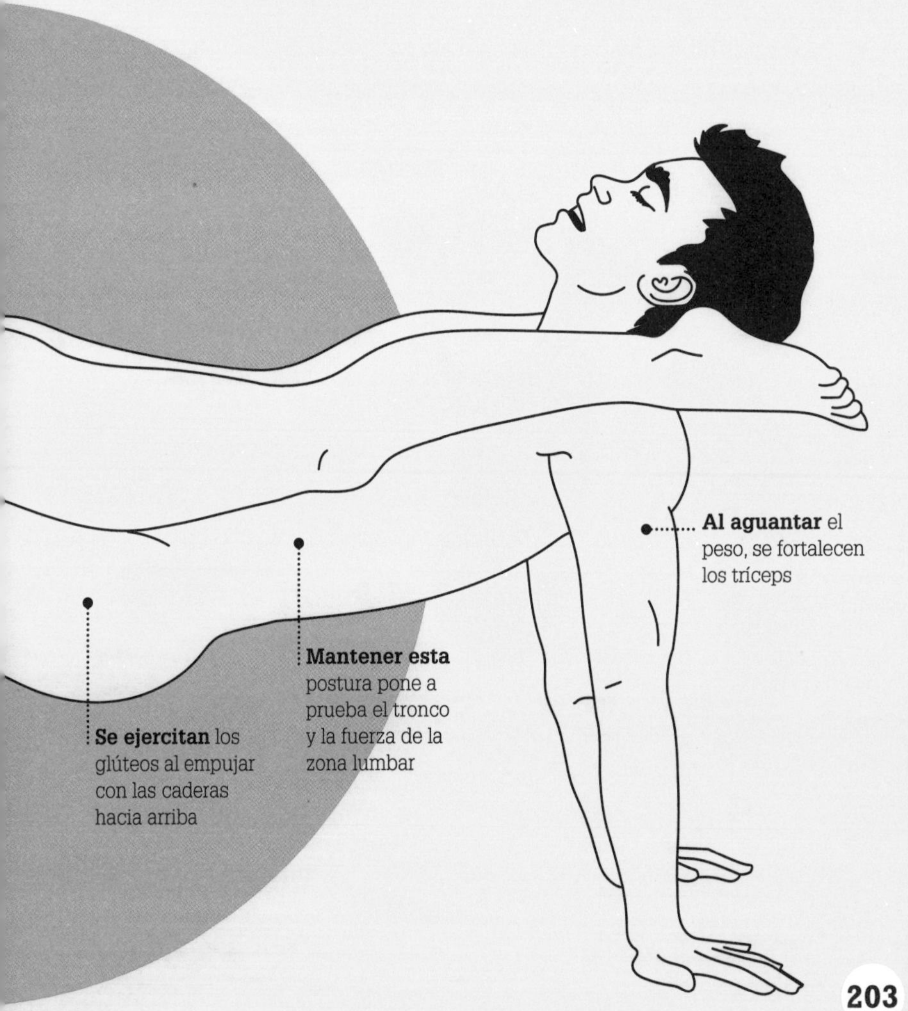
Al aguantar el peso, se fortalecen los tríceps
Mantener esta postura pone a prueba el tronco y la fuerza de la zona lumbar
Se ejercitan los glúteos al empujar con las caderas hacia arriba

ARRIBA Y ADENTRO

Tu amante te sujeta las nalgas y te penetra a fondo. Si llevas las rodillas hasta tocarte el pecho, se crea un ajuste perfecto para que ambos sintáis cada sensación intensamente.

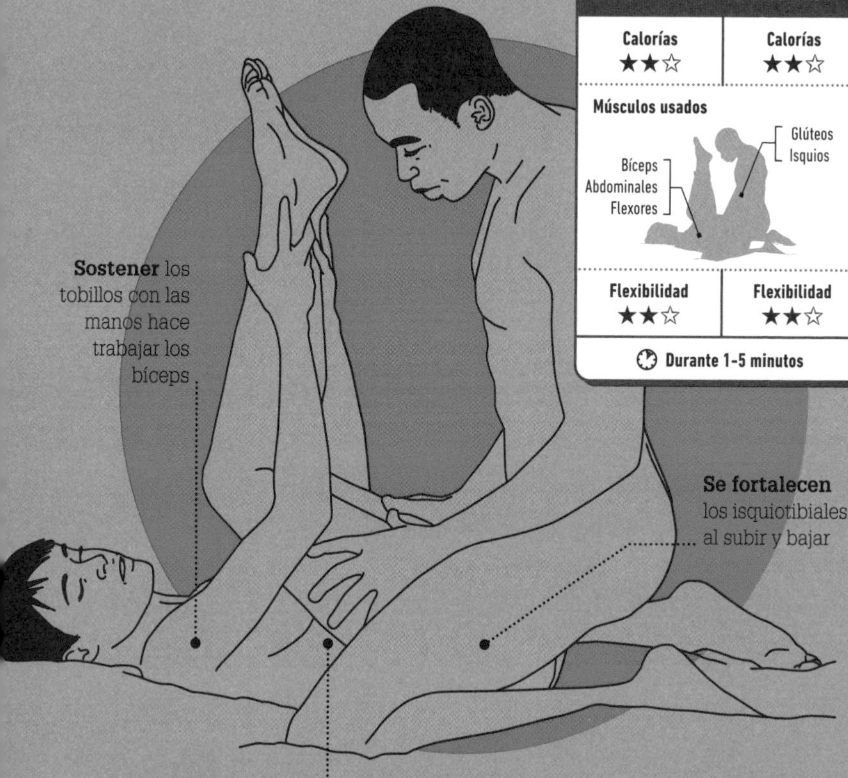

Sostener los tobillos con las manos hace trabajar los bíceps

Se fortalecen los isquiotibiales al subir y bajar

Mantener esta posición tensa los abdominales y pone a prueba el vigor

SEXTADÍSTICAS

Calorías	Calorías
★★☆	★★☆

Músculos usados

Glúteos
Isquios
Bíceps
Abdominales
Flexores

Flexibilidad	Flexibilidad
★★☆	★★☆

Durante 1-5 minutos

COLUMPIO DE SENSACIONES

Deja a tu pareja boquiabierta con esta sorprendente posición de pie. Tu fuerza muscular hará que se derrita.

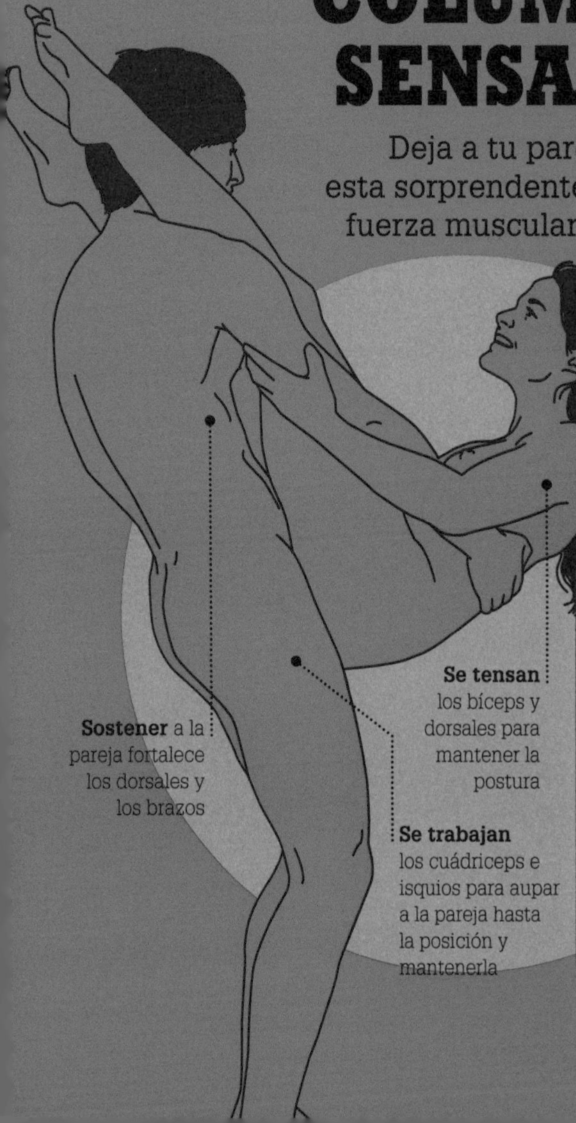

Sostener a la pareja fortalece los dorsales y los brazos
Se tensan los bíceps y dorsales para mantener la postura
Se trabajan los cuádriceps e isquios para aupar a la pareja hasta la posición y mantenerla

SEXTADÍSTICAS

Calorías ★★★	**Calorías** ★★☆
Músculos usados	
Flexibilidad ★★☆	**Flexibilidad** ★★★
Durante 1-5 minutos	

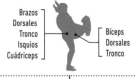

Brazos
Dorsales
Tronco
Isquios
Cuádriceps
Bíceps
Dorsales
Tronco

VIGOR Y BELLEZA

Tu pareja te sostiene con su fortaleza mientras tú te recuestas contra una pared para recompensarlo con la visión de tus pechos.

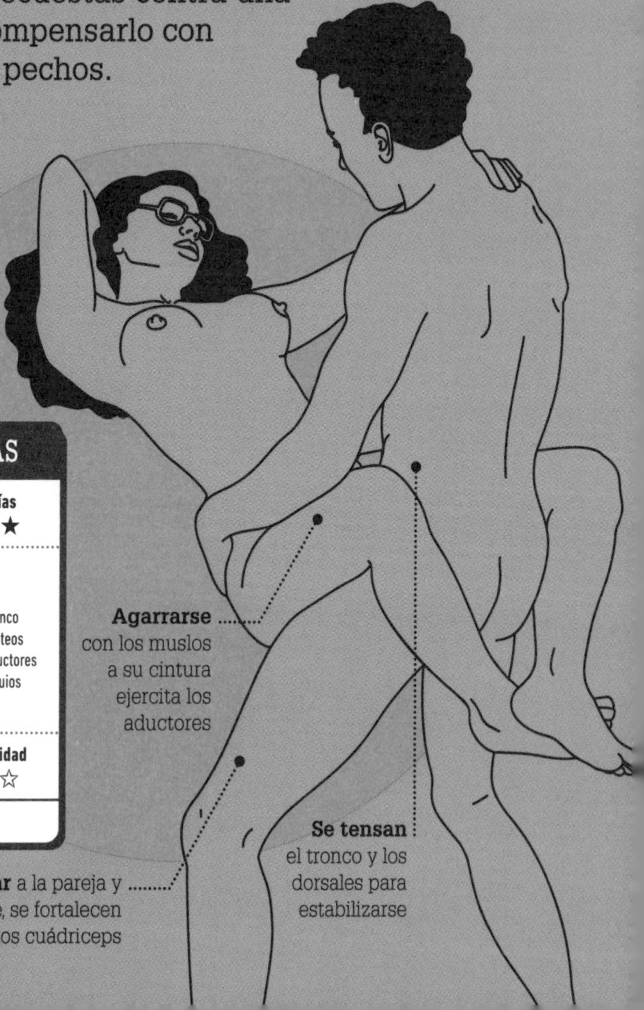

Agarrarse con los muslos a su cintura ejercita los aductores
Se tensan el tronco y los dorsales para estabilizarse
Al elevar a la pareja y mantenerse, se fortalecen los cuádriceps

SEXTADÍSTICAS

Calorías	Calorías
★★★	★★★

Músculos usados

Trapecios, Dorsales, Tronco, Glúteos, Cuádriceps

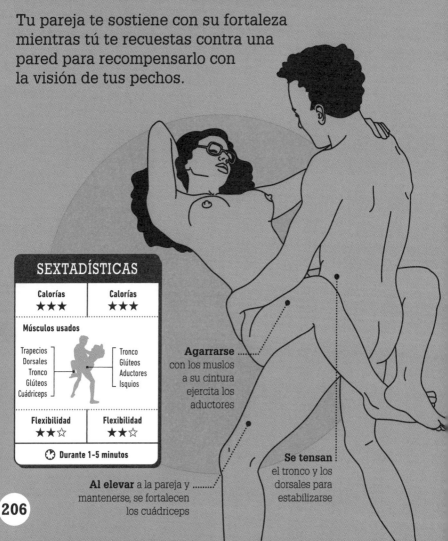

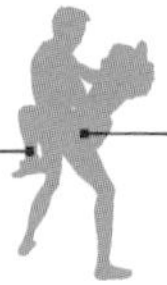

Tronco, Glúteos, Aductores, Isquios

Flexibilidad	Flexibilidad
★★☆	★★☆

Durante 1-5 minutos

SÉ MÍA

Una posición romántica que hace que os derritáis: tu amante envuelve tu torso con sus piernas y tú la acaricias con ternura.

SEXTADÍSTICAS

Calorías	Calorías
★★☆	★★☆

Músculos usados

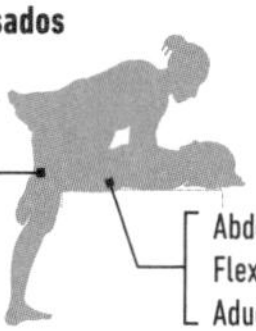

Tronco
Glúteos
Cuádriceps
Isquios
Abdominales
Flexores
Aductores

Flexibilidad	Flexibilidad
★★☆	★☆☆

Durante 5-10 minutos

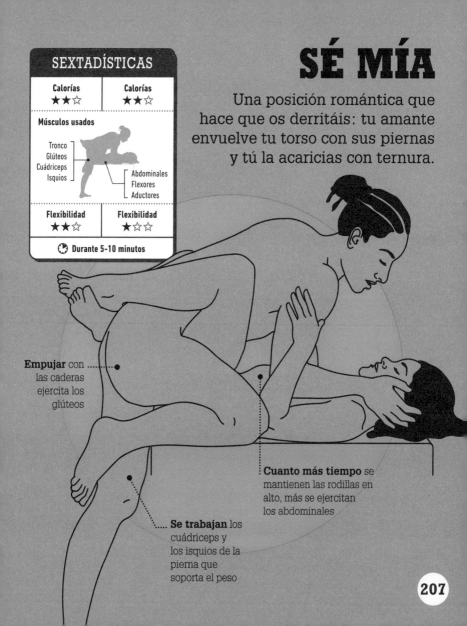

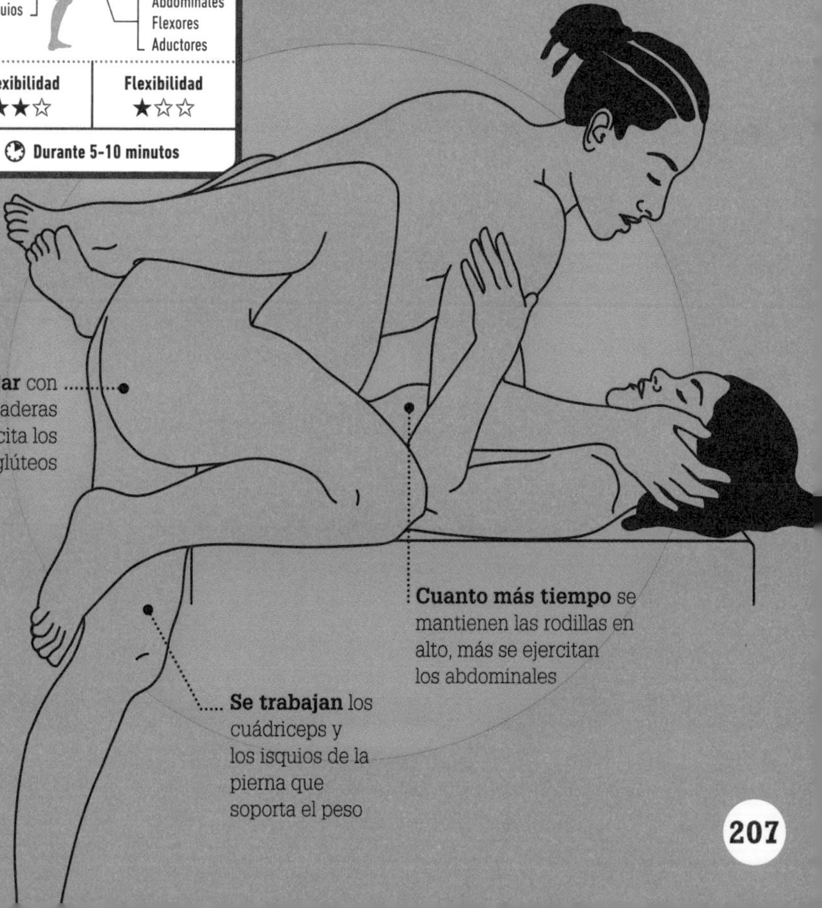

Empujar con las caderas ejercita los glúteos
Cuanto más tiempo se mantienen las rodillas en alto, más se ejercitan los abdominales
Se trabajan los cuádriceps y los isquios de la pierna que soporta el peso

ECHAR UNA MANO

Entrelazad vuestros dedos y miraos a los ojos; después soltad las manos y usadlas para maximizar el placer.

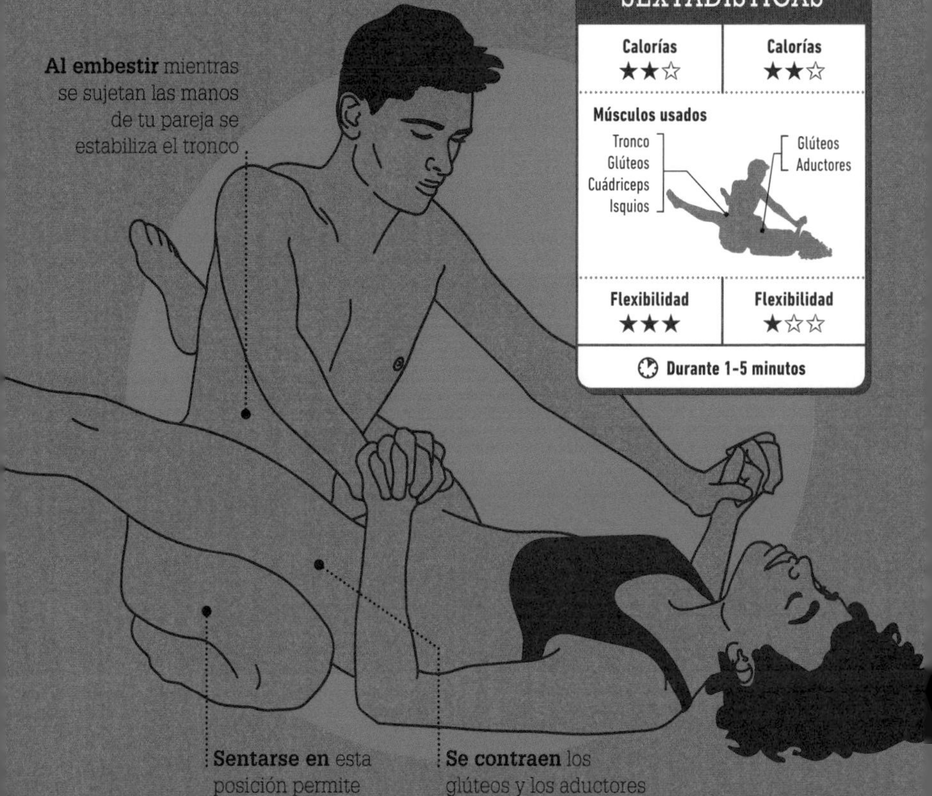

Al embestir mientras se sujetan las manos de tu pareja se estabiliza el tronco

SEXTADÍSTICAS

Calorías	Calorías
★★☆	★★☆

Músculos usados

Tronco
Glúteos
Cuádriceps
Isquios
Glúteos
Aductores

Flexibilidad	Flexibilidad
★★★	★☆☆

Durante 1-5 minutos

Sentarse en esta posición permite estirar a fondo los cuádriceps

Se contraen los glúteos y los aductores al acompasar las embestidas

PUERTA TRASERA

La carretilla, pero no como la conoces: tu pareja se monta sobre ti a horcajadas para que salten las chispas.

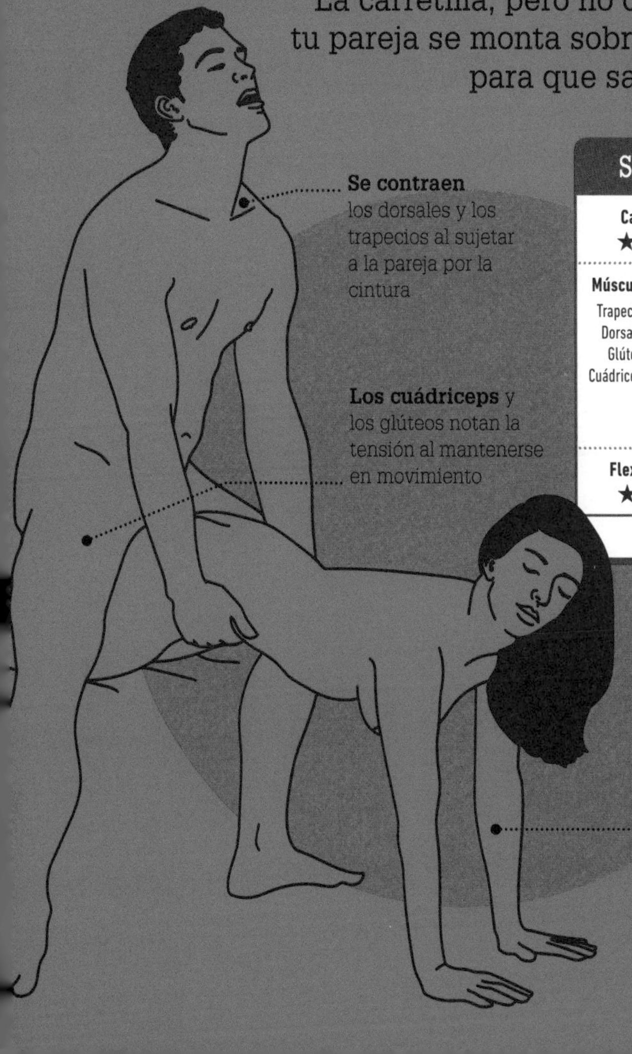

Se contraen los dorsales y los trapecios al sujetar a la pareja por la cintura

Los cuádriceps y los glúteos notan la tensión al mantenerse en movimiento

Al sostener la parte superior del cuerpo, se ejercitan los brazos

SEXTADÍSTICAS

Calorías	**Calorías**
★★☆	★★☆

Músculos usados

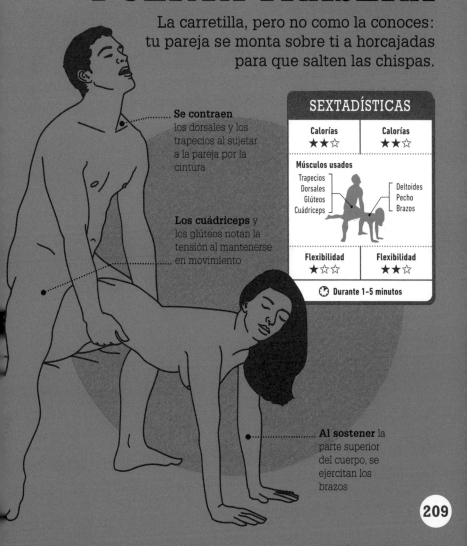

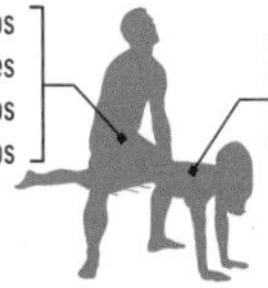

Flexibilidad	**Flexibilidad**
★☆☆	★★☆

Durante 1-5 minutos

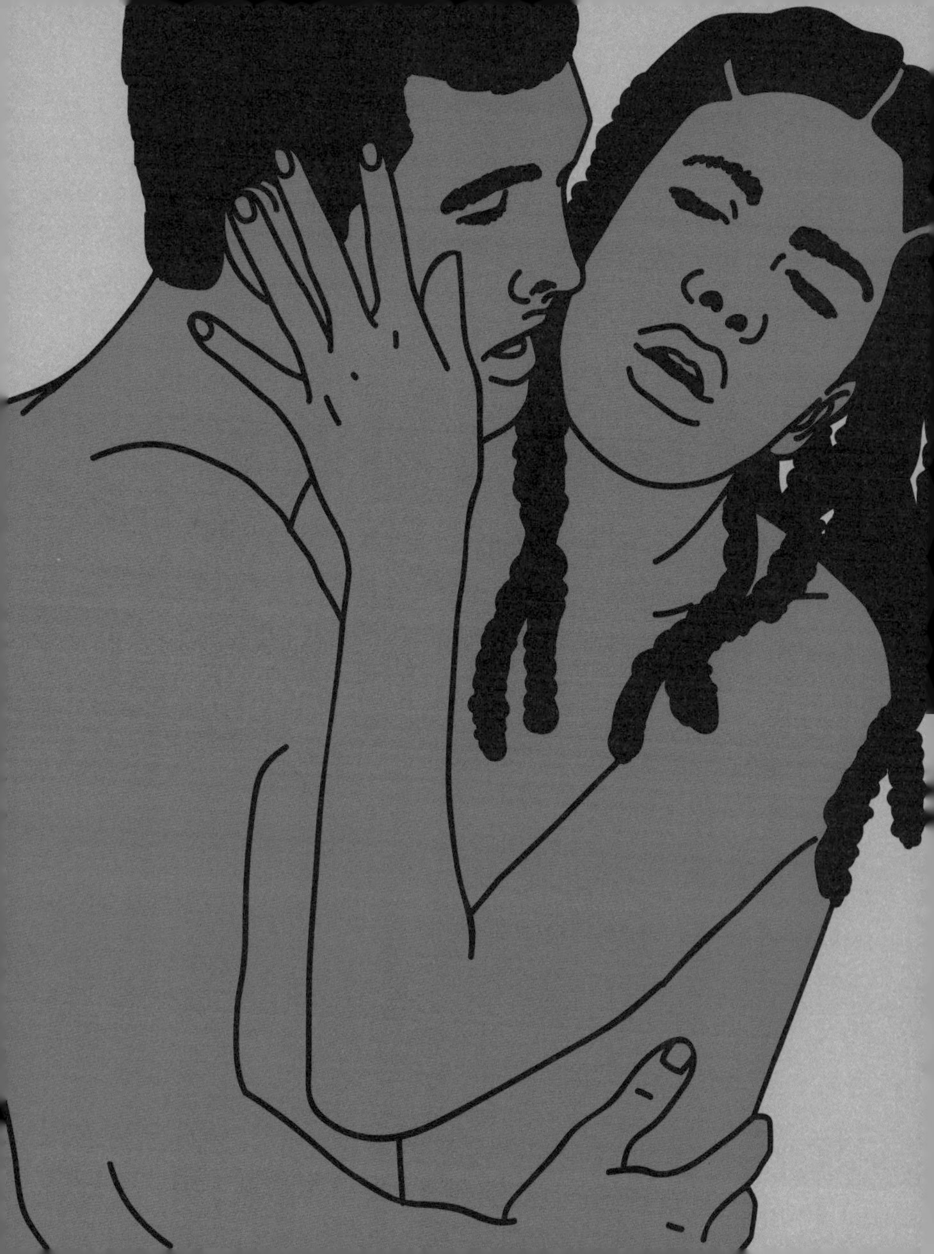

“CUANDO SE AMA,
LA PAREJA SE CIEGA DE
pasión
EN EL FRAGOR QUE
LOS UNE”

KAMA-SUTRA

LOTO DE LUJURIA

Con toda la intensidad del contacto visual ardiente, pero con la barrera sexi de tus piernas cruzadas. Tu flexibilidad le parecerá muy excitante a tu pareja.

SEXTADÍSTICAS

Calorías	**Calorías**
★★☆	★★☆

Músculos usados

Deltoides
Pecho
Glúteos
Abdominales
Glúteos
Flexores

Flexibilidad	**Flexibilidad**
★☆☆	★★★

Durante 5-10 minutos

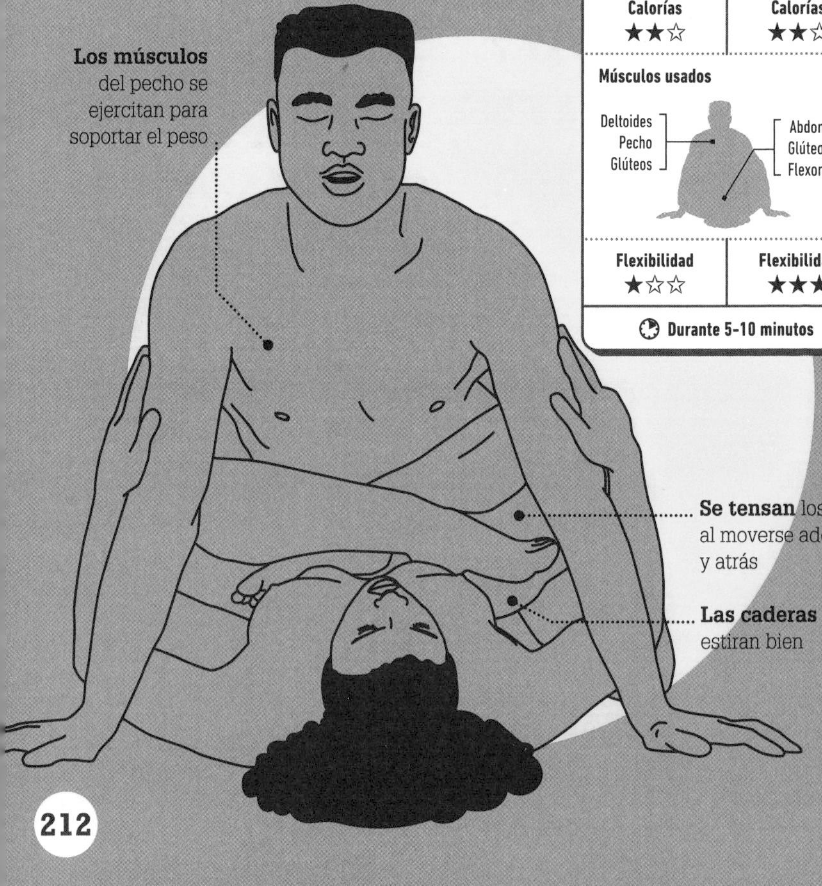

Los músculos del pecho se ejercitan para soportar el peso
Se tensan los glúteos al moverse adelante y atrás
Las caderas se estiran bien

PLIEGUE DE PLACER

Tu amante se inclina hacia delante y te muestra dónde quiere que la penetres. Abrazarse por detrás hace que os sintáis cercanos y conectados.

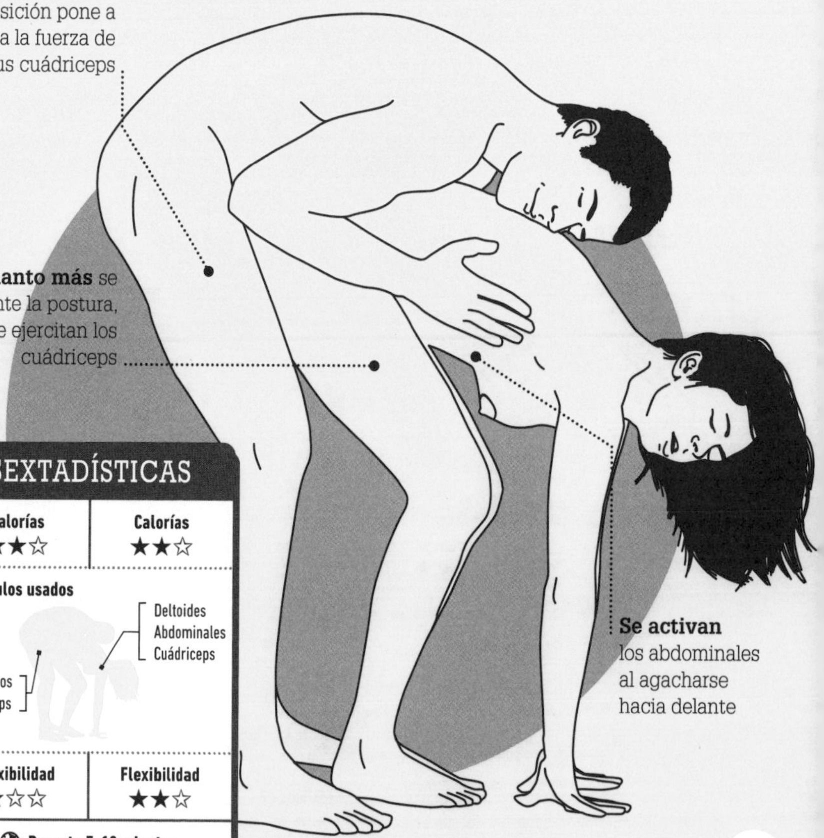

Mantener esta posición pone a prueba la fuerza de tus cuádriceps

Cuanto más se aguante la postura, más se ejercitan los cuádriceps

Se activan los abdominales al agacharse hacia delante

SEXTADÍSTICAS

Calorías	Calorías
★★☆	★★☆

Músculos usados

Deltoides
Abdominales
Cuádriceps

Glúteos
Cuádriceps

Flexibilidad	Flexibilidad
★☆☆	★★☆

Durante 5-10 minutos

EL FORZUDO

Añade músculo al misionero. Así demuestras la fuerza de tus tríceps mientras tu amante te envuelve con las piernas y expresa en voz alta su agradecimiento.

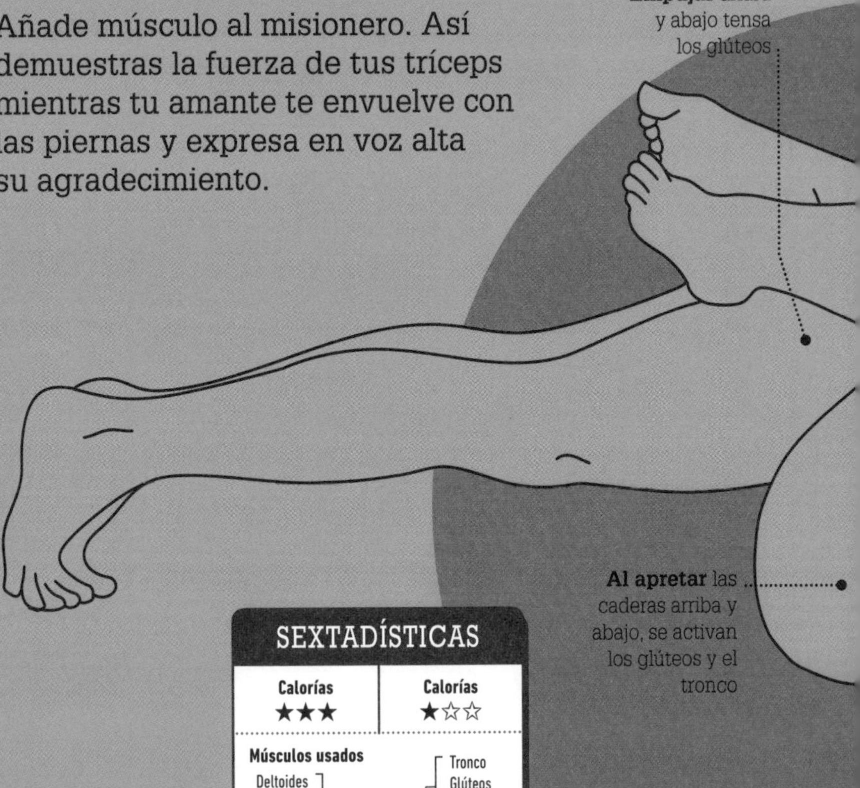

Empujar arriba y abajo tensa los glúteos
Al apretar las caderas arriba y abajo, se activan los glúteos y el tronco

SEXTADÍSTICAS

Calorías	Calorías
★★★	★☆☆

Músculos usados

Deltoides
Brazos
Pecho
Tronco
Zona lumbar
Glúteos

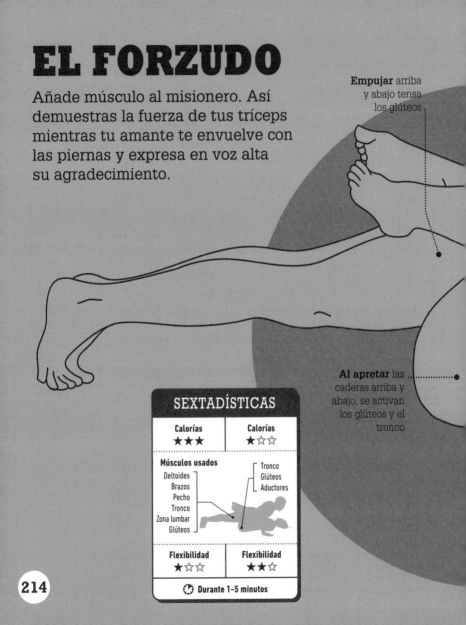

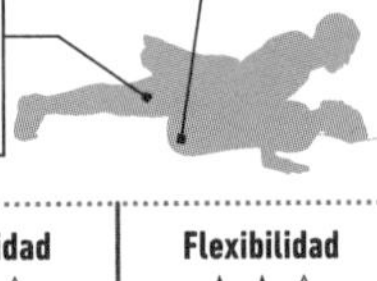

Tronco
Glúteos
Aductores

Flexibilidad	Flexibilidad
★☆☆	★★☆

Durante 1-5 minutos

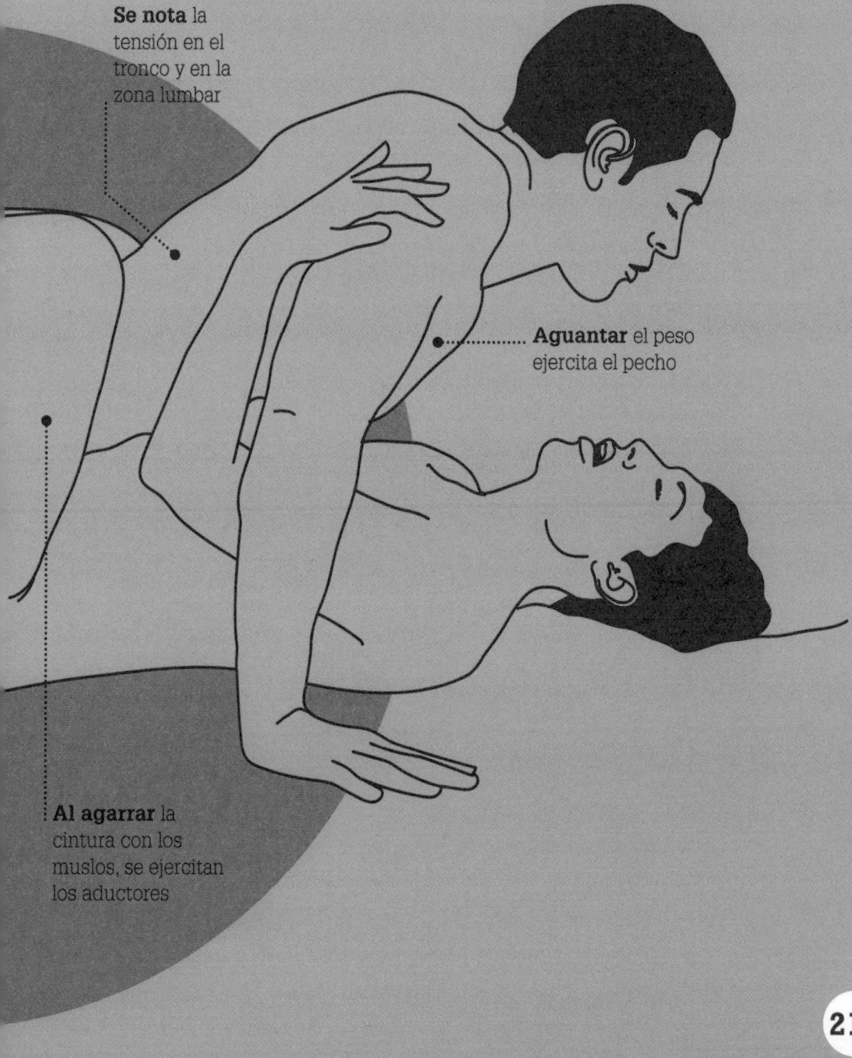
Se nota la tensión en el tronco y en la zona lumbar
Aguantar el peso ejercita el pecho
Al agarrar la cintura con los muslos, se ejercitan los aductores

LENTO Y SEGURO

Tu pareja acaricia tu pierna seductoramente y empuja con suavidad para que te excites despacio y disfrutes de los beneficios de una estimulación prolongada.

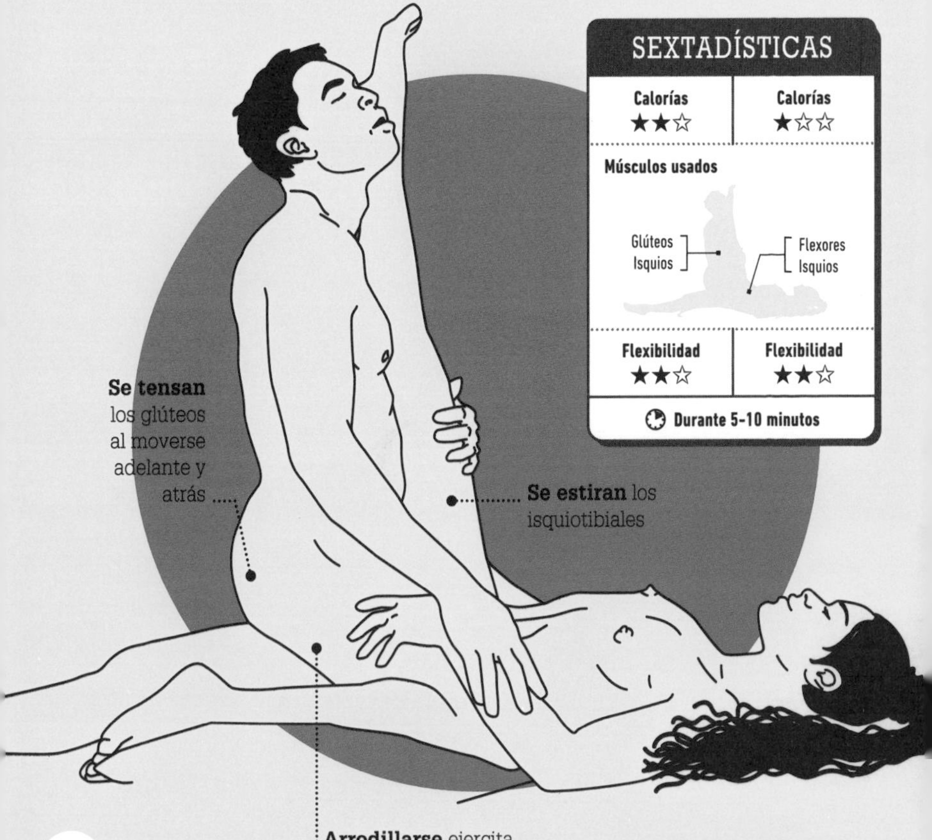

Se tensan los glúteos al moverse adelante y atrás
Se estiran los isquiotibiales
Arrodillarse ejercita los isquiotibiales

SEXTADÍSTICAS

Calorías	Calorías
★★☆	★☆☆

Músculos usados

Glúteos / Isquios — Flexores / Isquios

Flexibilidad	Flexibilidad
★★☆	★★☆

Durante 5-10 minutos

HASTA EL FONDO

Tu amante levanta la pierna y te deja penetrar. Esta posición estimula maravillosamente el punto G y pide a gritos un poco de atención anal.

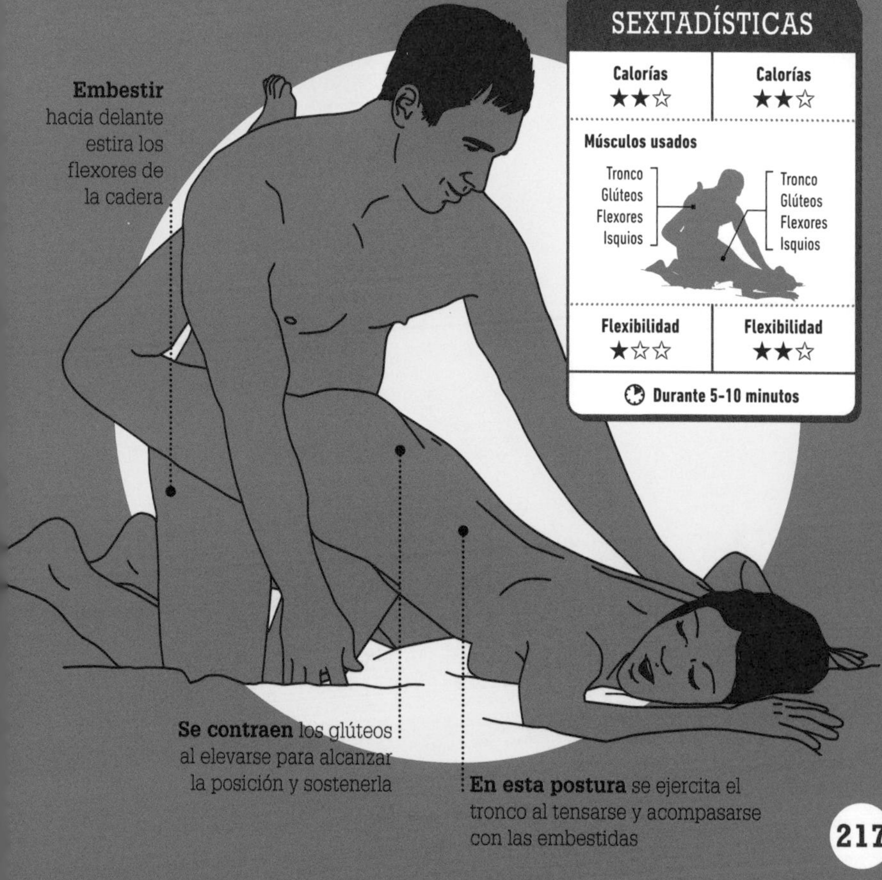
Embestir hacia delante estira los flexores de la cadera
Se contraen los glúteos al elevarse para alcanzar la posición y sostenerla
En esta postura se ejercita el tronco al tensarse y acompasarse con las embestidas

SEXTADÍSTICAS

Calorías	Calorías
★★☆	★★☆
Músculos usados Tronco, Glúteos, Flexores, Isquios	Tronco, Glúteos, Flexores, Isquios
Flexibilidad ★☆☆	**Flexibilidad** ★★☆
Durante 5-10 minutos	

LA CIMA DEL SÉXTASIS

Toda la lujuria del "aquí te pillo aquí te mato" de una posición de pie, pero sin dolor en los brazos.

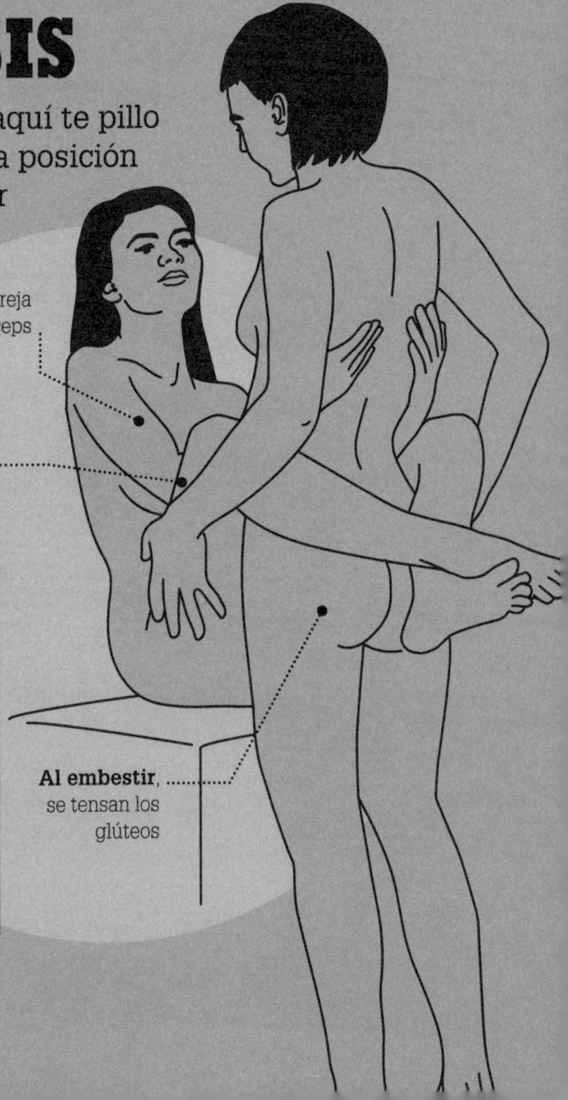
Aferrarse a la pareja ejercita los bíceps
Se tensan los aductores al rodear la cintura con las piernas
Al embestir, se tensan los glúteos

SEXTADÍSTICAS

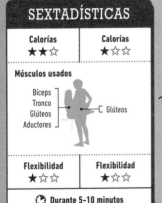

Calorías	Calorías
★★☆	★☆☆

Músculos usados

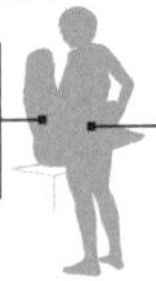
Bíceps
Tronco
Glúteos
Aductores
Glúteos

Flexibilidad	Flexibilidad
★☆☆	★☆☆

Durante 5-10 minutos

A UN BRAZO

Cuando la excitación llegue al máximo, manteneos a una distancia tentadora y moveos adelante y atrás. Comenzad despacio y luego acelerad hasta alcanzar un clímax salvaje.

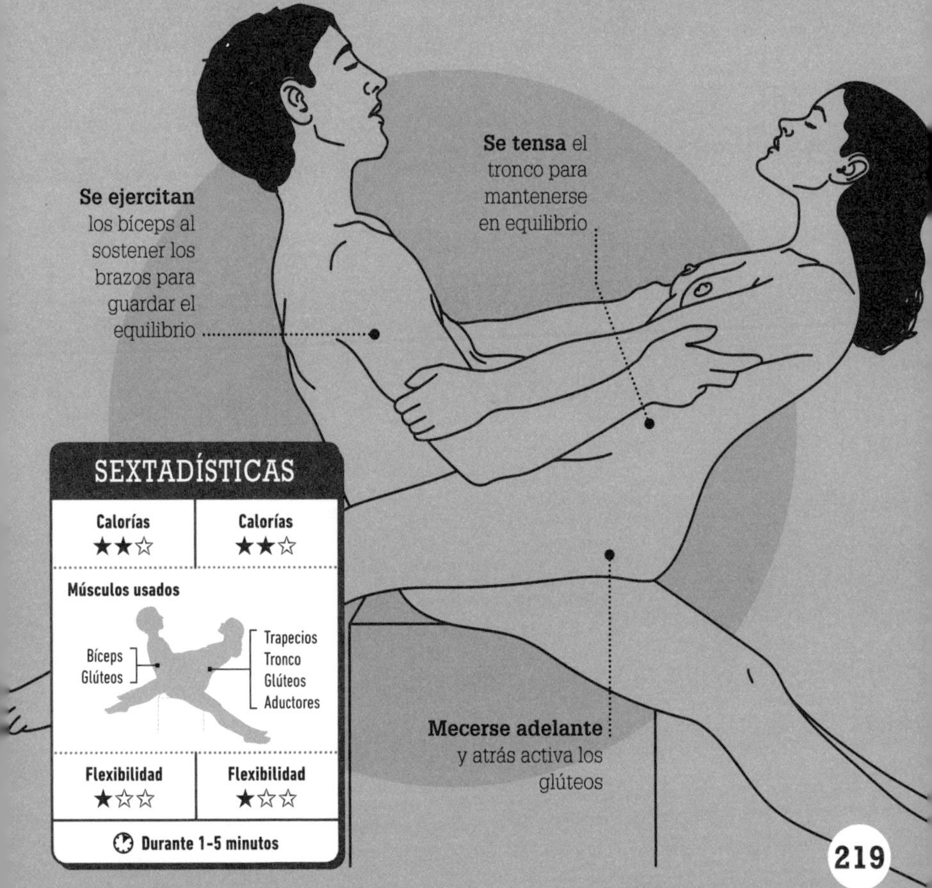

Se ejercitan los bíceps al sostener los brazos para guardar el equilibrio
Se tensa el tronco para mantenerse en equilibrio
Mecerse adelante y atrás activa los glúteos

SEXTADÍSTICAS

Calorías	Calorías
★★☆	★★☆

Músculos usados

Bíceps, Glúteos | Trapecios, Tronco, Glúteos, Aductores

Flexibilidad	Flexibilidad
★☆☆	★☆☆

Durante 1-5 minutos

CON UNA MANO

Esta posición es una vertiginosa muestra de destreza sexual. Te mantienes en equilibrio sobre un brazo para que tu pareja te penetre lateralmente.

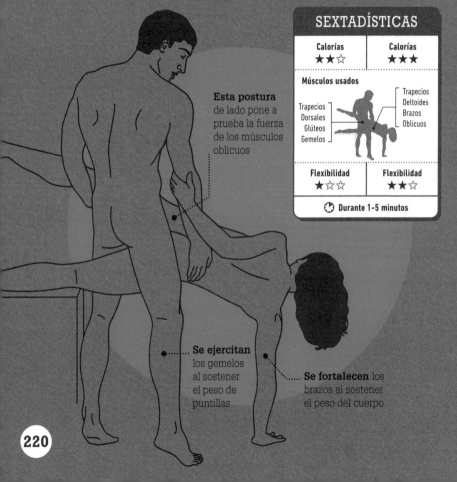

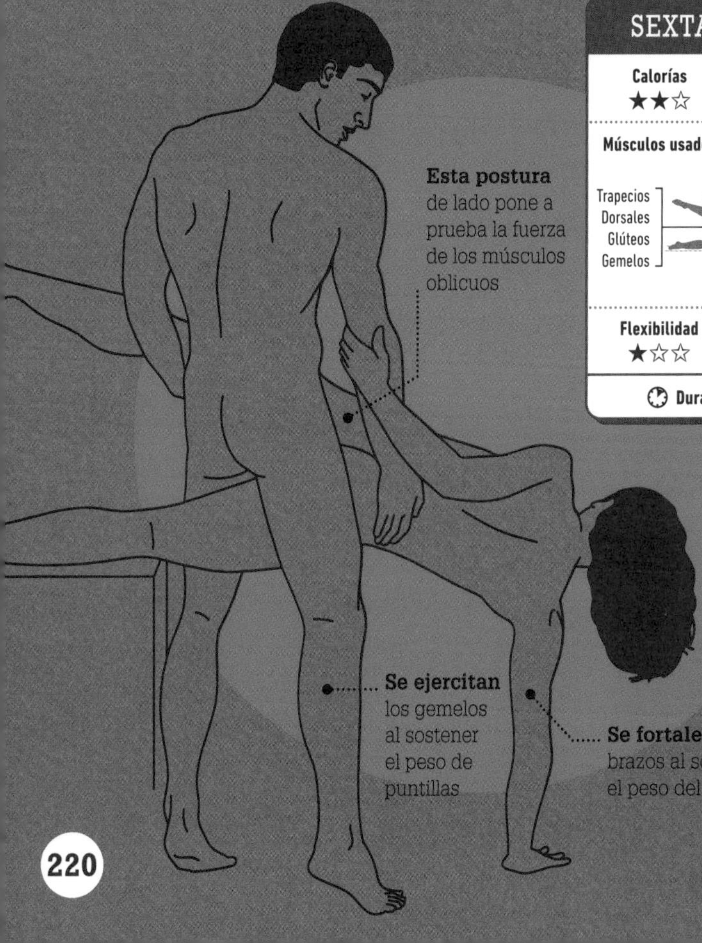

Esta postura de lado pone a prueba la fuerza de los músculos oblicuos
Se ejercitan los gemelos al sostener el peso de puntillas
Se fortalecen los brazos al sostener el peso del cuerpo

SEXTADÍSTICAS

Calorías	Calorías
★★☆	★★★

Músculos usados

Trapecios
Dorsales
Glúteos
Gemelos
Trapecios
Deltoides
Brazos
Oblicuos

Flexibilidad	Flexibilidad
★☆☆	★★☆

Durante 1-5 minutos

EL NUDO DEL AMOR

Abrazas con fuerza sus piernas contra tu pecho, creando un nudo compacto de cariño piel contra piel.

SEXTADÍSTICAS

Calorías	Calorías
★★☆	★★☆

Músculos usados

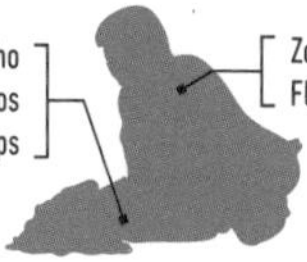

Flexibilidad	Flexibilidad
★☆☆	★★☆

Durante 1-5 minutos

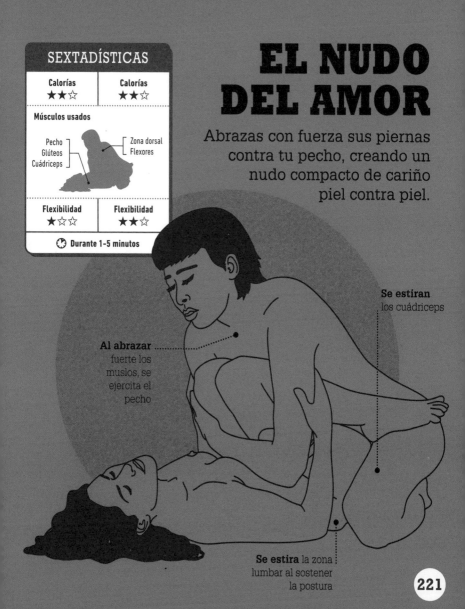

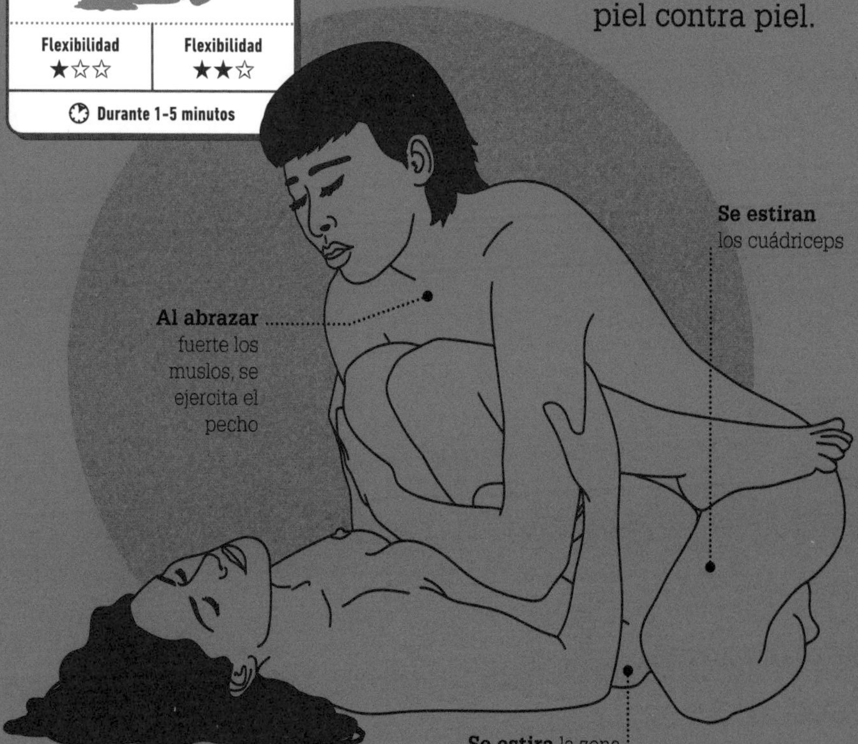
Al abrazar fuerte los muslos, se ejercita el pecho
Se estiran los cuádriceps
Se estira la zona lumbar al sostener la postura

INCLINADOS AL AMOR

Toda la intimidad cara a cara del misionero sin nada de rutinario: fúndete en las extremidades de tu amante y déjate llevar.

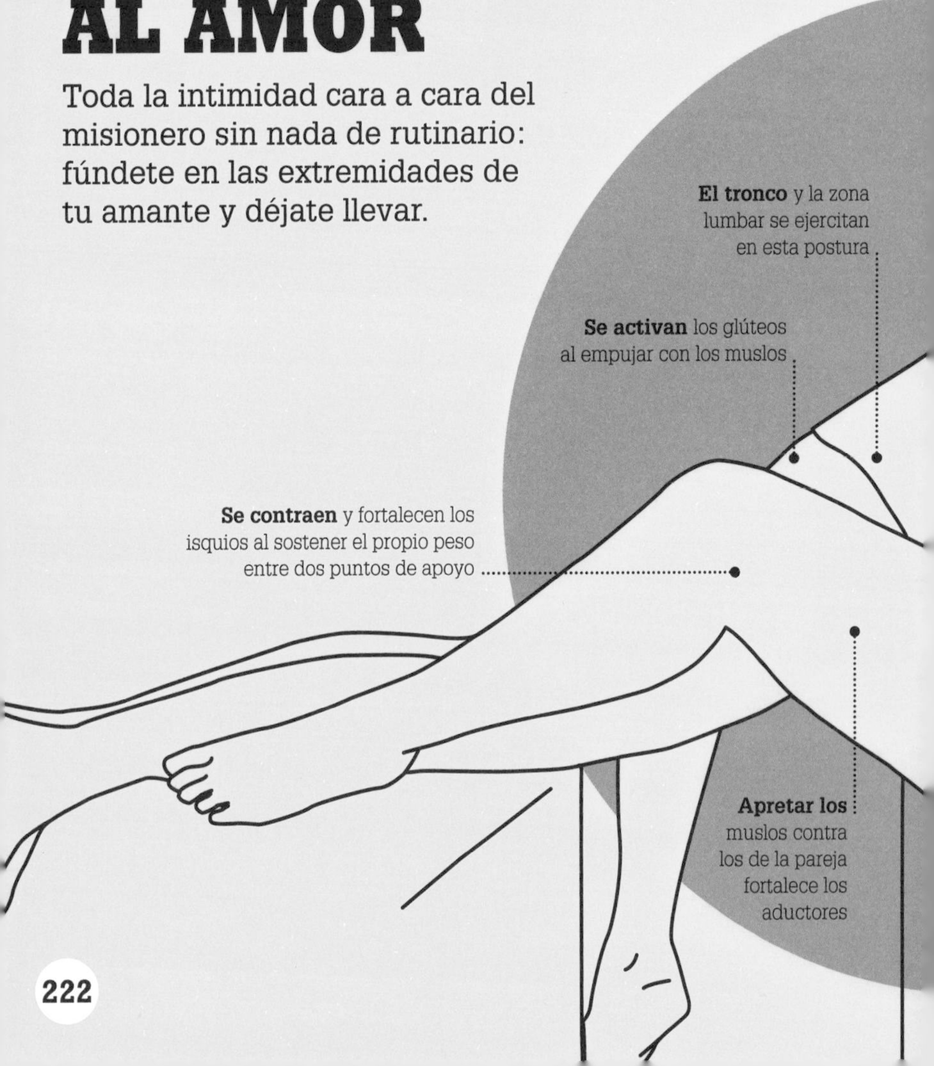
El tronco y la zona lumbar se ejercitan en esta postura
Se activan los glúteos al empujar con los muslos
Se contraen y fortalecen los isquios al sostener el propio peso entre dos puntos de apoyo
Apretar los muslos contra los de la pareja fortalece los aductores

Al sostener el tronco, se activan pecho, brazos y deltoides

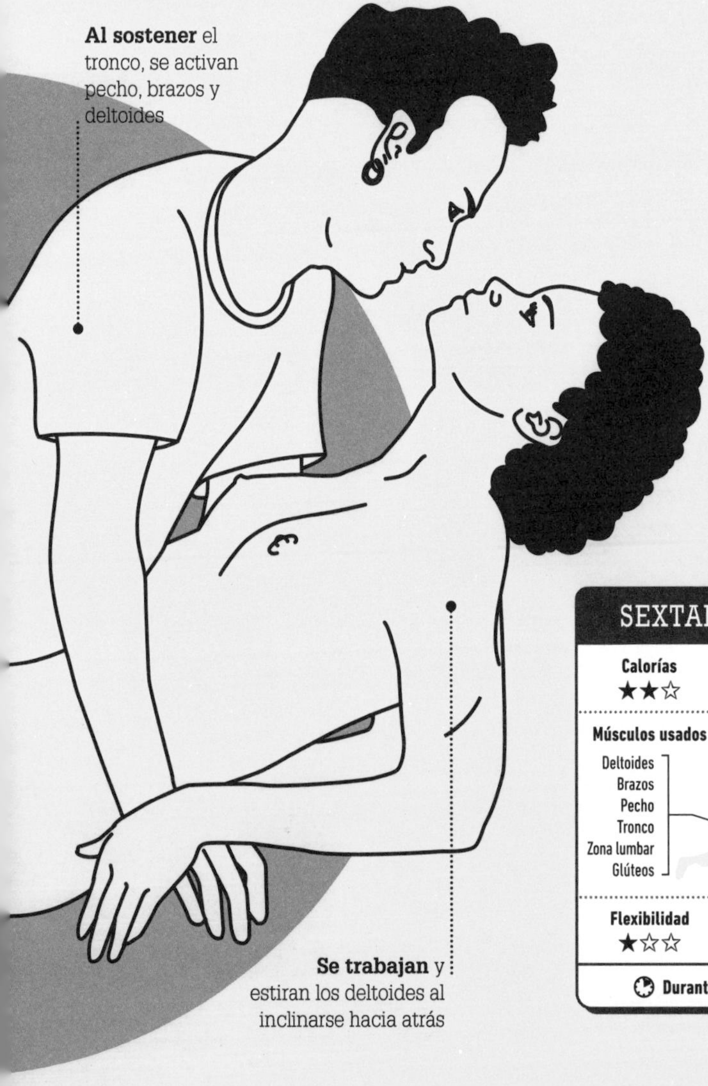

Se trabajan y estiran los deltoides al inclinarse hacia atrás

SEXTADÍSTICAS

Calorías	Calorías
★★☆	★★☆

Músculos usados

Deltoides
Brazos
Pecho
Tronco
Zona lumbar
Glúteos

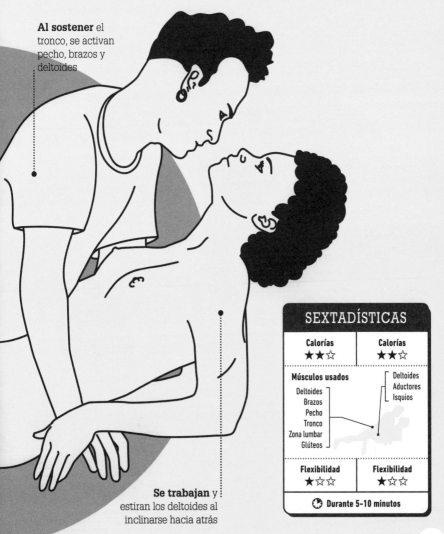

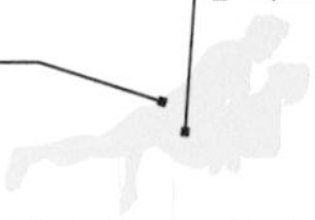

Deltoides
Aductores
Isquios

Flexibilidad	Flexibilidad
★☆☆	★☆☆

Durante 5-10 minutos

AL FONDO DEL PLACER

Levanta las piernas para dejar que tu pareja penetre a fondo y te lleve al orgasmo frotando tu clítoris.

SEXTADÍSTICAS

Calorías	Calorías
★★☆	★☆☆

Músculos usados

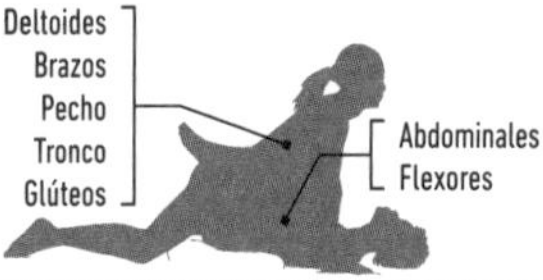

Flexibilidad	Flexibilidad
★☆☆	★☆☆

Durante 5-10 minutos

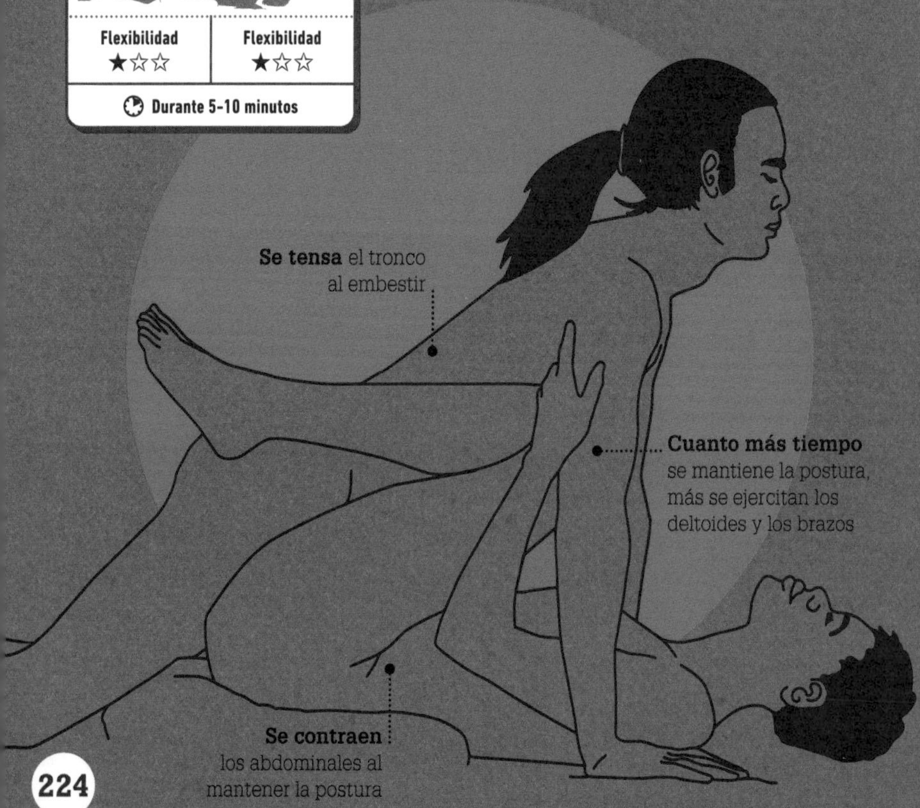
Se tensa el tronco al embestir
Cuanto más tiempo se mantiene la postura, más se ejercitan los deltoides y los brazos
Se contraen los abdominales al mantener la postura

DULCE DESLIZ

Tu pareja se sienta en tu regazo y desliza las manos por tus piernas para que la penetres con facilidad.

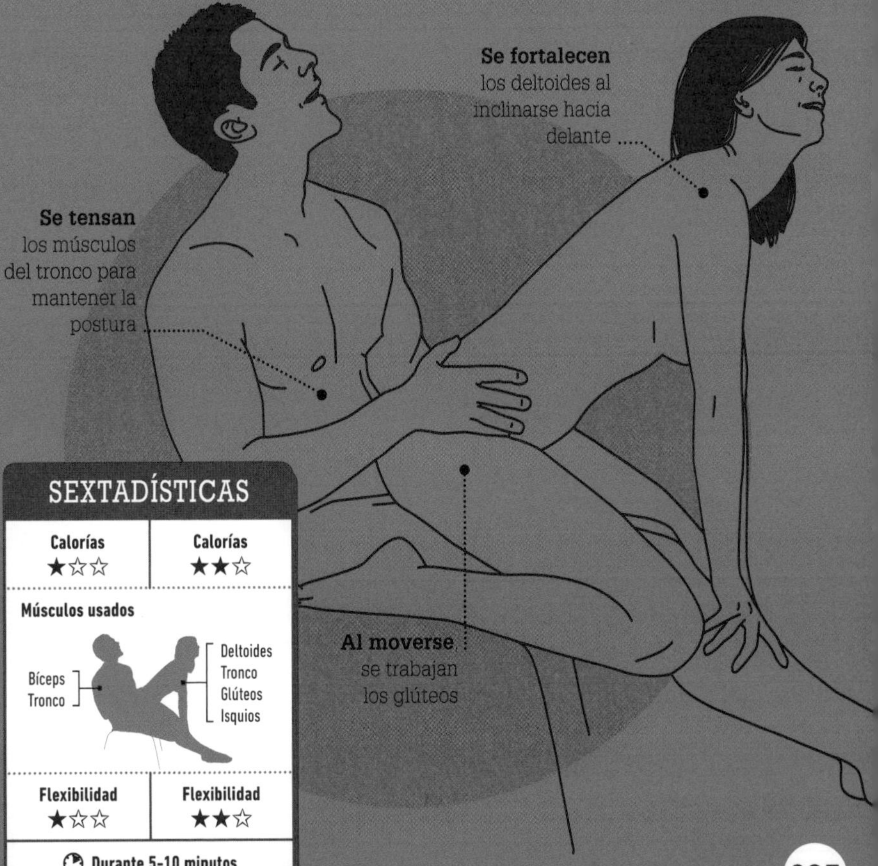
Se fortalecen los deltoides al inclinarse hacia delante
Se tensan los músculos del tronco para mantener la postura
Al moverse, se trabajan los glúteos

SEXTADÍSTICAS

Calorías	Calorías
★☆☆	★★☆

Músculos usados

Bíceps
Tronco
Deltoides
Tronco
Glúteos
Isquios

Flexibilidad	Flexibilidad
★☆☆	★★☆

Durante 5-10 minutos

SEXTADÍSTICAS

Calorías	Calorías
★☆☆	★★★

Músculos usados

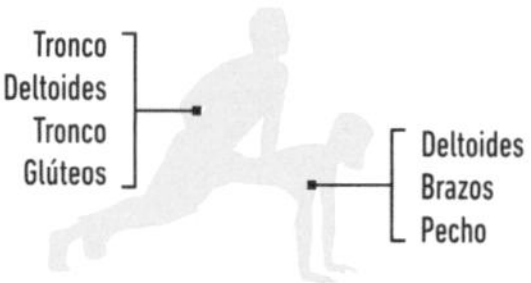

Tronco
Deltoides
Tronco
Glúteos
Deltoides
Brazos
Pecho

Flexibilidad	Flexibilidad
★☆☆	★★☆

Durante 5-10 minutos

CANINO

Una excitante variación de la clásica posición de entrada trasera: tu pareja te agarra las nalgas y te hace gemir.

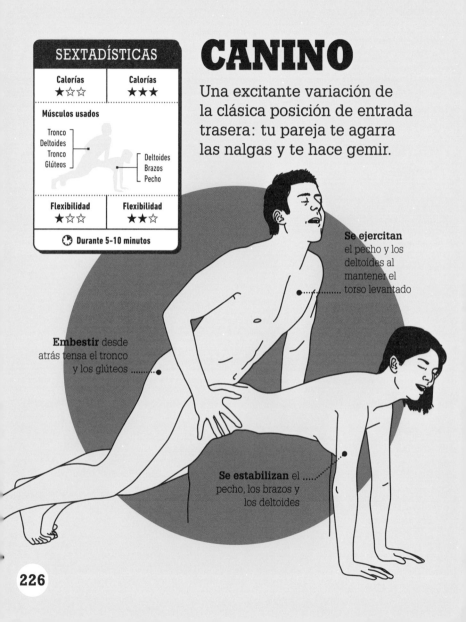

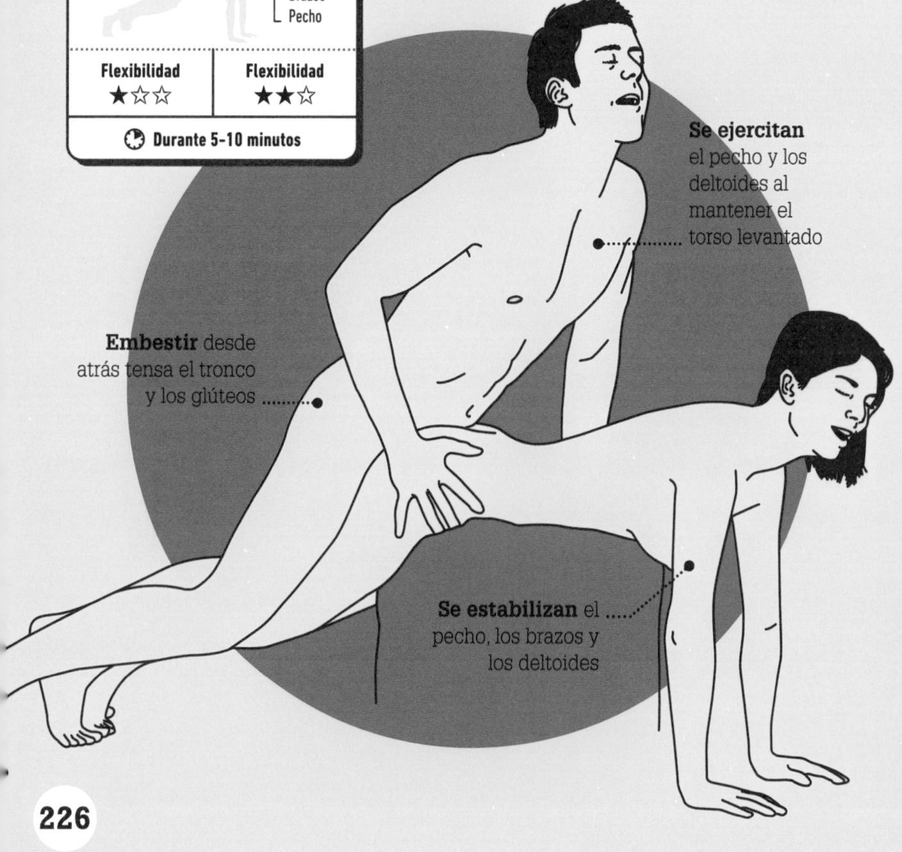

Se ejercitan el pecho y los deltoides al mantener el torso levantado
Embestir desde atrás tensa el tronco y los glúteos
Se estabilizan el pecho, los brazos y los deltoides

X DE SEXO

Aprieta deliciosamente tus muslos contra los de tu pareja. Inclínate para recibir un beso o recuéstate y disfruta del viaje.

SEXTADÍSTICAS

Calorías	Calorías
★☆☆	★☆☆

Músculos usados

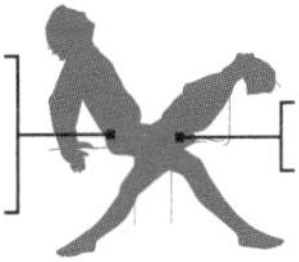

Flexibilidad	Flexibilidad
★☆☆	★☆☆

Durante 5-10 minutos

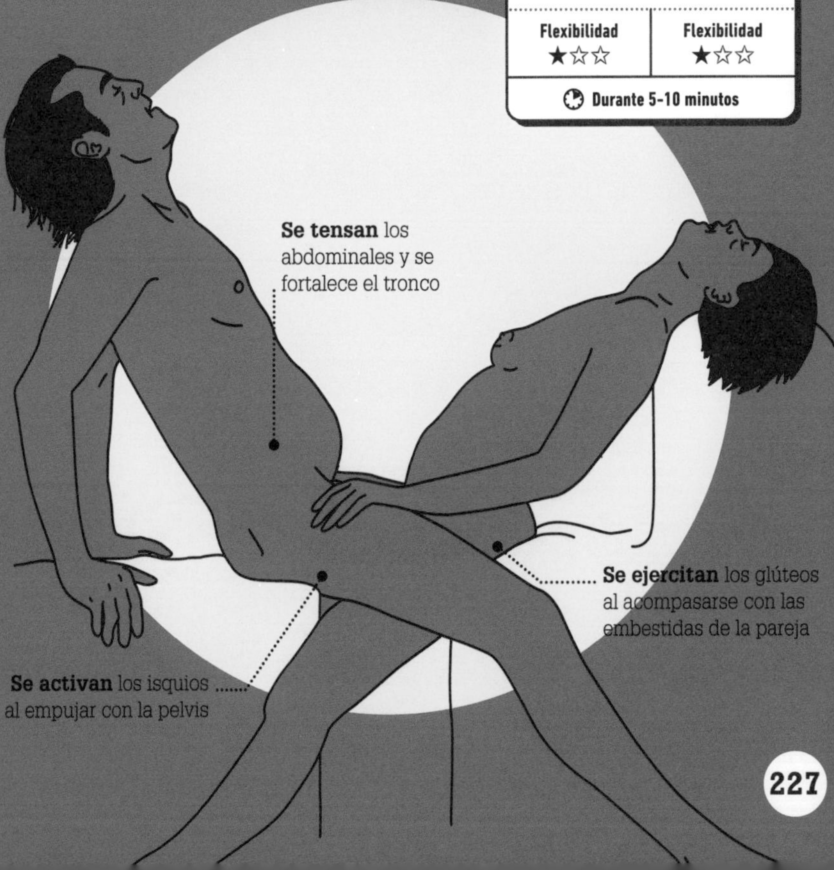

Se tensan los abdominales y se fortalece el tronco
Se ejercitan los glúteos al acompasarse con las embestidas de la pareja
Se activan los isquios al empujar con la pelvis

TOCAR LA LIRA

Pon las piernas sobre el pecho de tu amante y deja que te toque hasta que gimas. Perfecto para hacer el amor de una manera muy sensual.

SEXTADÍSTICAS

Calorías	Calorías
★★☆	★☆☆

Músculos usados

Abdominales, Flexores

Bíceps, Glúteos, Cuádriceps, Aductores

Flexibilidad	Flexibilidad
★☆☆	★★☆

Durante 1-5 minutos

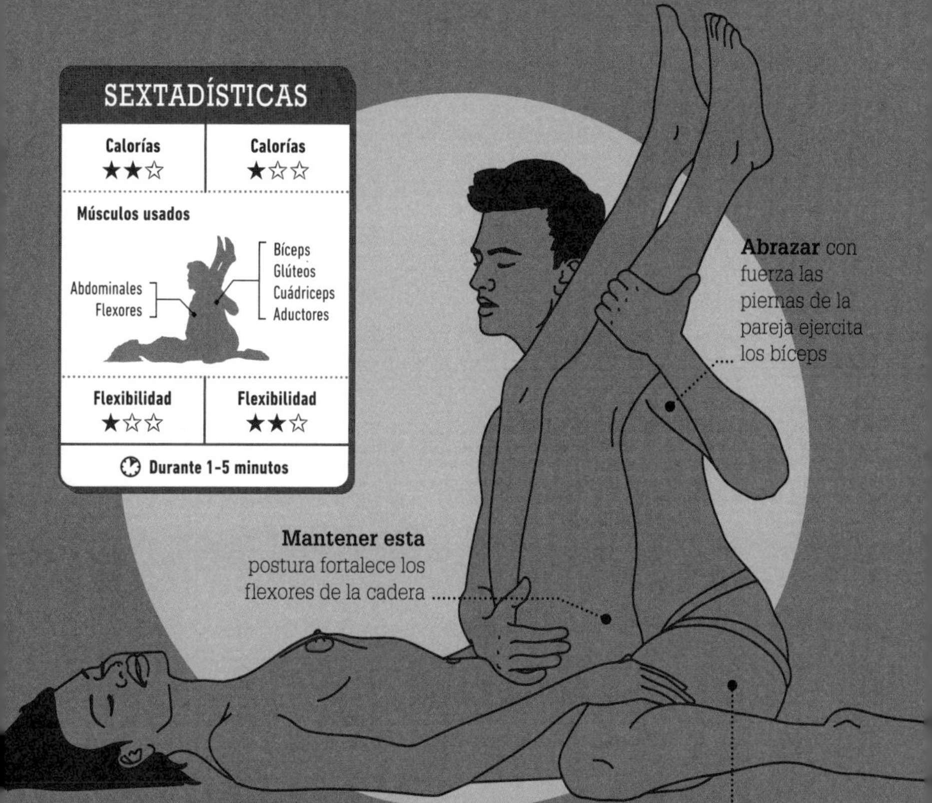

Abrazar con fuerza las piernas de la pareja ejercita los bíceps
Mantener esta postura fortalece los flexores de la cadera
Se estiran bien los cuádriceps y los aductores

SIN MANOS

Una postura sin manos para un sexo rápido y apasionado. Tú arqueas la espalda, tu pareja toma asiento y luego ambos os entregáis con desenfreno.

SEXTADÍSTICAS

Calorías	Calorías
★★☆	★★☆

Músculos usados

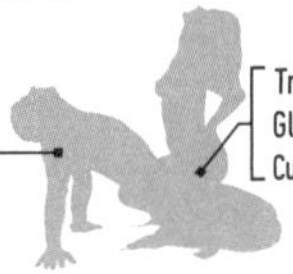

Deltoides
Brazos
Tronco
Glúteos
Flexores
Cuádriceps
Tronco
Glúteos
Cuádriceps

Flexibilidad	Flexibilidad
★★★	★★☆

Durante 1-5 minutos

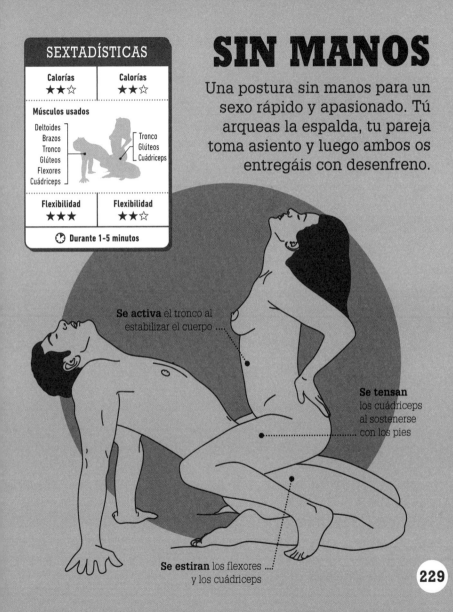

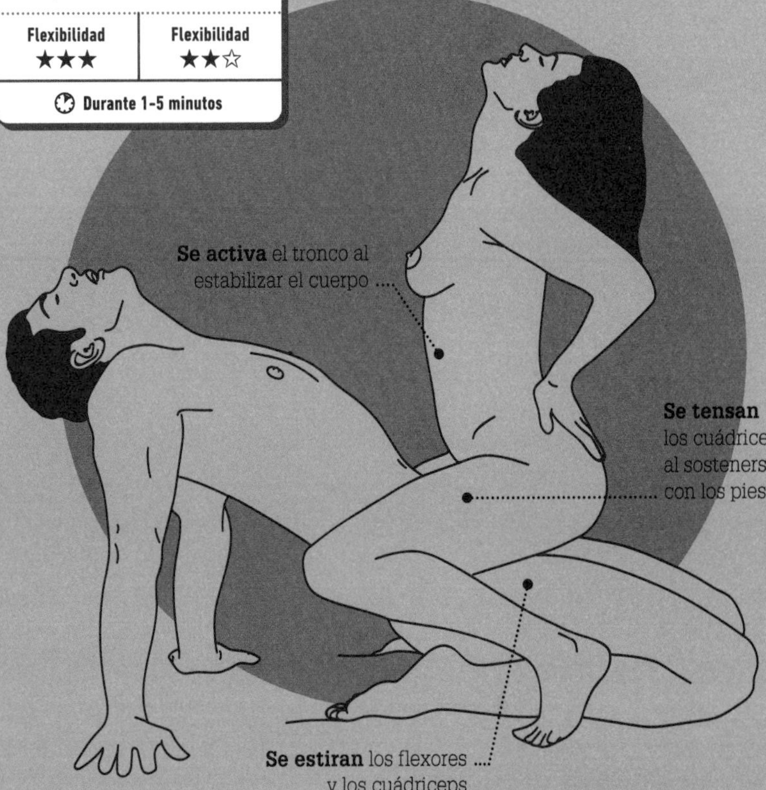

Se activa el tronco al estabilizar el cuerpo
Se tensan los cuádriceps al sostenerse con los pies
Se estiran los flexores y los cuádriceps

SÉ MI AMANTE

Ideal para el amor suntuoso y lento: las manos de tu pareja recorrerán tu cuerpo y te harán sentir la seducción.

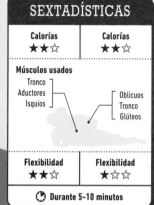

SEXTADÍSTICAS

Calorías	Calorías
★★☆	★★☆

Músculos usados

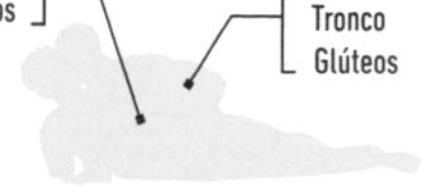
Tronco
Aductores
Isquios
Oblicuos
Tronco
Glúteos

Flexibilidad	Flexibilidad
★★☆	★☆☆

Durante 5-10 minutos

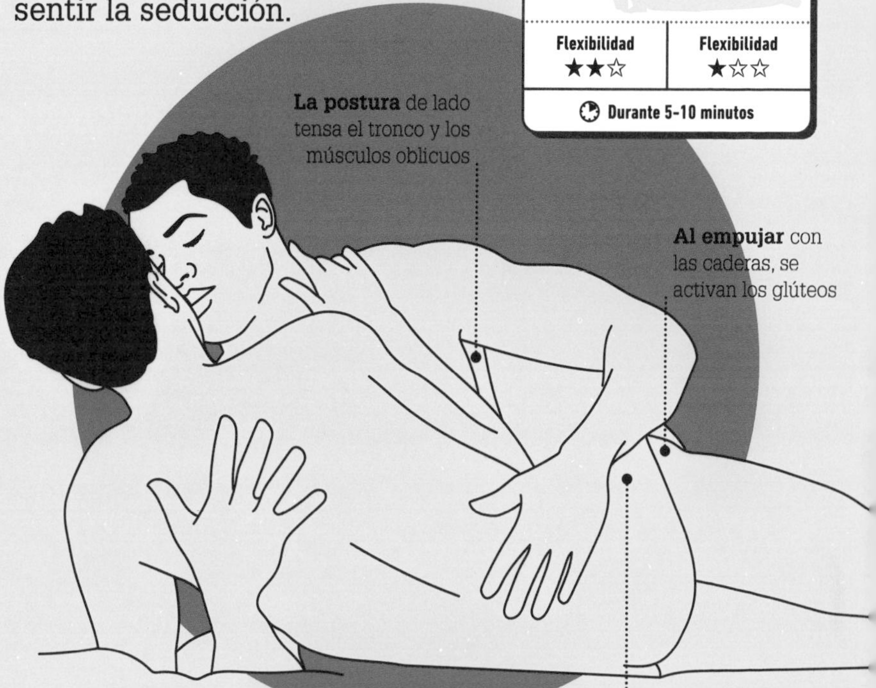
La postura de lado tensa el tronco y los músculos oblicuos
Al empujar con las caderas, se activan los glúteos
Se trabajan los isquios al apretar la pierna por detrás de la pareja

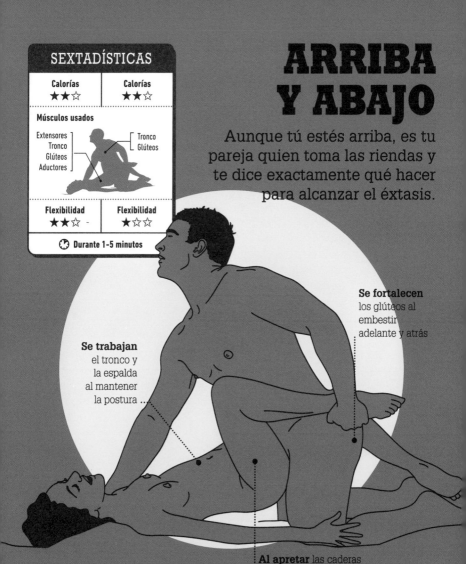

ARRIBA Y ABAJO

Aunque tú estés arriba, es tu pareja quien toma las riendas y te dice exactamente qué hacer para alcanzar el éxtasis.

SEXTADÍSTICAS

Calorías	Calorías
★★☆	★★☆

Músculos usados

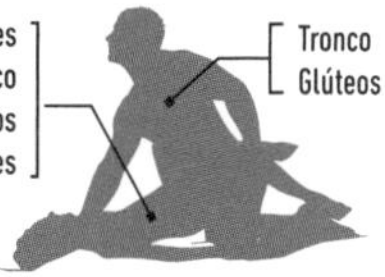

Extensores
Tronco
Glúteos
Aductores
Tronco
Glúteos

Flexibilidad	Flexibilidad
★★☆	★☆☆

Durante 1-5 minutos

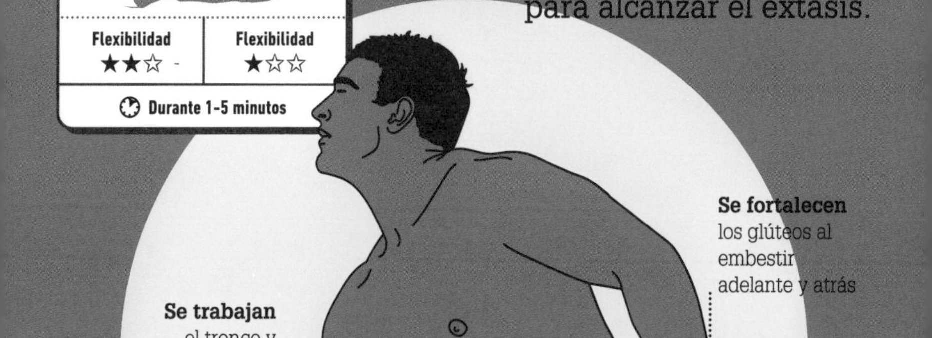

Se fortalecen los glúteos al embestir adelante y atrás
Se trabajan el tronco y la espalda al mantener la postura
Al apretar las caderas con las piernas, se activan los aductores

JUEGO DE GLÚTEOS

Disfruta del erotismo de esta espectacular posición. Te abres enteramente y te entregas a su pasión.

SEXTADÍSTICAS

Calorías ★★☆	**Calorías** ★★☆
Músculos usados Deltoides, Pecho, Abdominales, Glúteos, Flexores, Aductores	Abdominales, Glúteos, Flexores
Flexibilidad ★★☆	**Flexibilidad** ★★☆

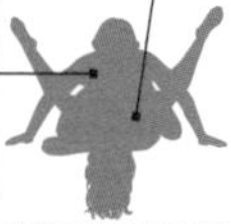

Durante 5-10 minutos

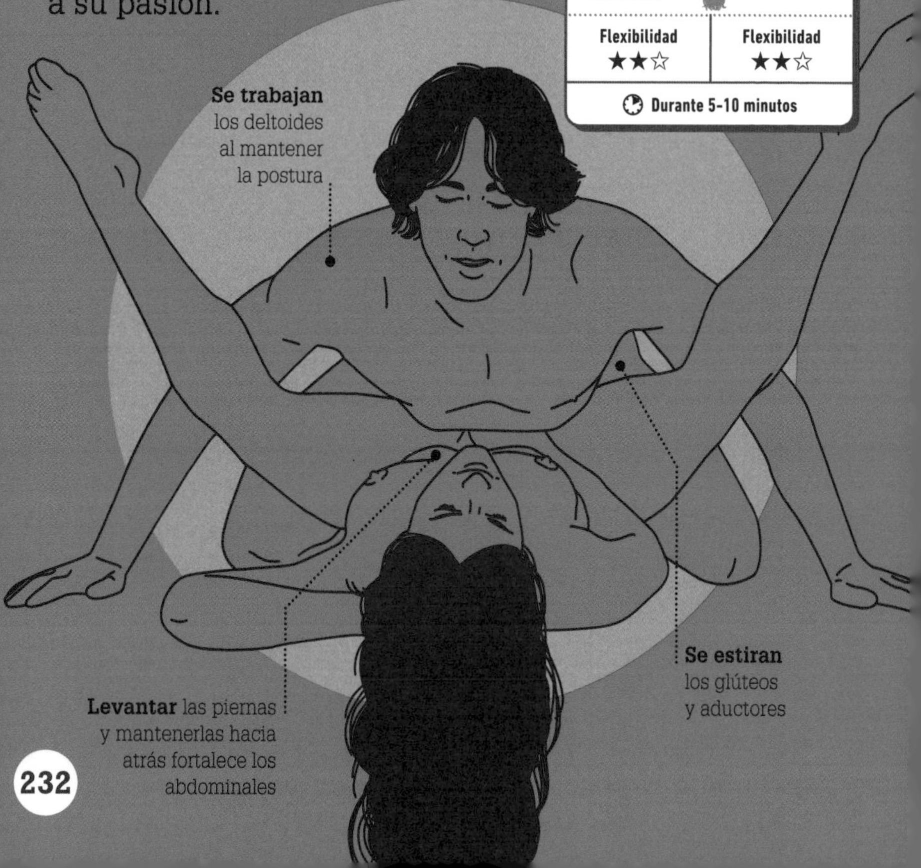

Se trabajan los deltoides al mantener la postura
Se estiran los glúteos y aductores
Levantar las piernas y mantenerlas hacia atrás fortalece los abdominales

TRÍPODE

Pon la carretilla de lado para explorar un nuevo ángulo. Tu amante engancha una pierna en tu cadera para atraerte.

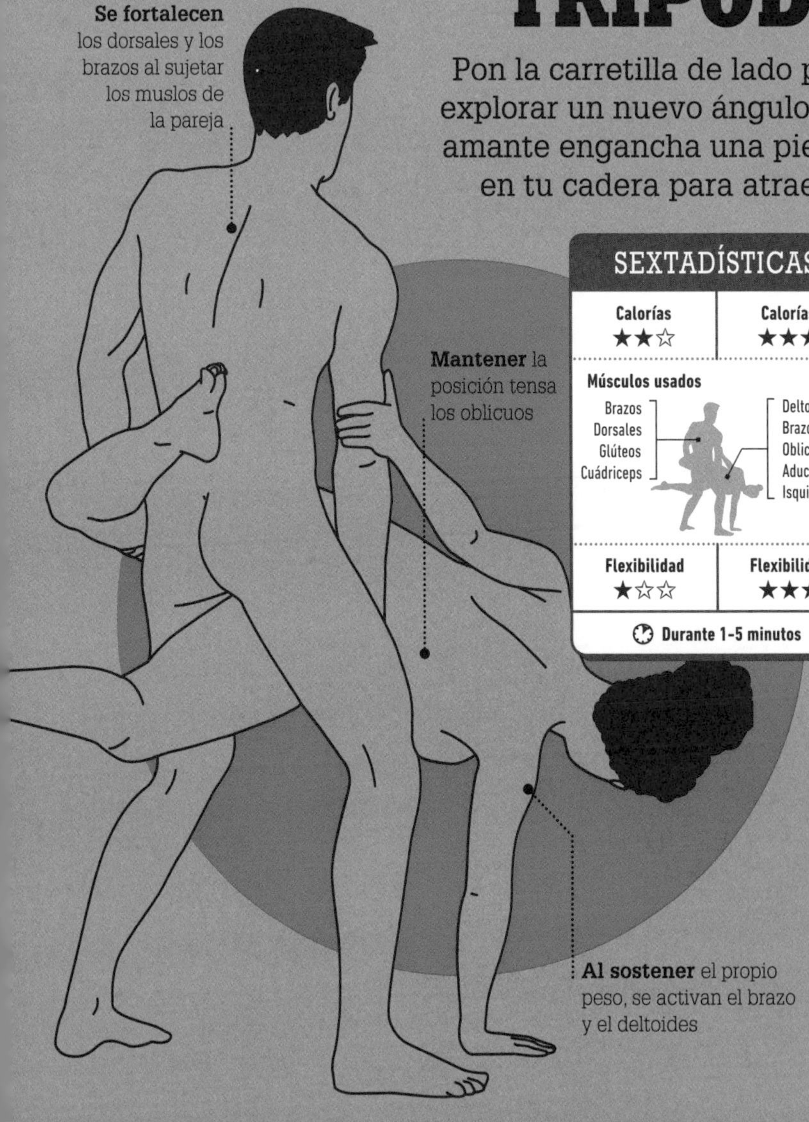

Se fortalecen los dorsales y los brazos al sujetar los muslos de la pareja
Mantener la posición tensa los oblicuos
Al sostener el propio peso, se activan el brazo y el deltoides

SEXTADÍSTICAS

Calorías	Calorías
★★☆	★★★

Músculos usados

Brazos Dorsales Glúteos Cuádriceps	Deltoides Brazos Oblicuos Aductores Isquios

Flexibilidad	Flexibilidad
★☆☆	★★★

Durante 1-5 minutos

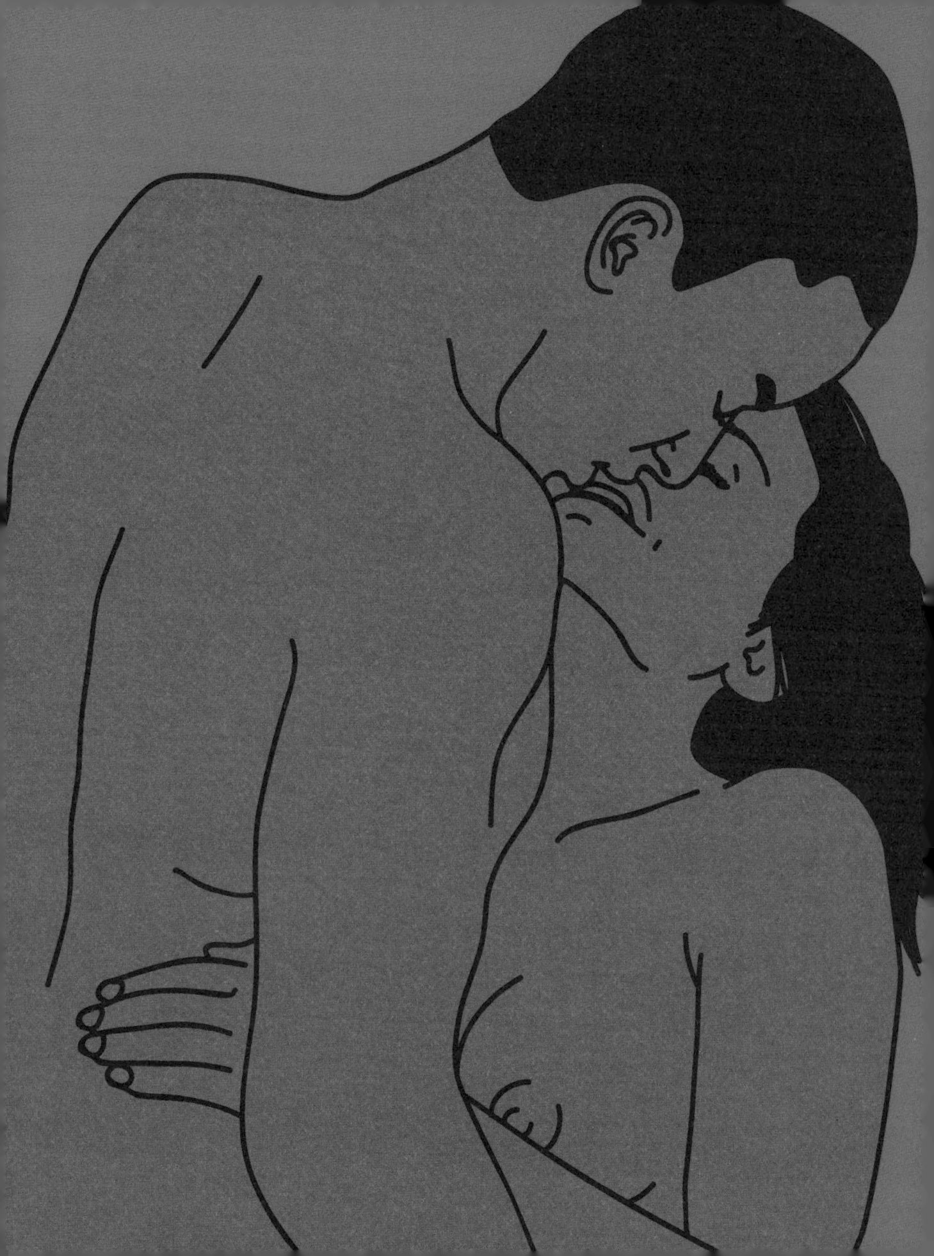

“FASCINADOS
CON TANTAS
FORMAS DE
besarse,
SE FUNDEN EN EL MÁS
ÍNTIMO
abrazo”

ANANGA RANGA

DAMA DE PLACER

Estáis cara a cara, pero tus pies mantienen una tentadora separación. Te recuestas y cruzas los tobillos. Luego, tu pareja te embiste con fuerza.

SEXTADÍSTICAS

Calorías	Calorías
★★☆	★★☆

Músculos usados

Glúteos
Aductores
Tronco
Glúteos
Cuádriceps

Flexibilidad	Flexibilidad
★★☆	★★☆

Durante 5-10 minutos

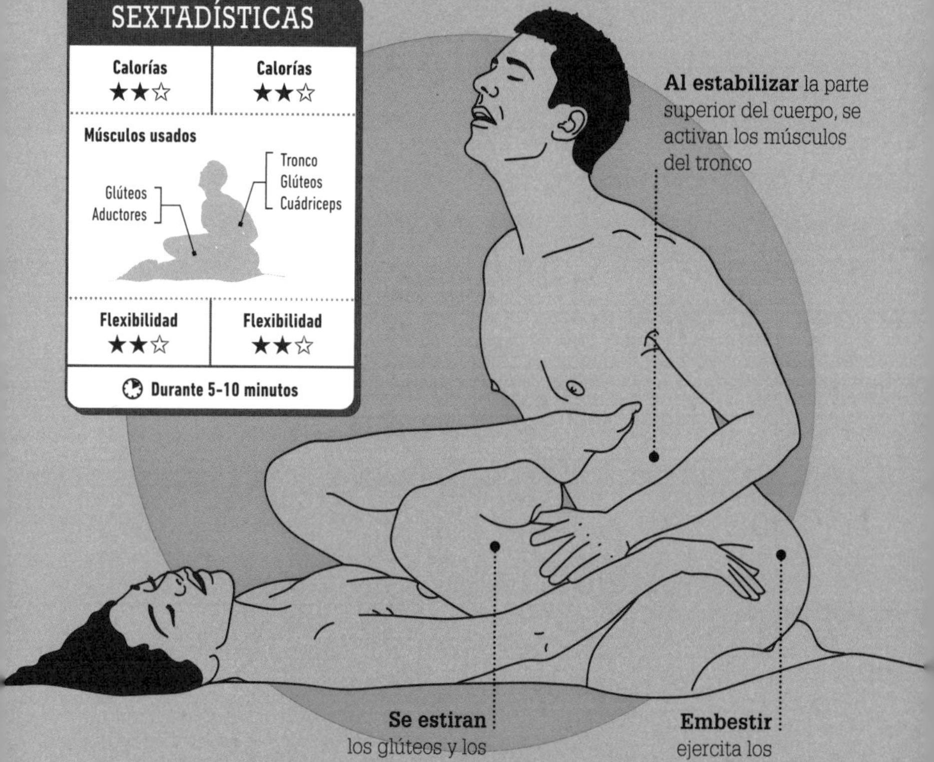
Al estabilizar la parte superior del cuerpo, se activan los músculos del tronco
Se estiran los glúteos y los aductores
Embestir ejercita los glúteos

TREPADORA

En momentos ardientes, tu amante se abraza a tu torso, tú apoyas su cuerpo contra la pared y ambos cedéis a vuestros deseos.

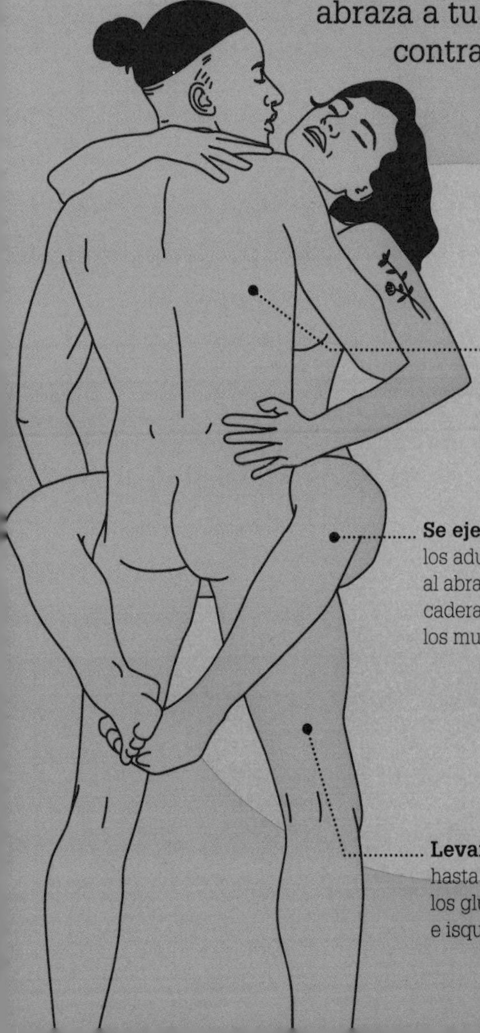

Sostener a la pareja fortalece los dorsales, los trapecios y el tronco

Se ejercitan los aductores al abrazar sus caderas con los muslos

Levantar a tu pareja hasta la postura activa los glúteos, cuádriceps e isquiotibiales

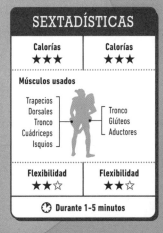

SEXTADÍSTICAS

Calorías	**Calorías**
★★★	★★★

Músculos usados

Trapecios, Dorsales, Tronco, Cuádriceps, Isquios

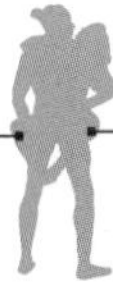

Tronco, Glúteos, Aductores

Flexibilidad	**Flexibilidad**
★★☆	★★☆

Durante 1-5 minutos

VOLVER LAS TORNAS

Tu amor te invita a sentarte a su mesa y te sirve tu plato favorito. La tentadora vista de tus hermosas nalgas es la recompensa de su duro trabajo.

SEXTADÍSTICAS

Calorías	Calorías
★★☆	★★☆

Músculos usados

Tronco
Cuádriceps

Deltoides
Tronco
Zona lumbar
Glúteos
Isquios

Flexibilidad	Flexibilidad
★☆☆	★★★

Durante 1-5 minutos

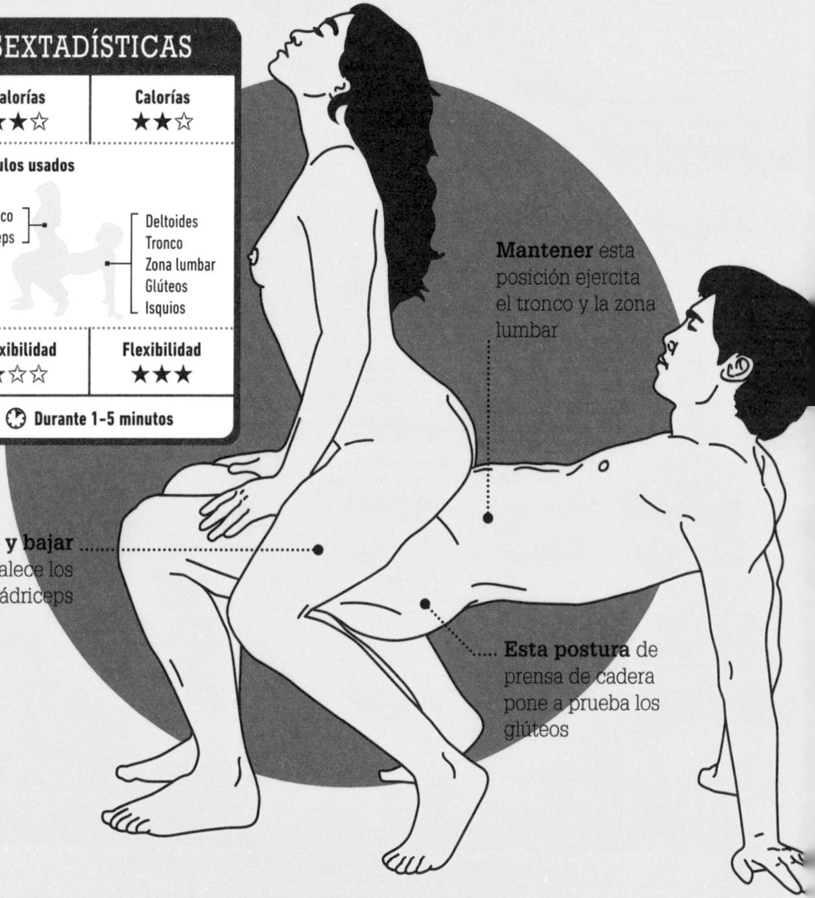

Mantener esta posición ejercita el tronco y la zona lumbar
Subir y bajar fortalece los cuádriceps
Esta postura de prensa de cadera pone a prueba los glúteos

REDOBLAR EL PLACER

Si tu pareja es muy flexible, inclínate y empuja su pierna hacia ella para un estiramiento espectacular. Deslizar los dedos arriba y abajo hará que se estremezca.

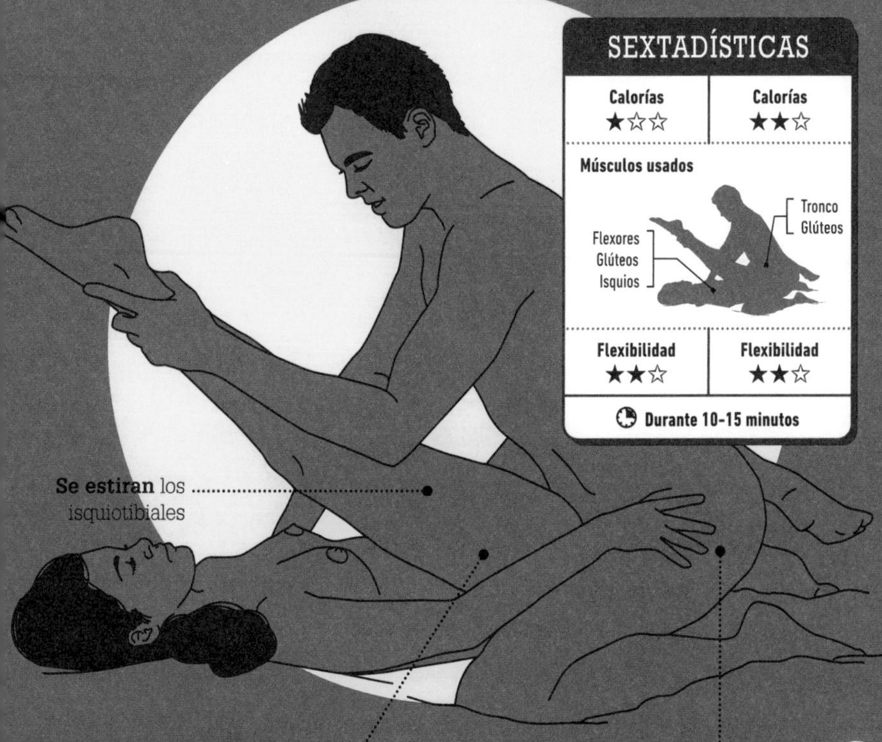

Se estiran los isquiotibiales
Se contraen los glúteos para acompasarse al movimiento
Se trabajan los glúteos y los músculos del tronco al embestir adelante y atrás

SEXTADÍSTICAS

Calorías	Calorías
★☆☆	★★☆

Músculos usados

Tronco, Glúteos

Flexores, Glúteos, Isquios

Flexibilidad	Flexibilidad
★★☆	★★☆

Durante 10-15 minutos

JUEGO DE PODER

Te recuestas y renuncias a todo control. Tu pareja te mantiene al límite mezclando embestidas frenéticas con lentas caricias.

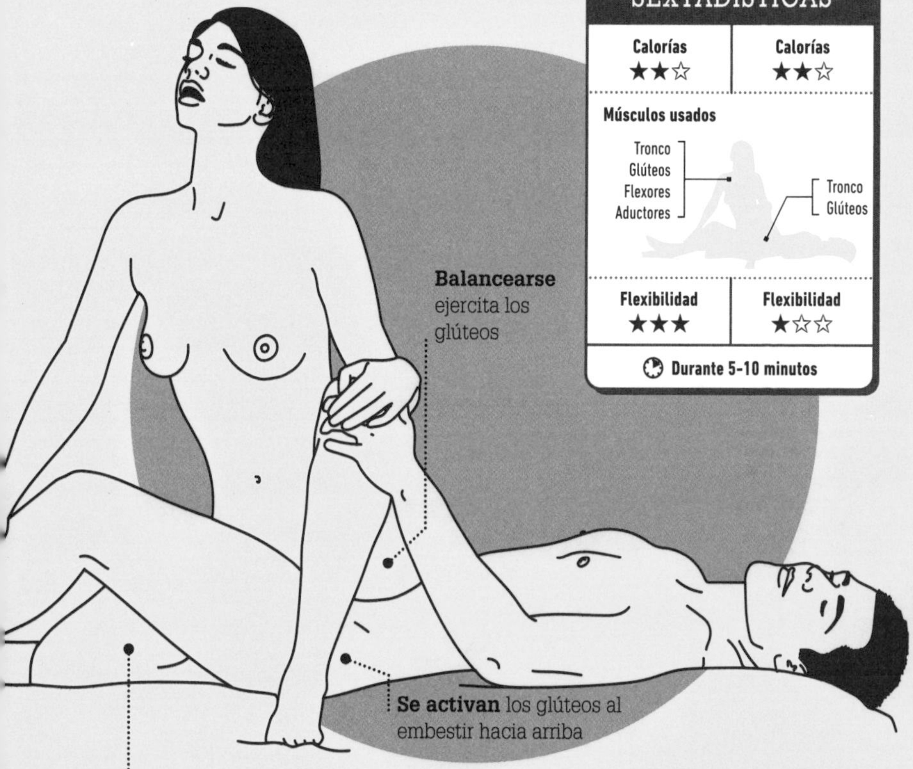
Balancearse ejercita los glúteos
Se activan los glúteos al embestir hacia arriba
Se estiran los aductores

SEXTADÍSTICAS

Calorías	Calorías
★★☆	★★☆

Músculos usados

Tronco
Glúteos
Flexores
Aductores

Tronco
Glúteos

Flexibilidad	Flexibilidad
★★★	★☆☆

Durante 5-10 minutos

ARCO DE PLACER

Exquisito y saciante a partes iguales: tú arqueas la espalda y apoyas los dedos de los pies en sus gemelos mientras tu pareja te sujeta firmemente por la cintura.

SEXTADÍSTICAS

Calorías	Calorías
★★★	★★★

Músculos usados

Tronco
Glúteos
Aductores
Gemelos

Bíceps
Pecho
Tronco
Glúteos

Flexibilidad	Flexibilidad
★★☆	★★☆

Durante 5-10 minutos

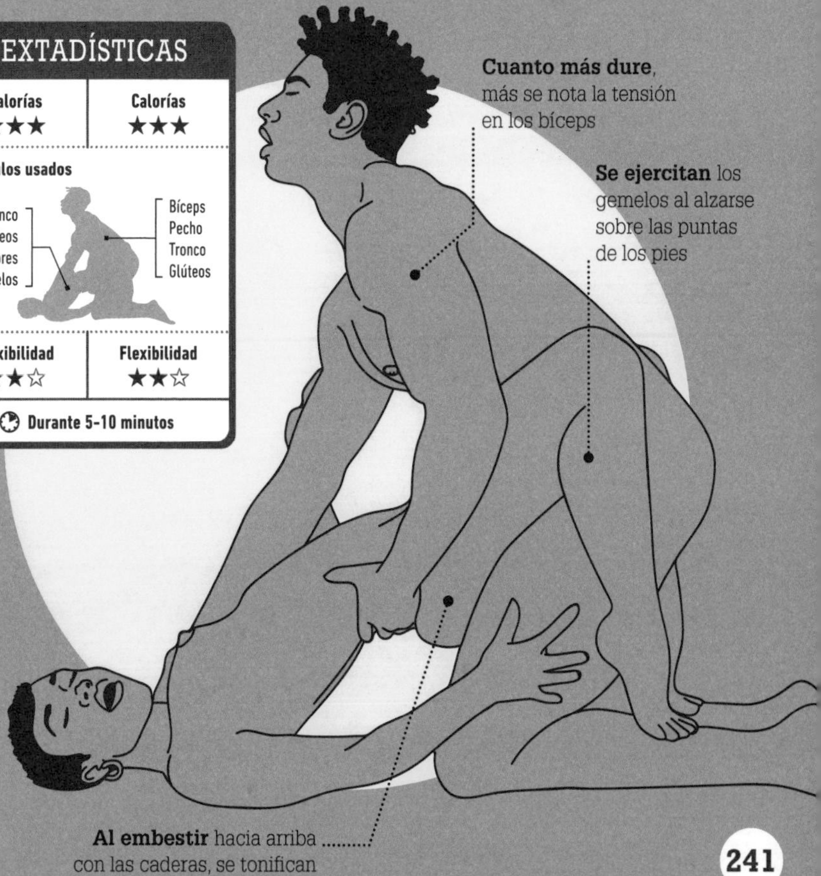

Cuanto más dure, más se nota la tensión en los bíceps
Se ejercitan los gemelos al alzarse sobre las puntas de los pies
Al embestir hacia arriba con las caderas, se tonifican los glúteos

AGÁRRATE Y GIME

Agarraos fuerte y olvidaos de todo lo que no sea hacer el amor. Tú te colocas en una excelente posición para girar y experimentar con cualquier ángulo de entrada.

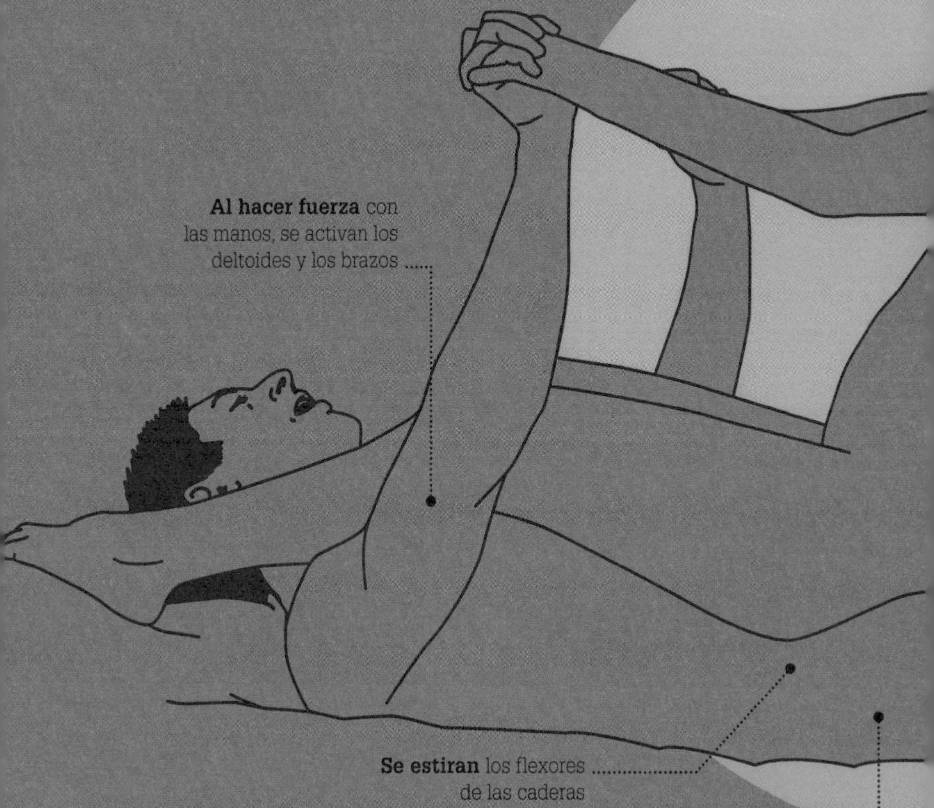
Al hacer fuerza con las manos, se activan los deltoides y los brazos
Se estiran los flexores de las caderas
Tu pareja fortalece sus glúteos al embestir hacia arriba

Se activan los deltoides al agarrar con fuerza las manos de la pareja

Al mantener esta postura, se activa la fuerza y estabilidad del tronco

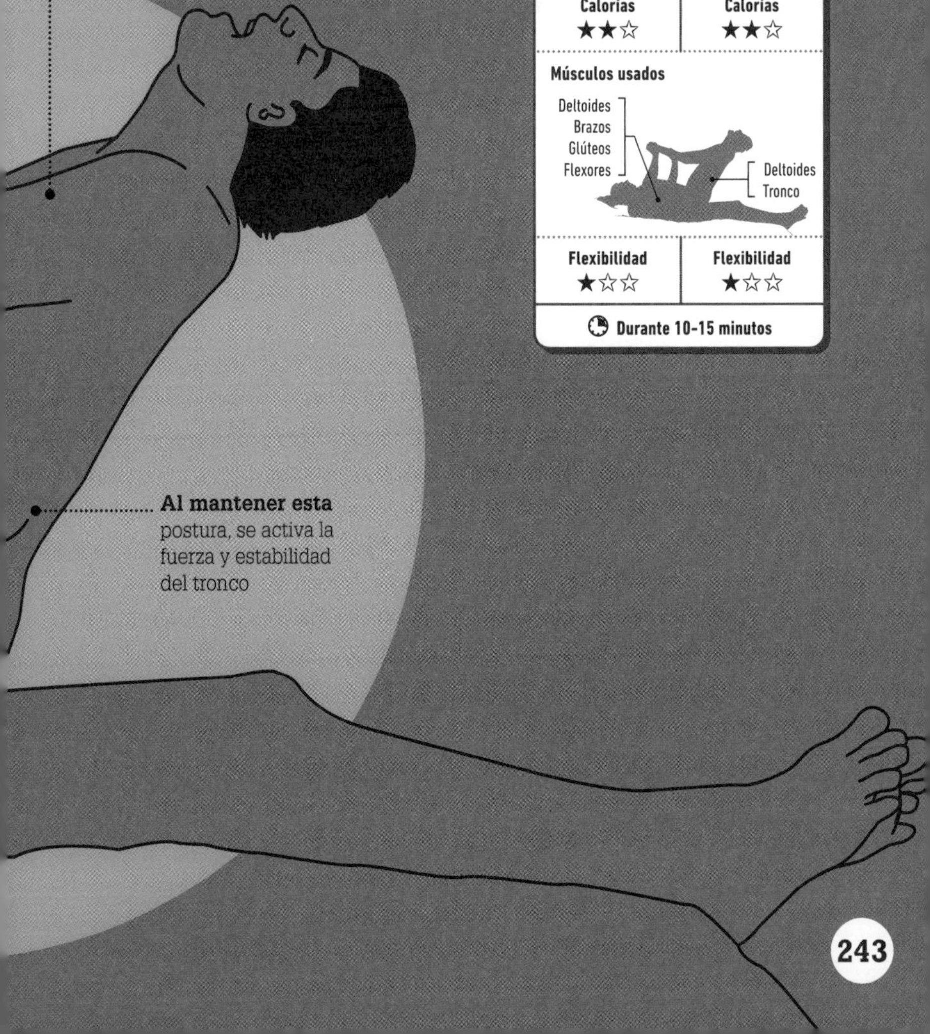

SEXTADÍSTICAS

Calorías	Calorías
★★☆	★★☆

Músculos usados

Deltoides
Brazos
Glúteos
Flexores
Deltoides
Tronco

Flexibilidad	Flexibilidad
★☆☆	★☆☆

Durante 10-15 minutos

TÓCATE LOS PIES

Tu amante se inclina todo lo que puede y te provoca con la visión de sus hermosas nalgas.

SEXTADÍSTICAS

Calorías	Calorías
★☆☆	★☆☆

Músculos usados

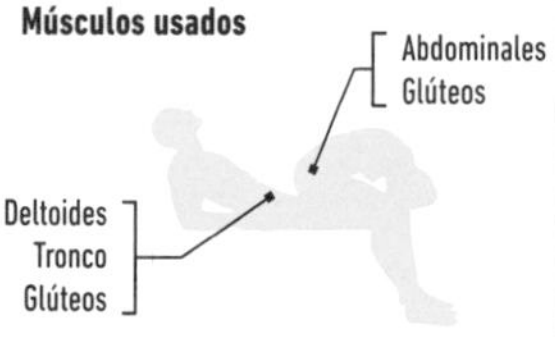

Flexibilidad	Flexibilidad
★★☆	★☆☆

Durante 5-10 minutos

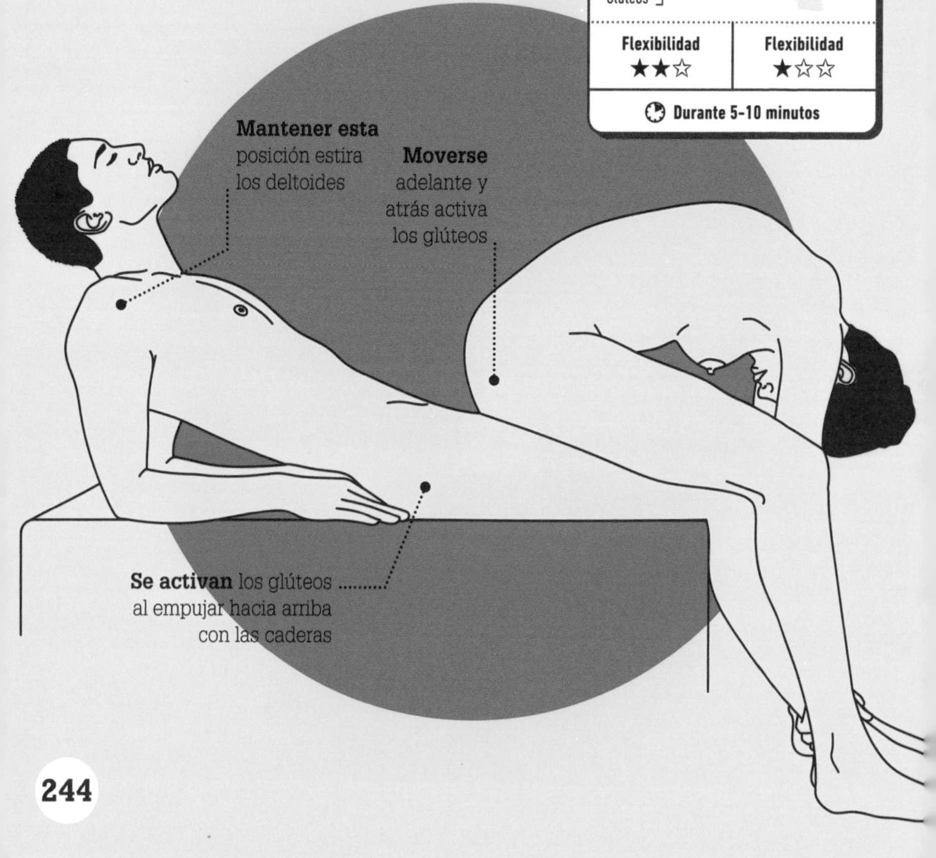

Mantener esta posición estira los deltoides
Moverse adelante y atrás activa los glúteos
Se activan los glúteos al empujar hacia arriba con las caderas

TOCA MIS BOTONES

Presionas un pie contra su abdomen y el otro sobre su hombro. Para prolongar la pasión, intenta intercambiar piernas.

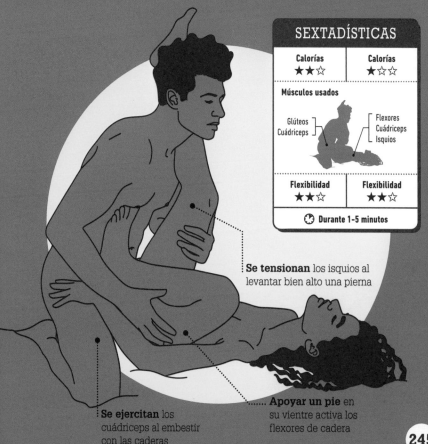

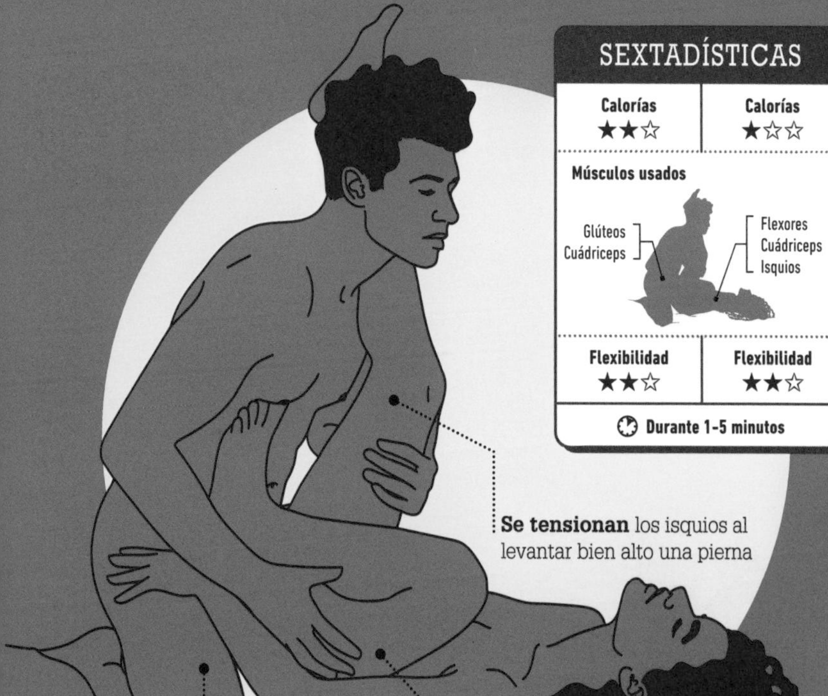
Se tensionan los isquios al levantar bien alto una pierna
Apoyar un pie en su vientre activa los flexores de cadera
Se ejercitan los cuádriceps al embestir con las caderas

SEXTADÍSTICAS

Calorías	Calorías
★★☆	★☆☆

Músculos usados

Glúteos
Cuádriceps
Flexores
Cuádriceps
Isquios

Flexibilidad	Flexibilidad
★★☆	★★☆

Durante 1-5 minutos

CULO RESPINGÓN

Una postura ideal y sin florituras para cuando quieres entrar al trapo. Tú te pones a cuatro patas y os dejáis llevar por vuestros instintos primarios.

SEXTADÍSTICAS

Calorías	Calorías
★☆☆	★☆☆

Músculos usados

Tronco
Glúteos
Flexores
Tronco
Glúteos
Flexores

Flexibilidad	Flexibilidad
★☆☆	★☆☆

Durante 5-10 minutos

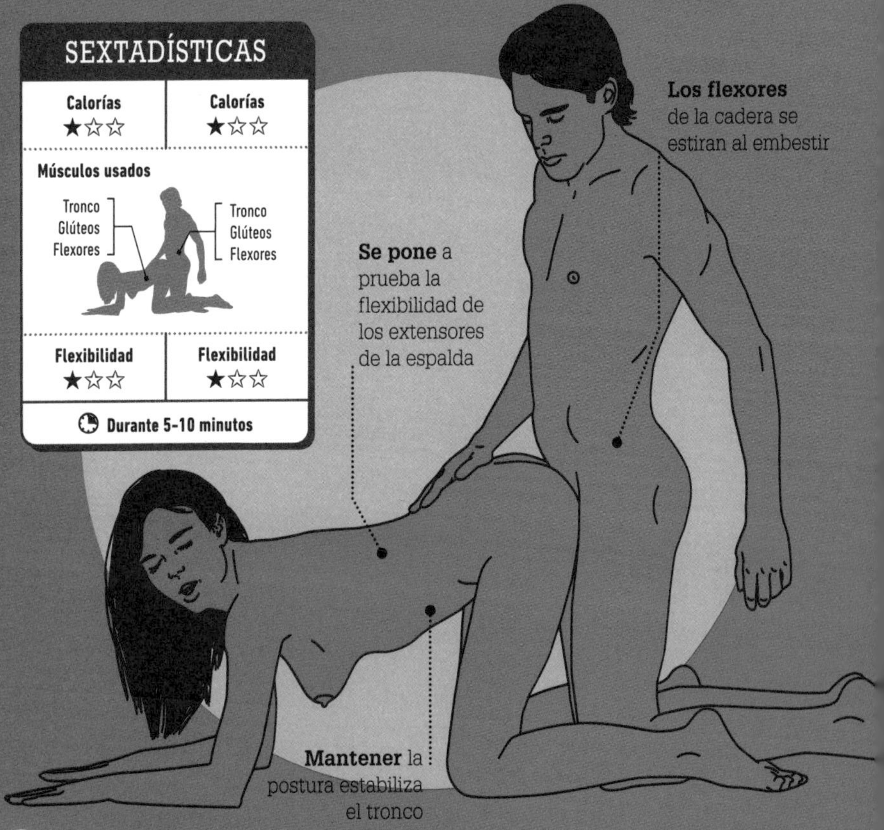

Los flexores de la cadera se estiran al embestir
Se pone a prueba la flexibilidad de los extensores de la espalda
Mantener la postura estabiliza el tronco

VUELO DE FANTASÍA

Tu pareja usa tu regazo como base de lanzamiento y despega. Te incitará a seguir al apretarte con fuerza entre sus muslos.

SEXTADÍSTICAS

Calorías	Calorías
★★☆	★★☆

Músculos usados

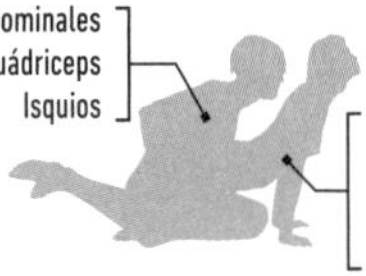

Abdominales
Cuádriceps
Isquios
Deltoides
Brazos
Pecho
Aductores

Flexibilidad	Flexibilidad
★★☆	★☆☆

Durante 5-10 minutos

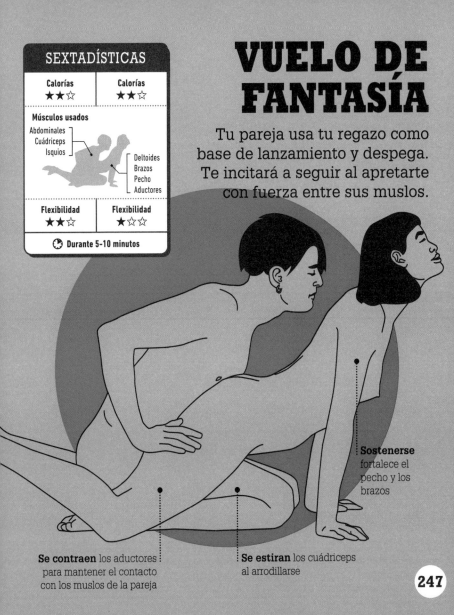

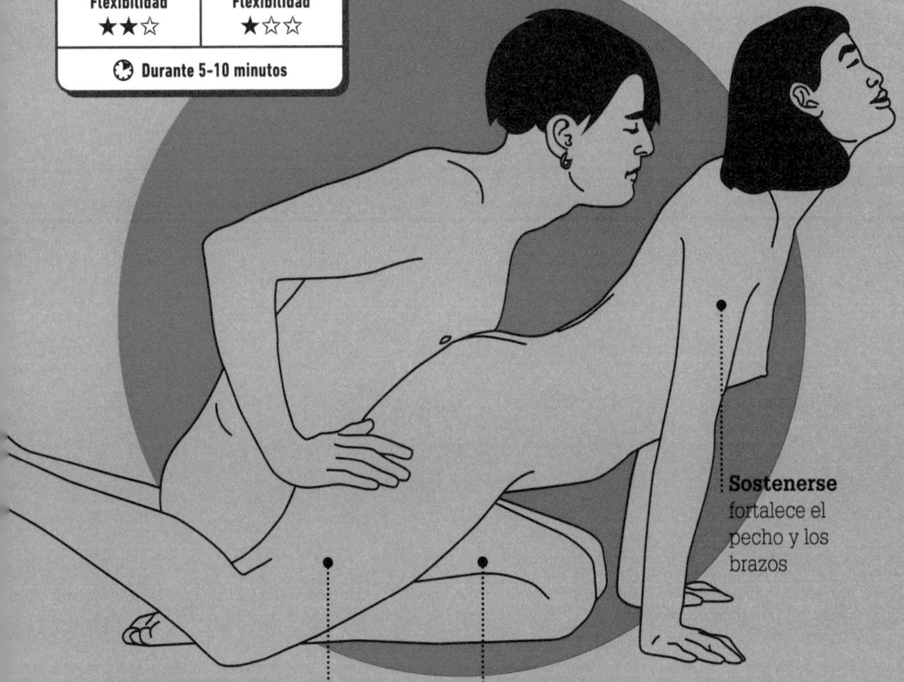

Sostenerse fortalece el pecho y los brazos
Se contraen los aductores para mantener el contacto con los muslos de la pareja
Se estiran los cuádriceps al arrodillarse

LANZACOHETES

Uno de los dos enciende su cohete del amor mientras el otro se abrocha el cinturón y despegáis para gozar de un amor cósmico.

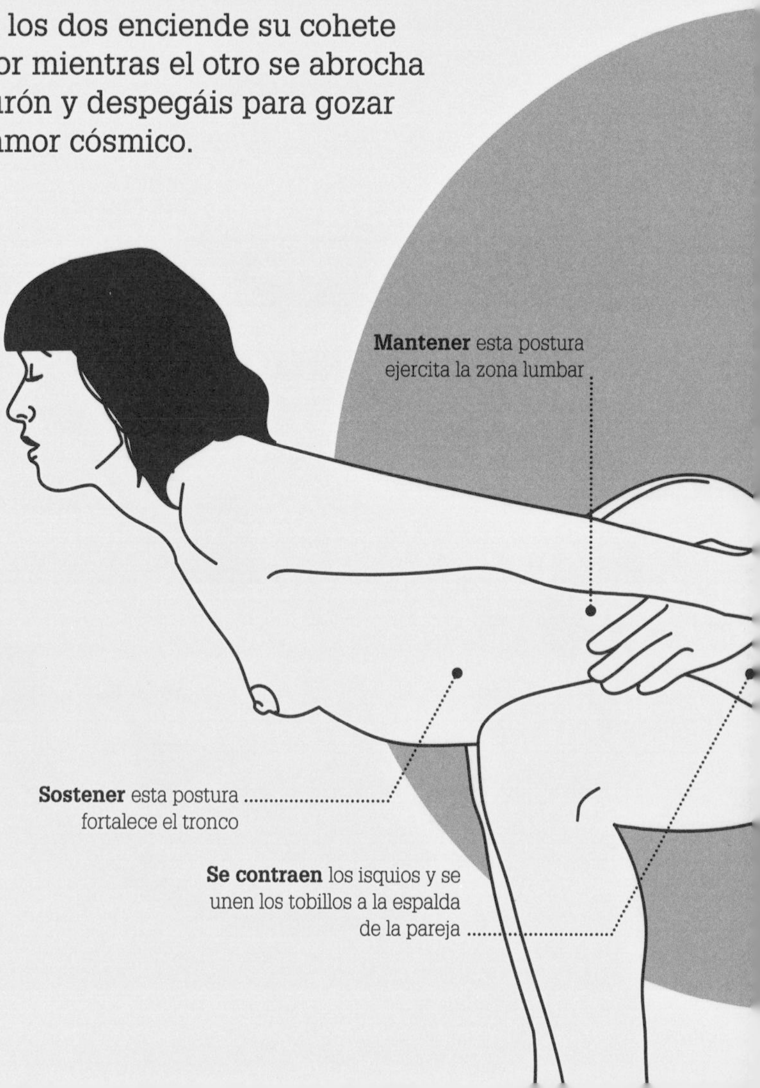

Mantener esta postura ejercita la zona lumbar
Sostener esta postura fortalece el tronco
Se contraen los isquios y se unen los tobillos a la espalda de la pareja

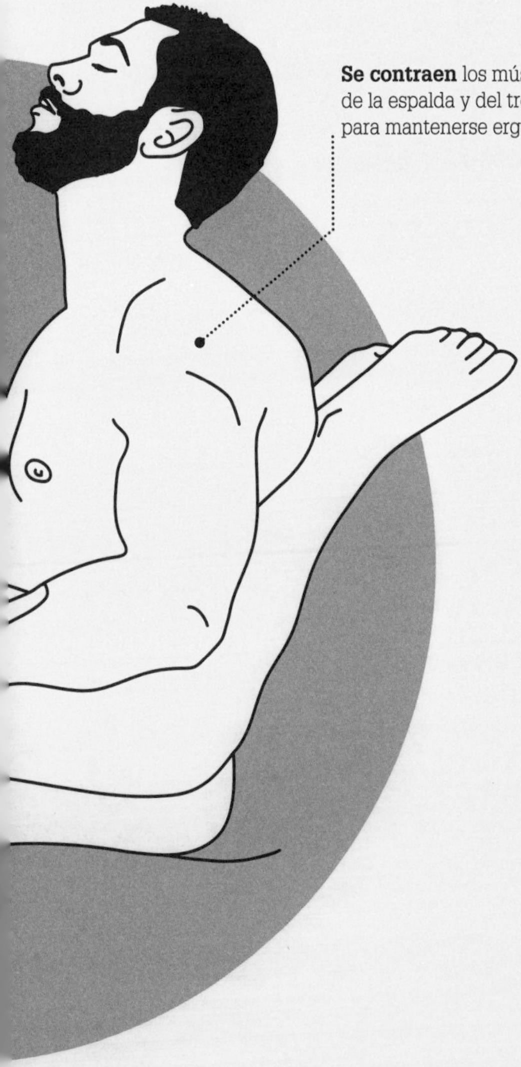
Se contraen los músculos de la espalda y del tronco para mantenerse erguido

SEXTADÍSTICAS

Calorías	Calorías
★★☆	★☆☆

Músculos usados

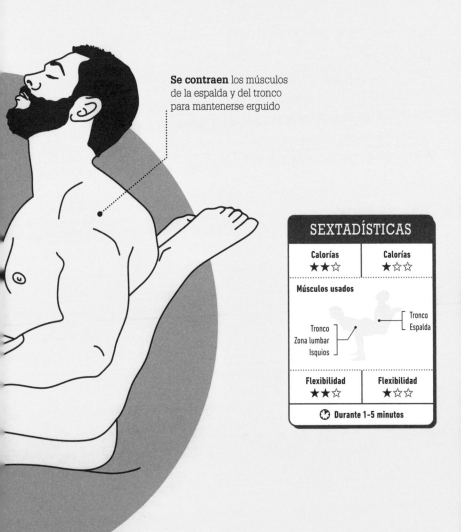

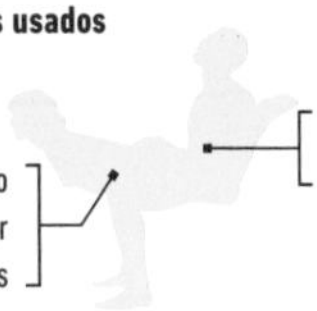
Tronco
Espalda
Tronco
Zona lumbar
Isquios

Flexibilidad	Flexibilidad
★★☆	★☆☆

Durante 1-5 minutos

DESPEGUE

Enciende tus motores del amor y prepárate para emprender el vuelo. Tu amante apoya las manos contra la pared para amortiguar la fuerza de tus embestidas.

SEXTADÍSTICAS

Calorías	Calorías
★★★	★★★

Músculos usados

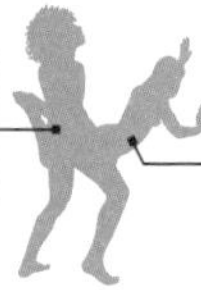

Flexibilidad	Flexibilidad
★☆☆	★★☆

Durante 1-5 minutos

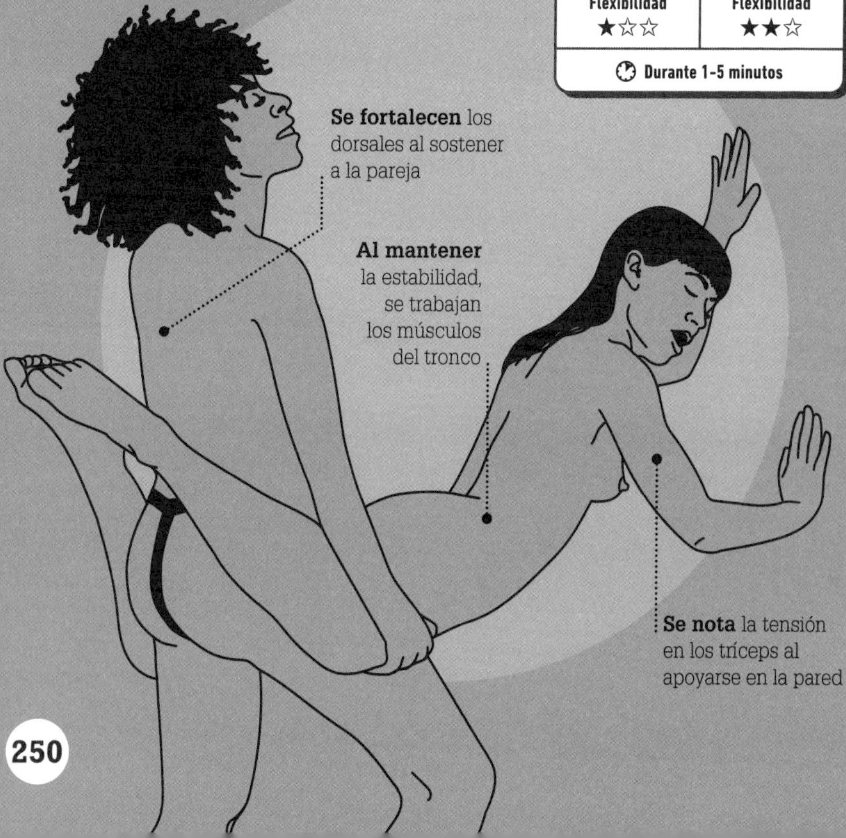

Se fortalecen los dorsales al sostener a la pareja
Al mantener la estabilidad, se trabajan los músculos del tronco
Se nota la tensión en los tríceps al apoyarse en la pared

ABRAZO AMOROSO

Si os morís por tocar la piel del otro, entrelazaos en un abrazo y disfrutad del contacto.

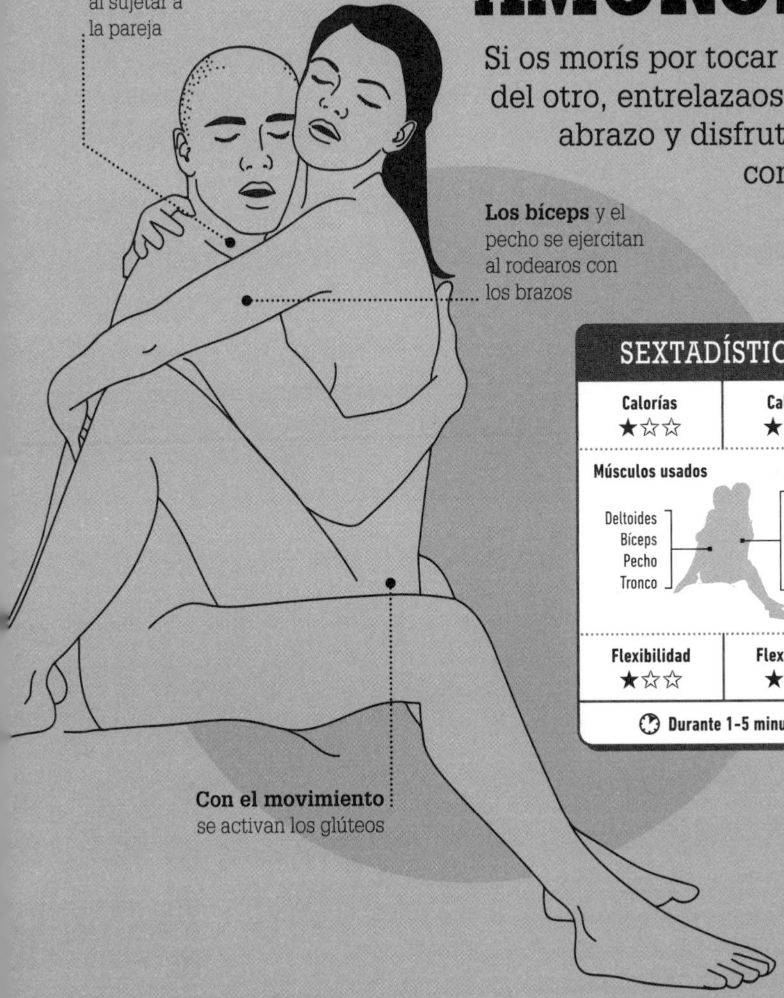
Se activan los músculos del pecho al sujetar a la pareja
Los bíceps y el pecho se ejercitan al rodearos con los brazos
Con el movimiento se activan los glúteos

SEXTADÍSTICAS

Calorías ★☆☆	Calorías ★★☆
Músculos usados	
Deltoides, Bíceps, Pecho, Tronco	Deltoides, Bíceps, Pecho, Tronco, Glúteos
Flexibilidad ★☆☆	**Flexibilidad** ★☆☆
Durante 1-5 minutos	

AL ALCANCE DE LA MANO

Sujetaos el uno al otro a un brazo de distancia y dejad que la tensión sexual os lleve al clímax.

SEXTADÍSTICAS

Calorías	Calorías
★★☆	★★☆

Músculos usados

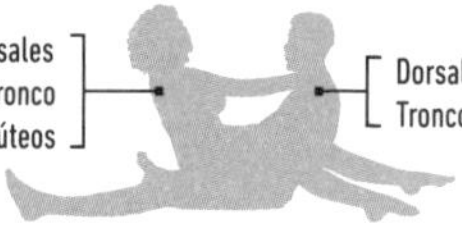

Flexibilidad	Flexibilidad
★☆☆	★☆☆

Durante 1-5 minutos

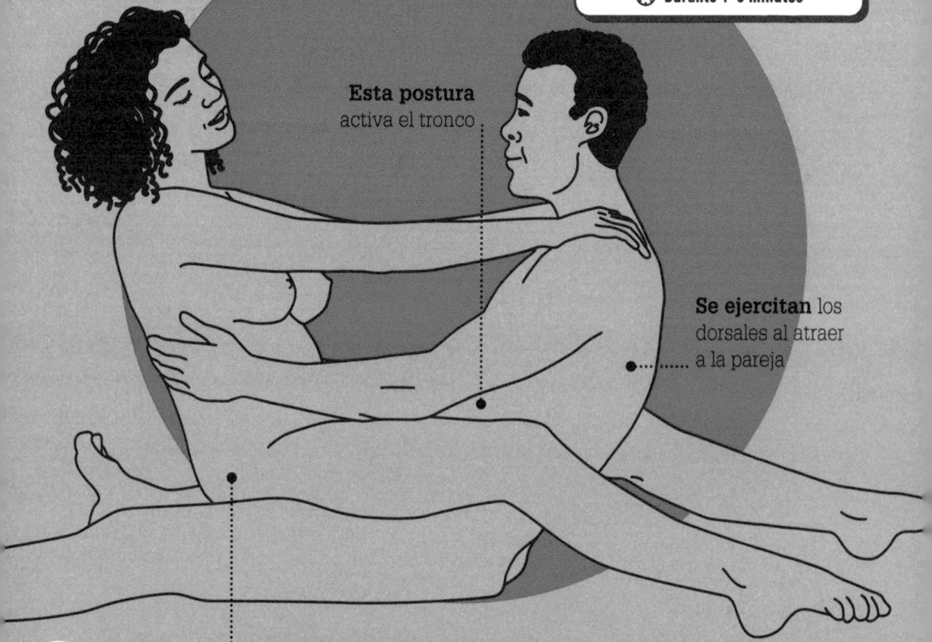
Esta postura activa el tronco
Se ejercitan los dorsales al atraer a la pareja
Se trabajan los glúteos al moverse adelante y atrás

CACHORRO

El perrito y la carretilla se mezclan en esta postura de entrada trasera. Levantas una pierna para invitarle a que penetre y observe la acción.

SEXTADÍSTICAS

Calorías ★★☆	**Calorías** ★★☆

Músculos usados

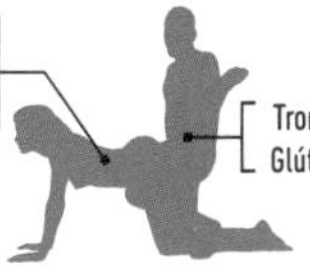
Tronco
Glúteos
Isquios
Tronco
Glúteos

Flexibilidad ★★☆	**Flexibilidad** ★☆☆

Durante 5-10 minutos

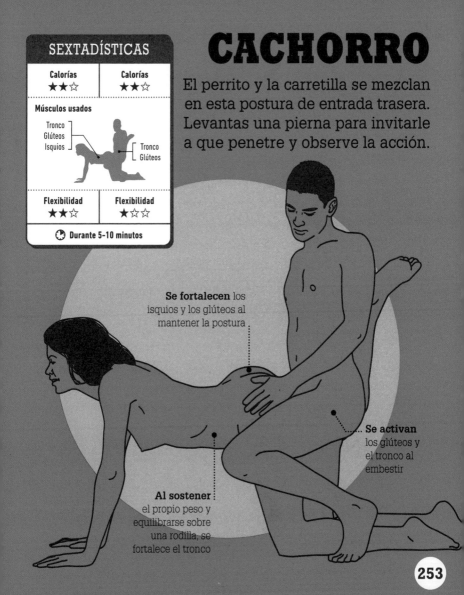

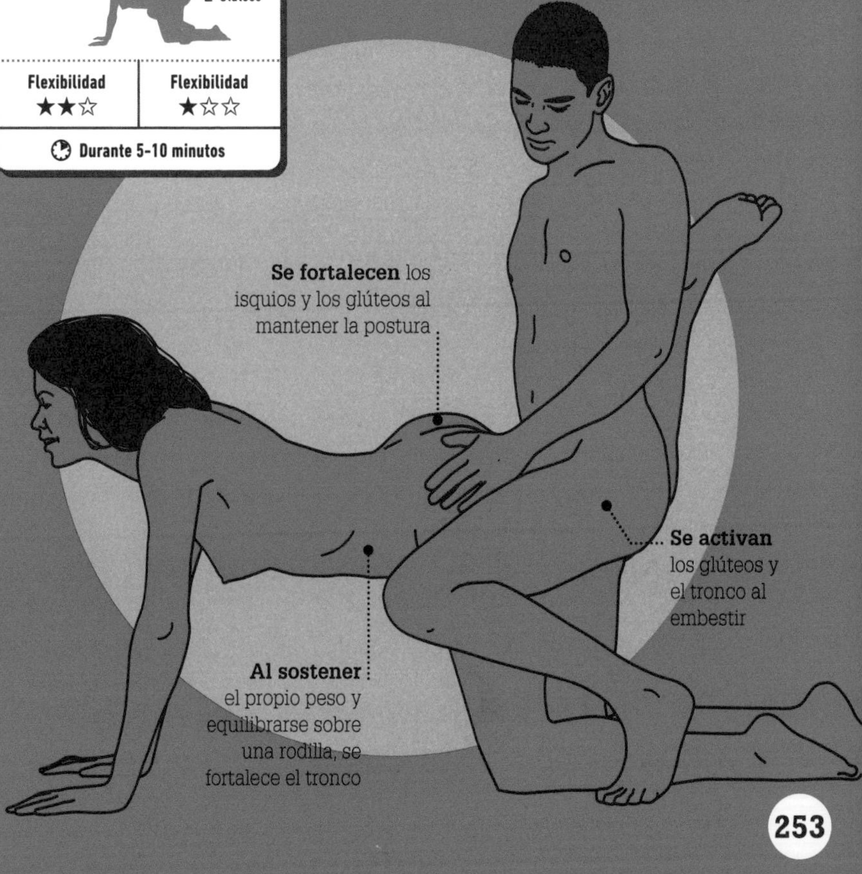
Se fortalecen los isquios y los glúteos al mantener la postura
Se activan los glúteos y el tronco al embestir
Al sostener el propio peso y equilibrarse sobre una rodilla, se fortalece el tronco

BANCO DE PLACER

Sexo de entrada lateral tan imprevisto que parece fruto del azar: siéntate en el banco de tu amante y recibe una sorpresa picante.

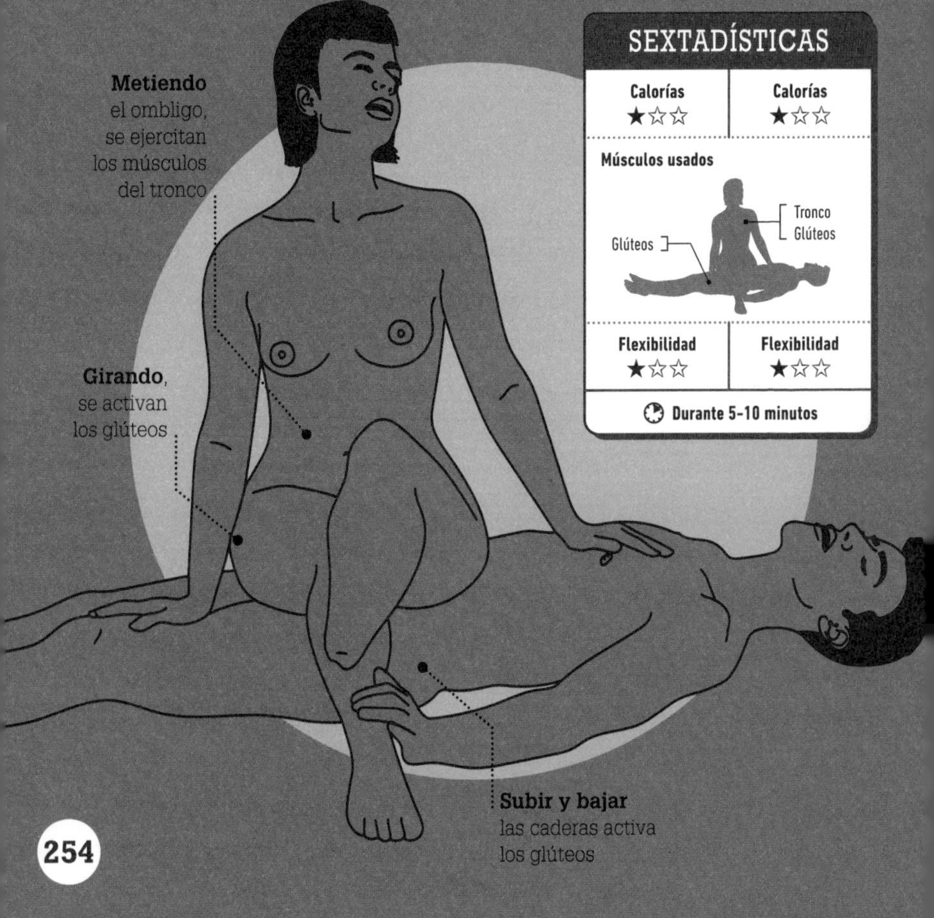
Metiendo el ombligo, se ejercitan los músculos del tronco
Girando, se activan los glúteos
Subir y bajar las caderas activa los glúteos

SEXTADÍSTICAS

Calorías	Calorías
★☆☆	★☆☆

Músculos usados

Tronco
Glúteos
Glúteos

Flexibilidad	Flexibilidad
★☆☆	★☆☆

Durante 5-10 minutos

AL BORDE

Tu amante pasa sus muslos sobre los tuyos y deja colgar la cabeza por el borde de la cama. Tú la penetras a fondo y trabajas con tu mano.

SEXTADÍSTICAS

Calorías	Calorías
★★☆	★★☆

Músculos usados

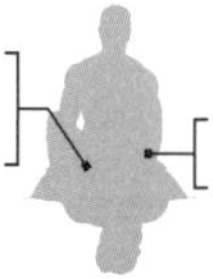

Tronco
Glúteos
Flexores
Tronco
Flexores

Flexibilidad	Flexibilidad
★★☆	★★☆

Durante 1-5 minutos

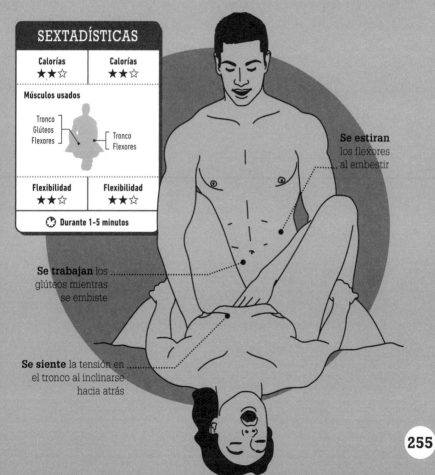

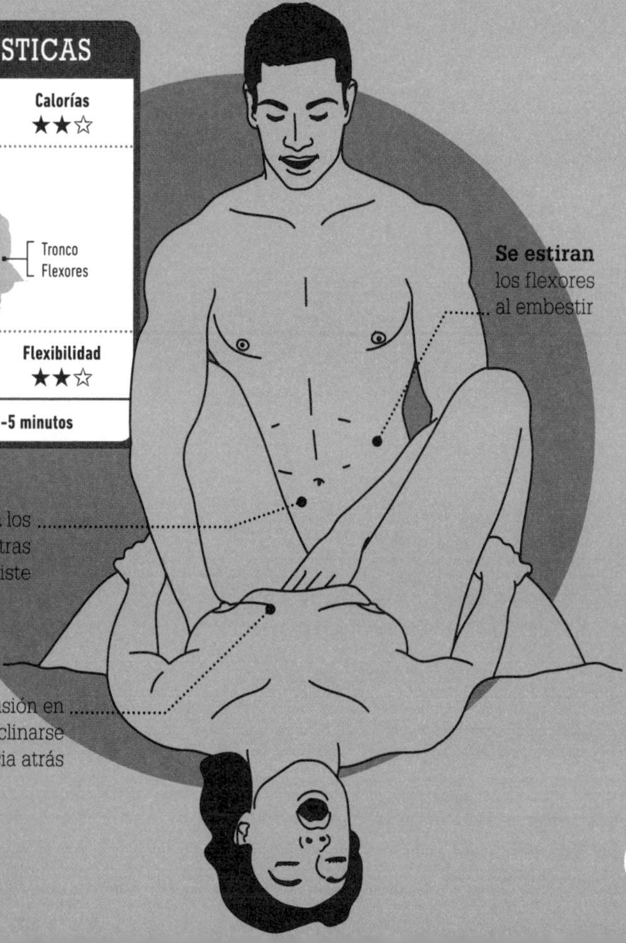

Se estiran los flexores al embestir
Se trabajan los glúteos mientras se embiste
Se siente la tensión en el tronco al inclinarse hacia atrás

PASIÓN EXPRIMIDA

Pasea tus pies por el cuerpo de tu amante y después atráelo hacia ti. Al estirar la pierna, creas nuevas sensaciones para ambos.

SEXTADÍSTICAS

Calorías ★★☆	**Calorías** ★★☆

Músculos usados

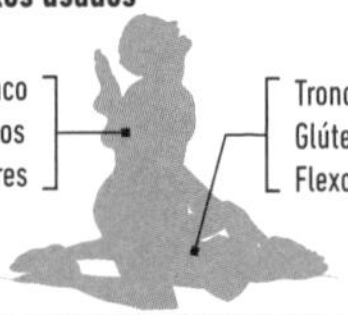
Tronco
Glúteos
Flexores
Tronco
Glúteos
Flexores

Flexibilidad ★☆☆	**Flexibilidad** ★☆☆

Durante 5-10 minutos

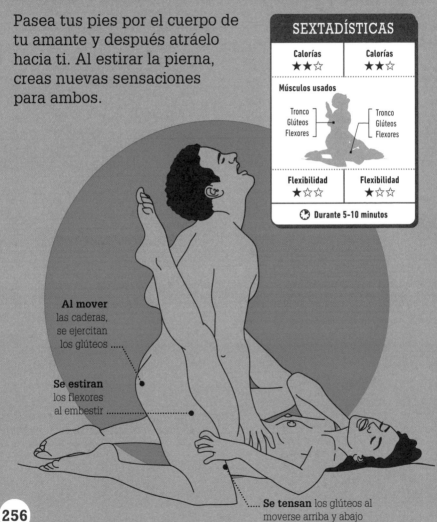

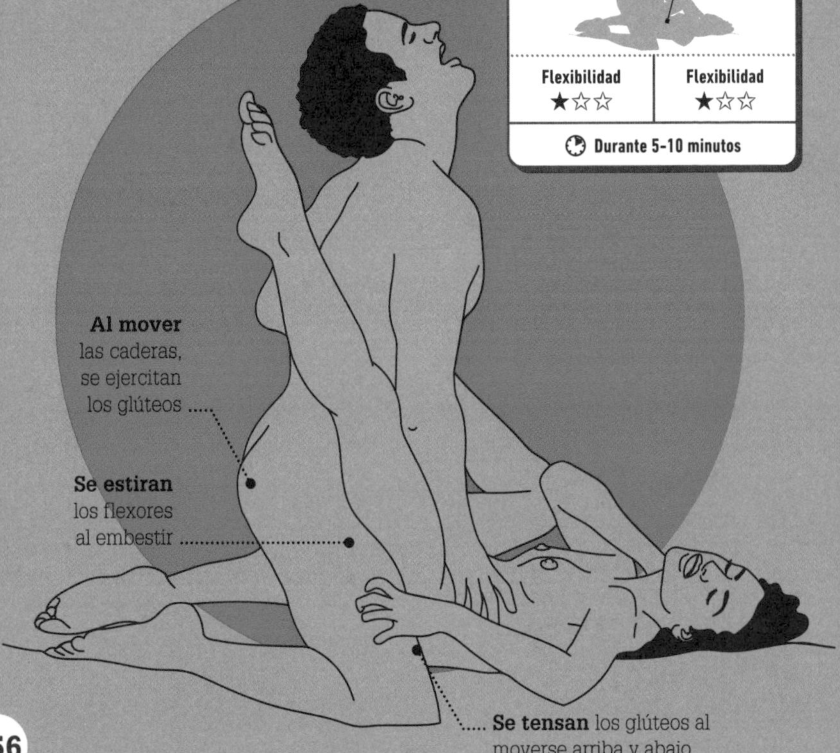
Al mover las caderas, se ejercitan los glúteos
Se estiran los flexores al embestir
Se tensan los glúteos al moverse arriba y abajo

SEXTADÍSTICAS

Calorías	Calorías
★★☆	★★☆

Músculos usados

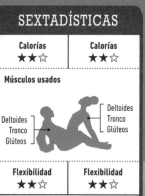

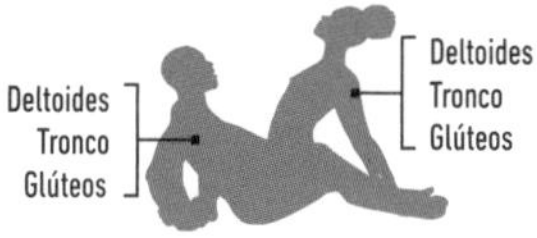
Deltoides
Tronco
Glúteos
Deltoides
Tronco
Glúteos

Flexibilidad	Flexibilidad
★★☆	★★☆

Durante 5-10 minutos

ENCUENTRO ELEGANTE

Disfruta de la sensación de que tu amante te sujete con firmeza. Al poner los pies tras sus nalgas, os acercáis aún más.

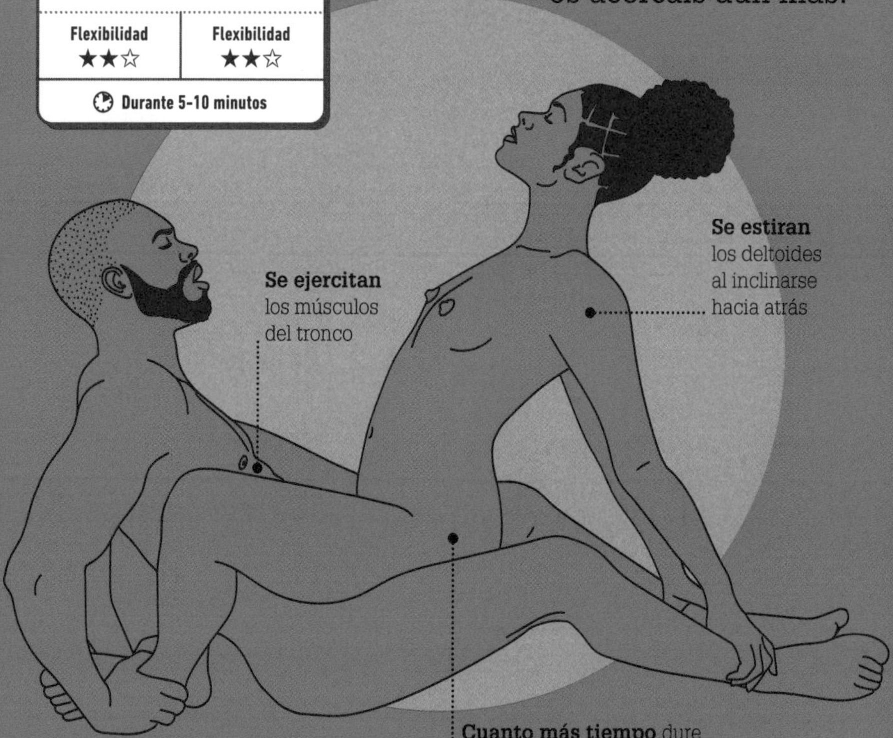
Se ejercitan los músculos del tronco
Se estiran los deltoides al inclinarse hacia atrás
Cuanto más tiempo dure el movimiento, más se siente la presión en los glúteos

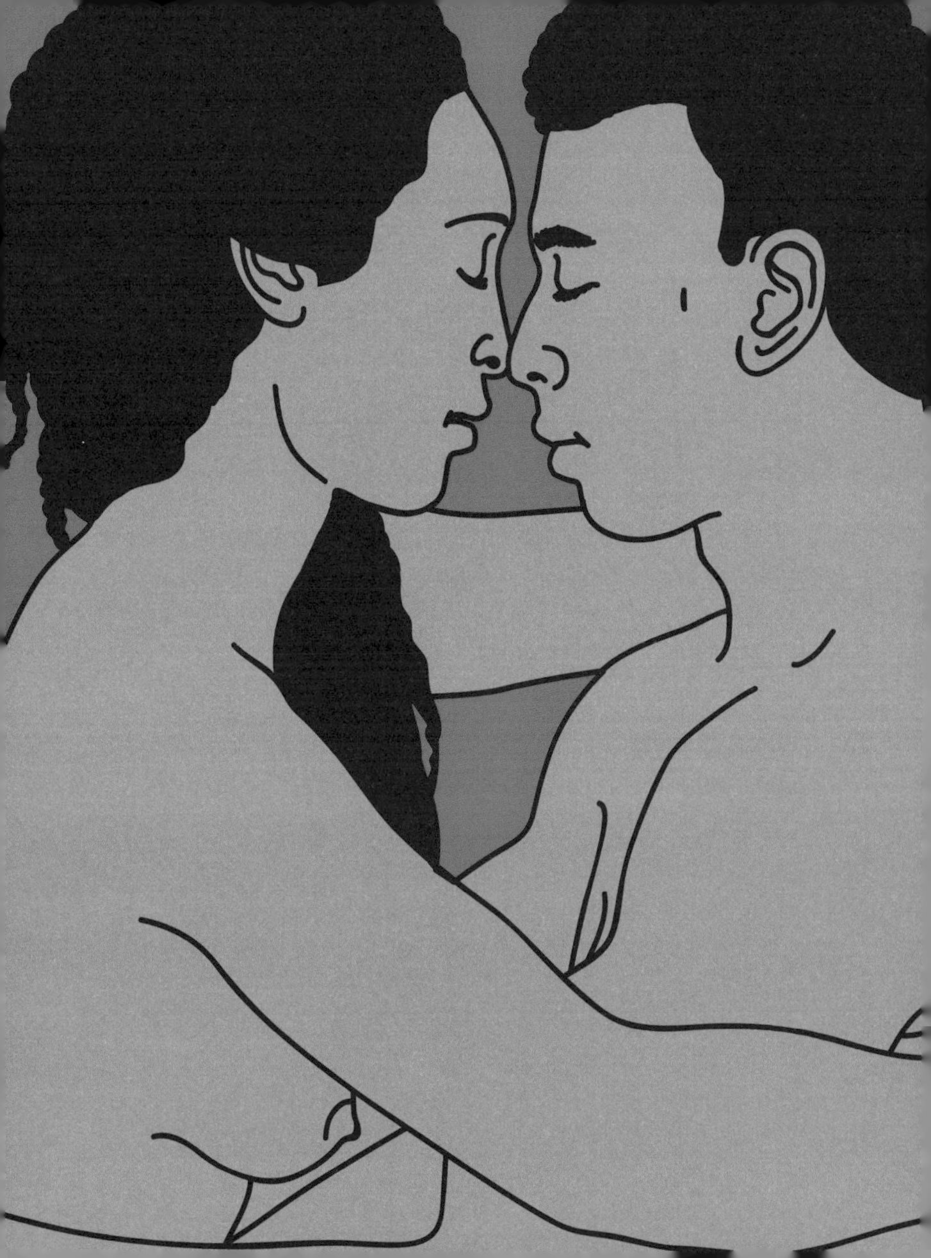

"SI SABES REALIZAR LOS *movimientos* ADECUADOS, EXPERIMENTARÁ UN PLACER CON EL QUE PODRÁS SATISFACER TODOS SUS *deseos*"

EL JARDÍN PERFUMADO

DIRTY DANCING

Haz que esta sea la mejor noche de tu vida. Tu amor se arrodilla frente a ti y extiende las piernas hacia atrás.

SEXTADÍSTICAS

Calorías	Calorías
★☆☆	★★☆

Músculos usados

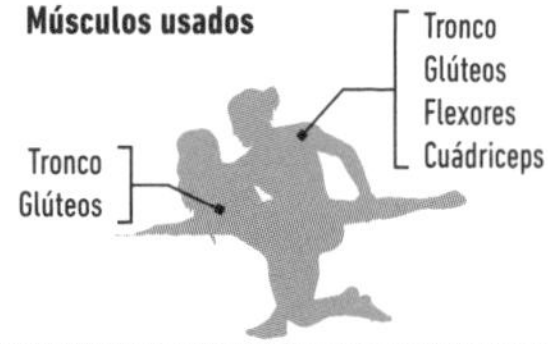
Tronco
Glúteos
Tronco
Glúteos
Flexores
Cuádriceps

Flexibilidad	Flexibilidad
★☆☆	★★☆

Durante 1-5 minutos

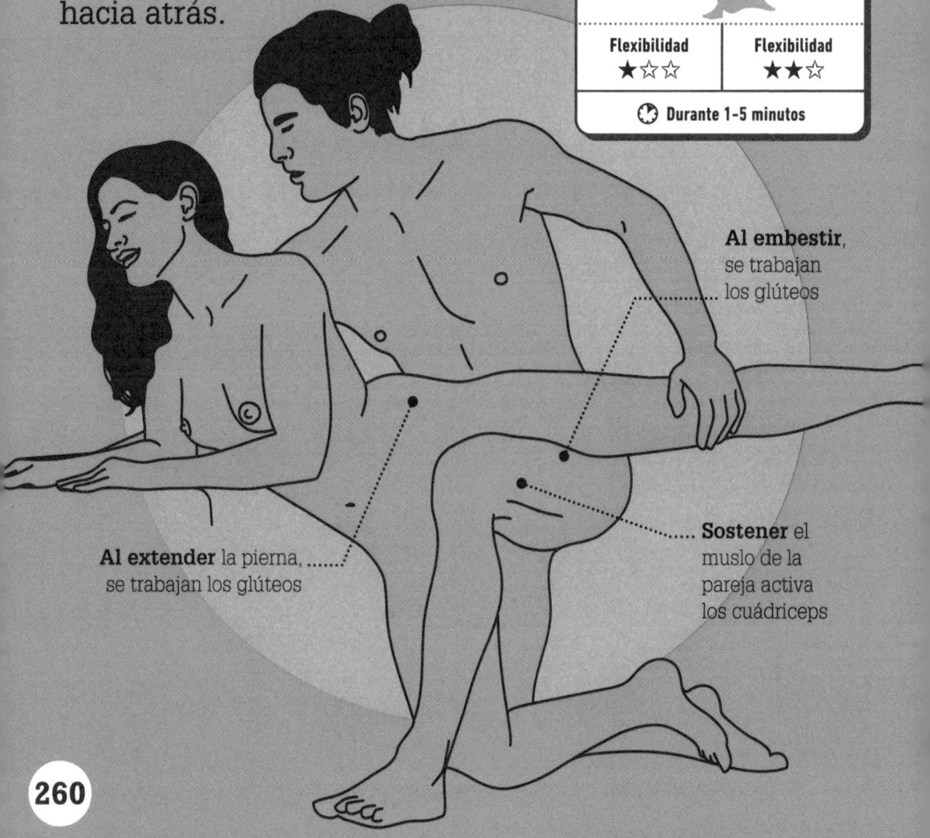
Al embestir, se trabajan los glúteos
Al extender la pierna, se trabajan los glúteos
Sostener el muslo de la pareja activa los cuádriceps

VENIRSE ARRIBA

Tu amante te proporciona una rampa dura como la roca y tú saltas sobre ella.

SEXTADÍSTICAS

Calorías	Calorías
★★☆	★★★

Músculos usados

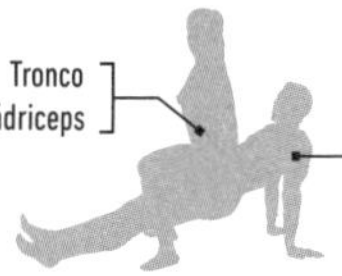
Tronco
Cuádriceps
Deltoides
Brazos
Tronco
Glúteos

Flexibilidad	Flexibilidad
★☆☆	★★☆

Durante 1-5 minutos

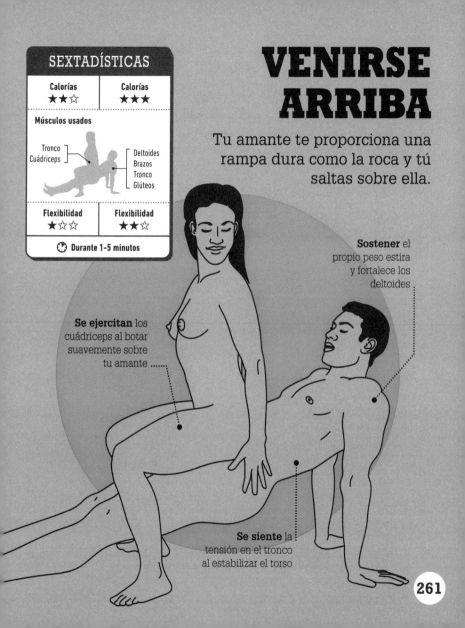

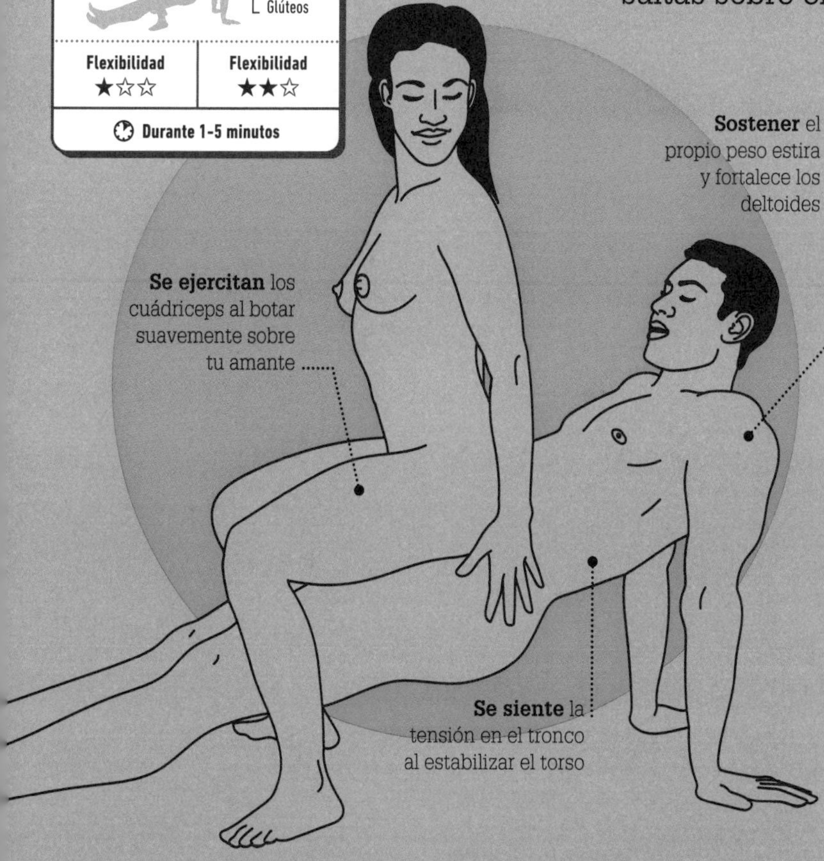
Sostener el propio peso estira y fortalece los deltoides
Se ejercitan los cuádriceps al botar suavemente sobre tu amante
Se siente la tensión en el tronco al estabilizar el torso

MIL ESCALOFRÍOS

Aunque no estéis cara a cara, esta postura es de una gran intimidad. Tu amante puede respirar suavemente en tu cuello o susurrarte al oído y provocarte escalofríos.

SEXTADÍSTICAS

Calorías	Calorías
★★☆	★★☆

Músculos usados

Dorsales, Bíceps, Pecho, Tronco, Glúteos

Dorsales, Tronco, Aductores

Flexibilidad	Flexibilidad
★★☆	★★☆

Durante 1-5 minutos

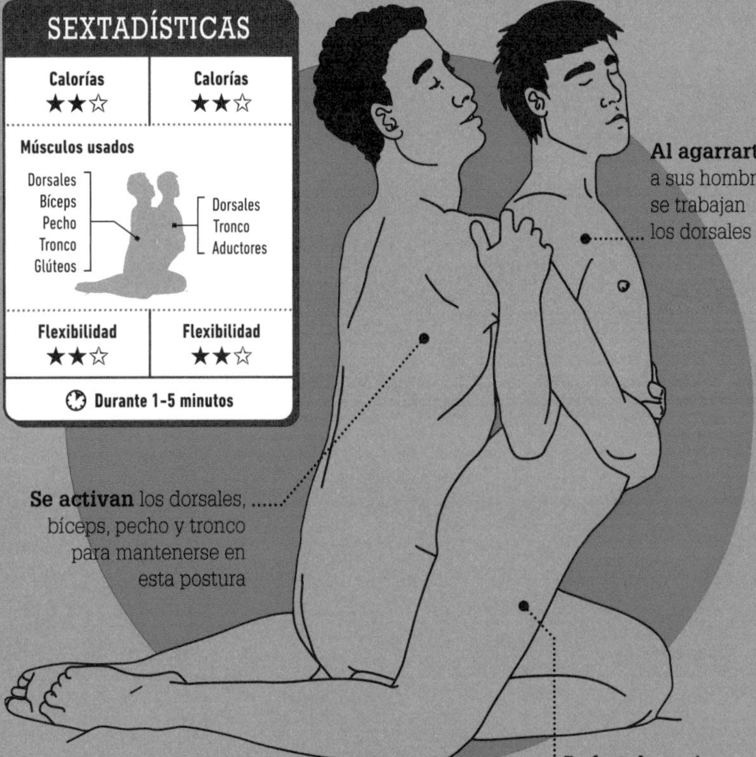

Al agarrarte a sus hombros, se trabajan los dorsales
Se activan los dorsales, bíceps, pecho y tronco para mantenerse en esta postura
Se fortalecen los aductores al sostener esta postura mientras tu pareja embiste

ESPEJITO, ESPEJITO

Imita los movimientos de tu amante y gemid al unísono. Podéis ayudaros a mantener el equilibrio con un taburete.

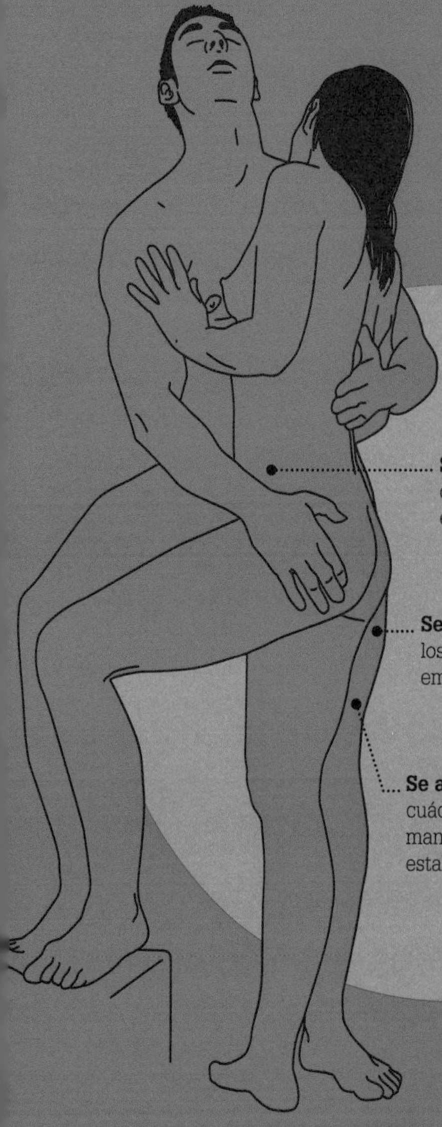

Se activan los músculos del tronco para mantener el equilibrio sobre una pierna

Se ejercitan los glúteos al embestir

Se activan los cuádriceps para mantener la estabilidad

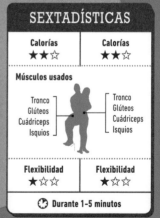

SEXTADÍSTICAS

Calorías ★★☆	**Calorías** ★★☆

Músculos usados

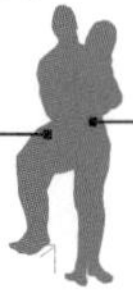

Flexibilidad ★☆☆	**Flexibilidad** ★☆☆

Durante 1-5 minutos

YIN Y YANG

Esta atrevida posición sentados os dejará de rodillas. Recostaos y admirad a vuestra pareja en la distancia.

SEXTADÍSTICAS

Calorías	Calorías
★★☆	★★☆

Músculos usados

Deltoides, Brazos, Tronco, Glúteos	Deltoides, Brazos, Tronco, Glúteos

Flexibilidad	Flexibilidad
★★☆	★★☆

Durante 1-5 minutos

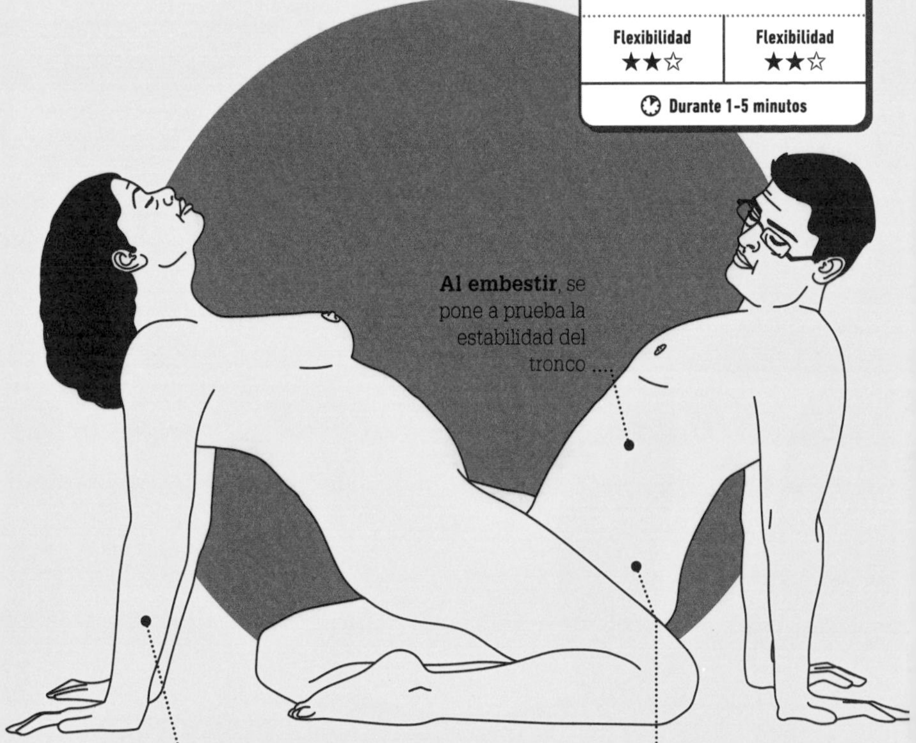
Al embestir, se pone a prueba la estabilidad del tronco
Cuanto más tiempo se mantiene la postura, más se nota la tensión en los brazos
Se activan los glúteos al empujar hacia arriba

EL OVILLO

Te sientas con los pies entre sus piernas y te acurrucas como si te hicieras un ovillo. Tu pareja embiste suavemente mientras tú te mueves adelante y atrás.

SEXTADÍSTICAS

Calorías	Calorías
★☆☆	★☆☆

Músculos usados

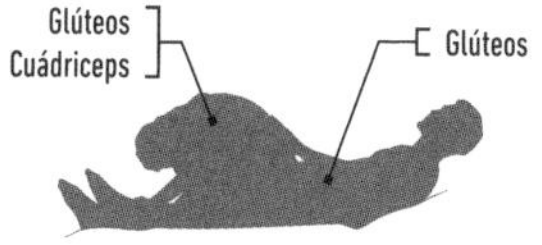
Glúteos
Cuádriceps
Glúteos

Flexibilidad	Flexibilidad
★★☆	★☆☆

Durante 1-5 minutos

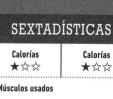

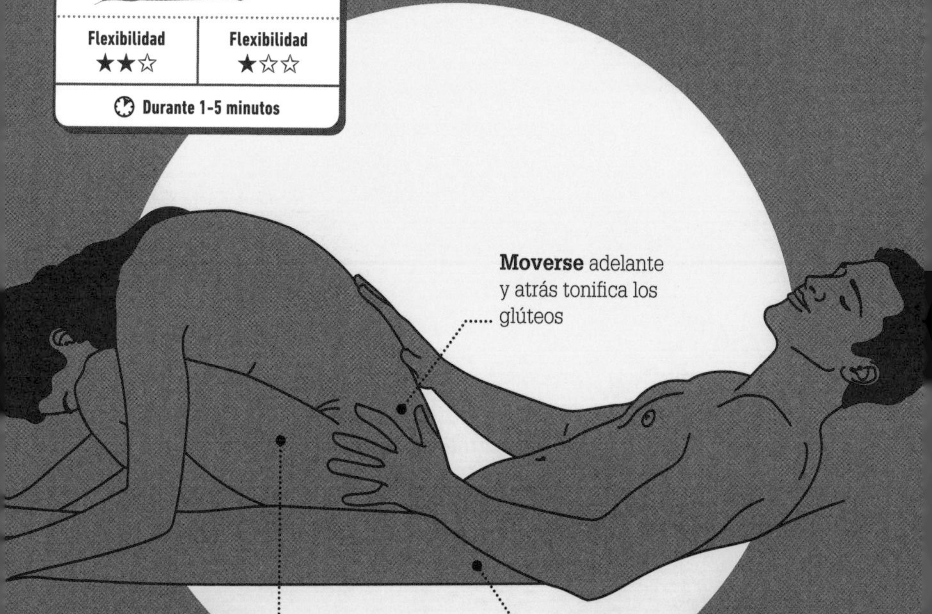
Moverse adelante y atrás tonifica los glúteos
Mantener esta posición compacta pone a prueba la fuerza y movilidad de los cuádriceps
Se ejercitan los glúteos al embestir con las caderas

265

LÍO DE PIERNAS

Entrelazad las extremidades y explorad unas sensaciones nuevas y excitantes. No hace falta ser fetichista para disfrutar chupándole los dedos de los pies en mitad del sexo.

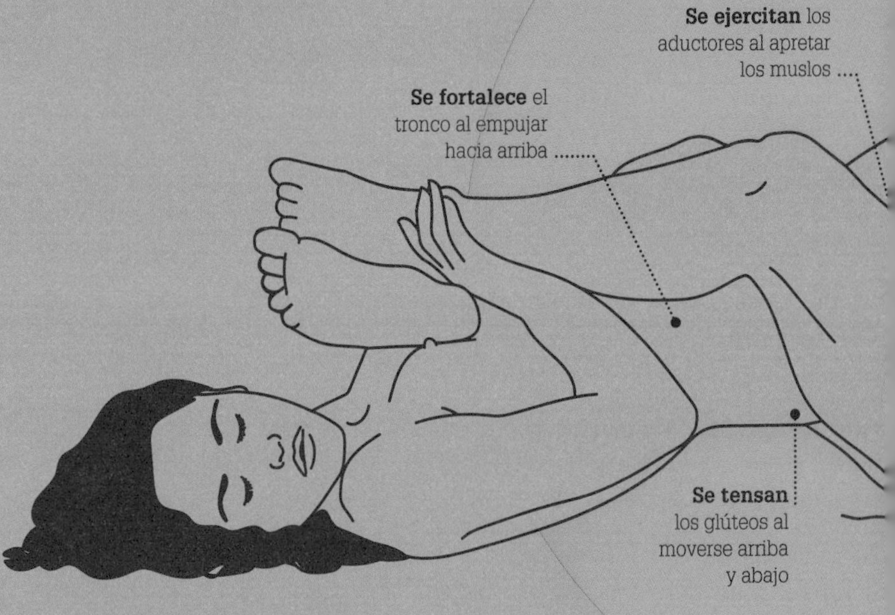
Se ejercitan los aductores al apretar los muslos
Se fortalece el tronco al empujar hacia arriba
Se tensan los glúteos al moverse arriba y abajo

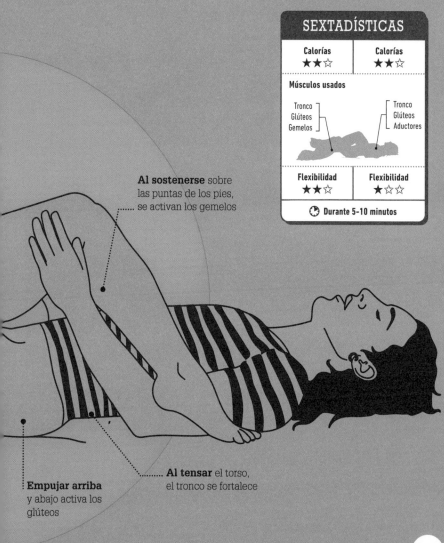

SEXTADÍSTICAS

Calorías	Calorías
★★☆	★★☆

Músculos usados

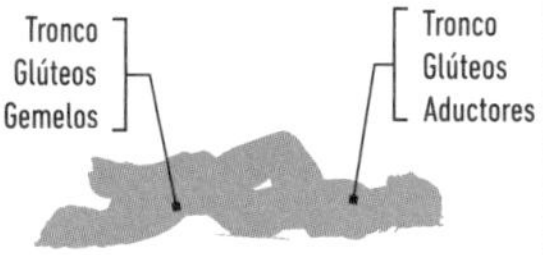

Flexibilidad	Flexibilidad
★★☆	★☆☆

Durante 5-10 minutos

Al sostenerse sobre las puntas de los pies, se activan los gemelos

Al tensar el torso, el tronco se fortalece

Empujar arriba y abajo activa los glúteos

BIEN ABIERTA

Para cuando os sintáis flexibles y estéis entusiasmados y listos para explotar. Abre bien las piernas y poneos a ello.

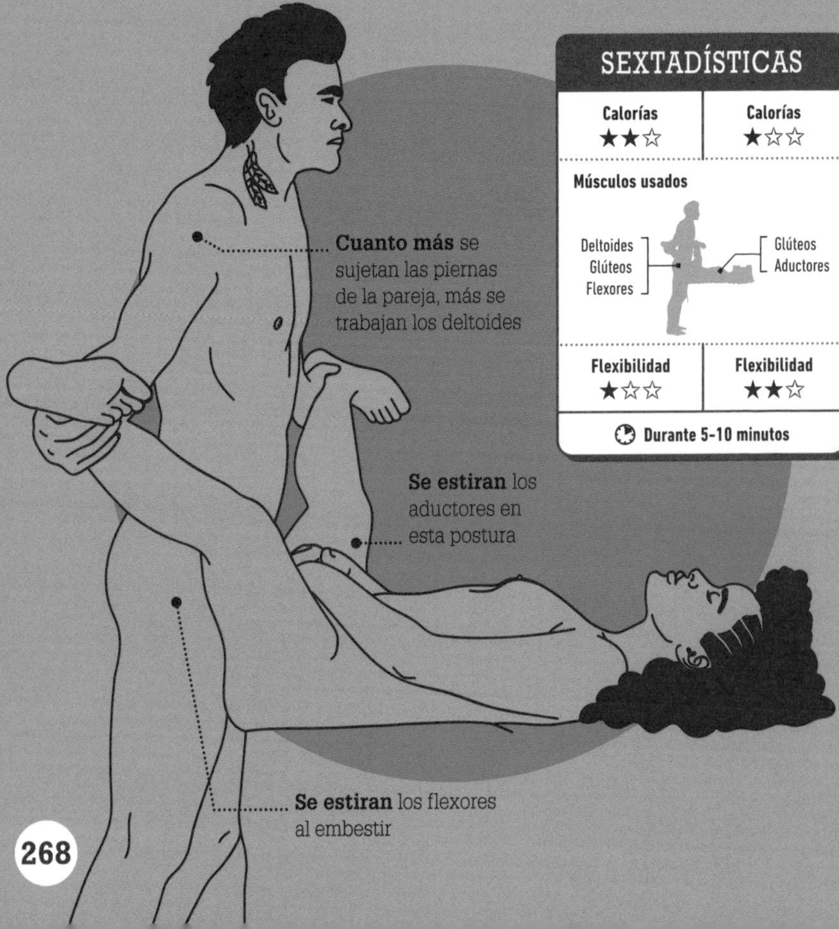

Cuanto más se sujetan las piernas de la pareja, más se trabajan los deltoides
Se estiran los aductores en esta postura
Se estiran los flexores al embestir

SEXTADÍSTICAS

Calorías ★★☆	**Calorías** ★☆☆

Músculos usados

Deltoides
Glúteos
Flexores
Glúteos
Aductores

Flexibilidad ★☆☆	**Flexibilidad** ★★☆

Durante 5-10 minutos

SEXTADÍSTICAS	
Calorías ★☆☆	**Calorías** ★★★
Músculos usados	
Flexibilidad ★☆☆	**Flexibilidad** ★★☆
Durante 1-5 minutos	

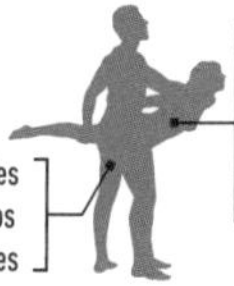
Tronco
Zona lumbar
Cuádriceps
Flexores
Isquios
Deltoides
Glúteos
Flexores

SESIÓN DE DANZA

Tu amante es la bailarina principal en esta elegante danza y tú desempeñas el papel secundario.

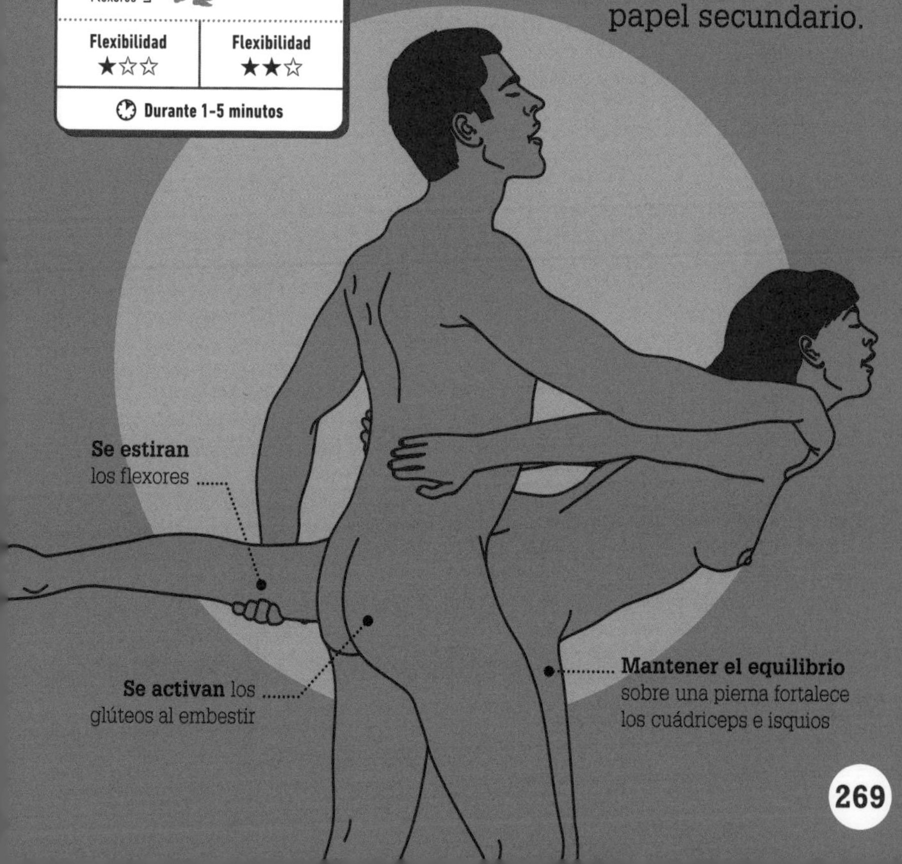
Se estiran los flexores
Se activan los glúteos al embestir
Mantener el equilibrio sobre una pierna fortalece los cuádriceps e isquios

SOBRE UNA RODILLA

Comenzad arrodillados frente a frente; luego levantad una rodilla y buscad el ajuste ideal.

SEXTADÍSTICAS	
Calorías ★★☆	**Calorías** ★★☆
Músculos usados	
Tronco, Glúteos, Cuádriceps	Tronco, Glúteos, Cuádriceps
Flexibilidad ★★☆	**Flexibilidad** ★★☆
Durante 1-5 minutos	

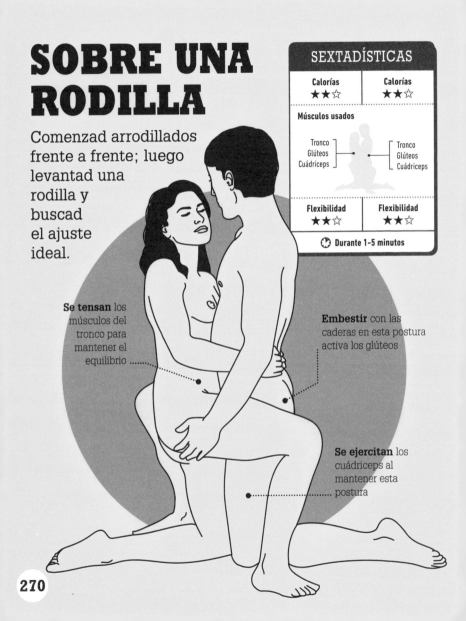

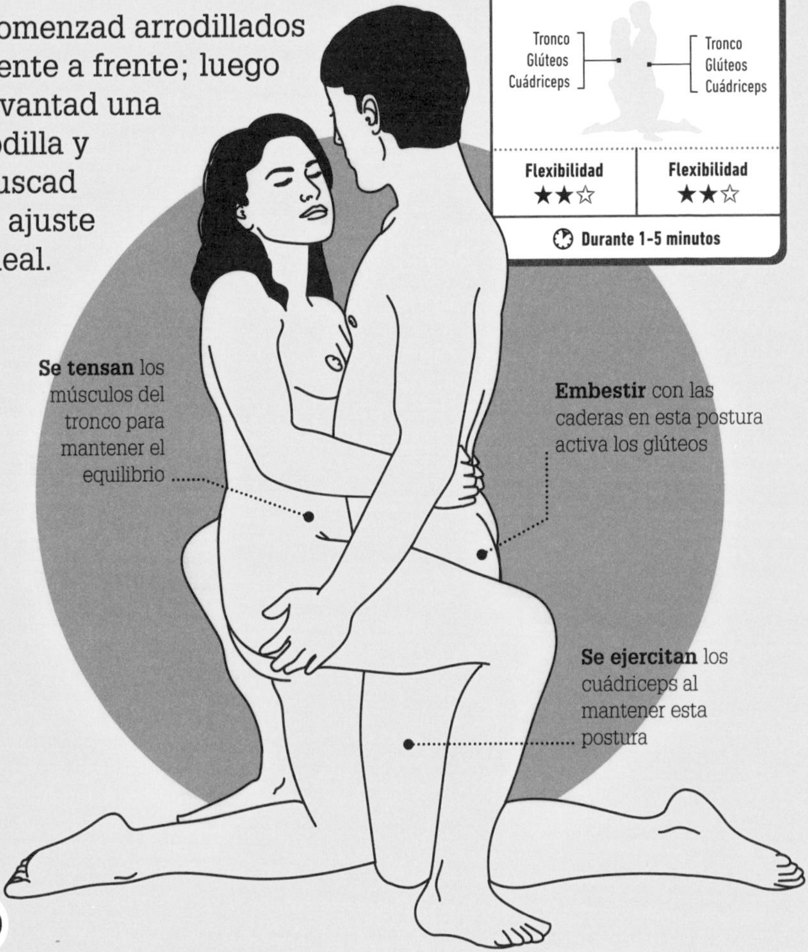
Se tensan los músculos del tronco para mantener el equilibrio
Embestir con las caderas en esta postura activa los glúteos
Se ejercitan los cuádriceps al mantener esta postura

DE CABEZA

Tu amante apoya la cabeza en una almohada y levanta las nalgas. Disfrutarás de un espectáculo muy sexi cuando la penetres.

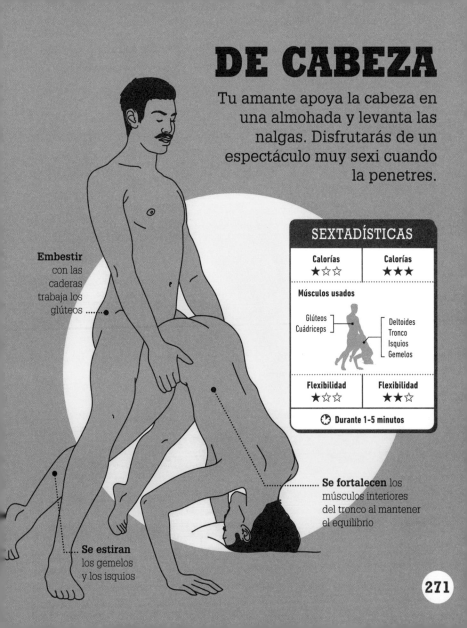

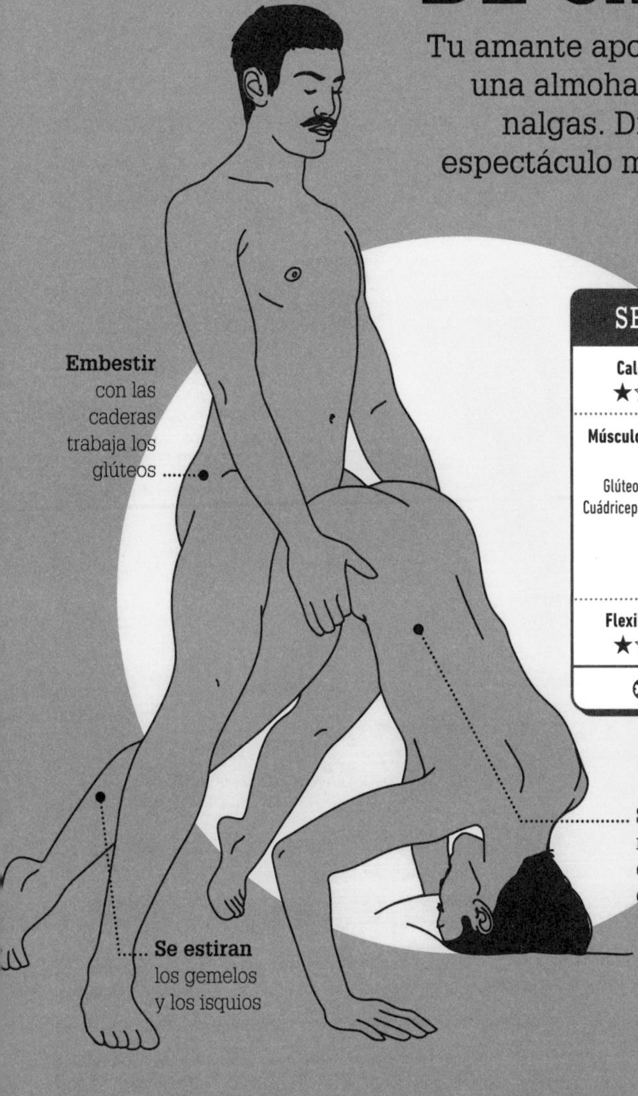

Embestir con las caderas trabaja los glúteos
Se fortalecen los músculos interiores del tronco al mantener el equilibrio
Se estiran los gemelos y los isquios

SEXTADÍSTICAS

Calorías	Calorías
★☆☆	★★★

Músculos usados

Glúteos
Cuádriceps
Deltoides
Tronco
Isquios
Gemelos

Flexibilidad	Flexibilidad
★☆☆	★★☆

Durante 1-5 minutos

PLACER ABDOMINAL

Una prueba lujuriosa para quienes tienen abdominales duros como piedras: creas una pendiente apoyándote contra una pared y tu amante se sienta en tu regazo.

SEXTADÍSTICAS

Calorías ★★☆	**Calorías** ★★★
Músculos usados	
Tronco, Glúteos, Cuádriceps	Tronco, Glúteos, Isquios
Flexibilidad ★★☆	**Flexibilidad** ★★☆
Durante 1-5 minutos	

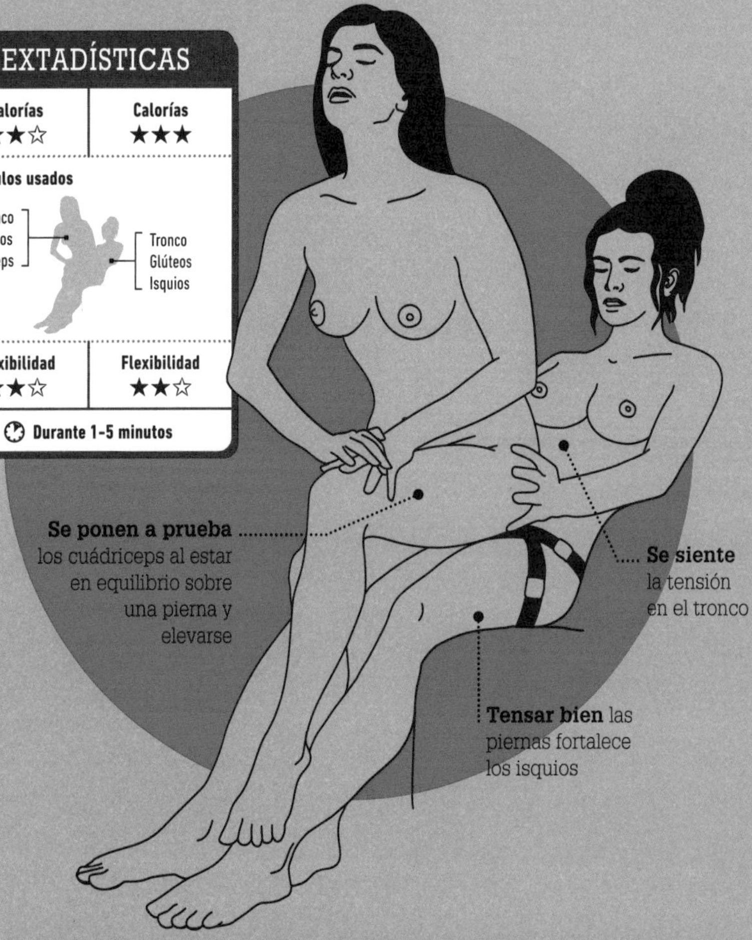
Se ponen a prueba los cuádriceps al estar en equilibrio sobre una pierna y elevarse
Se siente la tensión en el tronco
Tensar bien las piernas fortalece los isquios

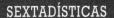

NOCHE DE RODEO

Arrodíllate sobre tu pareja, que te agarra por la cintura y te acerca.

SEXTADÍSTICAS

Calorías	Calorías
★☆☆	★★☆

Músculos usados

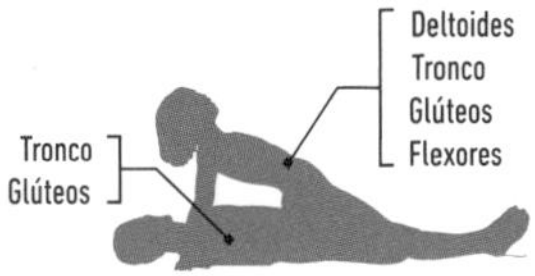

Flexibilidad	Flexibilidad
★☆☆	★★★

Durante 5-10 minutos

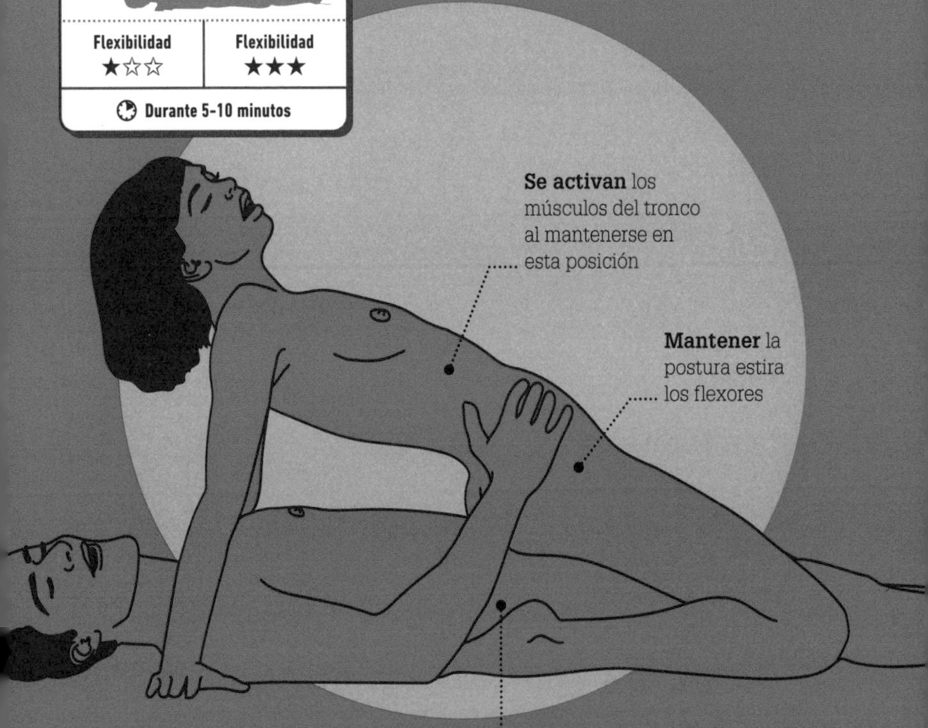

Se activan los músculos del tronco al mantenerse en esta posición

Mantener la postura estira los flexores

Embestir hacia arriba con las caderas activa los glúteos

CIENTO OCHENTA

Una posición a la que hay que pillarle el truco: podéis quedaros mirando en direcciones contrarias o tu amante puede girar poco a poco hasta que os reencontréis con un beso lánguido.

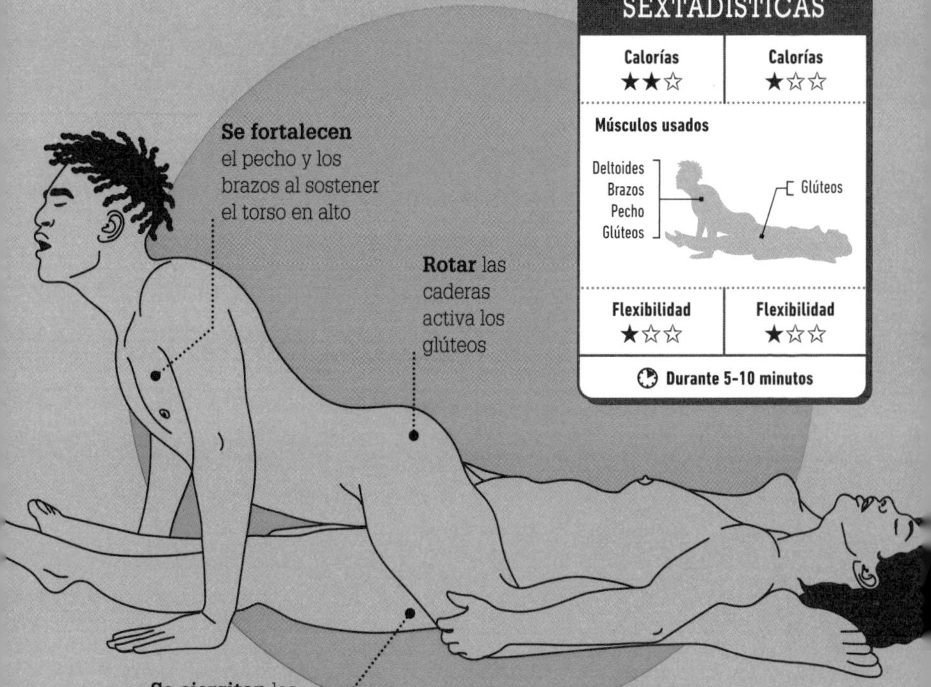

Se fortalecen el pecho y los brazos al sostener el torso en alto
Rotar las caderas activa los glúteos
Se ejercitan los glúteos al moverse de arriba abajo

SEXTADÍSTICAS

Calorías	Calorías
★★☆	★☆☆

Músculos usados

Deltoides, Brazos, Pecho, Glúteos

Glúteos

Flexibilidad	Flexibilidad
★☆☆	★☆☆

Durante 5-10 minutos

A TU SERVICIO

Tu pareja te atrapa entre sus fuertes muslos y te convierte en un sirviente de su placer.

SEXTADÍSTICAS

Calorías	Calorías
★☆☆	★★★

Músculos usados

Glúteos

Tronco
Glúteos
Aductores

Flexibilidad	Flexibilidad
★☆☆	★★☆

Durante 1-5 minutos

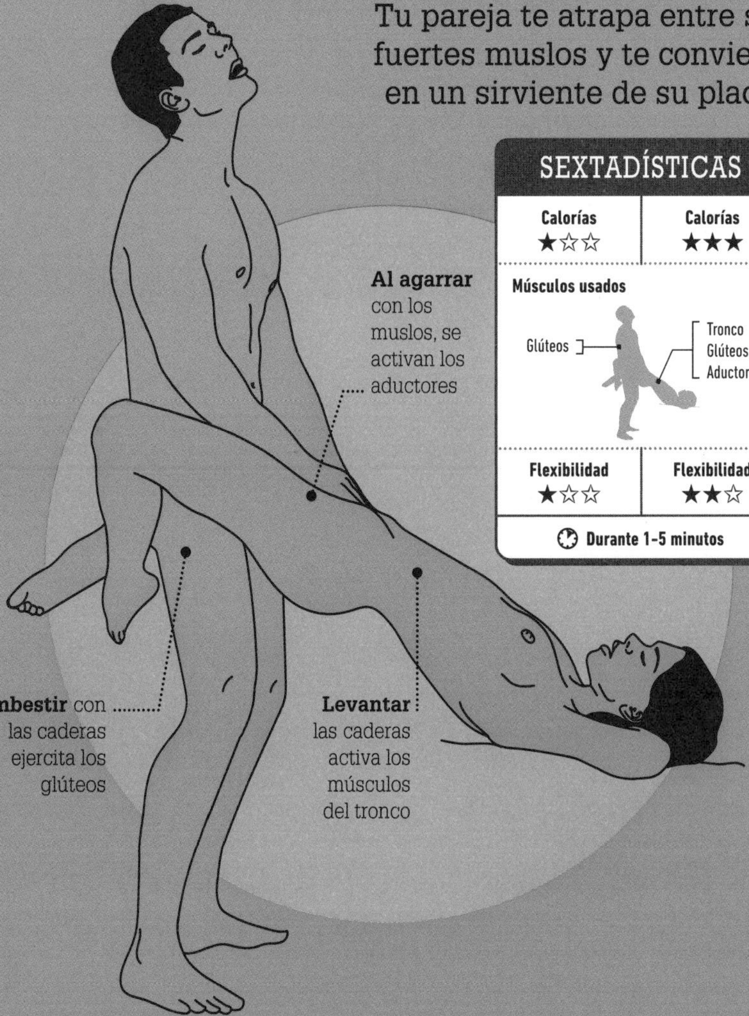
Al agarrar con los muslos, se activan los aductores
Embestir con las caderas ejercita los glúteos
Levantar las caderas activa los músculos del tronco

BENEFICIO MUTUO

Levantas la pelvis e invitas a tu pareja a que penetre y os movéis los dos, embistiendo el uno contra el otro rítmicamente.

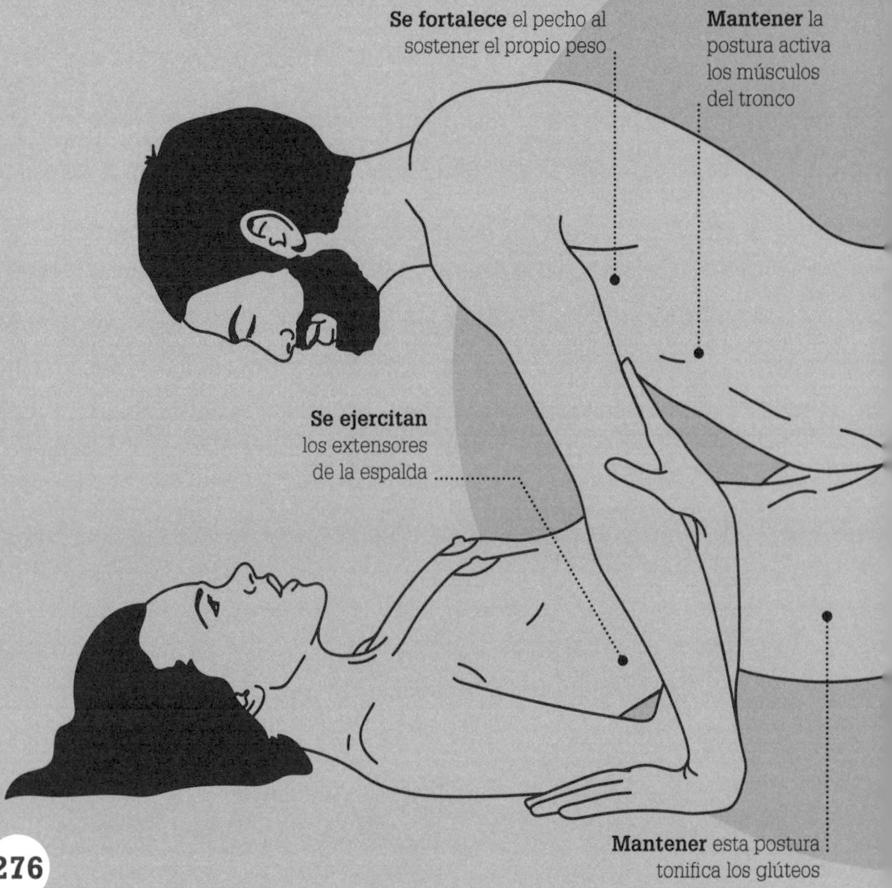

Se fortalece el pecho al sostener el propio peso
Mantener la postura activa los músculos del tronco
Se ejercitan los extensores de la espalda
Mantener esta postura tonifica los glúteos

SEXTADÍSTICAS

Calorías	Calorías
★★★	★★★

Músculos usados

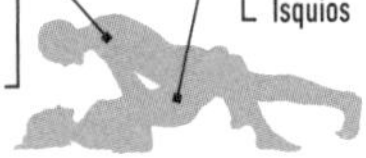
Deltoides
Brazos
Pecho
Tronco
Glúteos
Extensores
Tronco
Glúteos
Isquios

Flexibilidad	Flexibilidad
★☆☆	★★☆

Durante 1-5 minutos

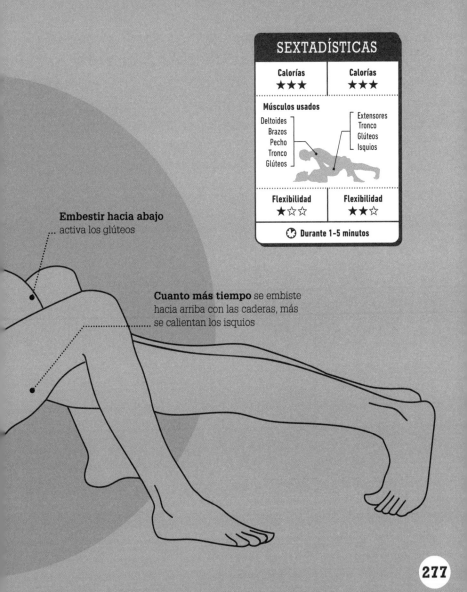

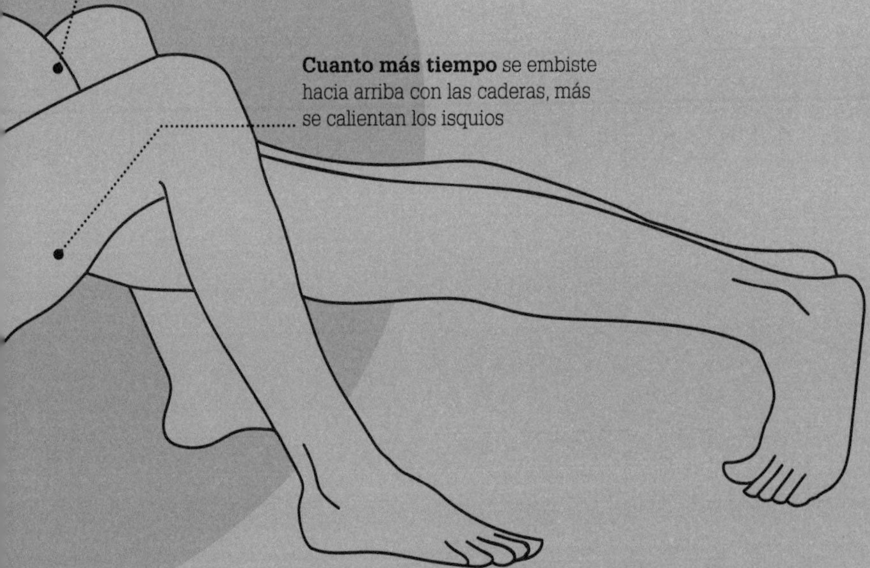
Embestir hacia abajo activa los glúteos
Cuanto más tiempo se embiste hacia arriba con las caderas, más se calientan los isquios

MOJA EN LA SALSA

Aferra las piernas levantadas de tu amante y muévete adelante y atrás o arriba y abajo. Tu pareja puede acariciar tu espalda para intensificar el cariño.

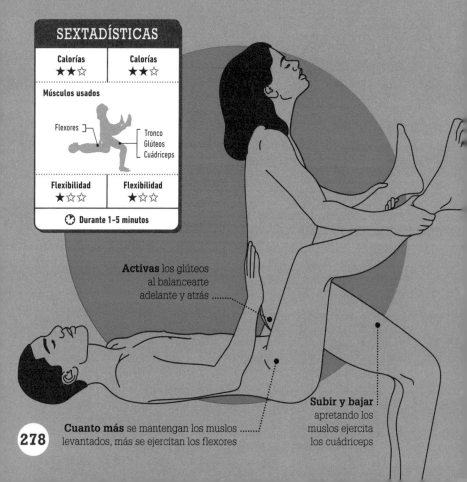

SEXTADÍSTICAS

Calorías	Calorías
★★☆	★★☆

Músculos usados

Flexores
Tronco
Glúteos
Cuádriceps

Flexibilidad	Flexibilidad
★☆☆	★☆☆

Durante 1-5 minutos

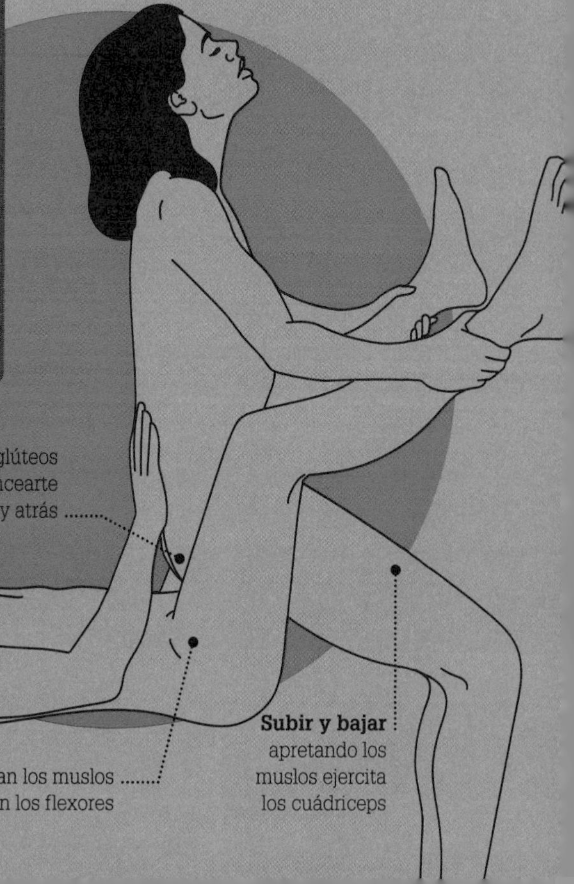

Activas los glúteos al balancearte adelante y atrás
Cuanto más se mantengan los muslos levantados, más se ejercitan los flexores
Subir y bajar apretando los muslos ejercita los cuádriceps

TODO RECTO

Estira las piernas y pégate bien a tu amante, que salta de puntillas hacia la felicidad.

SEXTADÍSTICAS	
Calorías ★★☆	**Calorías** ★★☆
Músculos usados	
Flexibilidad ★☆☆	**Flexibilidad** ★★☆
Durante 1-5 minutos	

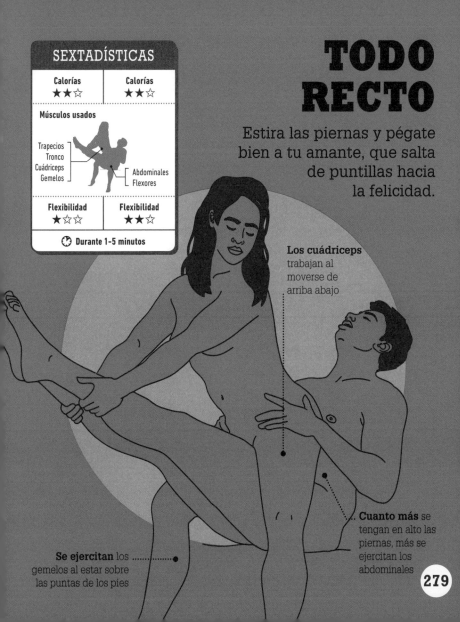

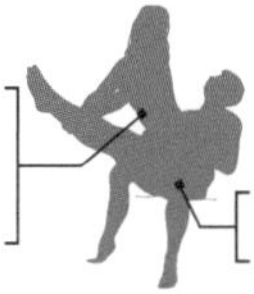

Trapecios
Tronco
Cuádriceps
Gemelos
Abdominales
Flexores

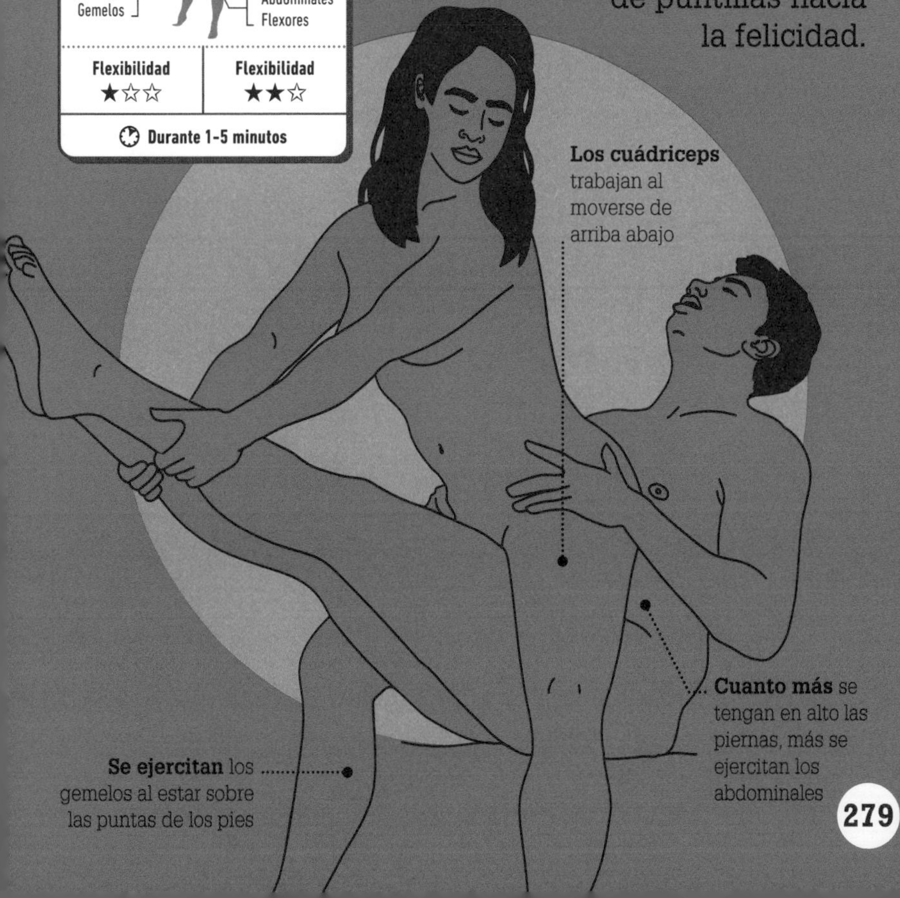

Los cuádriceps trabajan al moverse de arriba abajo
Cuanto más se tengan en alto las piernas, más se ejercitan los abdominales
Se ejercitan los gemelos al estar sobre las puntas de los pies

PLEGARIA DE AMOR

Tu amante se arrodilla ante ti y te pregunta si puede penetrarte. Tú te recuestas y gozas con su muestra de devoción.

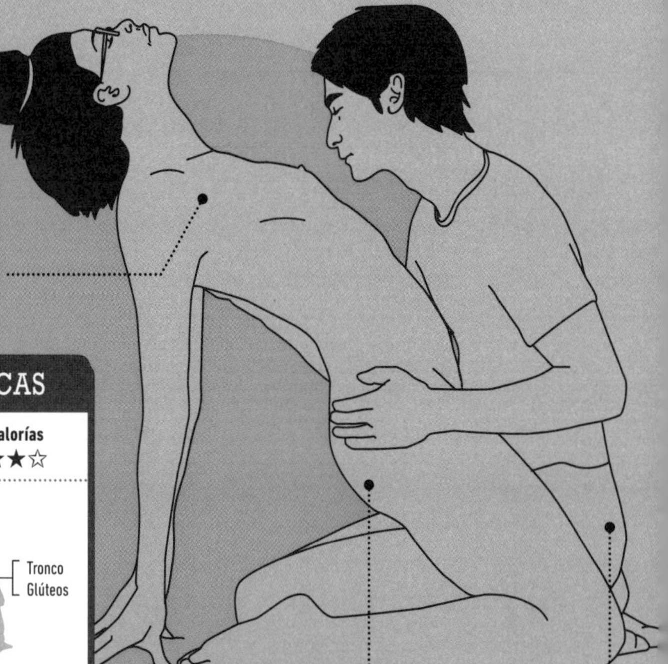

La parte frontal de los deltoides se estira al inclinarse hacia atrás y mantener la postura
Se fortalecen los glúteos al mantener esta postura
Se calientan los glúteos al embestir hacia arriba

SEXTADÍSTICAS

Calorías ★★☆	**Calorías** ★★☆
Músculos usados	

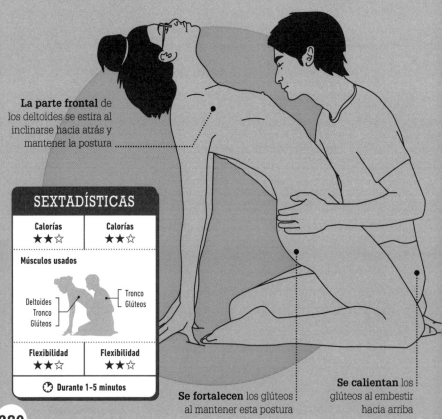

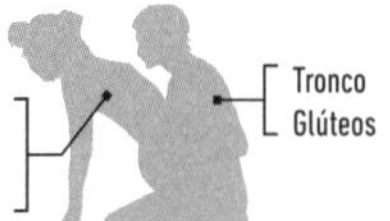

Deltoides
Tronco
Glúteos
Tronco
Glúteos

Flexibilidad ★★☆	**Flexibilidad** ★★☆

Durante 1-5 minutos

DE PIES A CABEZA

Una posición compacta para los aficionados al *cunnilingus*: explora su cuerpo como nunca antes lo hiciste.

SEXTADÍSTICAS

Calorías	Calorías
★★☆	★★☆

Músculos usados

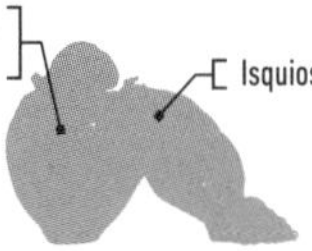
Dorsales
Abdominales
Isquios

Flexibilidad	Flexibilidad
★☆☆	★★☆

Durante 1-5 minutos

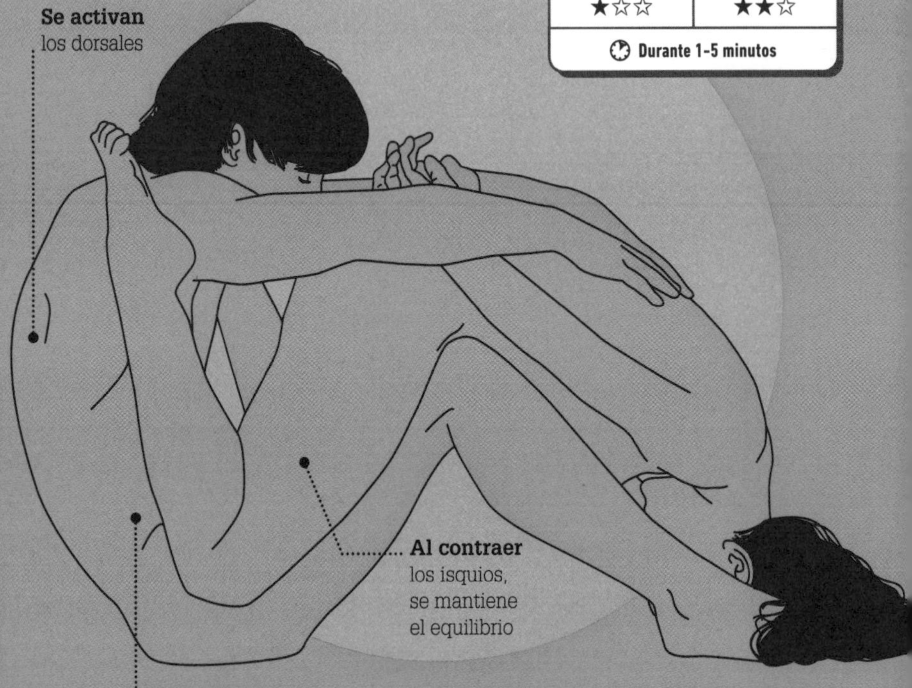
Se activan los dorsales
Al contraer los isquios, se mantiene el equilibrio
Mantener esta postura ejercita los abdominales

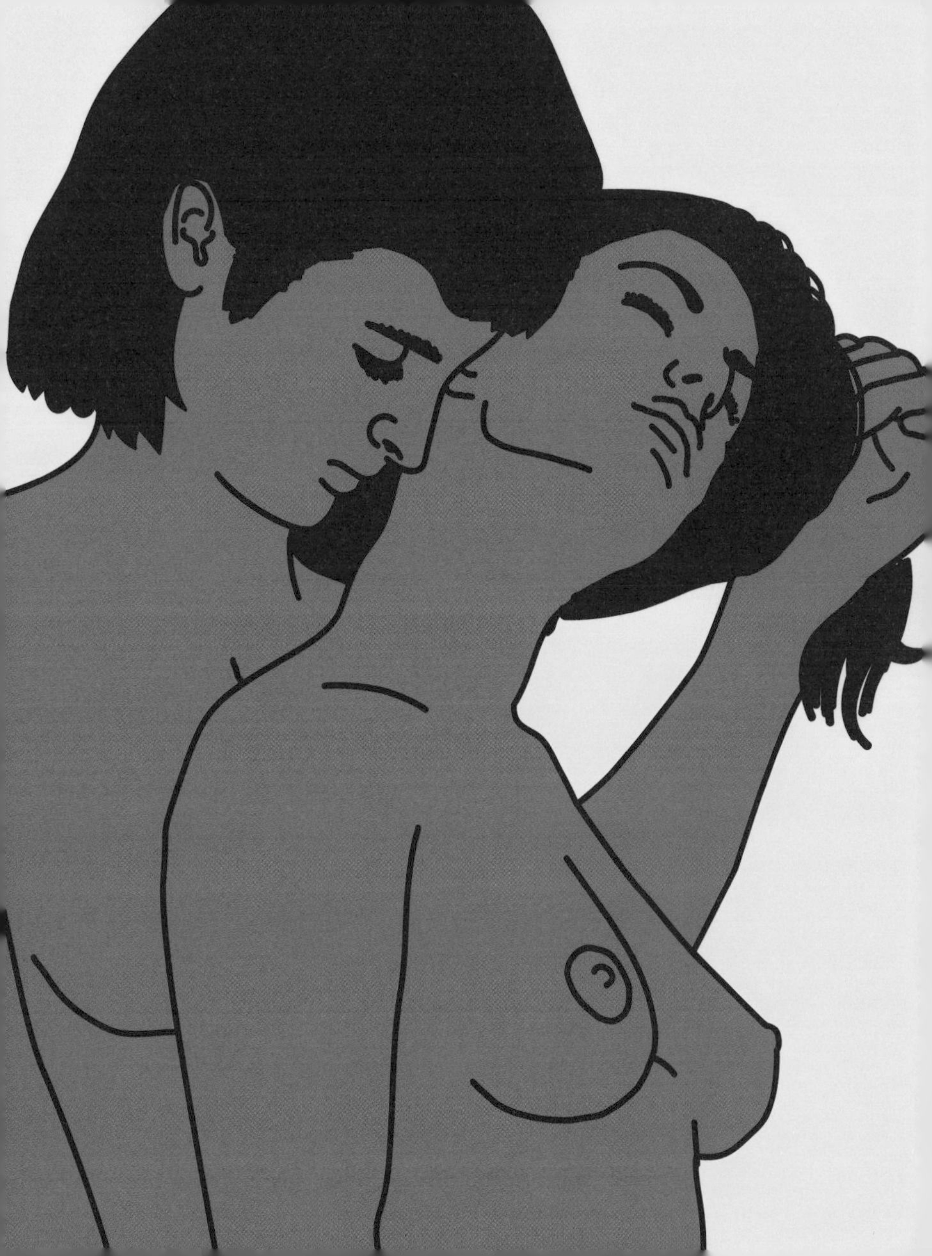

"PROBAD FORMAS
DISTINTAS DE
*uniros uno
con otro*
HASTA
QUE ENCONTRÉIS AQUELLA
QUE MÁS
*os satisfaga
a ambos"*

EL JARDÍN PERFUMADO

DE CABEZA

Tu pareja te tienta con la punta y luego te deja sin aliento al penetrarte a fondo. Puedes dejar colgando la cabeza por el borde de la cama para disfrutar de un intenso placer.

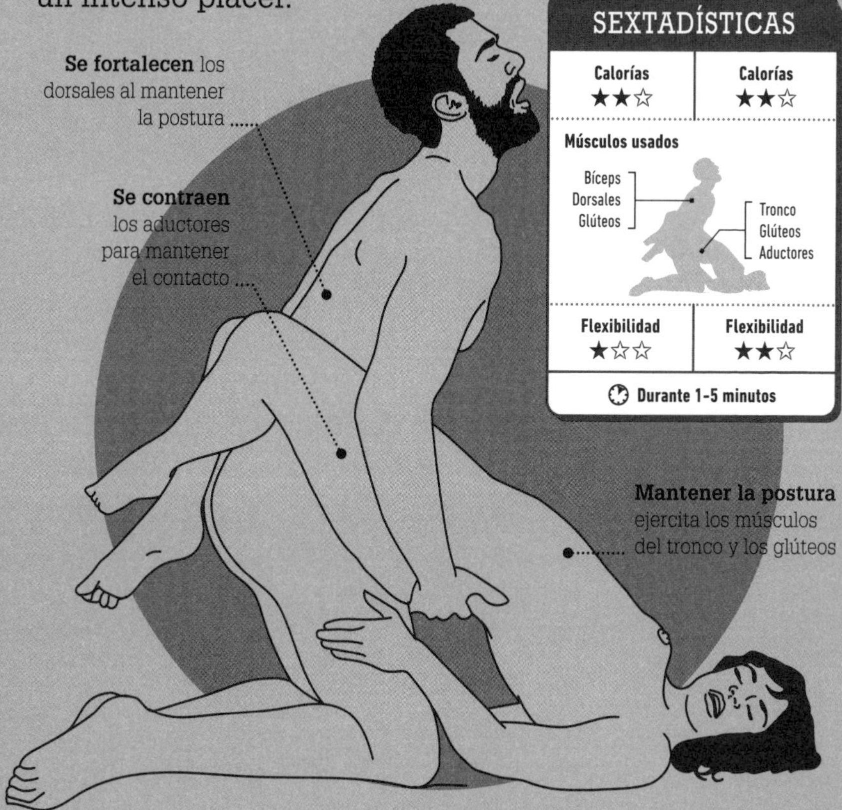

Se fortalecen los dorsales al mantener la postura
Se contraen los aductores para mantener el contacto
Mantener la postura ejercita los músculos del tronco y los glúteos

SEXTADÍSTICAS

Calorías	Calorías
★★☆	★★☆

Músculos usados

Bíceps
Dorsales
Glúteos

Tronco
Glúteos
Aductores

Flexibilidad	Flexibilidad
★☆☆	★★☆

Durante 1-5 minutos

ABDOMINATRIX

Una posición tórrida que otorga todo el control a tu pareja. Tú te rindes a los caprichos de su fascinante dominio.

SEXTADÍSTICAS

Calorías	Calorías
★☆☆	★★☆

Músculos usados

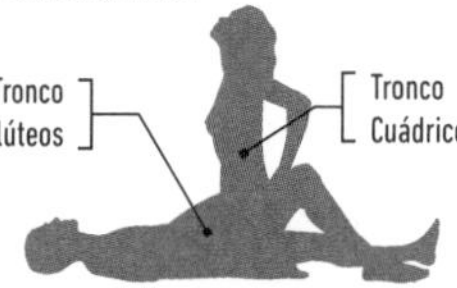

Tronco
Glúteos
Tronco
Cuádriceps

Flexibilidad	Flexibilidad
★☆☆	★★☆

Durante 5-10 minutos

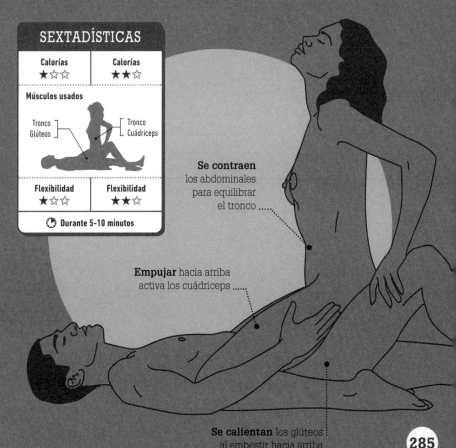

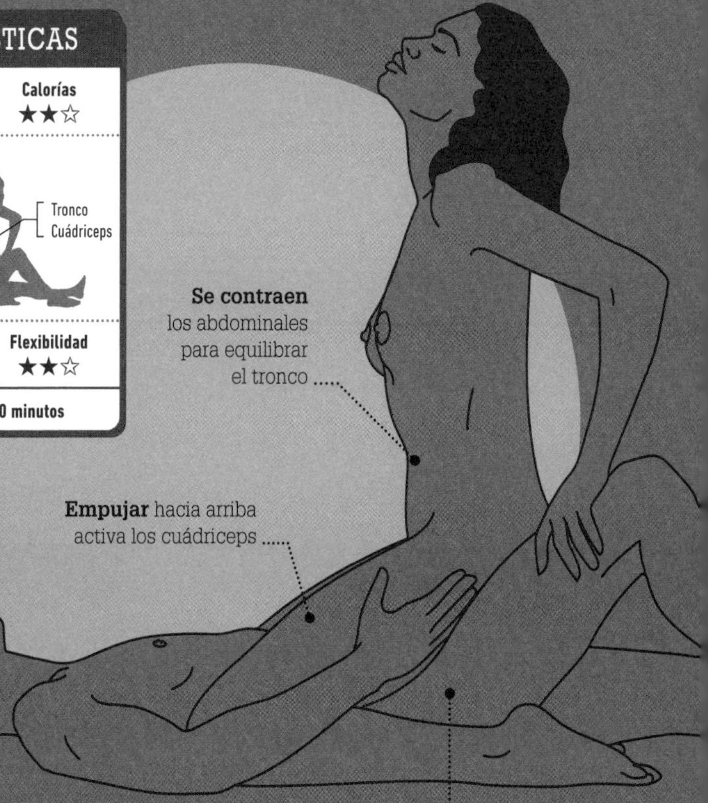

Se contraen los abdominales para equilibrar el tronco
Empujar hacia arriba activa los cuádriceps
Se calientan los glúteos al embestir hacia arriba

TRAMPA DE MIEL

Rodéale la cintura con las piernas y atrae hacia ti a tu amante, que se mueve hasta el éxtasis.

SEXTADÍSTICAS

Calorías	Calorías
★★☆	★★☆

Músculos usados

Tronco
Glúteos
Cuádriceps

Deltoides
Abdominales
Glúteos
Flexores
Aductores

Flexibilidad	Flexibilidad
★☆☆	★★☆

Durante 5-10 minutos

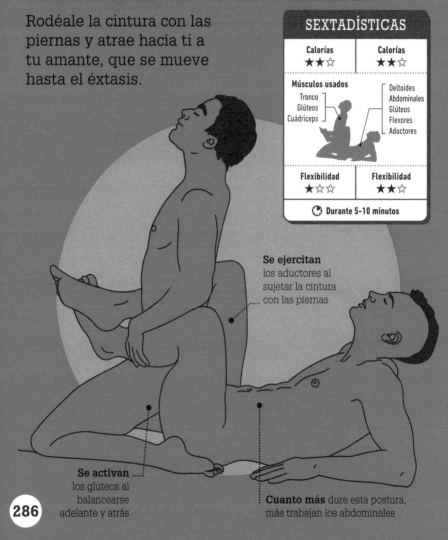

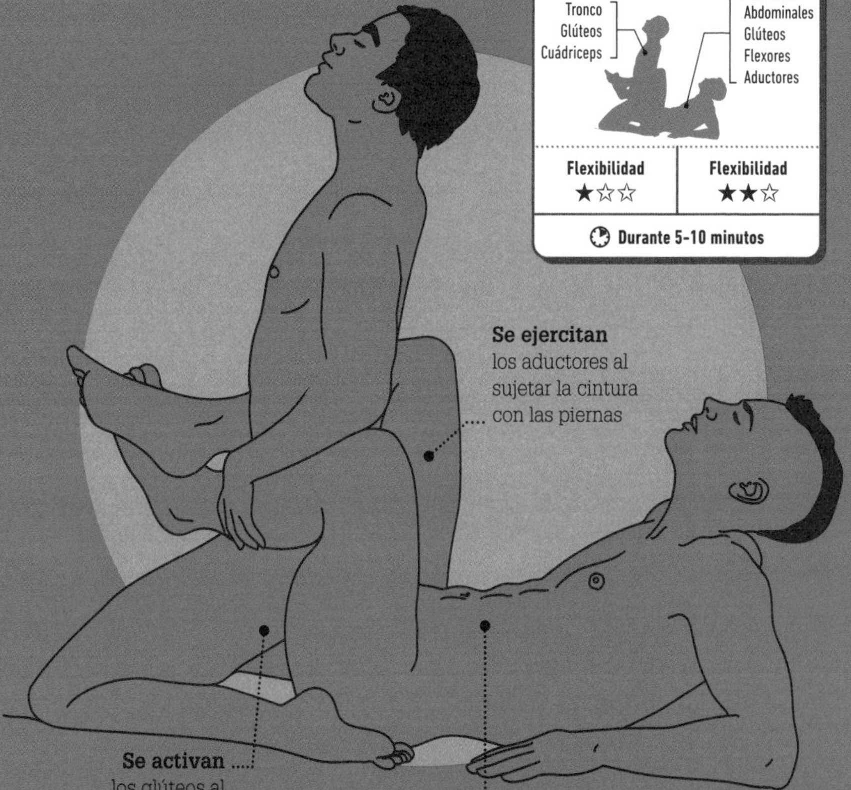

Se ejercitan los aductores al sujetar la cintura con las piernas

Se activan los glúteos al balancearse adelante y atrás

Cuanto más dure esta postura, más trabajan los abdominales

RUMBO A LA ALEGRÍA

Experimenta la entrada lateral en esta posición perpendicular. Tú cruzas los tobillos de forma elegante mientras tu amante embiste desde arriba.

SEXTADÍSTICAS

Calorías	Calorías
★★☆	★★☆

Músculos usados

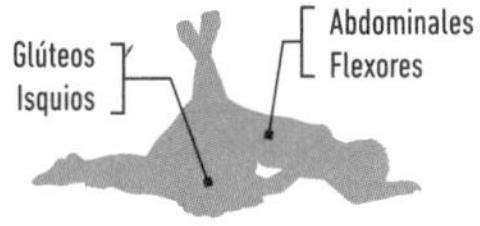

Glúteos
Isquios
Abdominales
Flexores

Flexibilidad	Flexibilidad
★☆☆	★☆☆

Durante 1-5 minutos

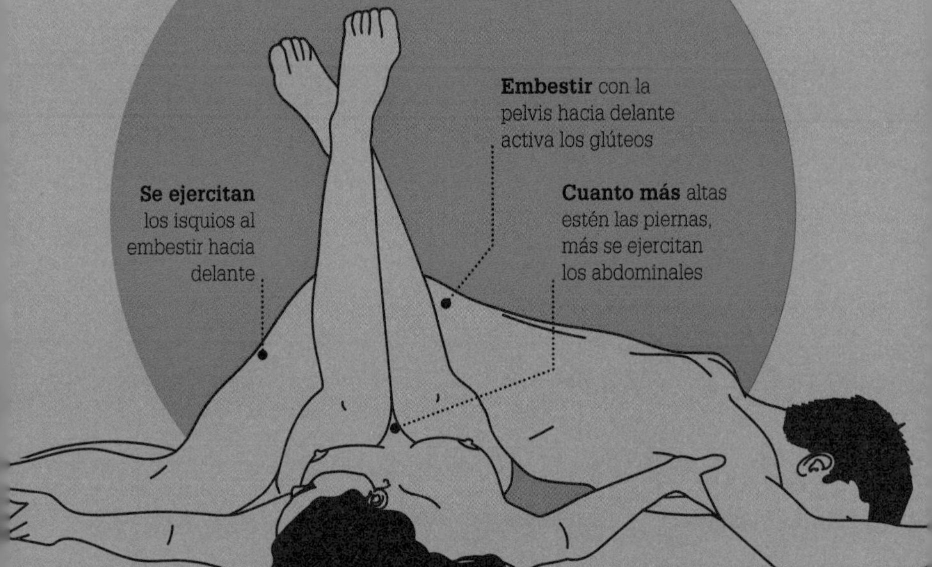

Embestir con la pelvis hacia delante activa los glúteos
Se ejercitan los isquios al embestir hacia delante
Cuanto más altas estén las piernas, más se ejercitan los abdominales

UN PASO ADELANTE

Puede que tu amante esté encima, pero eres tú quien tiene el control. Puedes acariciar provocativamente su pecho con los dedos de los pies o mantenerlo a una distancia tentadora.

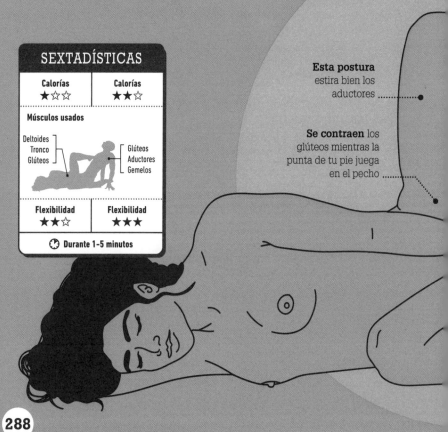

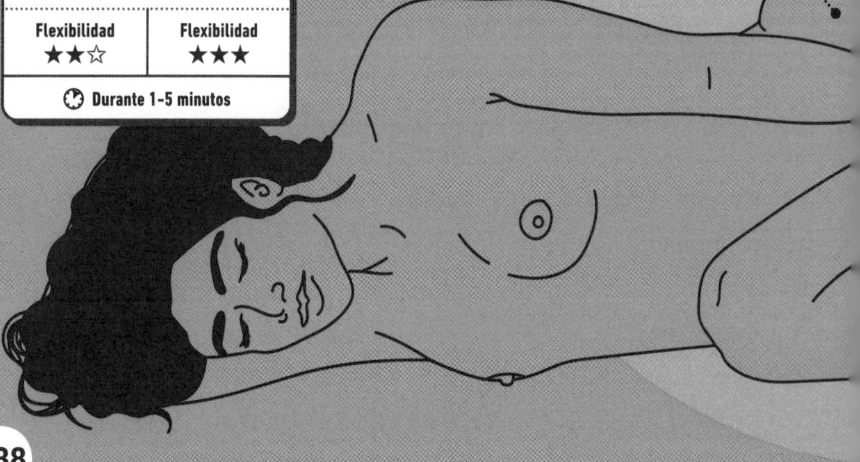
Esta postura estira bien los aductores
Se contraen los glúteos mientras la punta de tu pie juega en el pecho

SEXTADÍSTICAS

Calorías ★☆☆	**Calorías** ★★☆

Músculos usados

Deltoides
Tronco
Glúteos
Glúteos
Aductores
Gemelos

Flexibilidad ★★☆	**Flexibilidad** ★★★

Durante 1-5 minutos

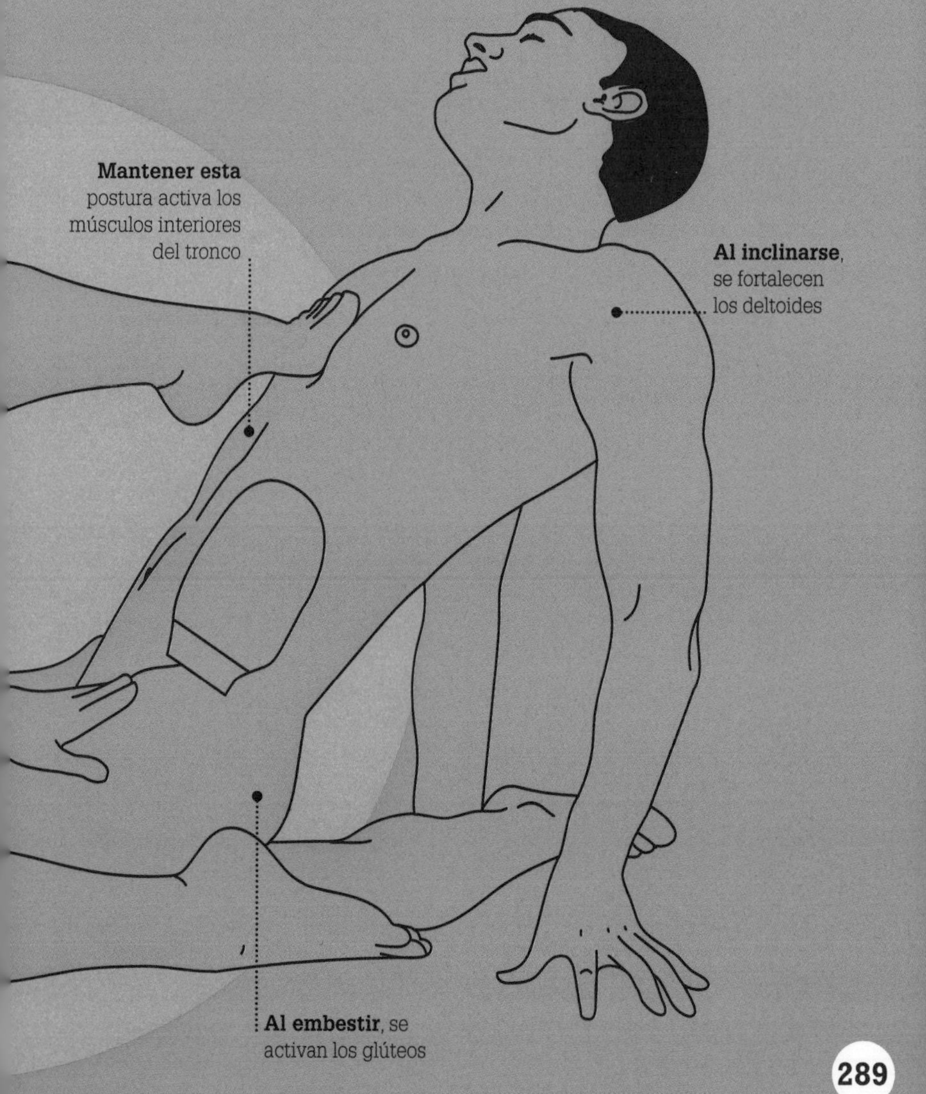
Mantener esta postura activa los músculos interiores del tronco
Al inclinarse, se fortalecen los deltoides
Al embestir, se activan los glúteos

TIGRESA

Liberas a la gatita sexual que llevas dentro mientras tu pareja te penetra en un ángulo inusual y te da un placer inesperado.

SEXTADÍSTICAS

Calorías	Calorías
★★☆	★☆☆

Músculos usados

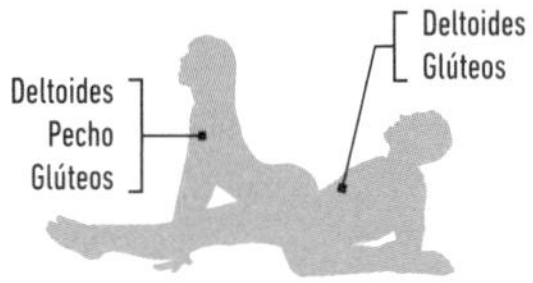

Flexibilidad	Flexibilidad
★☆☆	★☆☆

Durante 5-10 minutos

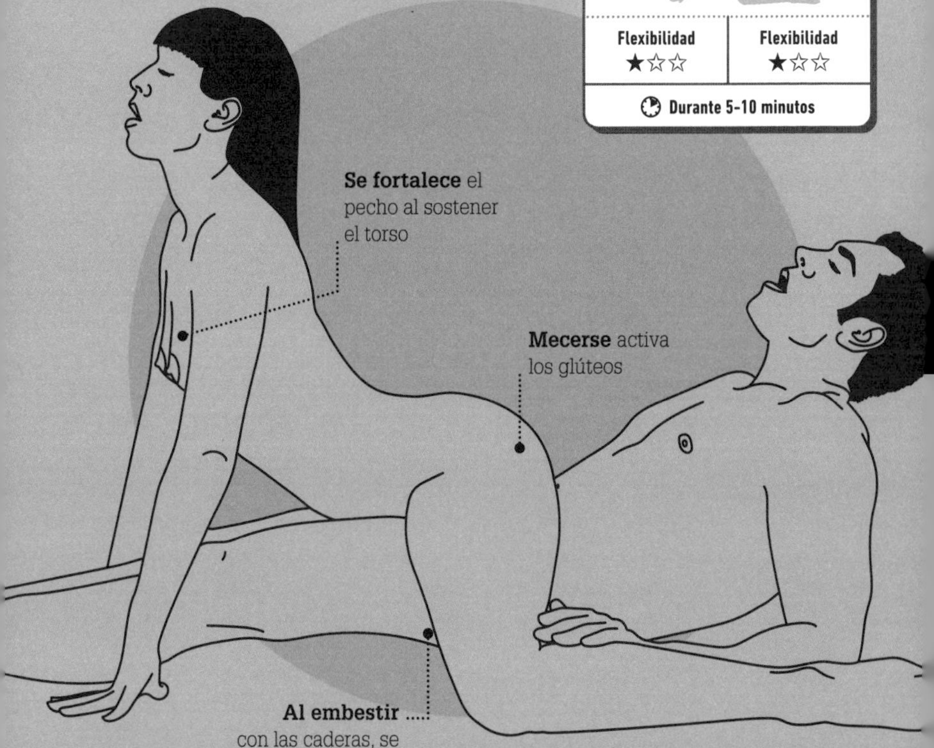

Se fortalece el pecho al sostener el torso
Mecerse activa los glúteos
Al embestir con las caderas, se activan los glúteos

BACHE EN LA NOCHE

Levantar las nalgas con una almohada permite a tu amante embestirte con mayor libertad. Puede inclinarse y besarte el cuello para más intimidad.

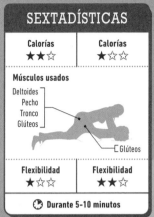

SEXTADÍSTICAS

Calorías	Calorías
★★☆	★☆☆

Músculos usados

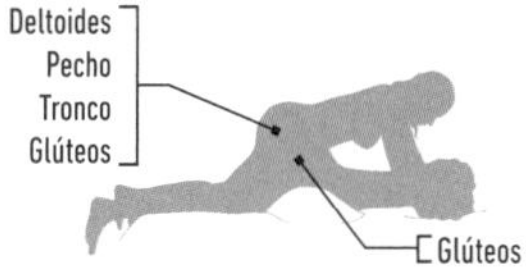

Flexibilidad	Flexibilidad
★☆☆	★★☆

Durante 5-10 minutos

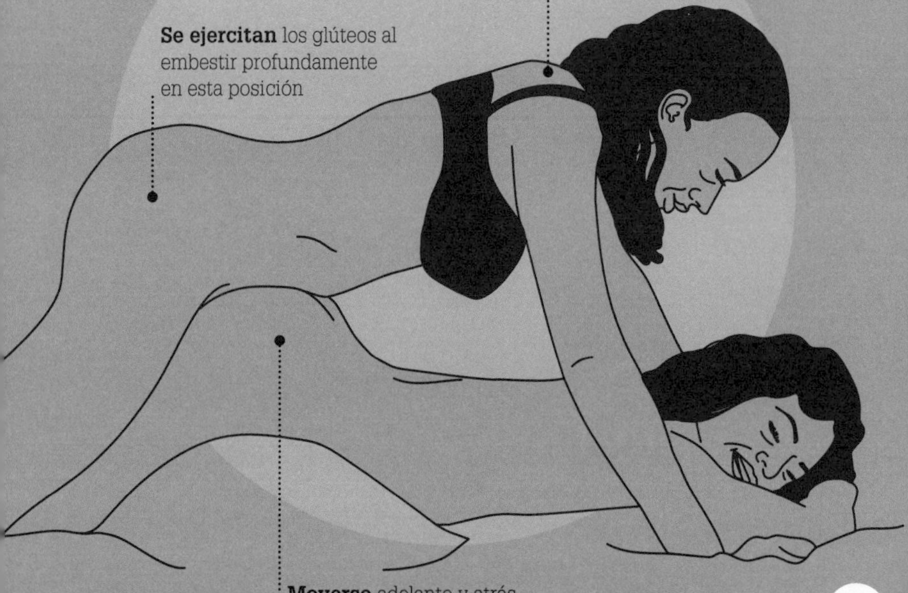

Al sostener el propio peso, los deltoides se fortalecen
Se ejercitan los glúteos al embestir profundamente en esta posición
Moverse adelante y atrás tonifica los glúteos

RAMPA AMOROSA

Forma una pendiente firme con tu cuerpo y apunta bien con los dedos de los pies. Tu pareja se coloca encima y se abre camino a saltitos hacia el cielo.

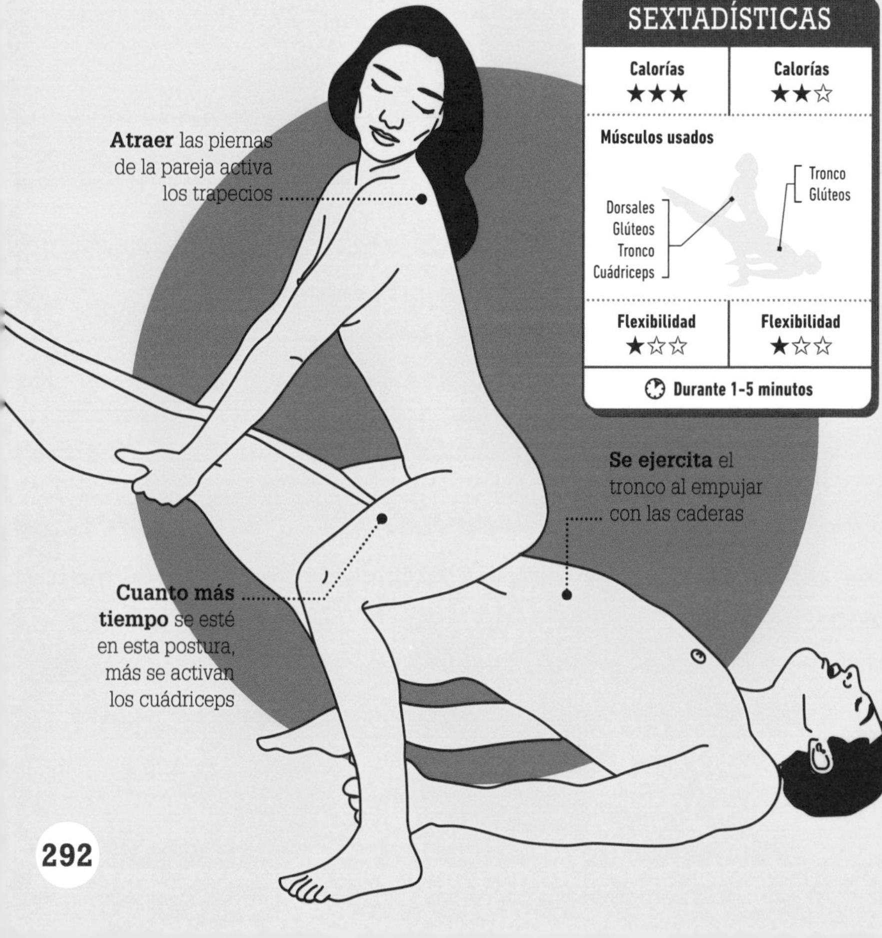
Atraer las piernas de la pareja activa los trapecios
Se ejercita el tronco al empujar con las caderas
Cuanto más tiempo se esté en esta postura, más se activan los cuádriceps

SEXTADÍSTICAS

Calorías	Calorías
★★★	★★☆

Músculos usados

Tronco
Glúteos
Dorsales
Glúteos
Tronco
Cuádriceps

Flexibilidad	Flexibilidad
★☆☆	★☆☆

Durante 1-5 minutos

A VOLAR

Utiliza tus superpoderes para hacer volar a tu amante. Si os sentís traviesos, pasaos al lado oscuro.

SEXTADÍSTICAS

Calorías	Calorías
★★☆	★★☆

Músculos usados

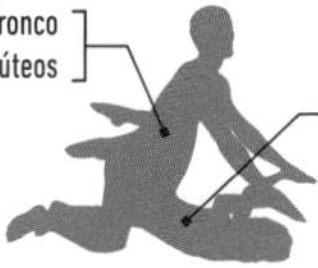
Tronco
Glúteos
Deltoides
Glúteos
Flexores
Aductores

Flexibilidad	Flexibilidad
★☆☆	★★☆

Durante 1-5 minutos

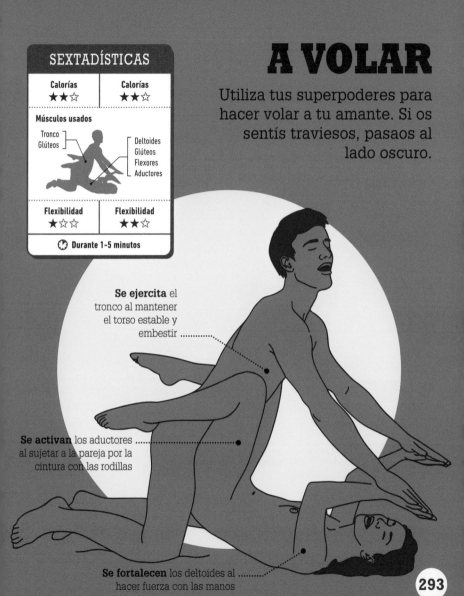

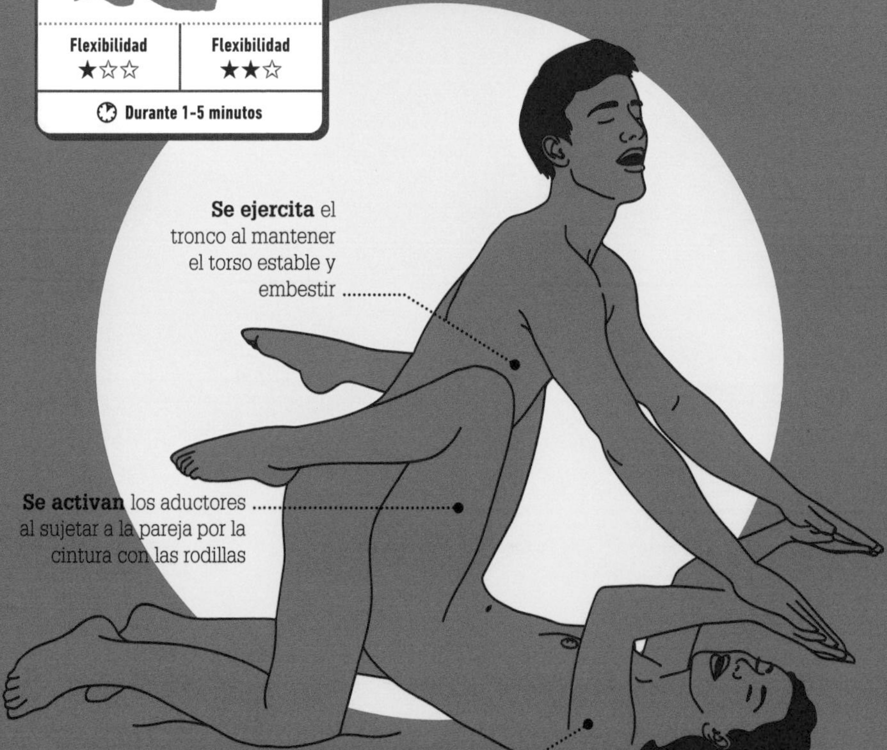
Se ejercita el tronco al mantener el torso estable y embestir
Se activan los aductores al sujetar a la pareja por la cintura con las rodillas
Se fortalecen los deltoides al hacer fuerza con las manos

ENTREMEDIAS

Atrévete a salir del dormitorio y prueba esta picante postura de pie entre las paredes de un pasillo discreto.

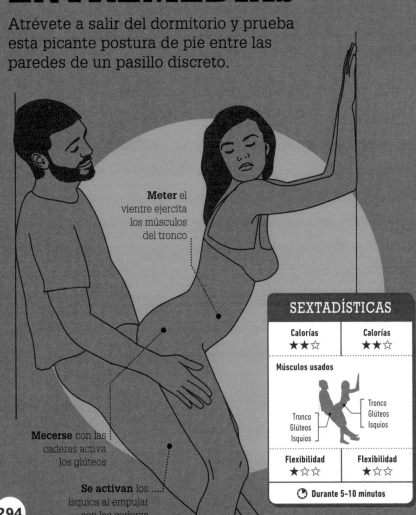

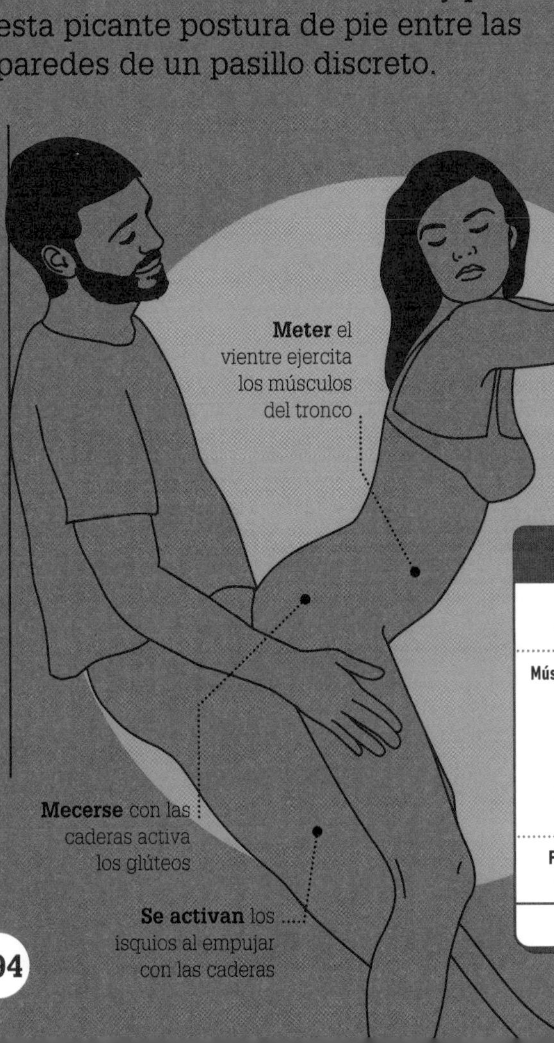
Meter el vientre ejercita los músculos del tronco
Mecerse con las caderas activa los glúteos
Se activan los isquios al empujar con las caderas

SEXTADÍSTICAS

Calorías	Calorías
★★☆	★★☆

Músculos usados

Tronco
Glúteos
Isquios
Tronco
Glúteos
Isquios

Flexibilidad	Flexibilidad
★☆☆	★☆☆

Durante 5-10 minutos

PALOS DE CIEGO

Tu amante hace el papel de un seductor desconocido y te acaricia de arriba abajo. Puedes agarrar sus nalgas y hacer que penetre más profundamente.

SEXTADÍSTICAS

Calorías	Calorías
★★☆	★★☆

Músculos usados

Glúteos, Flexores, Cuádriceps — Deltoides, Pecho, Glúteos, Flexores, Cuádriceps

Flexibilidad	Flexibilidad
★★☆	★☆☆

Durante 5-10 minutos

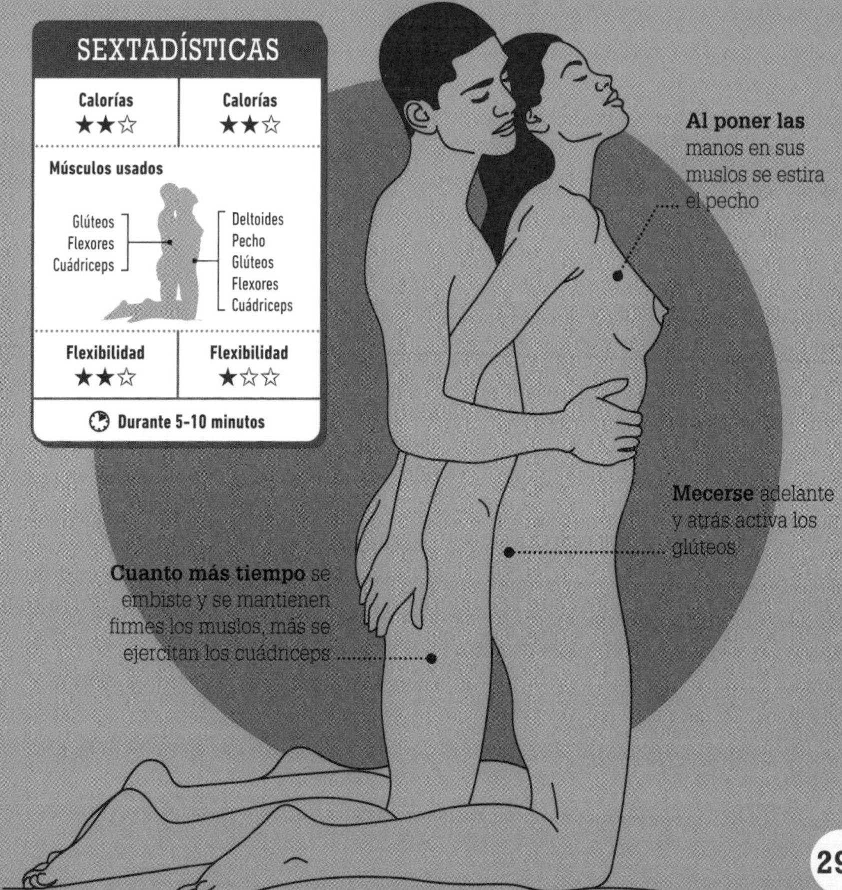

Al poner las manos en sus muslos se estira el pecho
Mecerse adelante y atrás activa los glúteos
Cuanto más tiempo se embiste y se mantienen firmes los muslos, más se ejercitan los cuádriceps

PERERZOSO

Te recuestas y dejas que tu pareja tome las riendas. Para una pasividad total, puedes poner los pies en el suelo.

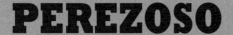

SEXTADÍSTICAS

Calorías	Calorías
★★☆	★★☆

Músculos usados

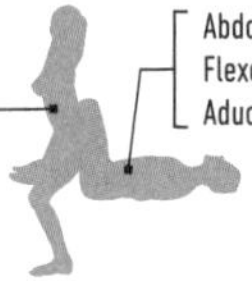

Flexibilidad	Flexibilidad
★☆☆	★☆☆

Durante 1-5 minutos

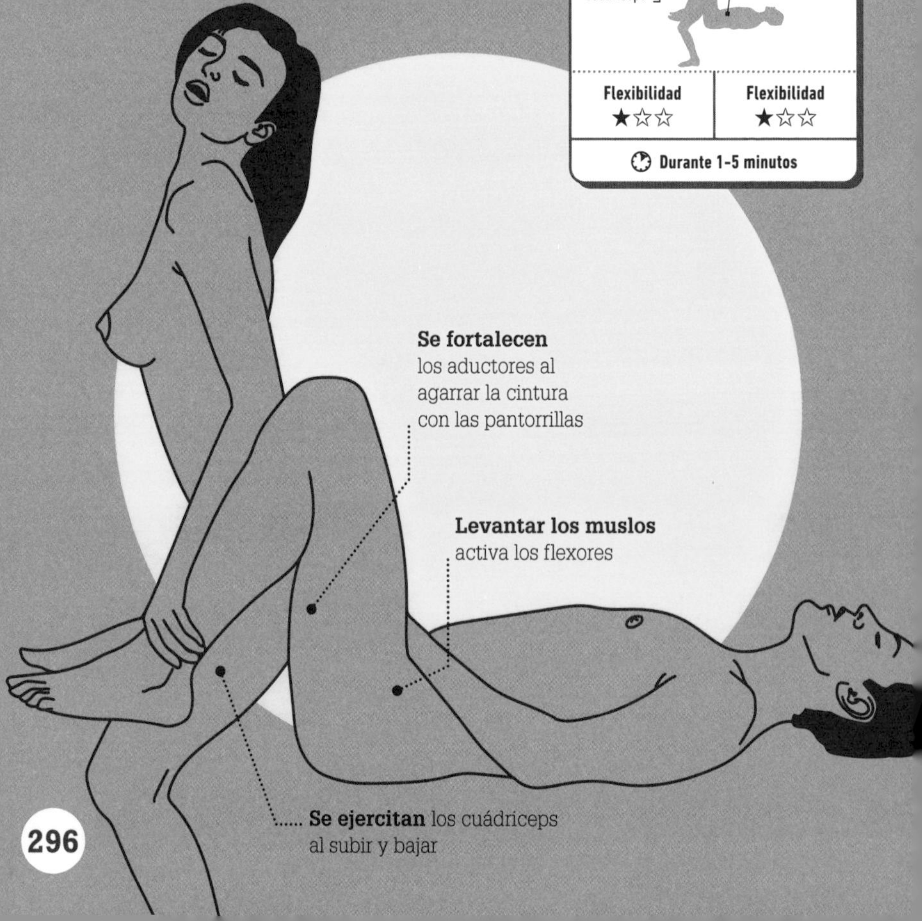

Se fortalecen los aductores al agarrar la cintura con las pantorrillas
Levantar los muslos activa los flexores
Se ejercitan los cuádriceps al subir y bajar

PUNTO DE ENCUENTRO

El punto G cuesta de encontrar, pero esta atrevida posición de entrada trasera debería ayudaros a dar con él.

SEXTADÍSTICAS	
Calorías ★★☆	**Calorías** ★★☆
Músculos usados	
Flexibilidad ★☆☆	**Flexibilidad** ★☆☆
Durante 5-10 minutos	

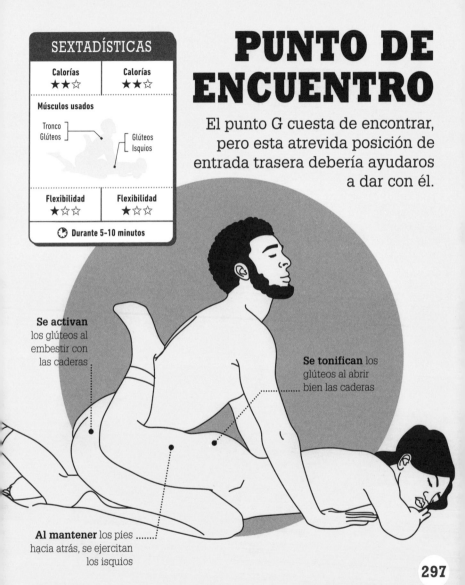

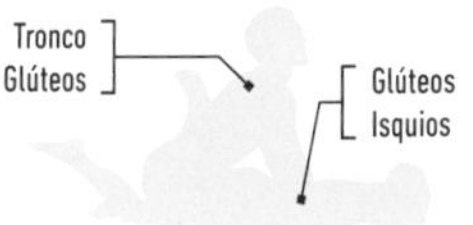

Tronco
Glúteos
Glúteos
Isquios

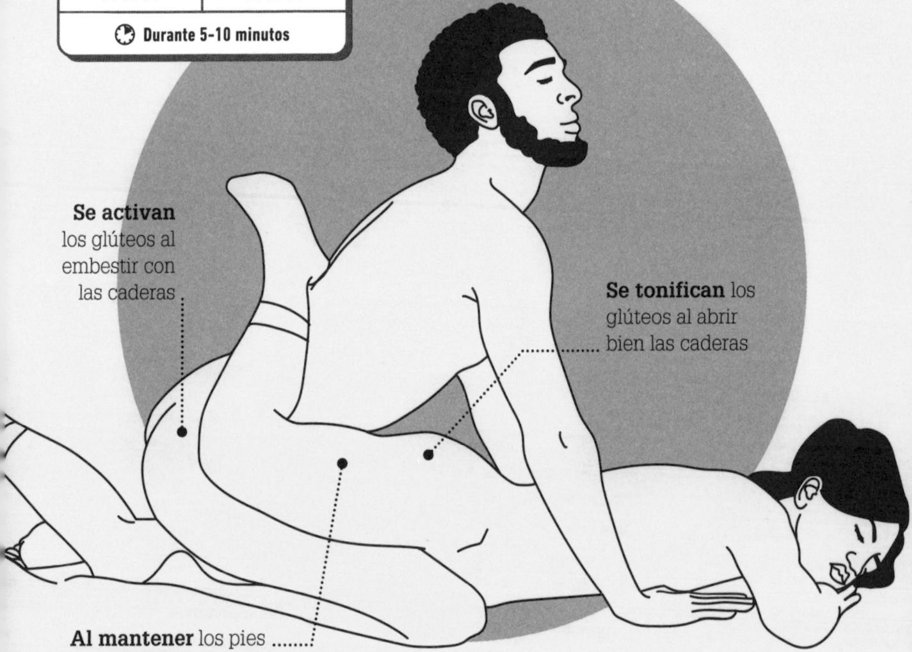

Se activan los glúteos al embestir con las caderas
Se tonifican los glúteos al abrir bien las caderas
Al mantener los pies hacia atrás, se ejercitan los isquios

LA ESFINGE

Tu amante pliega su cuerpo y te excita con la visión de sus nalgas. Tú muerdes el anzuelo y te deslizas dentro.

SEXTADÍSTICAS

Calorías ★★☆	**Calorías** ★★☆
Músculos usados	
Flexibilidad ★★☆	**Flexibilidad** ★☆☆
Durante 5-10 minutos	

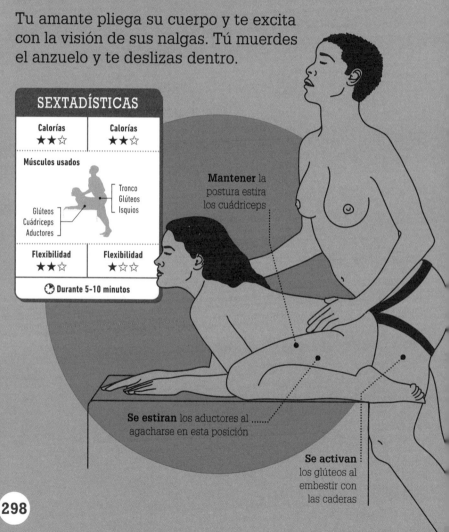

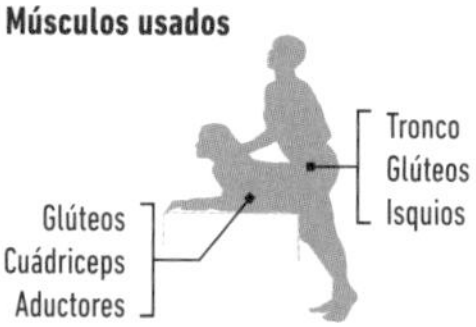

Tronco
Glúteos
Isquios
Glúteos
Cuádriceps
Aductores

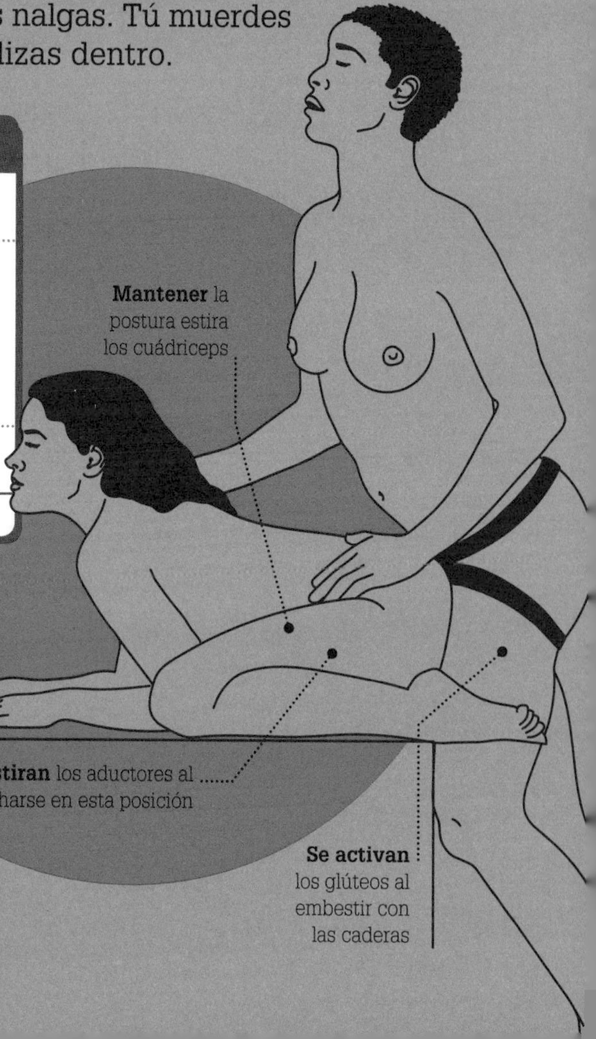

Mantener la postura estira los cuádriceps
Se estiran los aductores al agacharse en esta posición
Se activan los glúteos al embestir con las caderas

IMPULSO URGENTE

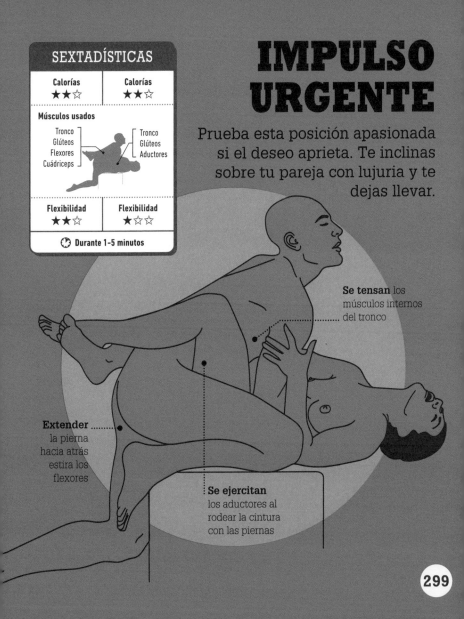

Prueba esta posición apasionada si el deseo aprieta. Te inclinas sobre tu pareja con lujuria y te dejas llevar.

SEXTADÍSTICAS

Calorías	Calorías
★★☆	★★☆

Músculos usados

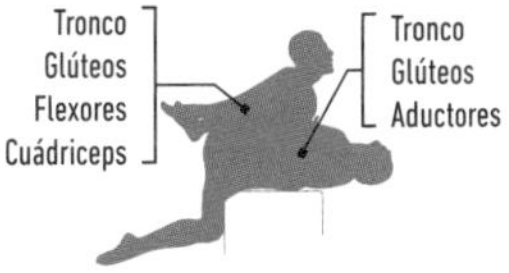

Tronco
Glúteos
Flexores
Cuádriceps
Tronco
Glúteos
Aductores

Flexibilidad	Flexibilidad
★★☆	★☆☆

Durante 1-5 minutos

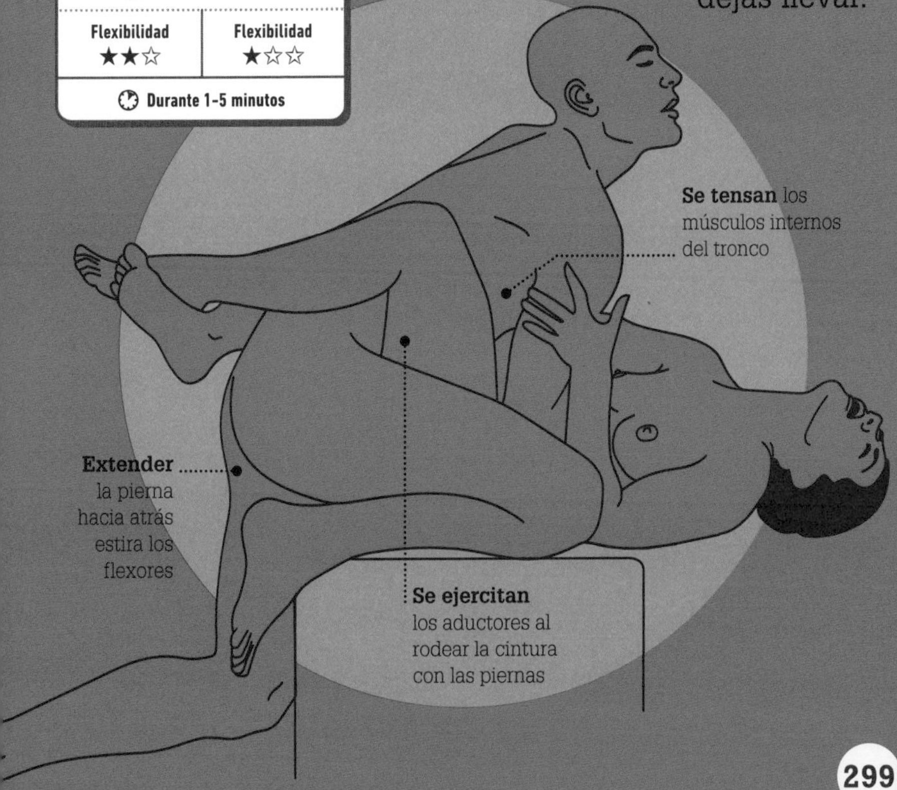

Se tensan los músculos internos del tronco
Extender la pierna hacia atrás estira los flexores
Se ejercitan los aductores al rodear la cintura con las piernas

PONTE CÓMODA

Abraza fuerte a tu amante y respira con suavidad en su cuello para que sienta escalofríos en la columna. Puedes quedarte en este asiento del amor o ponerte en posición horizontal para gozar salvajemente.

SEXTADÍSTICAS

Calorías	Calorías
★☆☆	★★☆

Músculos usados

Deltoides
Tronco
Tronco
Cuádriceps

Flexibilidad	Flexibilidad
★★☆	★☆☆

Durante 5-10 minutos

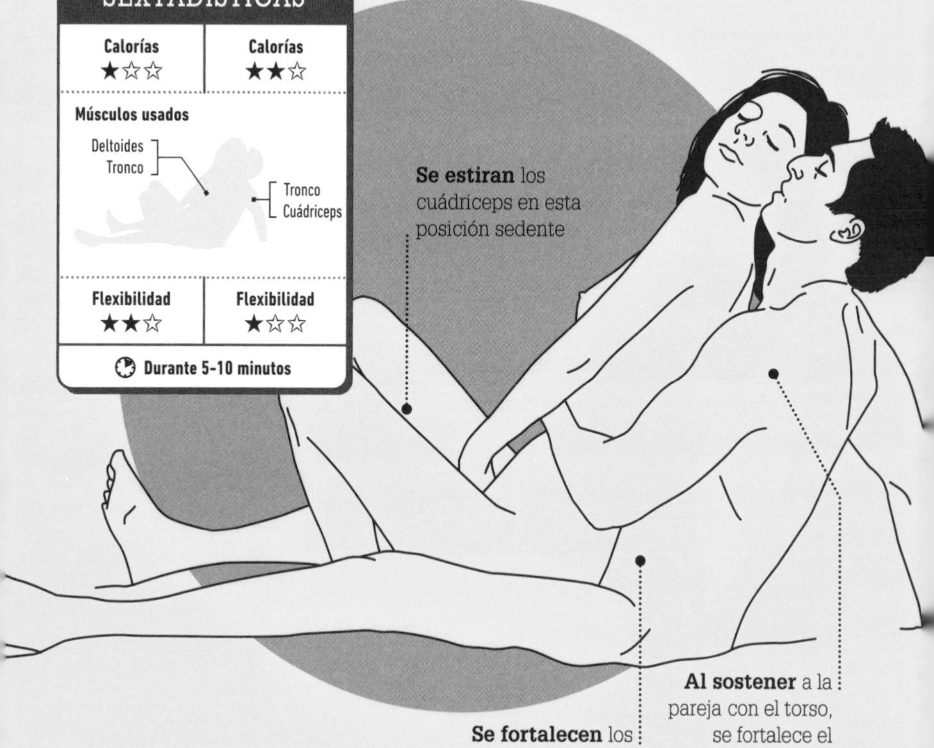
Se estiran los cuádriceps en esta posición sedente
Al sostener a la pareja con el torso, se fortalece el deltoides
Se fortalecen los músculos del tronco al embestir

PASIÓN EN EQUILIBRIO

Te inclinas sobre una pelota de ejercicios seductoramente y tu amante usa la lengua para que pierdas el equilibrio.

SEXTADÍSTICAS

Calorías	Calorías
★☆☆	★★☆

Músculos usados

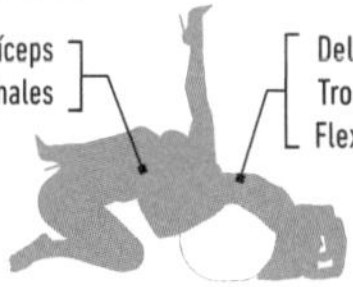

Flexibilidad	Flexibilidad
★☆☆	★★★

Durante 1-5 minutos

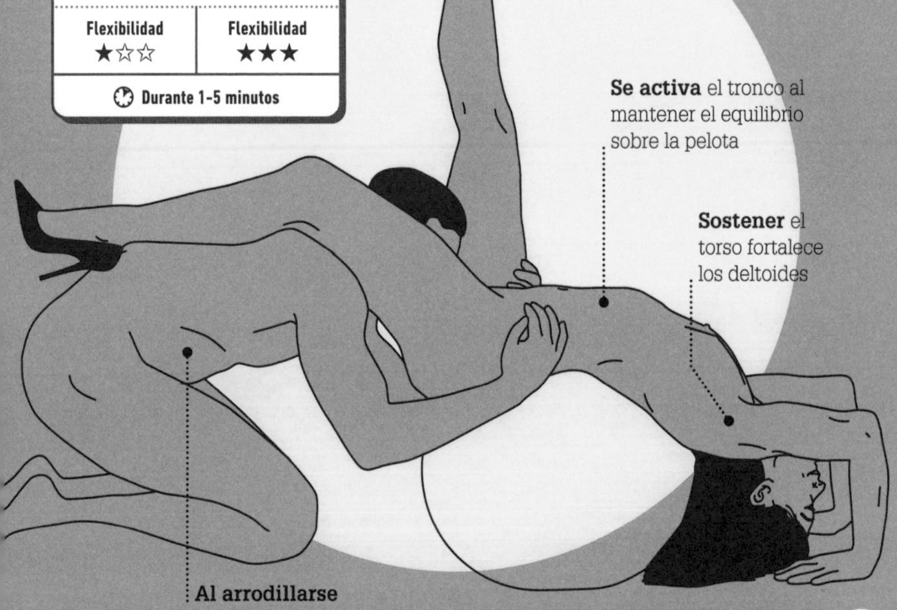

Se activa el tronco al mantener el equilibrio sobre la pelota
Sostener el torso fortalece los deltoides
Al arrodillarse se contraen los abdominales

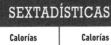

SEXTADÍSTICAS

Calorías	Calorías
★☆☆	★★☆

Músculos usados

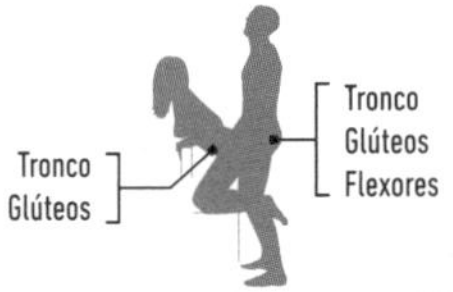
Tronco
Glúteos
Tronco
Glúteos
Flexores

Flexibilidad	Flexibilidad
★☆☆	★☆☆

Durante 1-5 minutos

PREMIO TRASERO

Ideal para penetrar por detrás. Tu amante se arrodilla en una silla y tú la penetras suavemente.

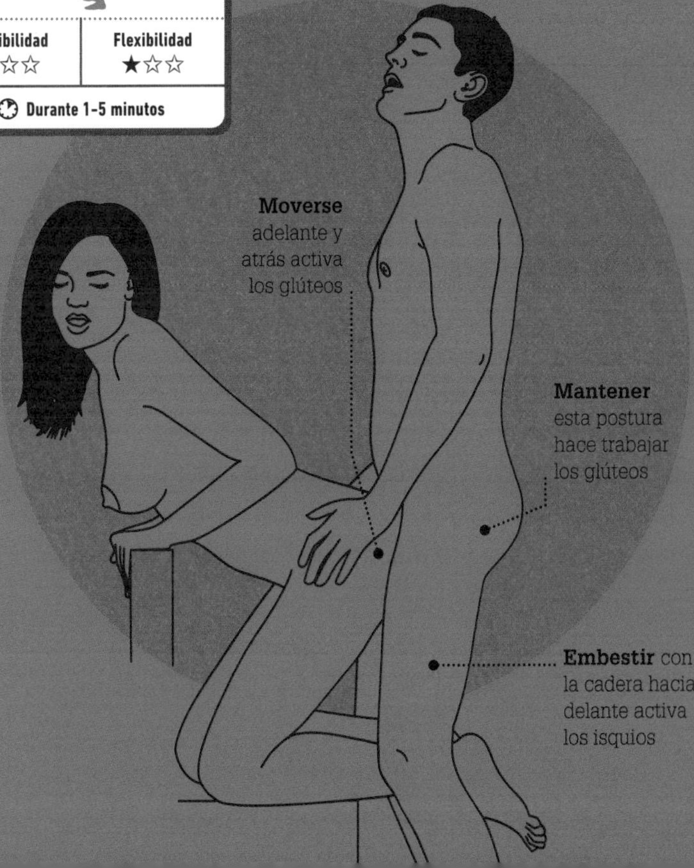
Moverse adelante y atrás activa los glúteos
Mantener esta postura hace trabajar los glúteos
Embestir con la cadera hacia delante activa los isquios

TENTACIÓN INCLINADA

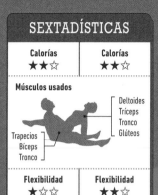

Comenzad sentados y abrazados. A medida que la química sexual aumenta, tú te inclinas hacia atrás y levantas las piernas para lograr un final tórrido.

SEXTADÍSTICAS

Calorías	Calorías
★★☆	★★☆

Músculos usados

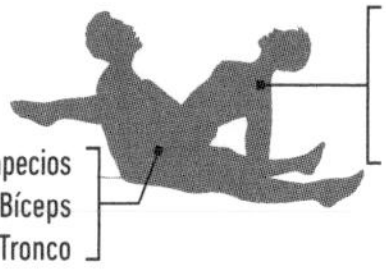
Deltoides
Tríceps
Tronco
Glúteos
Trapecios
Bíceps
Tronco

Flexibilidad	Flexibilidad
★☆☆	★★☆

Durante 1-5 minutos

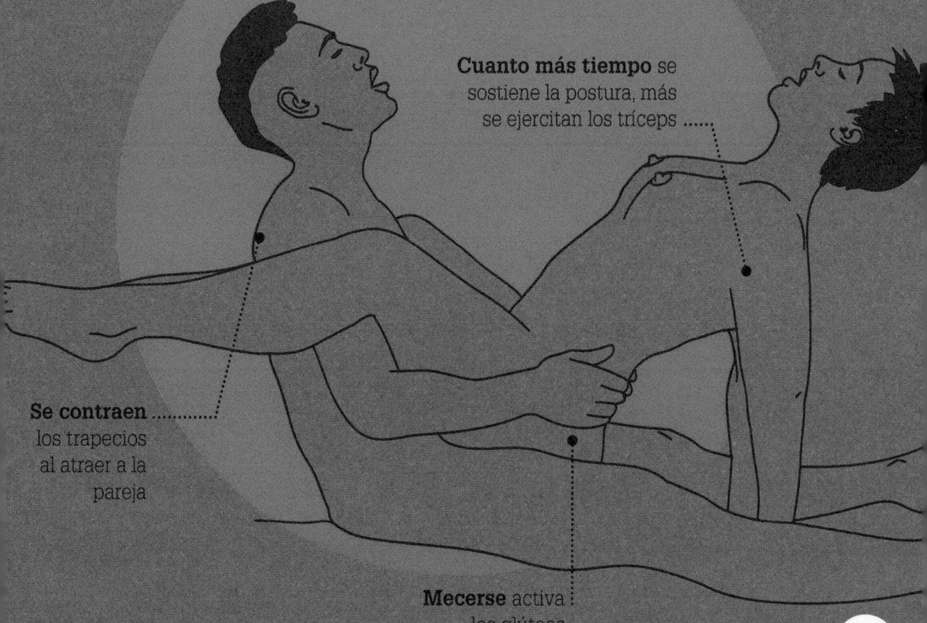
Cuanto más tiempo se sostiene la postura, más se ejercitan los tríceps
Se contraen los trapecios al atraer a la pareja
Mecerse activa los glúteos

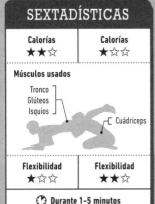

SEXTADÍSTICAS	
Calorías ★★☆	**Calorías** ★☆☆
Músculos usados	
Flexibilidad ★☆☆	**Flexibilidad** ★★☆
Durante 1-5 minutos	

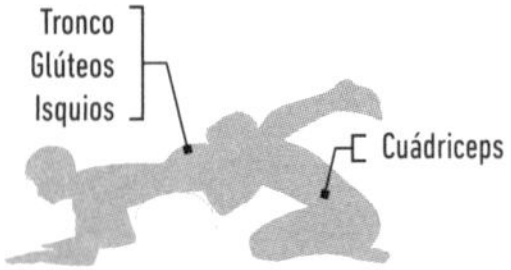
Tronco
Glúteos
Isquios
Cuádriceps

JUEGO DE LA PELOTA

Tu amante mantiene el equilibrio sobre una pelota de ejercicios y tú haces buen uso de tu boca.

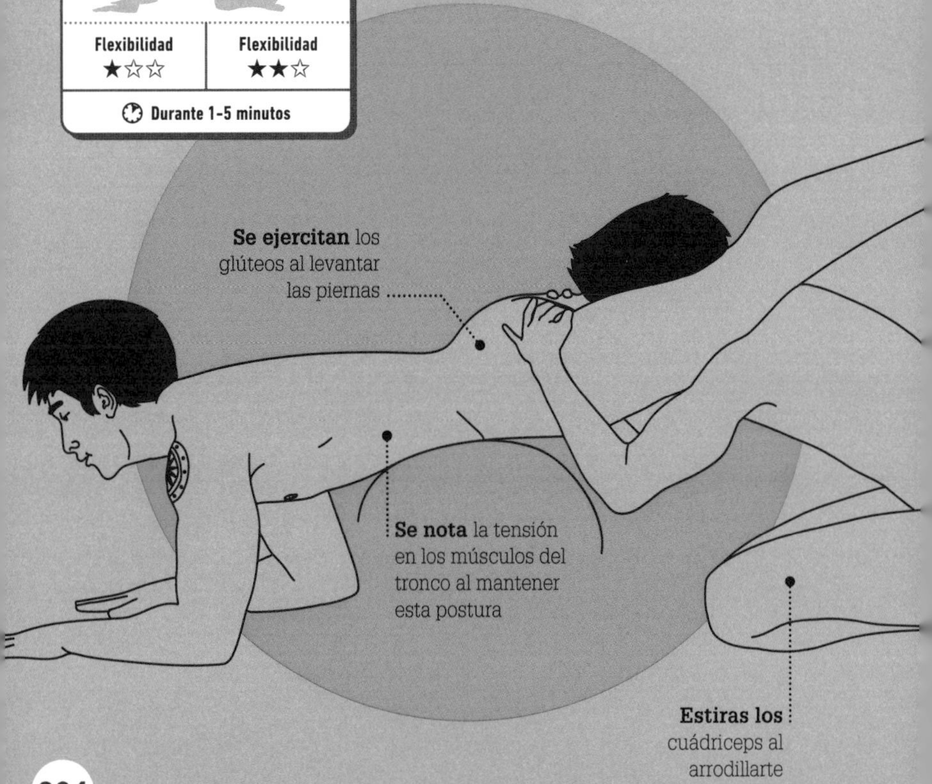
Se ejercitan los glúteos al levantar las piernas
Se nota la tensión en los músculos del tronco al mantener esta postura
Estiras los cuádriceps al arrodillarte

LUNA DE MIEL

Miraos a los ojos y besaos con pasión. Atrae a tu amante para que te agarre con la pierna.

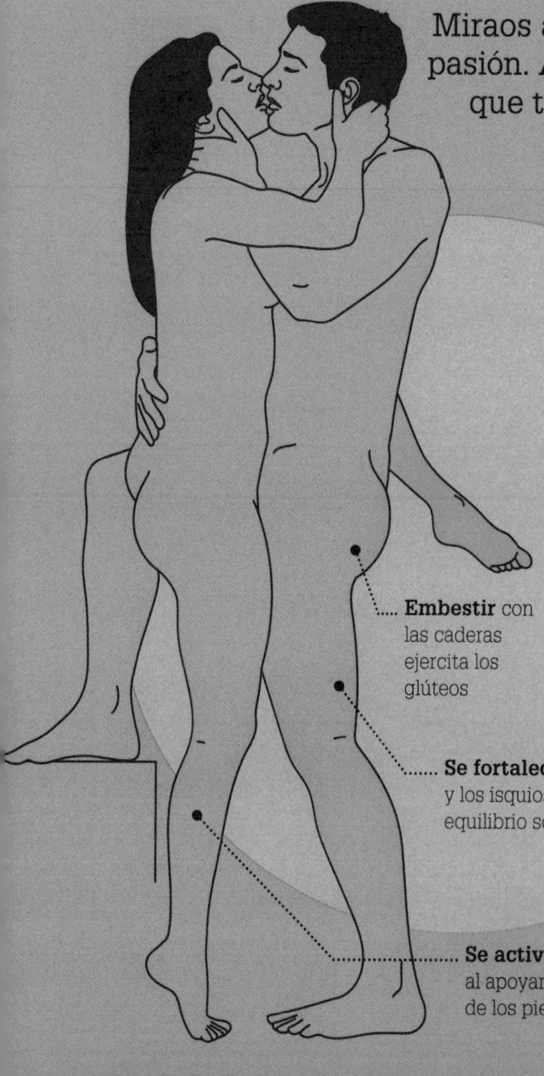

Embestir con las caderas ejercita los glúteos

Se fortalecen los cuádriceps y los isquios al mantener el equilibrio sobre una pierna

Se activan los gemelos al apoyarse en la punta de los pies

SEXTADÍSTICAS

Calorías	Calorías
★★☆	★★☆

Músculos usados

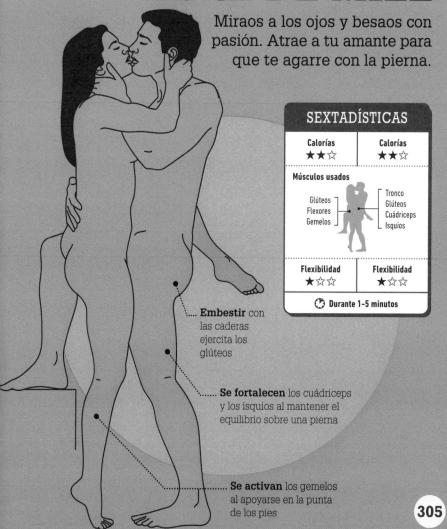

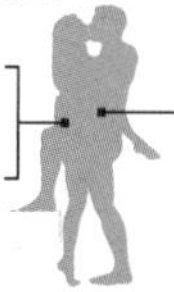

Flexibilidad	Flexibilidad
★☆☆	★☆☆

Durante 1-5 minutos

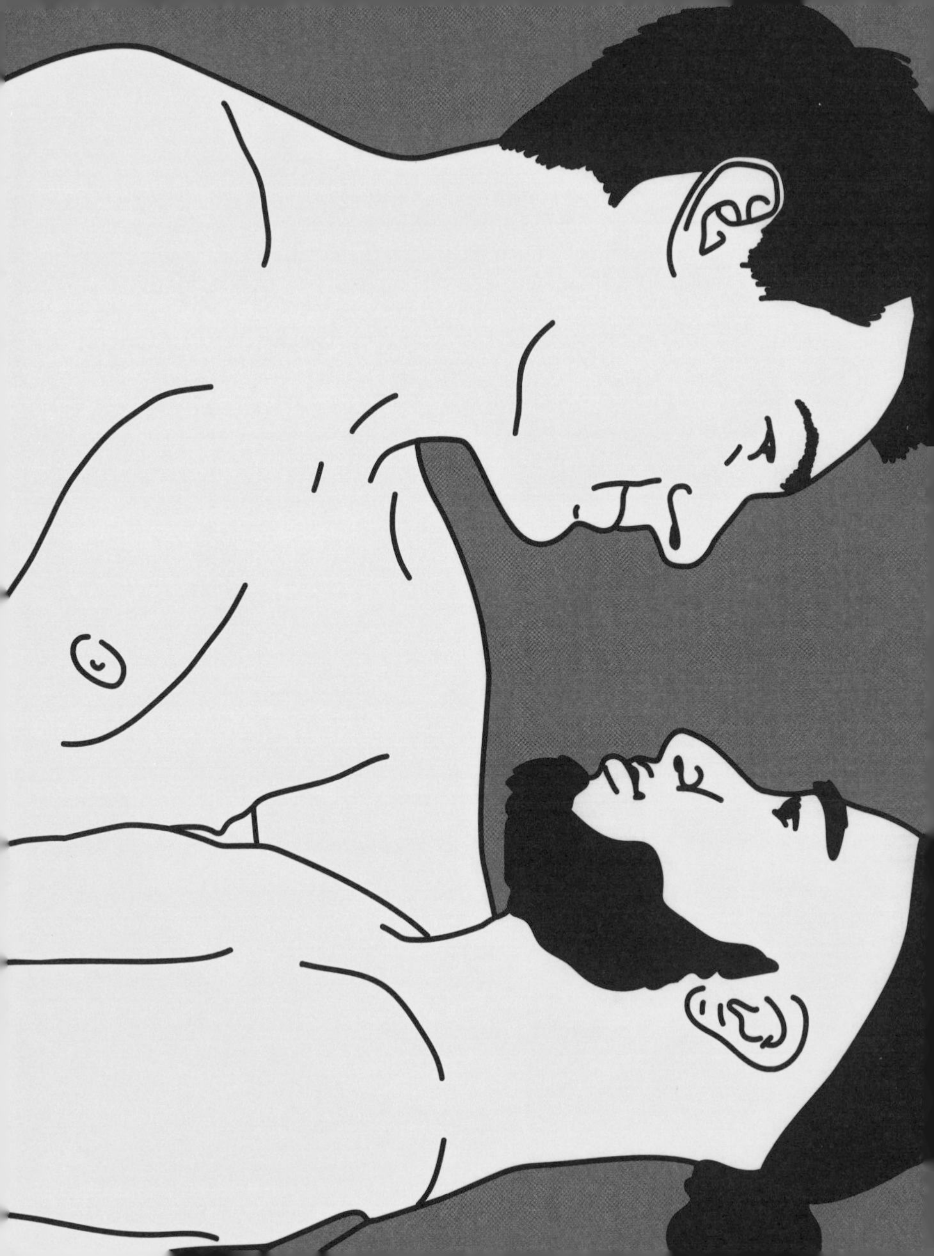

“La pasión ES COMO UN **FUEGO** QUE prende”

EL JARDÍN PERFUMADO

ROMEO Y JULIETA

Besaos lo que os pida el corazón en esta postura. Haced como si fuera vuestra última noche de pasión.

SEXTADÍSTICAS

Calorías ★★☆	**Calorías** ★☆☆

Músculos usados

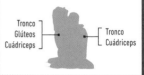

Flexibilidad ★★☆	**Flexibilidad** ★★☆

Durante 1-5 minutos

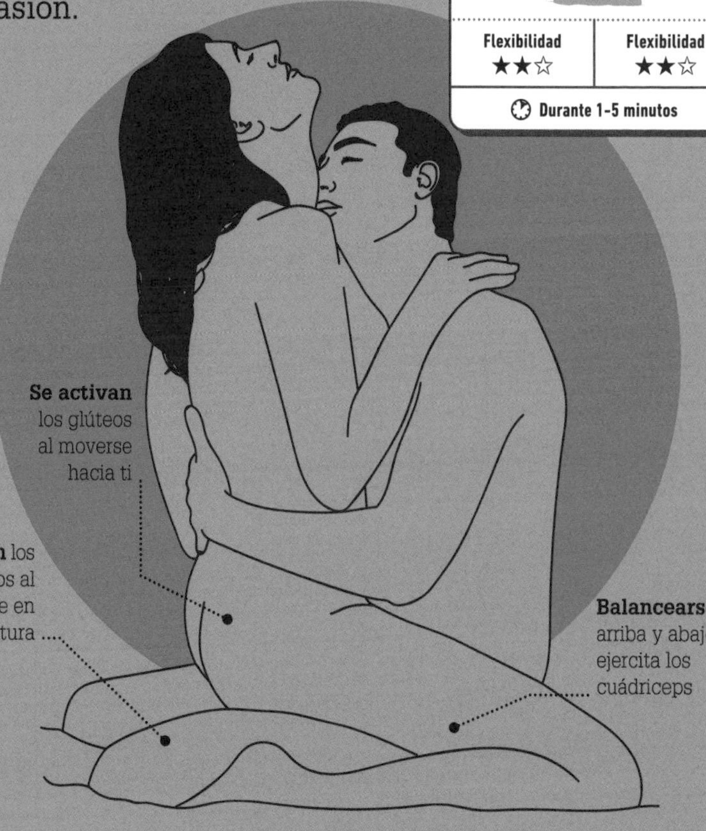
Se activan los glúteos al moverse hacia ti
Se estiran los cuádriceps al arrodillarse en esta postura
Balancearse arriba y abajo ejercita los cuádriceps

EL TRÍPODE

Tu amante te propone una ardiente posición de pie y tú aceptas el desafío.

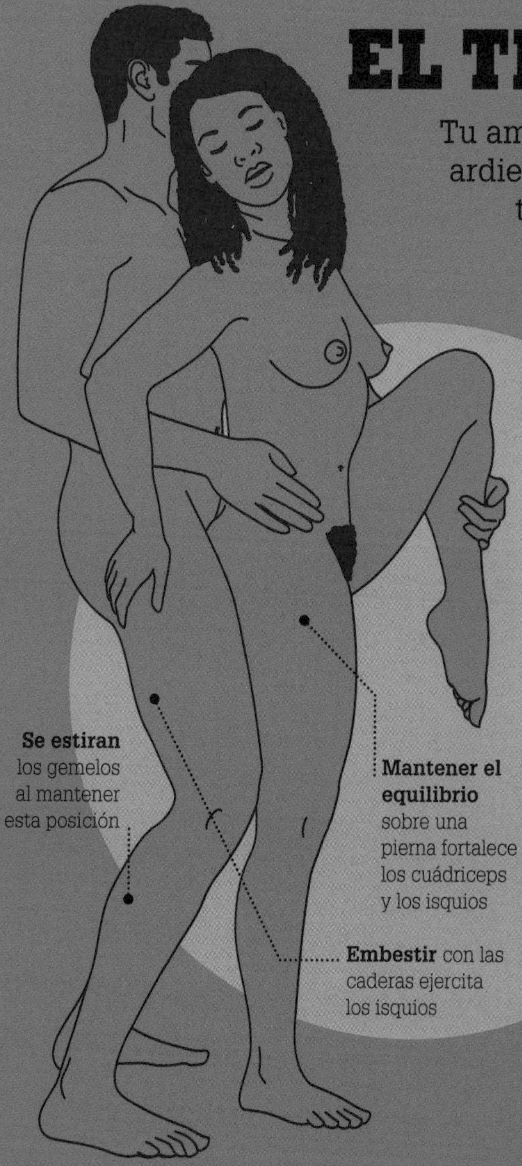

Se estiran los gemelos al mantener esta posición
Mantener el equilibrio sobre una pierna fortalece los cuádriceps y los isquios
Embestir con las caderas ejercita los isquios

SEXTADÍSTICAS

Calorías	Calorías
★★☆	★★☆

Músculos usados

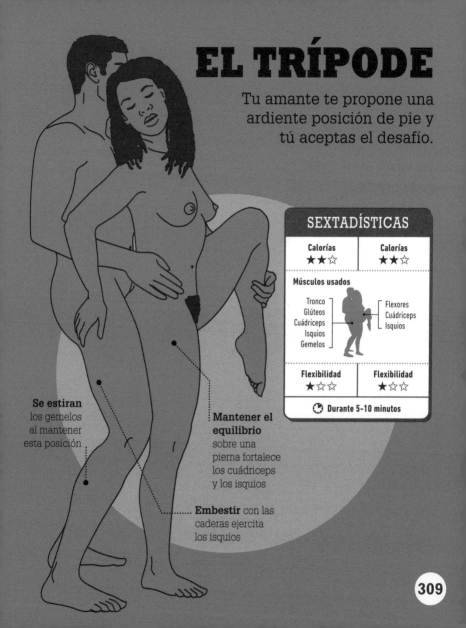

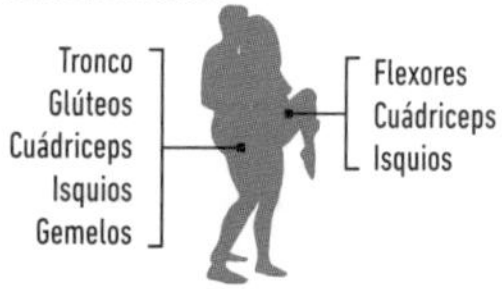

Tronco
Glúteos
Cuádriceps
Isquios
Gemelos
Flexores
Cuádriceps
Isquios

Flexibilidad	Flexibilidad
★☆☆	★☆☆

Durante 5-10 minutos

REPOSO ERÓTICO

Arrodíllate ante tu amante y envuélvete con sus piernas. Tu pareja te deja que la penetres y aprieta los muslos para un ajuste ceñido.

SEXTADÍSTICAS

Calorías	Calorías
★★☆	★★☆

Músculos usados

Deltoides
Tríceps
Tronco
Espalda
Tronco
Oblicuos
Glúteos

Flexibilidad	Flexibilidad
★☆☆	★☆☆

Durante 1-5 minutos

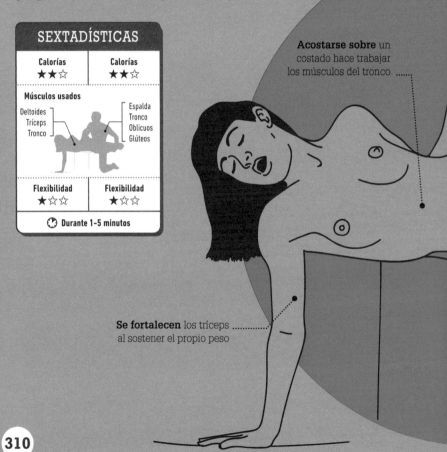

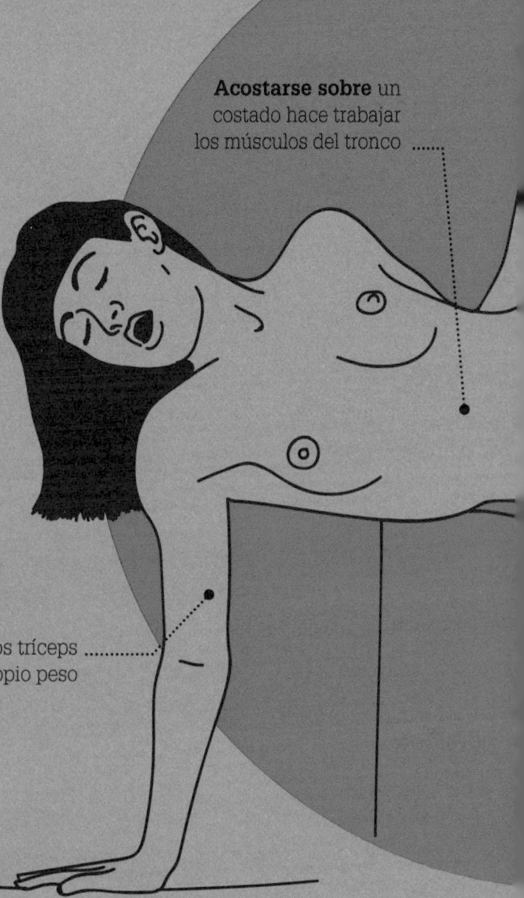
Acostarse sobre un costado hace trabajar los músculos del tronco
Se fortalecen los tríceps al sostener el propio peso

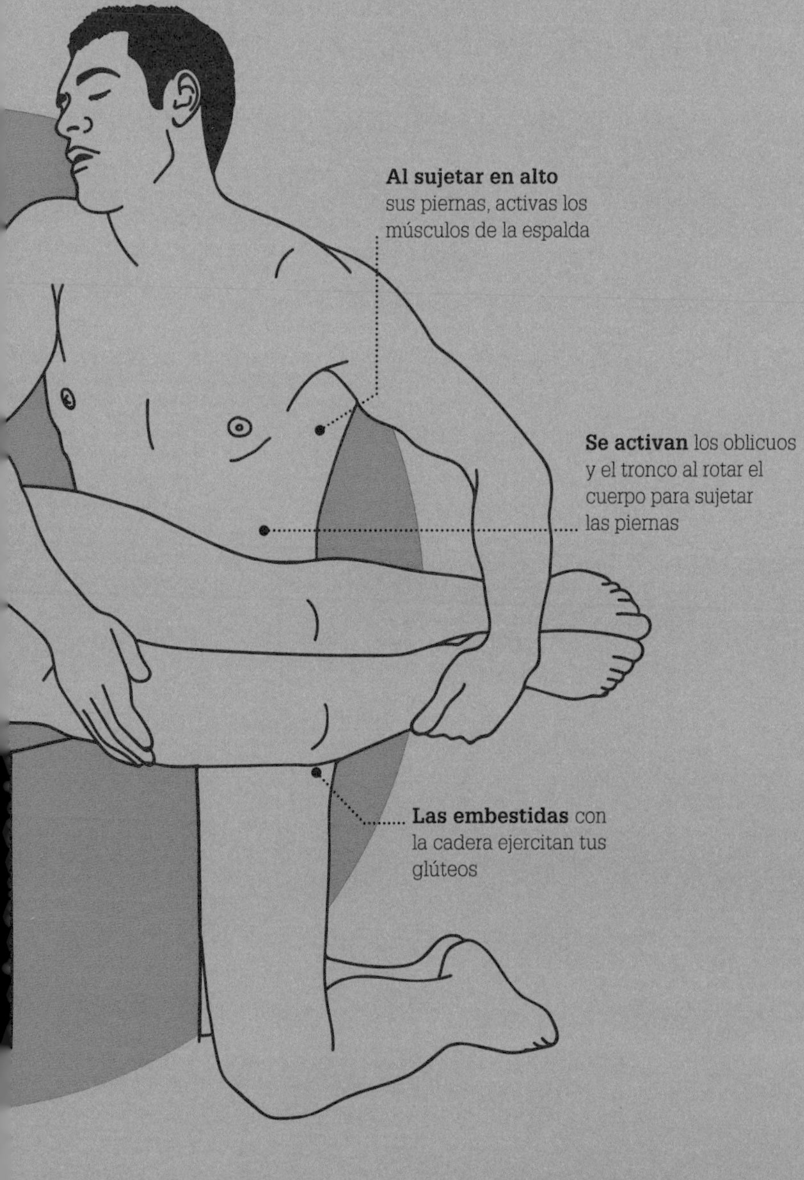
Al sujetar en alto sus piernas, activas los músculos de la espalda
Se activan los oblicuos y el tronco al rotar el cuerpo para sujetar las piernas
Las embestidas con la cadera ejercitan tus glúteos

ABRAZO DE PIERNAS

La fricción de sus muslos sobre tu pecho te pone en marcha. Tu pareja puede poner las cosas aún más calientes apretándote hacia sí.

SEXTADÍSTICAS

Calorías	Calorías
★★☆	★★☆

Músculos usados

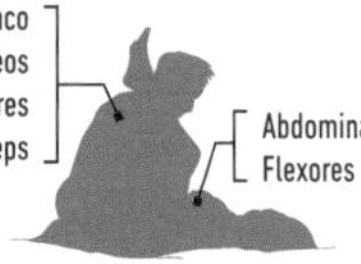

Flexibilidad	Flexibilidad
★★☆	★★☆

Durante 1-5 minutos

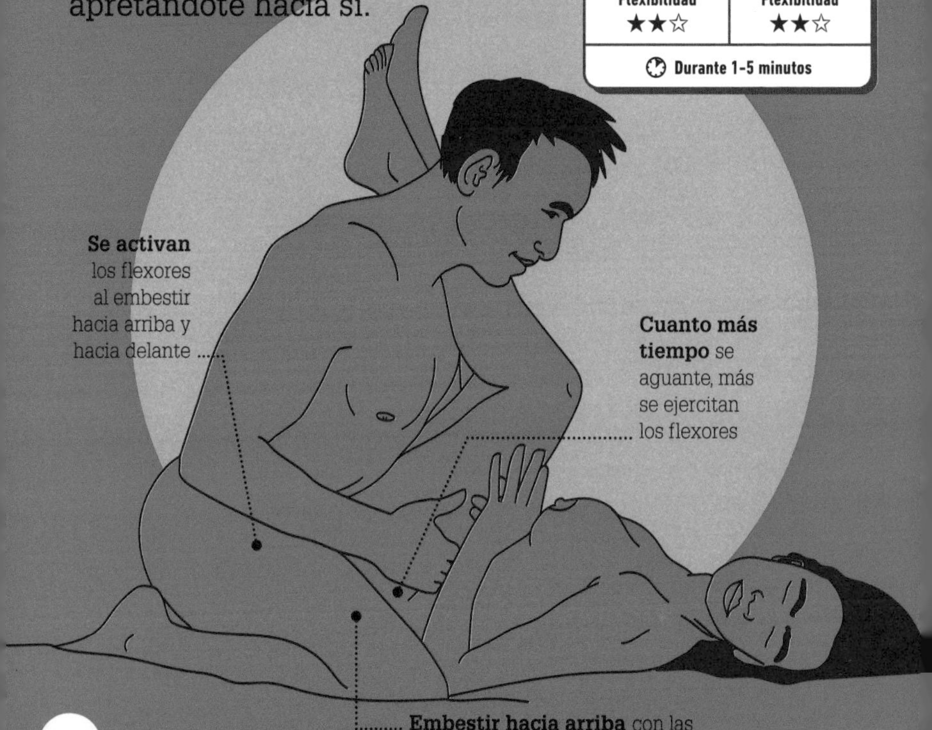

Se activan los flexores al embestir hacia arriba y hacia delante

Cuanto más tiempo se aguante, más se ejercitan los flexores

Embestir hacia arriba con las caderas fortalece tus cuádriceps

69 SENTADO

Si te sientes creativo, intenta mejorar tu juego oral. Sostén a tu amante boca abajo para darle nuevas sensaciones vertiginosas.

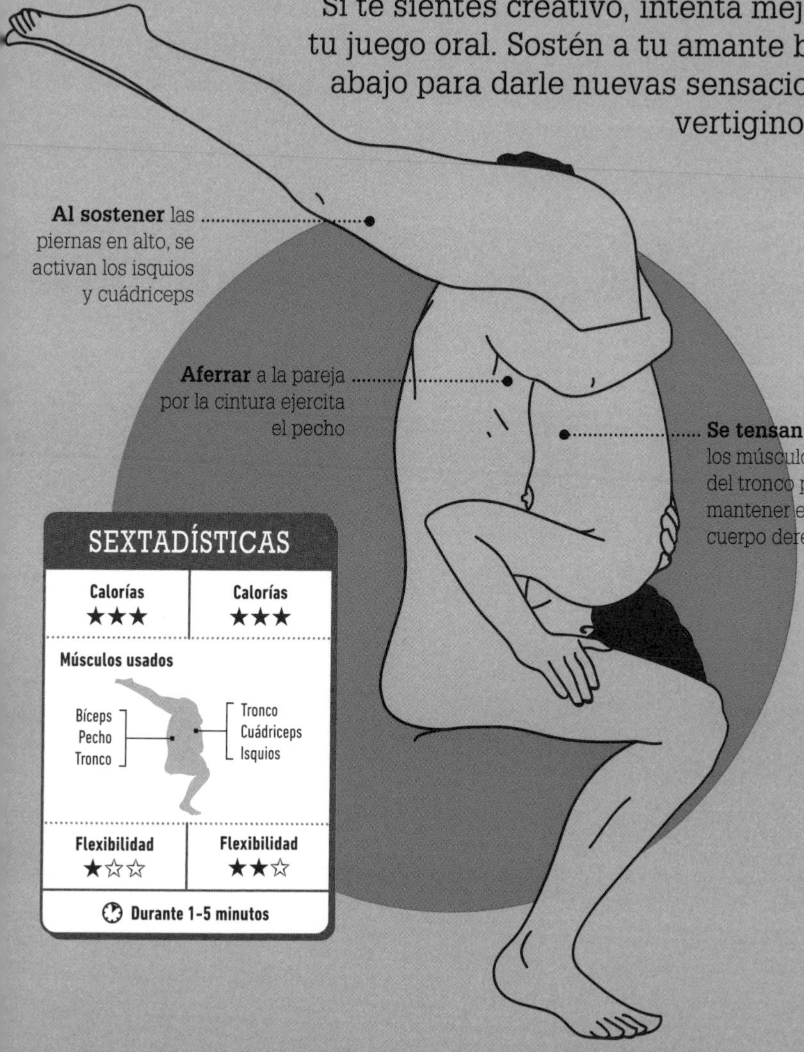

Al sostener las piernas en alto, se activan los isquios y cuádriceps

Aferrar a la pareja por la cintura ejercita el pecho

Se tensan los músculos del tronco para mantener el cuerpo derecho

SEXTADÍSTICAS

Calorías	Calorías
★★★	★★★

Músculos usados

Bíceps
Pecho
Tronco
Tronco
Cuádriceps
Isquios

Flexibilidad	Flexibilidad
★☆☆	★★☆

Durante 1-5 minutos

PIERNAS ABIERTAS

Ambos ganáis con esta postura: cuanto más abras las piernas, más profundamente podrá penetrarte. Pones las manos sobre su pecho y te meces adelante y atrás.

SEXTADÍSTICAS

Calorías	Calorías
★☆☆	★★★

Músculos usados

Tronco
Glúteos

Tronco
Glúteos
Aductores

Flexibilidad	Flexibilidad
★☆☆	★★★

Durante 1-5 minutos

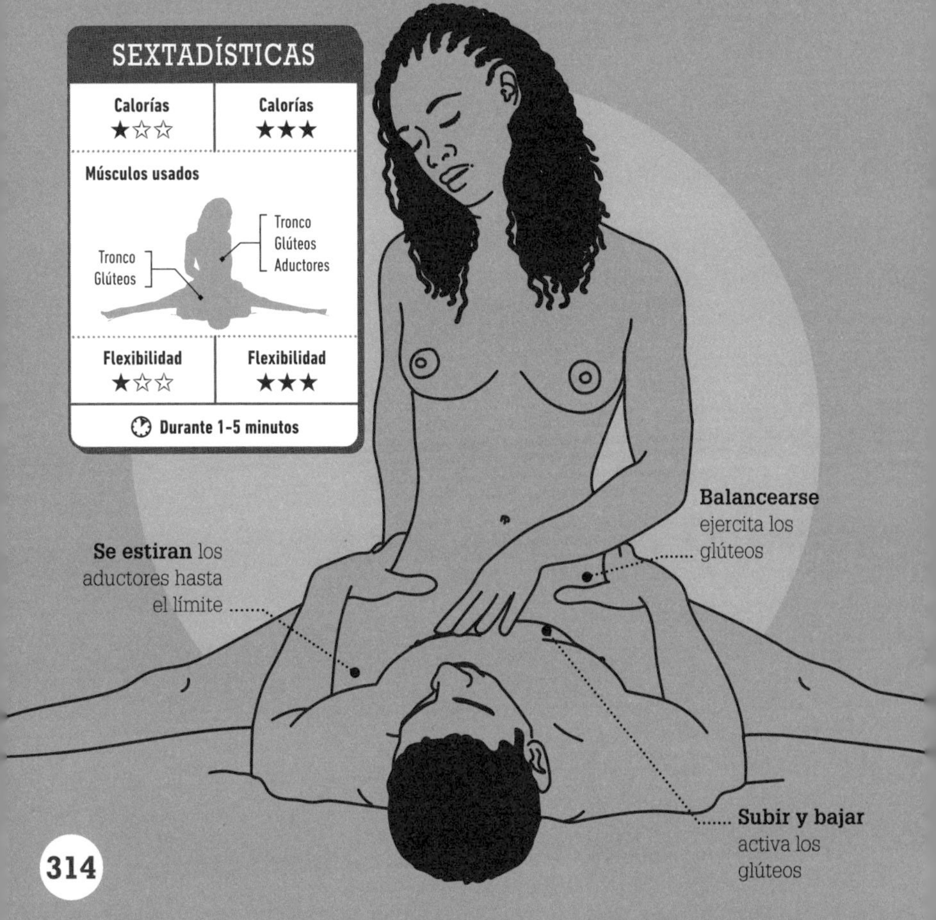

Balancearse ejercita los glúteos
Se estiran los aductores hasta el límite
Subir y bajar activa los glúteos

HASTA EL FONDO

Para un sexo extremadamente profundo, tan romántico como desenfrenado, te clavas entre sus muslos y dejas que te ayude a penetrar aún más a fondo.

SEXTADÍSTICAS

Calorías ★★☆	Calorías ★★☆
Músculos usados	
Flexibilidad ★★☆	Flexibilidad ★☆☆
Durante 1-5 minutos	

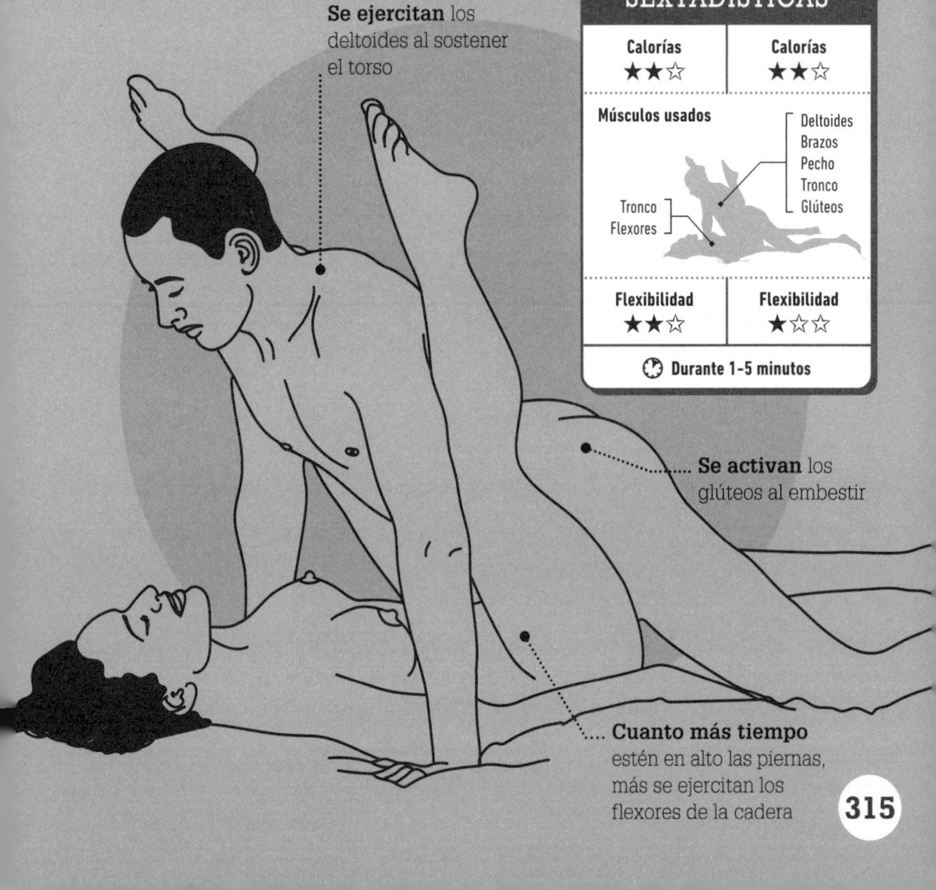

Deltoides
Brazos
Pecho
Tronco
Glúteos
Tronco
Flexores
Se ejercitan los deltoides al sostener el torso
Se activan los glúteos al embestir
Cuanto más tiempo estén en alto las piernas, más se ejercitan los flexores de la cadera

PRESA CALIENTE

Empezad con vuestros cuerpos muy cerca y después inclínate hacia atrás sobre las manos y muévete arriba y abajo para un final explosivo.

SEXTADÍSTICAS

Calorías	Calorías
★★☆	★★☆

Músculos usados

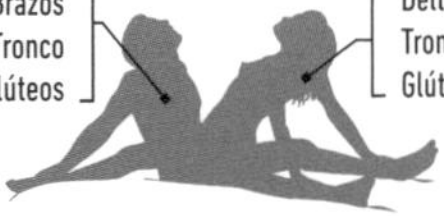

Deltoides
Brazos
Tronco
Glúteos
Deltoides
Tronco
Glúteos

Flexibilidad	Flexibilidad
★★☆	★★☆

Durante 1-5 minutos

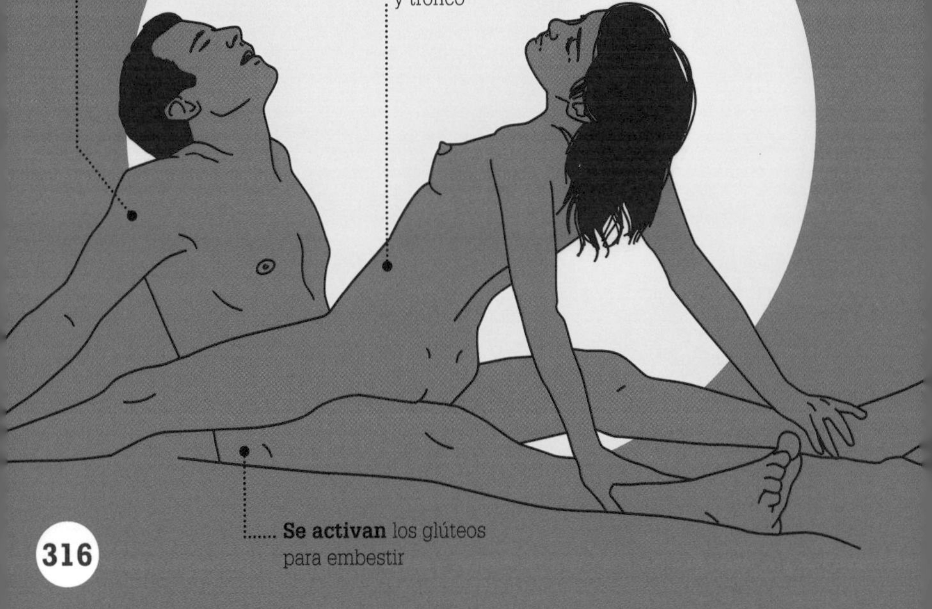

Al inclinarse hacia atrás, se estiran los brazos y los deltoides
Acompasar los movimientos fortalece glúteos y tronco
Se activan los glúteos para embestir

HINCAR LA RODILLA

Arrodillaos vientre con vientre y enlazad las piernas para un encaje total. Dirige tu atención a los pechos de tu amante: lame, mordisquea o muerde con cuidado.

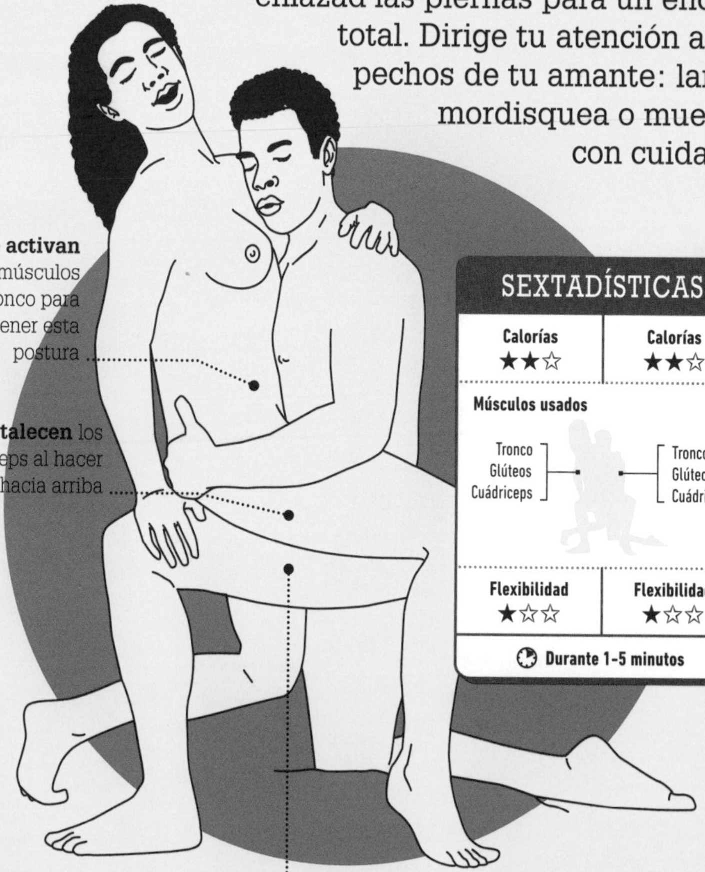

Se activan los músculos del tronco para mantener esta postura
Se fortalecen los cuádriceps al hacer fuerza hacia arriba
Se ejercitan los cuádriceps y el tronco

SEXTADÍSTICAS

Calorías ★★☆	**Calorías** ★★☆
Músculos usados	
Tronco Glúteos Cuádriceps	Tronco Glúteos Cuádriceps
Flexibilidad ★☆☆	**Flexibilidad** ★☆☆

Durante 1-5 minutos

BAILARINA DE EMBRUJO

Extiende una pierna hacia un lado mientras tu amante te levanta la otra y te acaricia la pantorrilla hasta hacerte estremecer.

SEXTADÍSTICAS

Calorías	Calorías
★★☆	★★☆

Músculos usados

Deltoides, Pecho, Glúteos, Flexores, Aductores

Bíceps, Tronco, Glúteos, Flexores

Flexibilidad	Flexibilidad
★★★	★☆☆

Durante 1-5 minutos

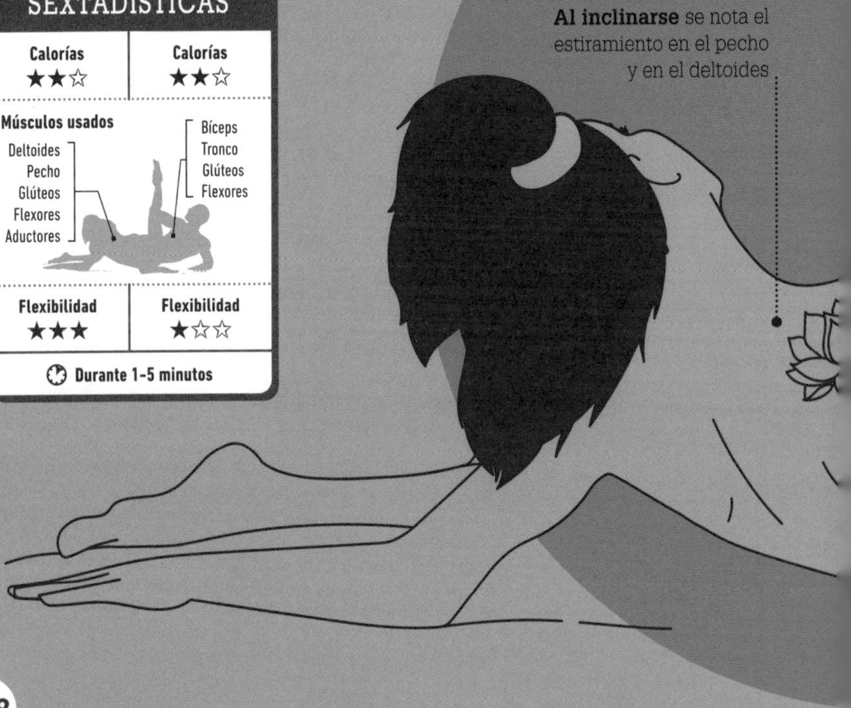
Al inclinarse se nota el estiramiento en el pecho y en el deltoides

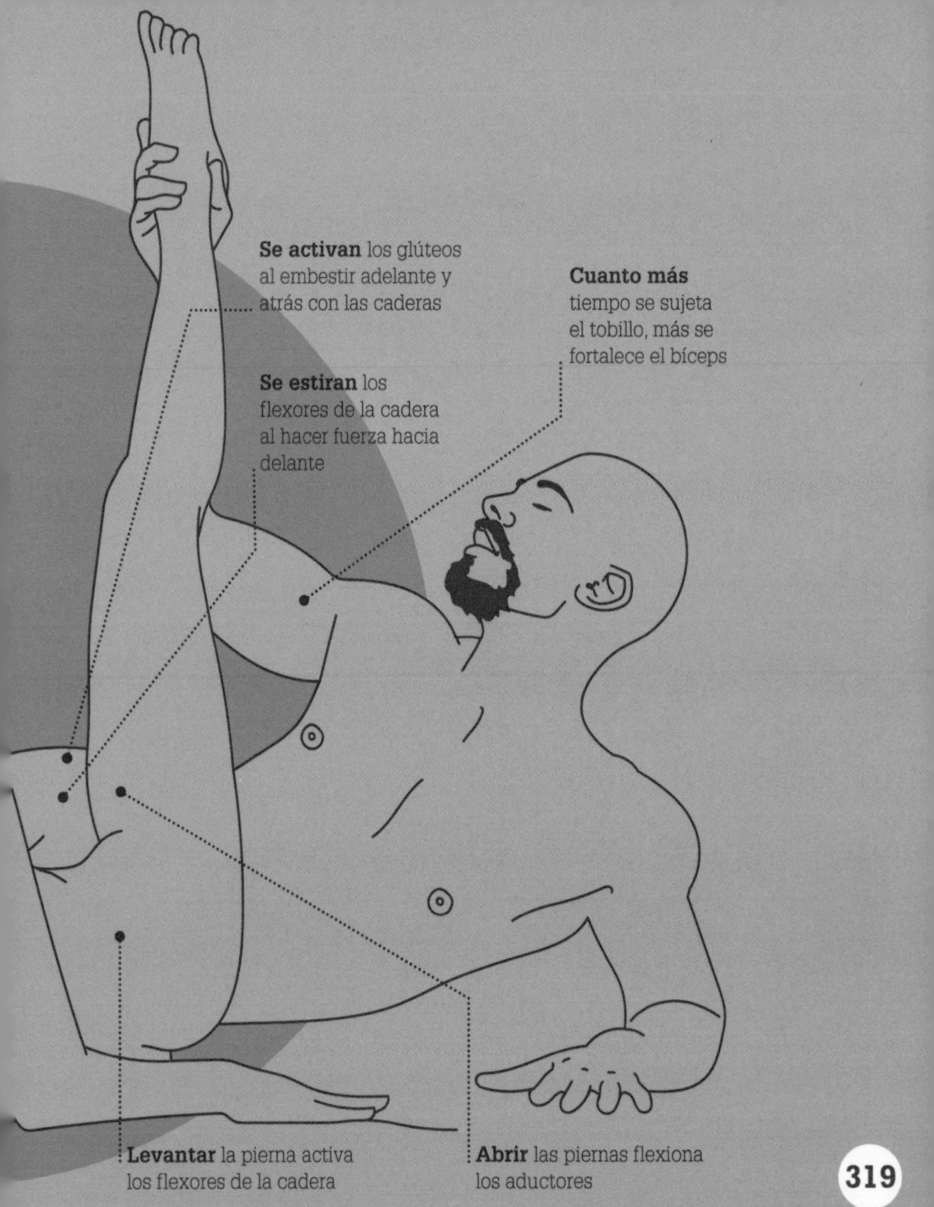
Se activan los glúteos al embestir adelante y atrás con las caderas
Cuanto más tiempo se sujeta el tobillo, más se fortalece el bíceps
Se estiran los flexores de la cadera al hacer fuerza hacia delante
Levantar la pierna activa los flexores de la cadera
Abrir las piernas flexiona los aductores

DARSE ÍNFULAS

Tu amante se sienta a horcajadas sobre ti de forma seductora, luego se reclina y desliza las manos por tus piernas. Usas las tuyas para llevarla al éxtasis.

SEXTADÍSTICAS

Calorías	Calorías
★★☆	★★☆

Músculos usados

Abdominales

Deltoides
Glúteos
Ext. cadera
Cuádriceps

Flexibilidad	Flexibilidad
★☆☆	★★☆

Durante 5-10 minutos

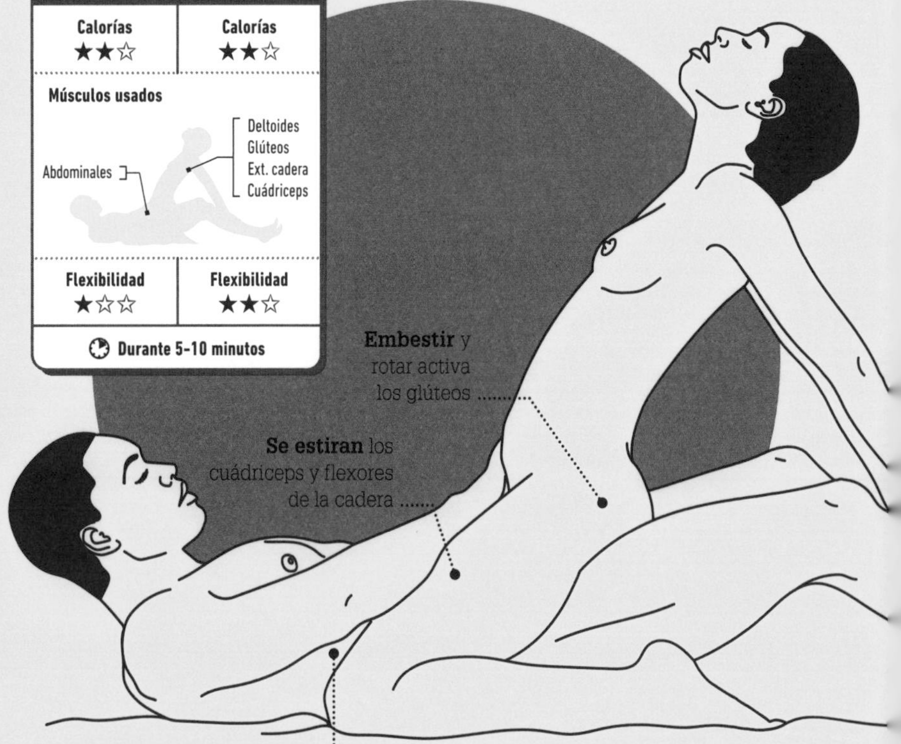
Embestir y rotar activa los glúteos
Se estiran los cuádriceps y flexores de la cadera
Los abdominales trabajan al tensarse para llegar a la pareja

AL CALOR DEL MOMENTO

Cuando tu lujuria esté a cien, agarra a tu amante y acércala hacia ti.

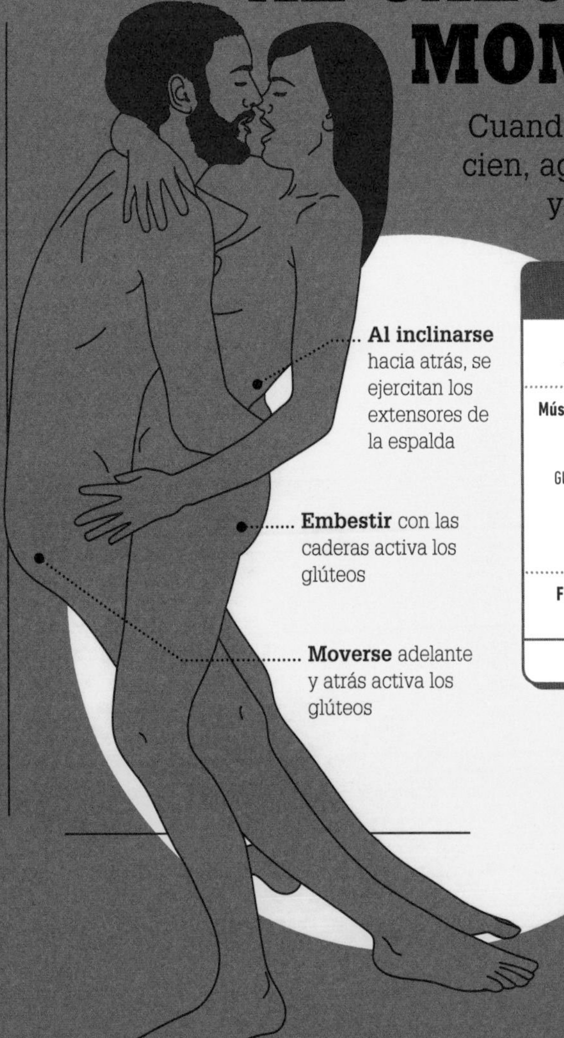
Al inclinarse hacia atrás, se ejercitan los extensores de la espalda
Embestir con las caderas activa los glúteos
Moverse adelante y atrás activa los glúteos

SEXTADÍSTICAS

Calorías	Calorías
★★☆	★★☆

Músculos usados

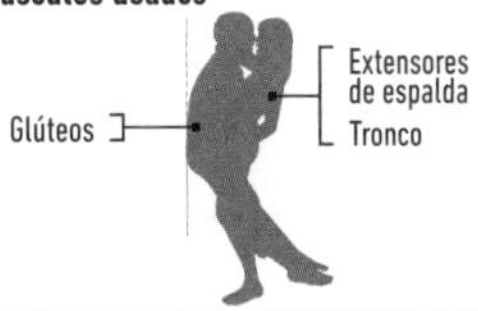
Extensores de espalda
Tronco
Glúteos

Flexibilidad	Flexibilidad
★☆☆	★☆☆

Durante 5-10 minutos

INCLINACIÓN MÁXIMA

Agarra las piernas de tu amante y échate atrás. Tu pareja puede embestir desde abajo o mover las nalgas arriba y abajo.

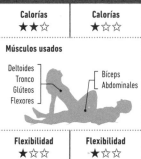

SEXTADÍSTICAS

Calorías	Calorías
★★☆	★☆☆

Músculos usados

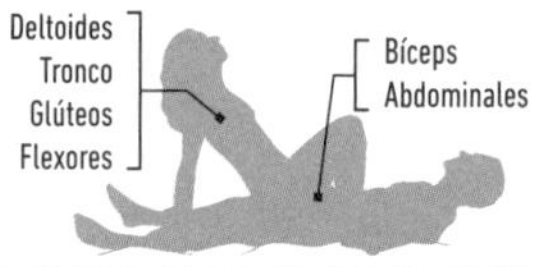

Deltoides
Tronco
Glúteos
Flexores
Bíceps
Abdominales

Flexibilidad	Flexibilidad
★☆☆	★☆☆

Durante 5-10 minutos

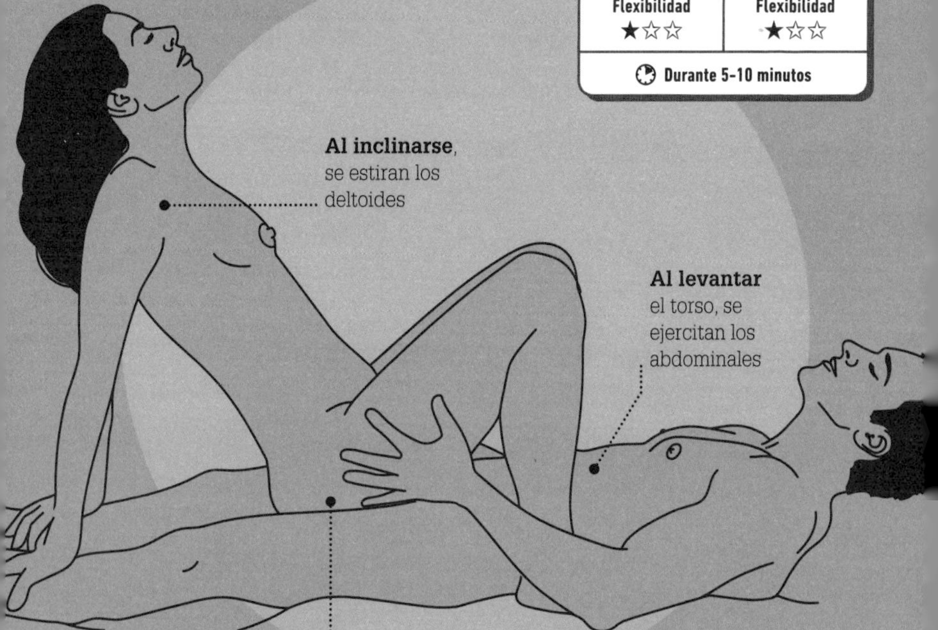

Al inclinarse, se estiran los deltoides
Al levantar el torso, se ejercitan los abdominales
Al mecerse adelante y atrás, se activan los glúteos

SEXTADÍSTICAS	
Calorías ★★☆	**Calorías** ★★☆
Músculos usados	
Flexibilidad ★☆☆	**Flexibilidad** ★★☆
Durante 1-5 minutos	

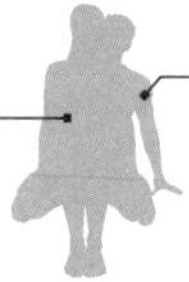
Brazos
Tronco
Flexores
Deltoides
Tronco
Glúteos
Cuádriceps
Aductores

BUTACA CON PREMIO

Tu pareja se arrodilla a tus pies y hace de su regazo tu trono. Toma asiento y cómete el premio.

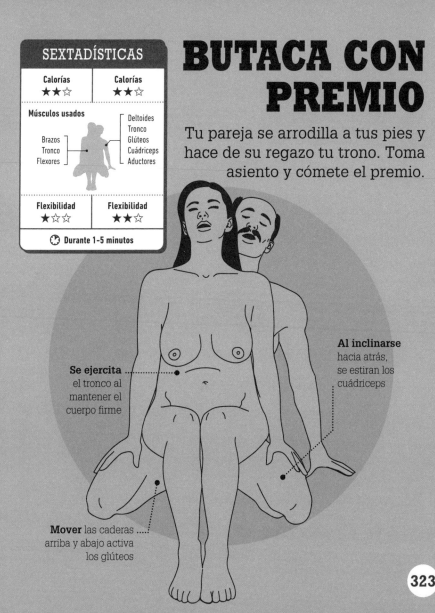

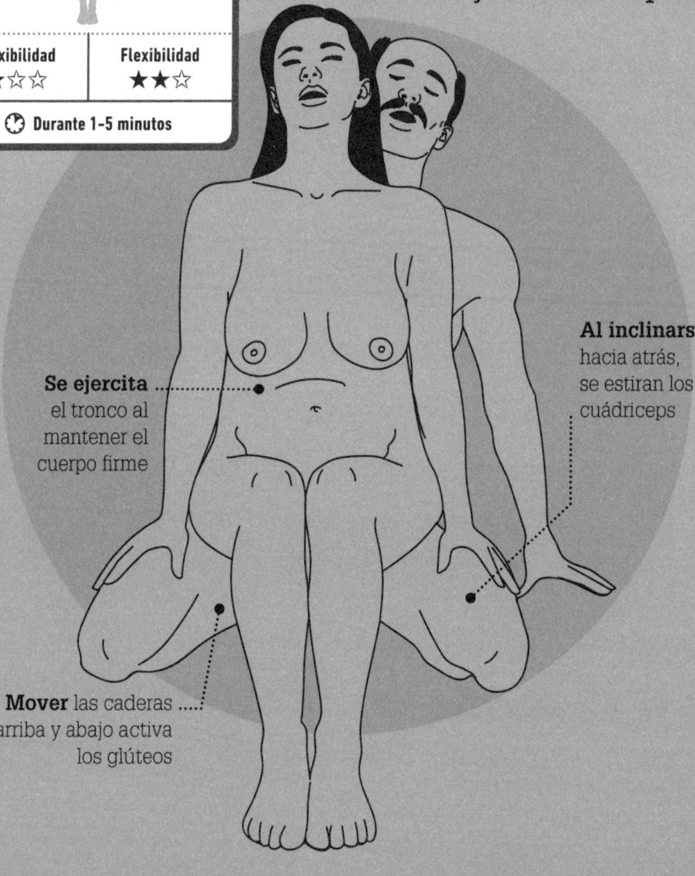
Se ejercita el tronco al mantener el cuerpo firme
Al inclinarse hacia atrás, se estiran los cuádriceps
Mover las caderas arriba y abajo activa los glúteos

RELAJACIÓN TOTAL

Comienzas poniéndote encima y después te recuestas lentamente. Tu pareja disfruta de la excitante vista y aprovecha la oportunidad para usar las manos.

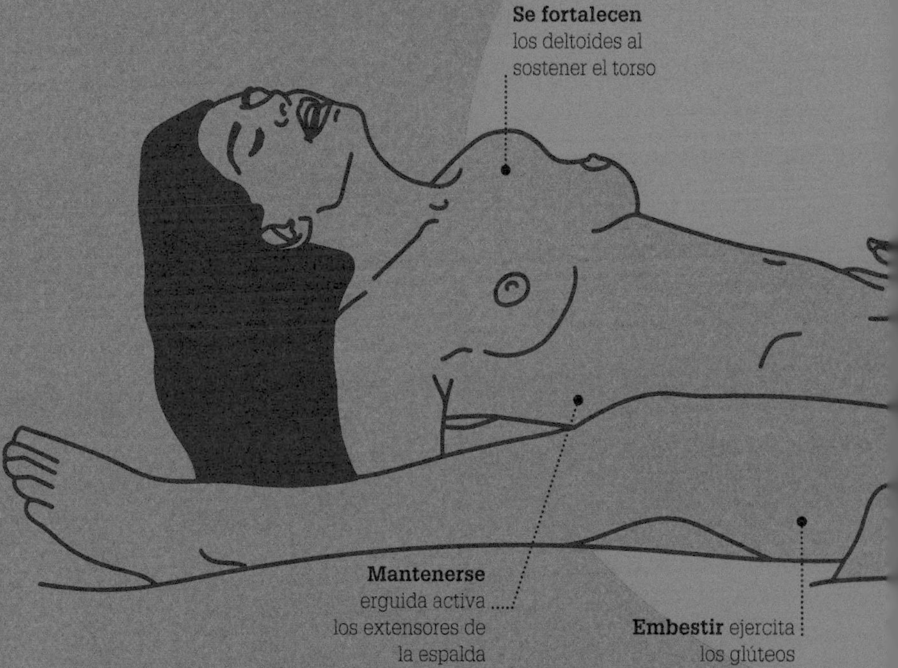
Se fortalecen los deltoides al sostener el torso
Mantenerse erguida activa los extensores de la espalda
Embestir ejercita los glúteos

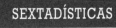

SEXTADÍSTICAS

Calorías	Calorías
★★☆	★★☆

Músculos usados

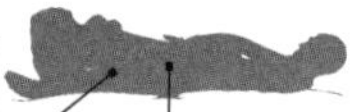

Flexibilidad	Flexibilidad
★★☆	★☆☆

Durante 5-10 minutos

Deslizarse adelante y atrás activa los glúteos

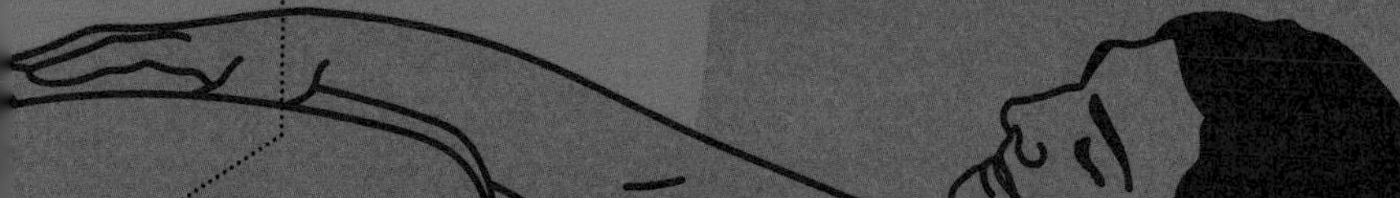

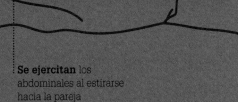

Se ejercitan los abdominales al estirarse hacia la pareja

PUENTE DE BELLEZA

Comenzad de pie y luego échate atrás para formar un excitante puente.

SEXTADÍSTICAS

Calorías	Calorías
★★☆	★★★

Músculos usados

Dorsales
Bíceps
Tronco
Glúteos
Deltoides
Tríceps
Tronco
Glúteos

Flexibilidad	Flexibilidad
★☆☆	★★★

Durante 1-5 minutos

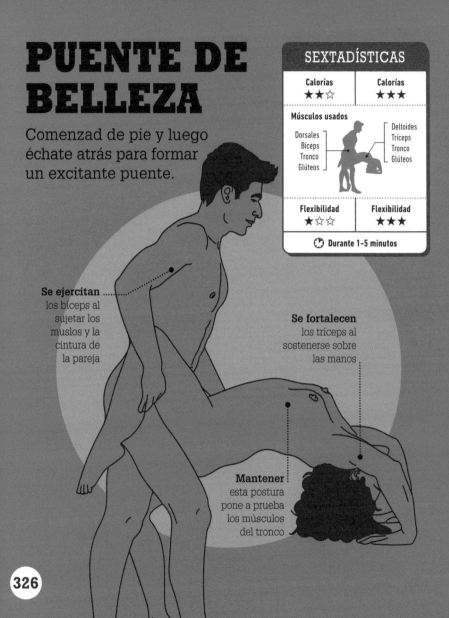

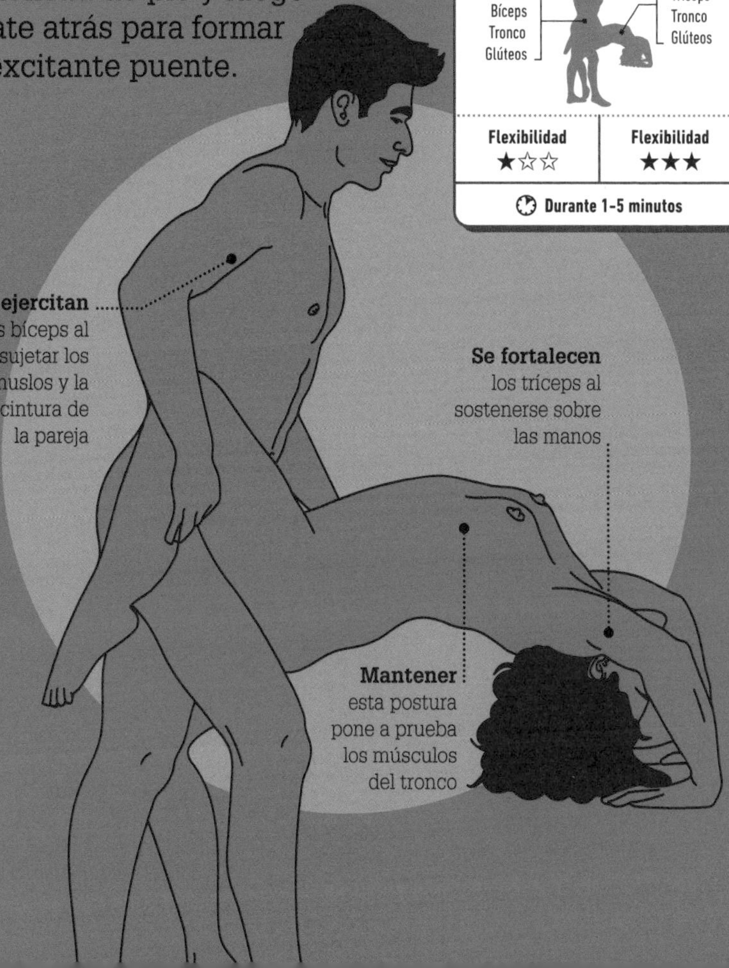
Se ejercitan los bíceps al sujetar los muslos y la cintura de la pareja
Se fortalecen los tríceps al sostenerse sobre las manos
Mantener esta postura pone a prueba los músculos del tronco

DESEO CANINO

Un clásico con sensualidad añadida: besa el cuello de tu amante por detrás.

SEXTADÍSTICAS	
Calorías ★★☆	**Calorías** ★★☆
Músculos usados	
Flexibilidad ★☆☆	**Flexibilidad** ★☆☆
Durante 5-10 minutos	

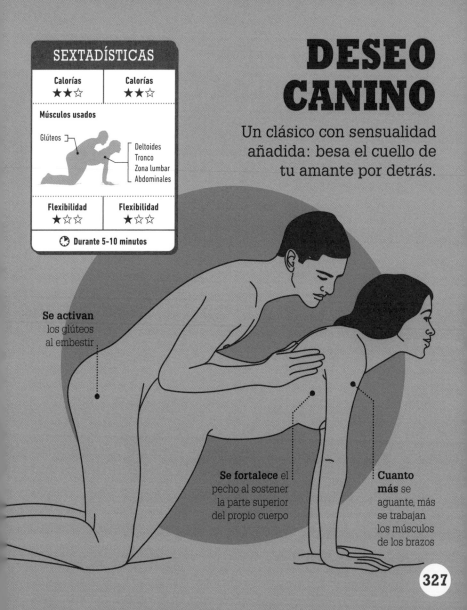

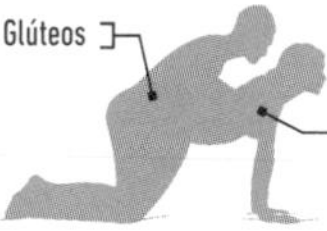
Glúteos
Deltoides
Tronco
Zona lumbar
Abdominales

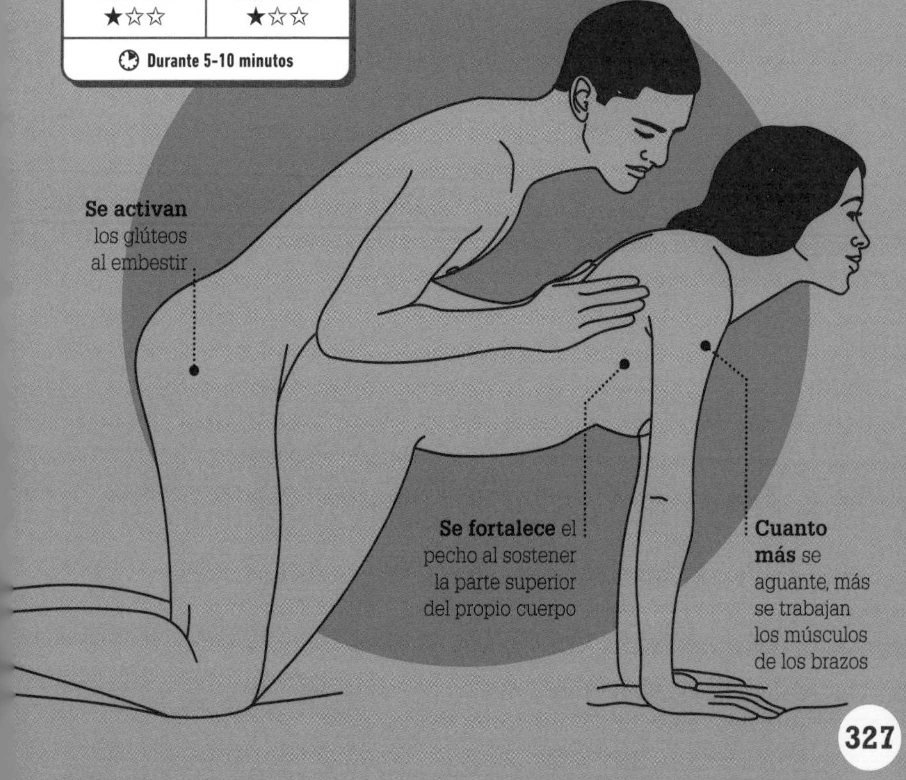
Se activan los glúteos al embestir
Se fortalece el pecho al sostener la parte superior del propio cuerpo
Cuanto más se aguante, más se trabajan los músculos de los brazos

EL RUGIDO DE LA SELVA

Lánzate hacia tu pareja como una tigresa y aráñale el pecho. Hará lo posible para defenderse con sus embestidas.

SEXTADÍSTICAS	
Calorías ★★☆	**Calorías** ★★☆
Músculos usados	
Flexibilidad ★★☆	**Flexibilidad** ★☆☆
Durante 5-10 minutos	

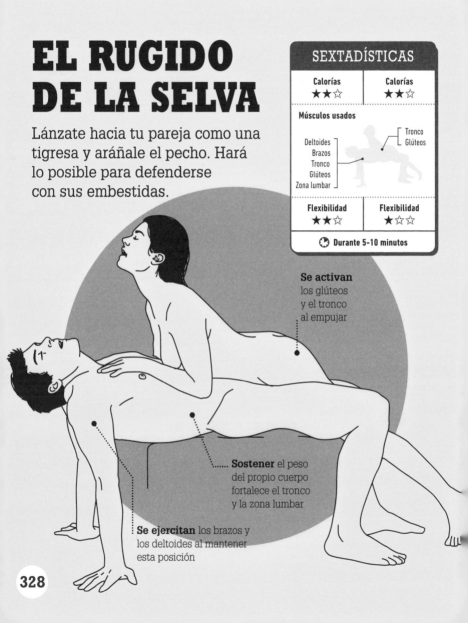

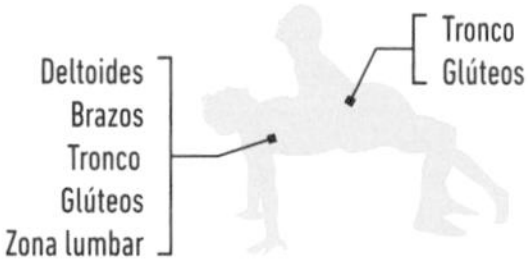

Deltoides
Brazos
Tronco
Glúteos
Zona lumbar
Tronco
Glúteos

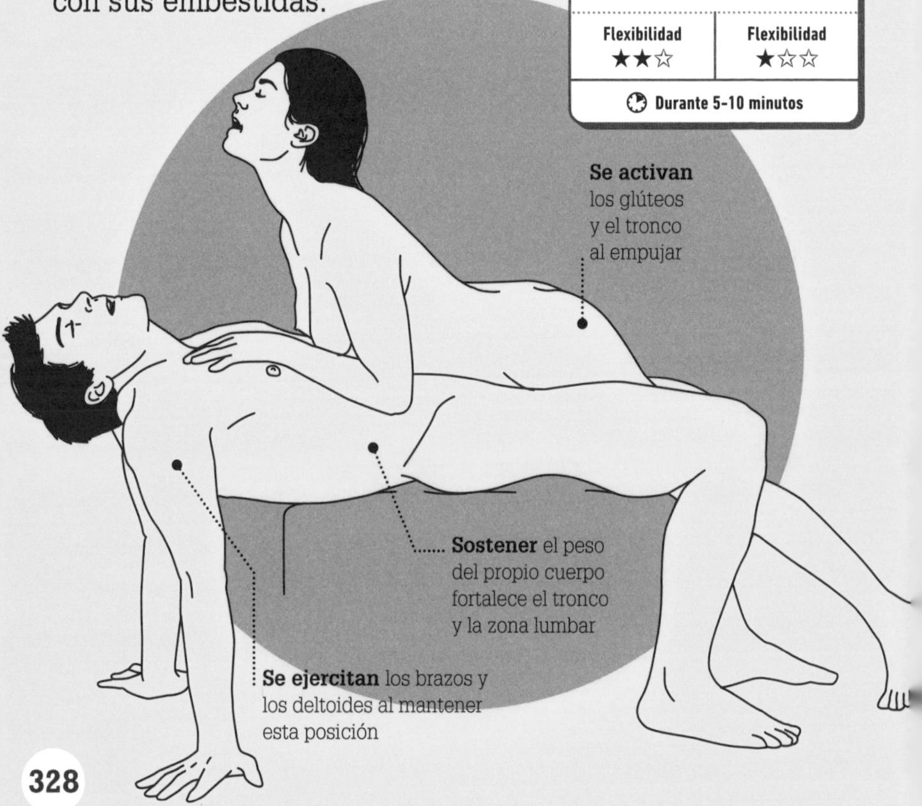

Se activan los glúteos y el tronco al empujar
Sostener el peso del propio cuerpo fortalece el tronco y la zona lumbar
Se ejercitan los brazos y los deltoides al mantener esta posición

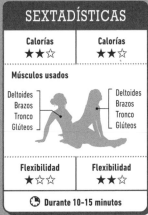

TOMAR LAS RIENDAS

Tu amante está al mando en esta posición. Te recuestas y disfrutas del placer del viaje.

SEXTADÍSTICAS

Calorías	**Calorías**
★★☆	★★☆

Músculos usados

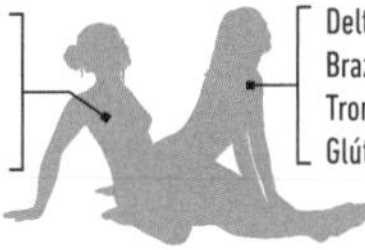

Flexibilidad	**Flexibilidad**
★☆☆	★★☆

Durante 10-15 minutos

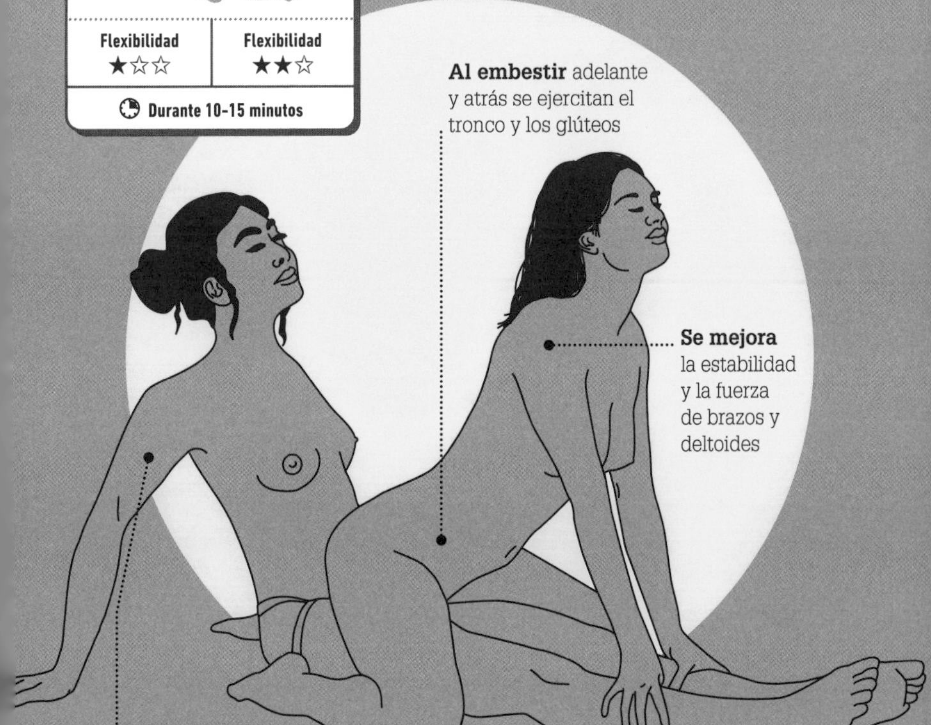

Al embestir adelante y atrás se ejercitan el tronco y los glúteos
Se mejora la estabilidad y la fuerza de brazos y deltoides

Se fortalecen los deltoides y los brazos al sostener el propio peso

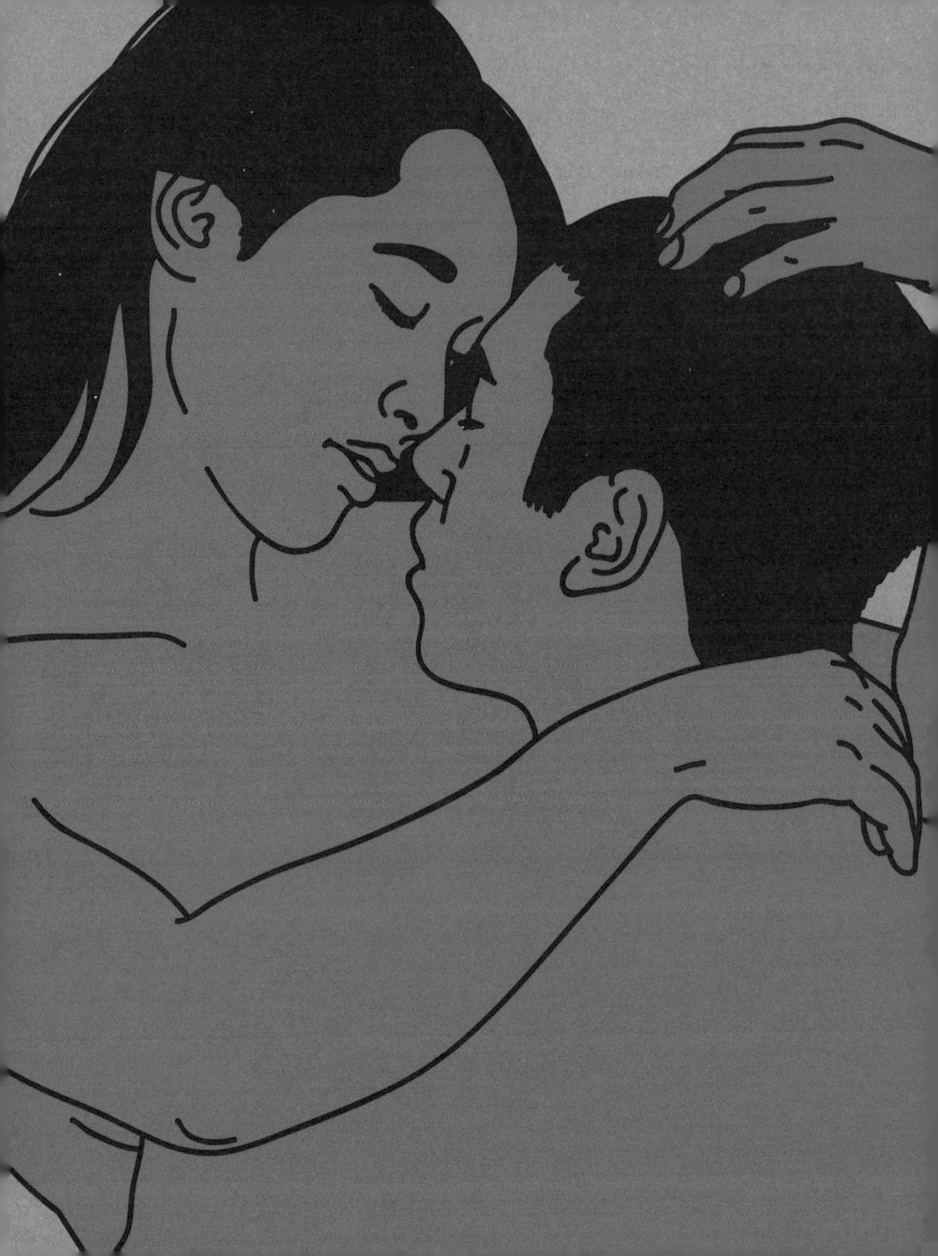

“TODO LO QUE UN
amante
LE HAGA
AL OTRO,
DE IGUAL FORMA
DEBE SERLE
devuelto”

KAMA-SUTRA

PECHOS JUGUETONES

Estás a merced de tu amante, que aprovecha la oportunidad para tomar las decisiones. La excitante visión de su pecho rebotando te lleva al límite.

SEXTADÍSTICAS

Calorías	Calorías
★★★	★★★

Músculos usados

Dorsales
Tronco
Cuádriceps
Deltoides
Brazos
Tronco
Zona lumbar
Glúteos

Flexibilidad	Flexibilidad
★☆☆	★★☆

Durante 1-5 minutos

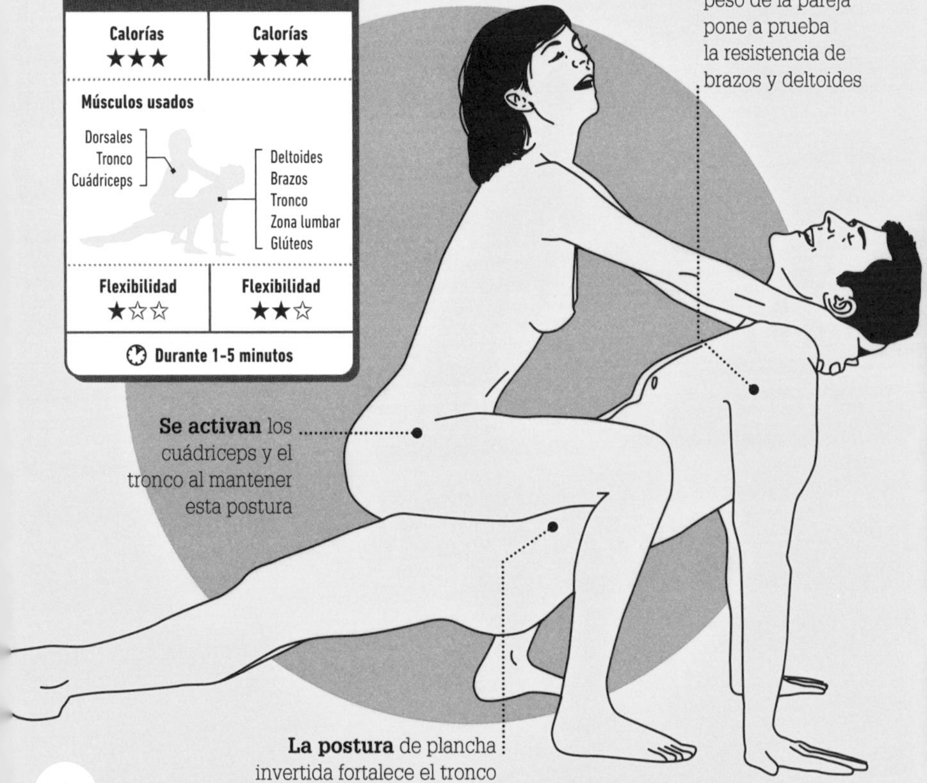

Sostener el peso de la pareja pone a prueba la resistencia de brazos y deltoides
Se activan los cuádriceps y el tronco al mantener esta postura
La postura de plancha invertida fortalece el tronco

TROTE CALIENTE

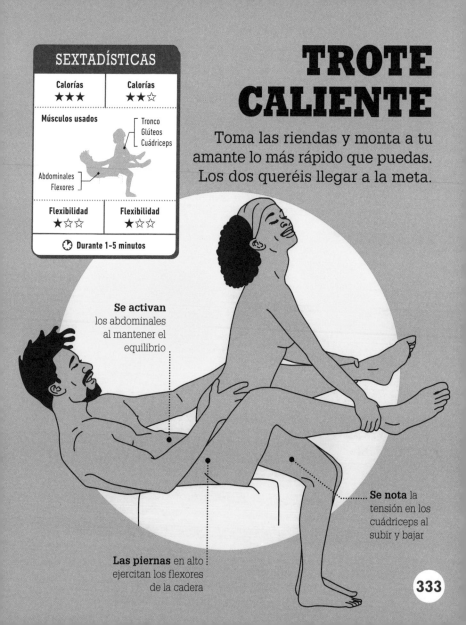

Toma las riendas y monta a tu amante lo más rápido que puedas. Los dos queréis llegar a la meta.

SEXTADÍSTICAS

Calorías	Calorías
★★★	★★☆

Músculos usados

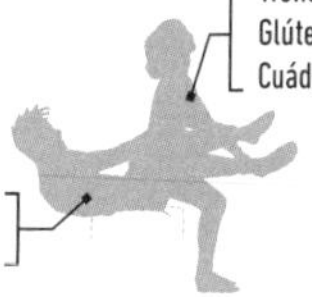

Tronco
Glúteos
Cuádriceps
Abdominales
Flexores

Flexibilidad	Flexibilidad
★☆☆	★☆☆

Durante 1-5 minutos

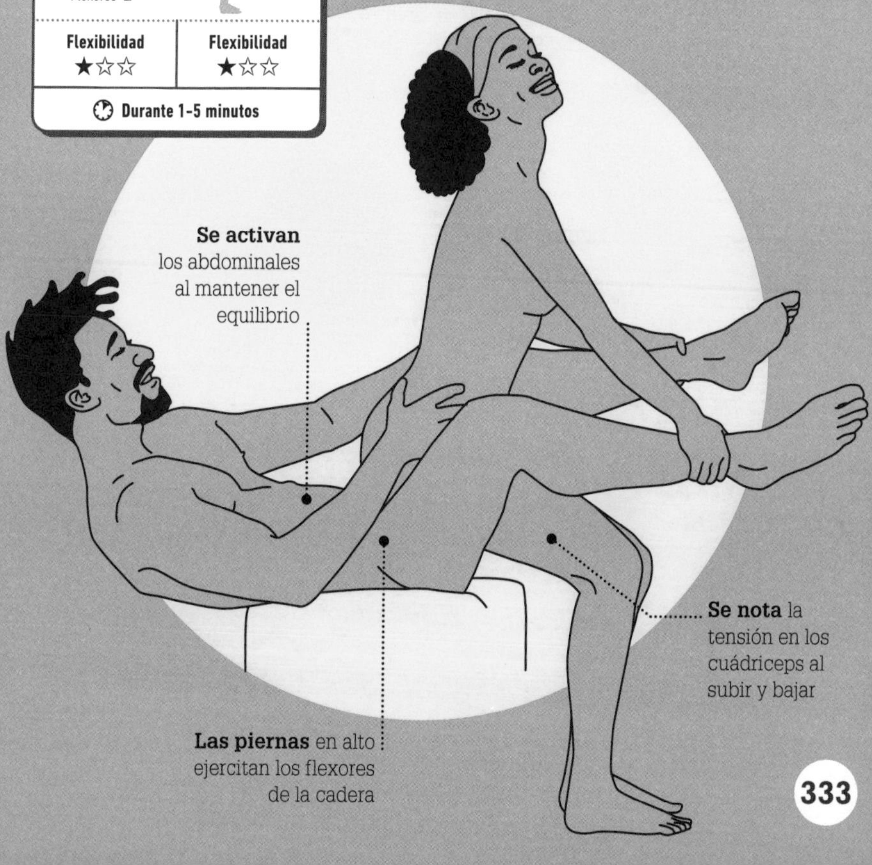

Se activan los abdominales al mantener el equilibrio
Se nota la tensión en los cuádriceps al subir y bajar
Las piernas en alto ejercitan los flexores de la cadera

DESPERTAR SALVAJE

La forma perfecta de despertar a tu pareja de la siesta. Él abre mucho las rodillas y tú te deslizas entre ellas.

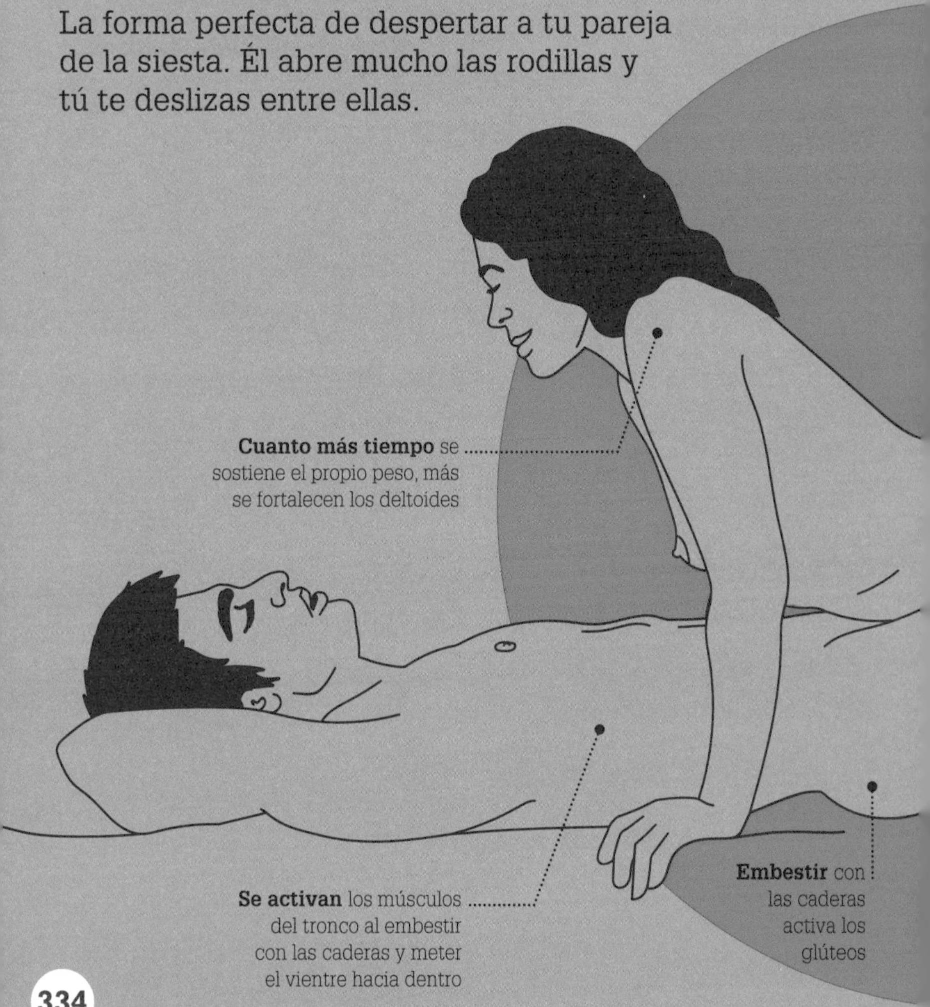

Cuanto más tiempo se sostiene el propio peso, más se fortalecen los deltoides
Se activan los músculos del tronco al embestir con las caderas y meter el vientre hacia dentro
Embestir con las caderas activa los glúteos

SEXTADÍSTICAS

Calorías	Calorías
★★☆	★★☆

Músculos usados

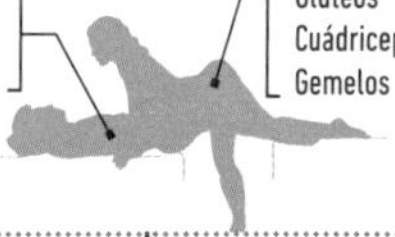
Tronco
Glúteos
Aductores
Deltoides
Brazos
Glúteos
Cuádriceps
Gemelos

Flexibilidad	Flexibilidad
★★☆	★☆☆

Durante 5-10 minutos

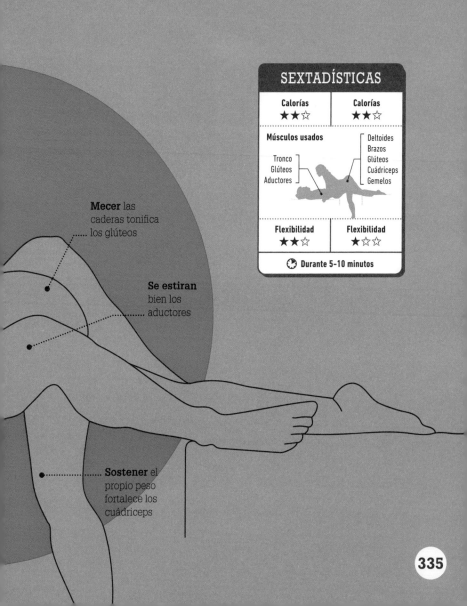

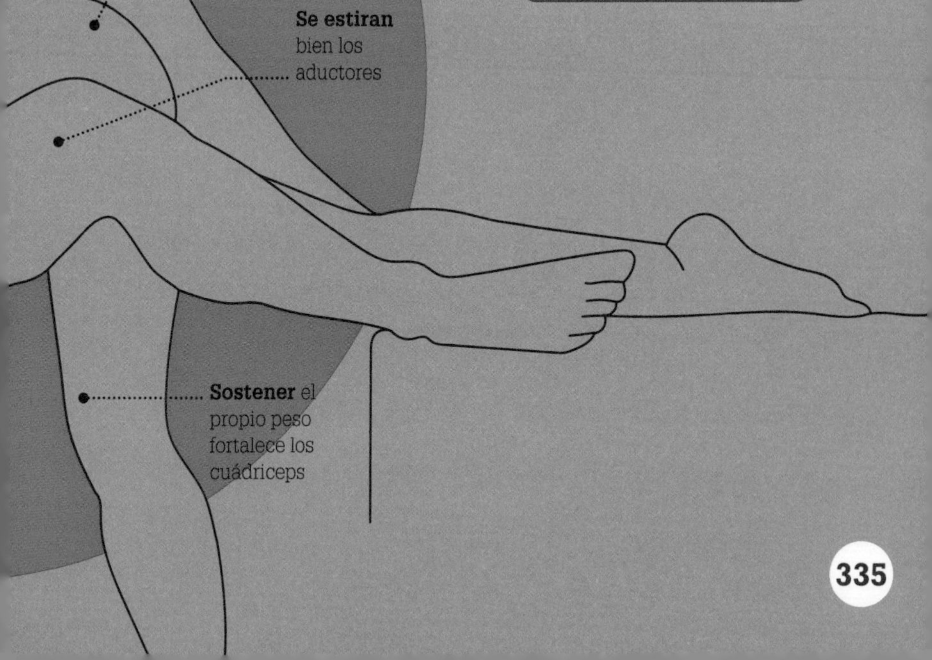
Mecer las caderas tonifica los glúteos
Se estiran bien los aductores
Sostener el propio peso fortalece los cuádriceps

SEDUCCIÓN SENSUAL

Tú tomas el mando en esta sexi posición sentada: él se recuesta y te da lo que deseas.

SEXTADÍSTICAS

Calorías	Calorías
★★☆	★☆☆

Músculos usados

Tronco
Glúteos
Cuádriceps
Tronco
Glúteos
Isquios

Flexibilidad	Flexibilidad
★☆☆	★☆☆

Durante 5-10 minutos

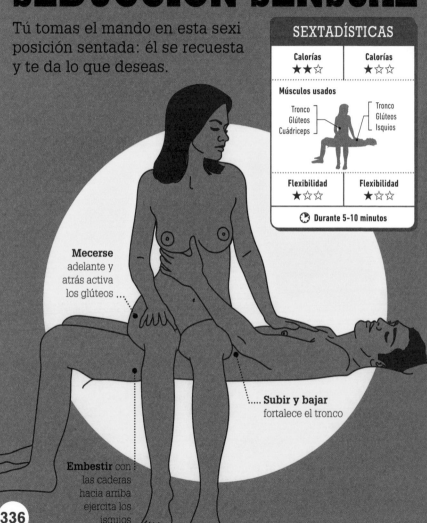

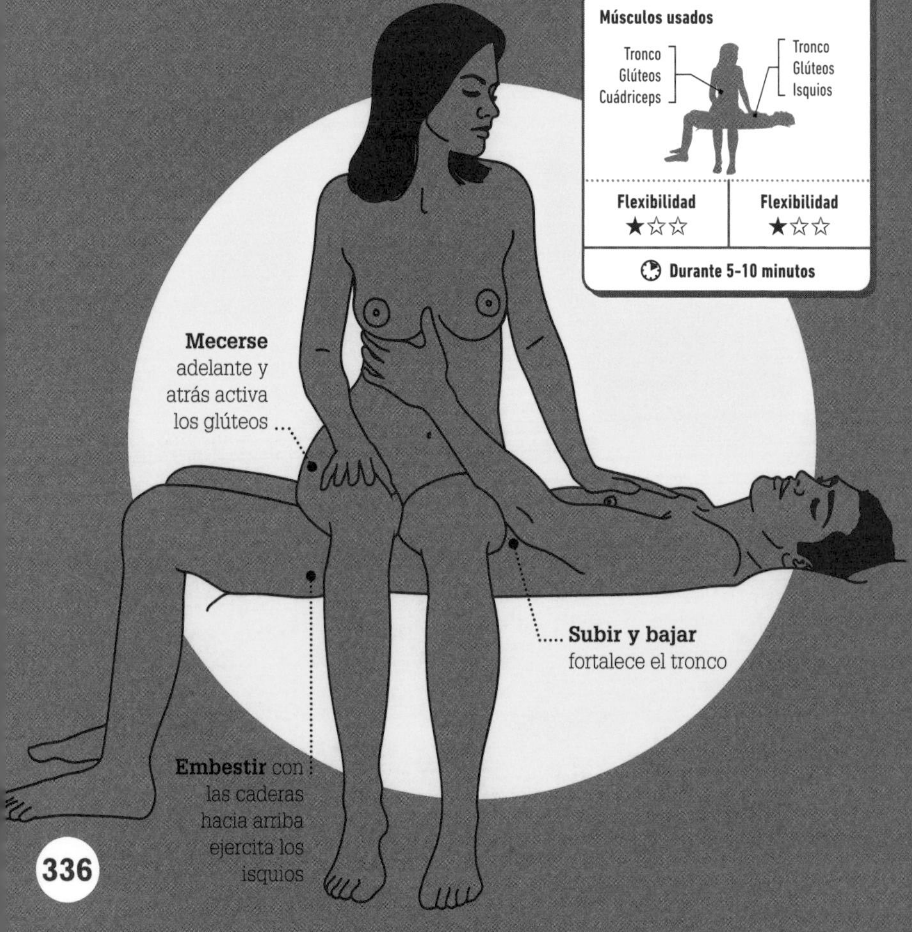

Mecerse adelante y atrás activa los glúteos
Subir y bajar fortalece el tronco
Embestir con las caderas hacia arriba ejercita los isquios

CLAVADO EN TI

Enredaos el uno con el otro: pasas la pierna por encima de la suya y la penetras en un ángulo ligeramente lateral.

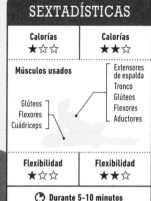

SEXTADÍSTICAS

Calorías	Calorías
★☆☆	★★☆

Músculos usados

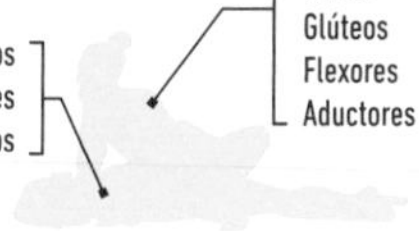

Flexibilidad	Flexibilidad
★☆☆	★★☆

Durante 5-10 minutos

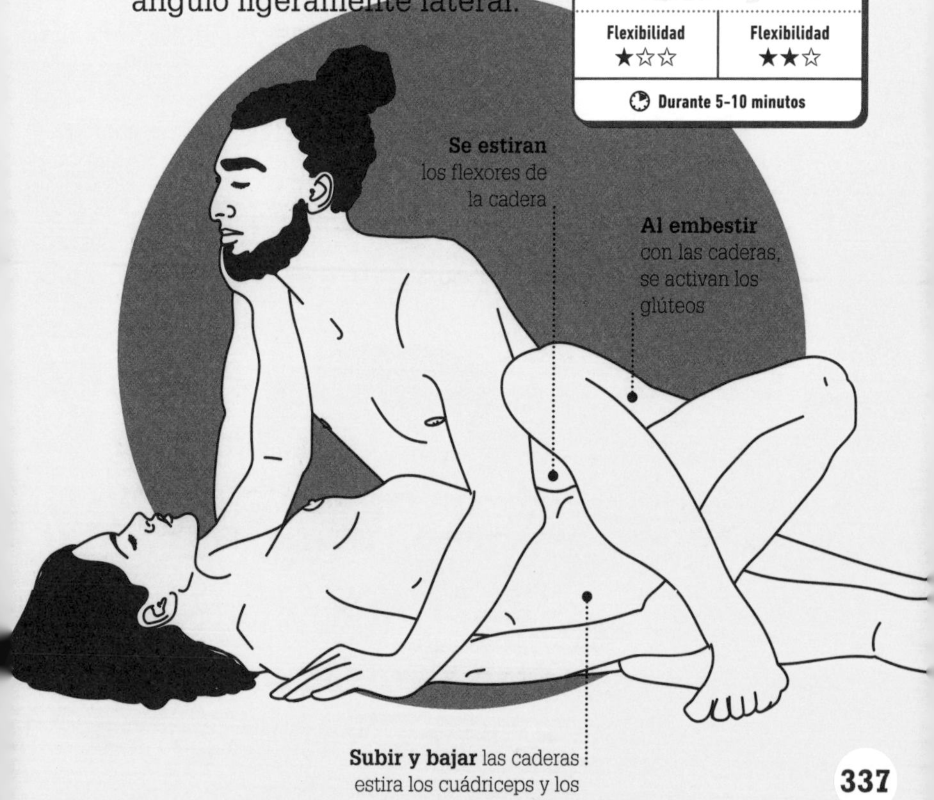

Se estiran los flexores de la cadera
Al embestir con las caderas, se activan los glúteos
Subir y bajar las caderas estira los cuádriceps y los flexores de la cadera

MANOS AL TIMÓN

Eres un barco que se dispone a zarpar. Tu amante embiste y agita las aguas.

SEXTADÍSTICAS

Calorías	Calorías
★★☆	★☆☆

Músculos usados

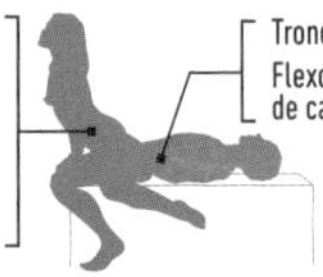
Extensores de espalda
Tronco
Glúteos
Aductores
Gemelos
Tronco
Flexores de cadera

Flexibilidad	Flexibilidad
★★☆	★☆☆

Durante 1-5 minutos

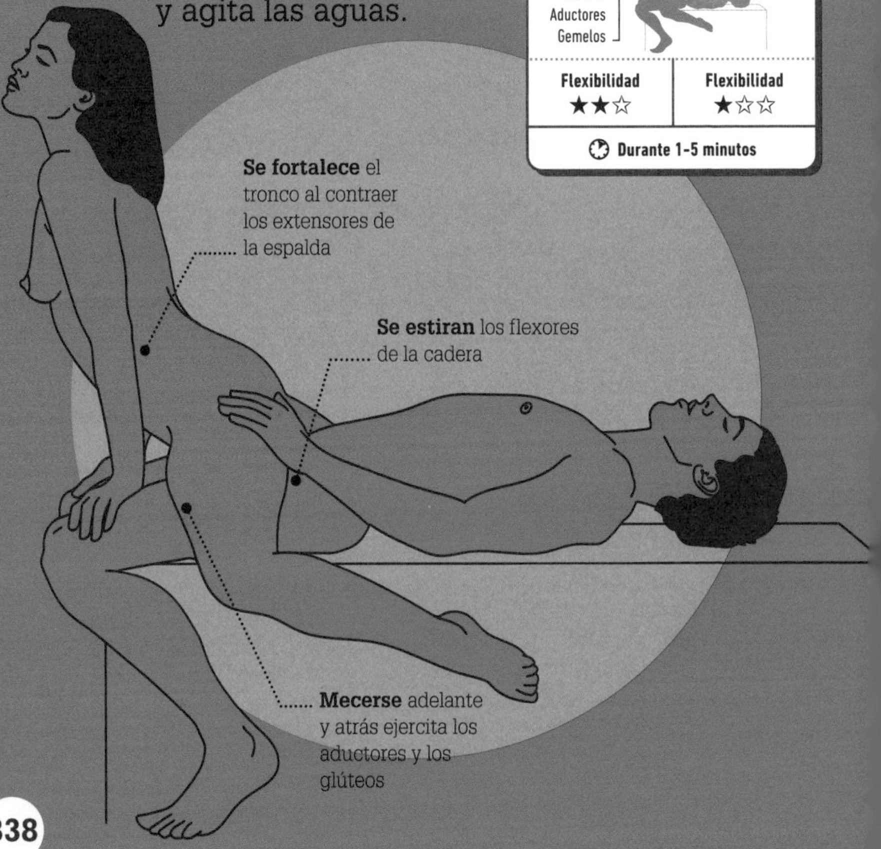
Se fortalece el tronco al contraer los extensores de la espalda
Se estiran los flexores de la cadera
Mecerse adelante y atrás ejercita los aductores y los glúteos

DULCES ARRUMACOS

Una posición romántica de entrada trasera. Tú levantas las nalgas y tu pareja te susurra cariñosamente al oído.

SEXTADÍSTICAS

Calorías	Calorías
★★☆	★★☆

Músculos usados

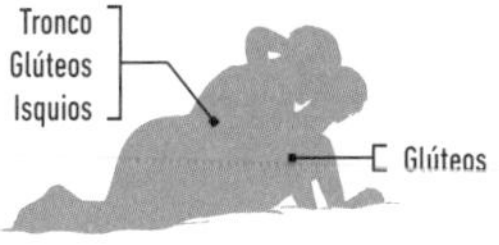
Tronco
Glúteos
Isquios
Glúteos

Flexibilidad	Flexibilidad
★☆☆	★☆☆

Durante 5-10 minutos

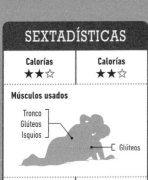

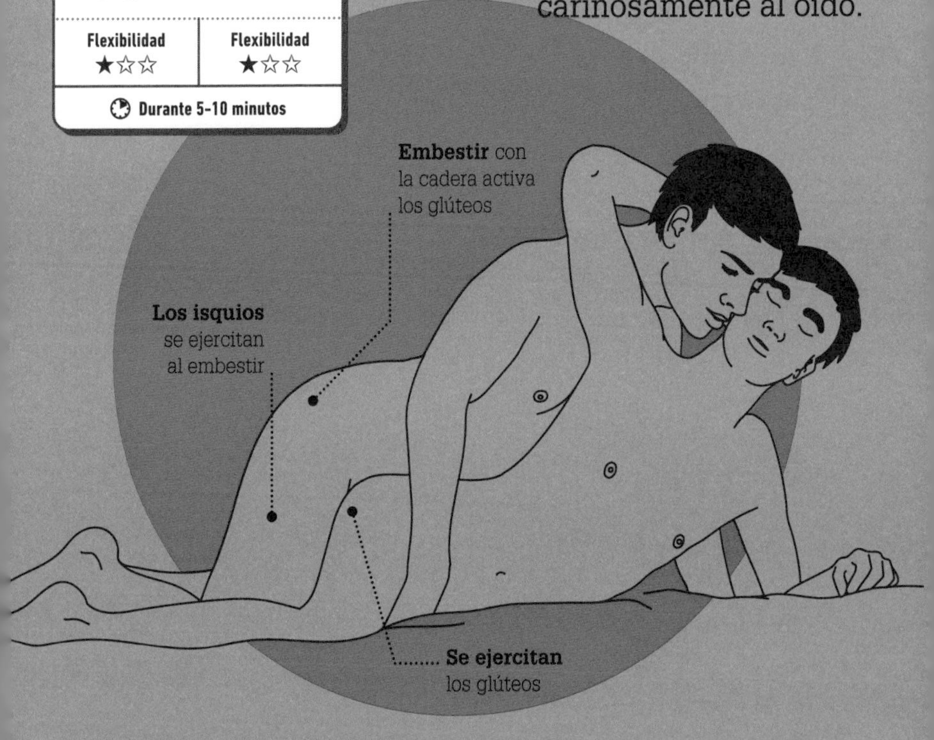
Embestir con la cadera activa los glúteos
Los isquios se ejercitan al embestir
Se ejercitan los glúteos

ENTRELAZADOS

Enredaos el uno en el otro para chocar y rotar libremente. Tu amante puede intensificar la sensualidad masajeando tu trasero con los talones.

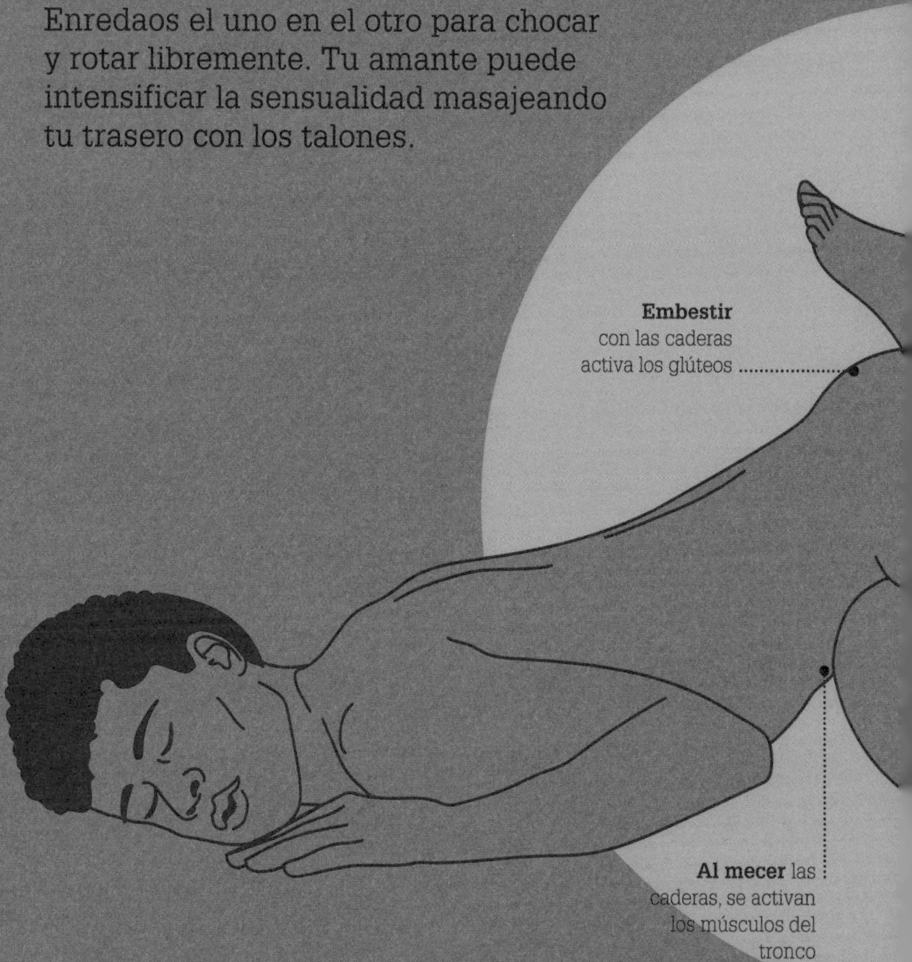

Embestir con las caderas activa los glúteos
Al mecer las caderas, se activan los músculos del tronco

SEXTADÍSTICAS

Calorías	Calorías
★★☆	★★☆

Músculos usados

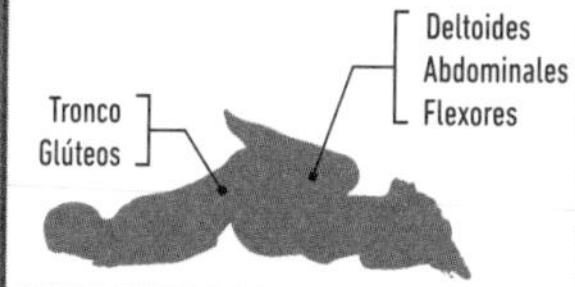
Deltoides
Abdominales
Flexores
Tronco
Glúteos

Flexibilidad	Flexibilidad
★★☆	★☆☆

Durante 1-5 minutos

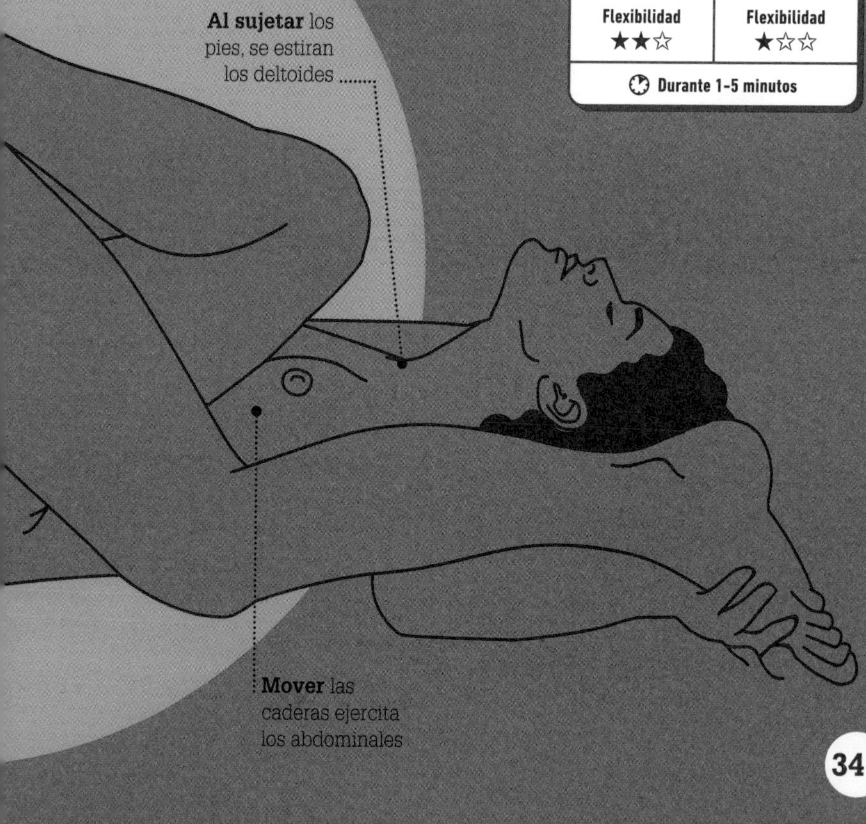
Al sujetar los pies, se estiran los deltoides
Mover las caderas ejercita los abdominales

VISTAS SEXIS

Regálale a tu amante una vista tentadora. Puedes combinar breves ráfagas de saltitos con movimientos largos y pausados para llevarlo hasta el frenesí.

SEXTADÍSTICAS

Calorías	Calorías
★★☆	★☆☆

Músculos usados

Deltoides
Tríceps
Glúteos
Cuádriceps

Tronco
Glúteos

Flexibilidad	Flexibilidad
★★☆	★☆☆

Durante 1-5 minutos

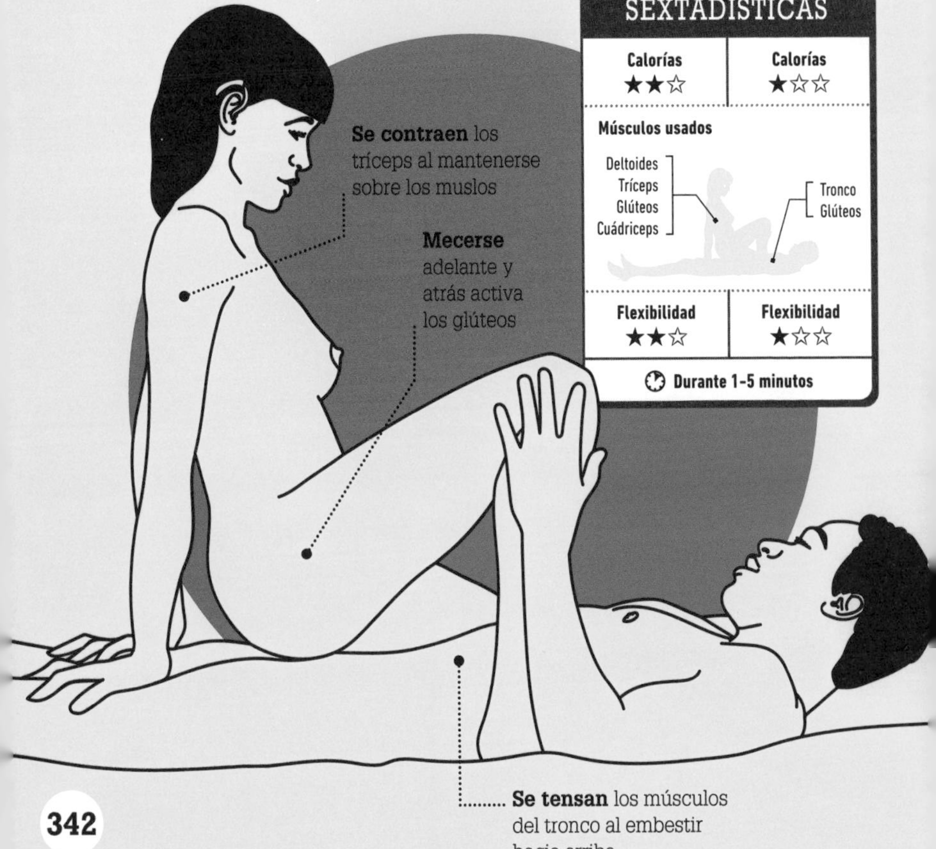

Se contraen los tríceps al mantenerse sobre los muslos
Mecerse adelante y atrás activa los glúteos
Se tensan los músculos del tronco al embestir hacia arriba

DESLIZA Y RESBALA

Tu pareja se agarra a una silla y se frota en tu muslo hasta que estáis al límite. Penétrala a fondo y enciende los fuegos artificiales.

SEXTADÍSTICAS	
Calorías ★★☆	**Calorías** ★★★
Músculos usados 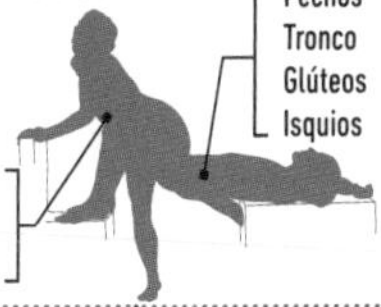	
Flexibilidad ★☆☆	**Flexibilidad** ★★☆
Durante 1-5 minutos	

Pechos
Tronco
Glúteos
Isquios
Tronco
Cuádriceps
Isquios

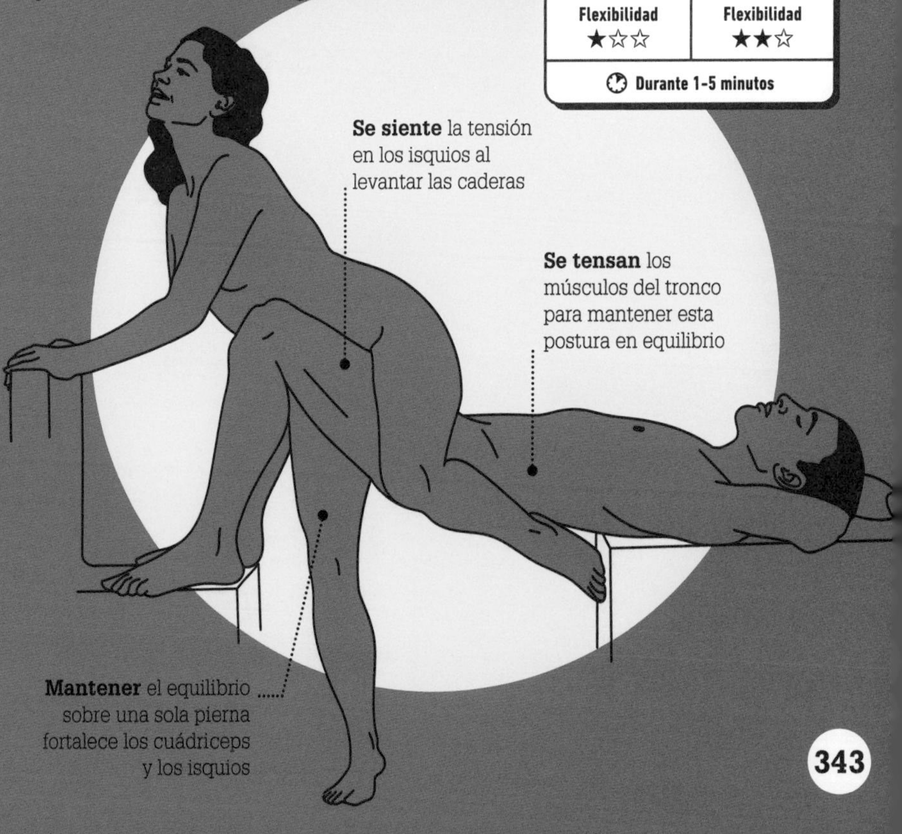

Se siente la tensión en los isquios al levantar las caderas
Se tensan los músculos del tronco para mantener esta postura en equilibrio
Mantener el equilibrio sobre una sola pierna fortalece los cuádriceps y los isquios

COCHE DE CABALLOS

Si tu amante apenas puede contener la lujuria, pasa los pies sobre tu cabeza y mantenlos atrás.

SEXTADÍSTICAS

Calorías ★★☆	**Calorías** ★★☆
Músculos usados	
Flexibilidad ★★☆	**Flexibilidad** ★☆☆
Durante 1-5 minutos	

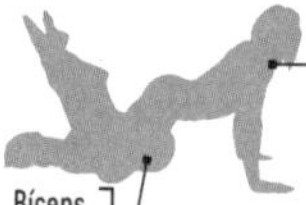
Pecho
Brazos
Tronco
Glúteos
Flexores
Bíceps
Abdominales

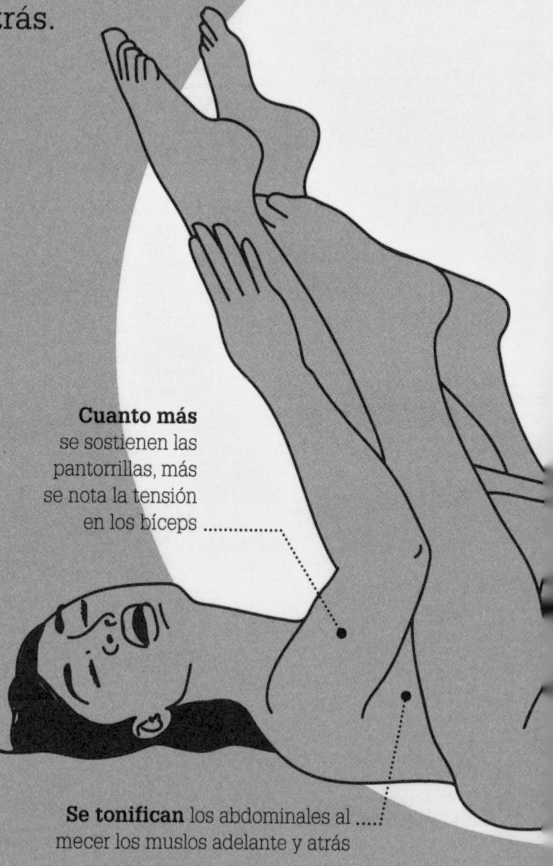
Cuanto más se sostienen las pantorrillas, más se nota la tensión en los bíceps
Se tonifican los abdominales al mecer los muslos adelante y atrás

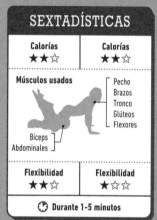

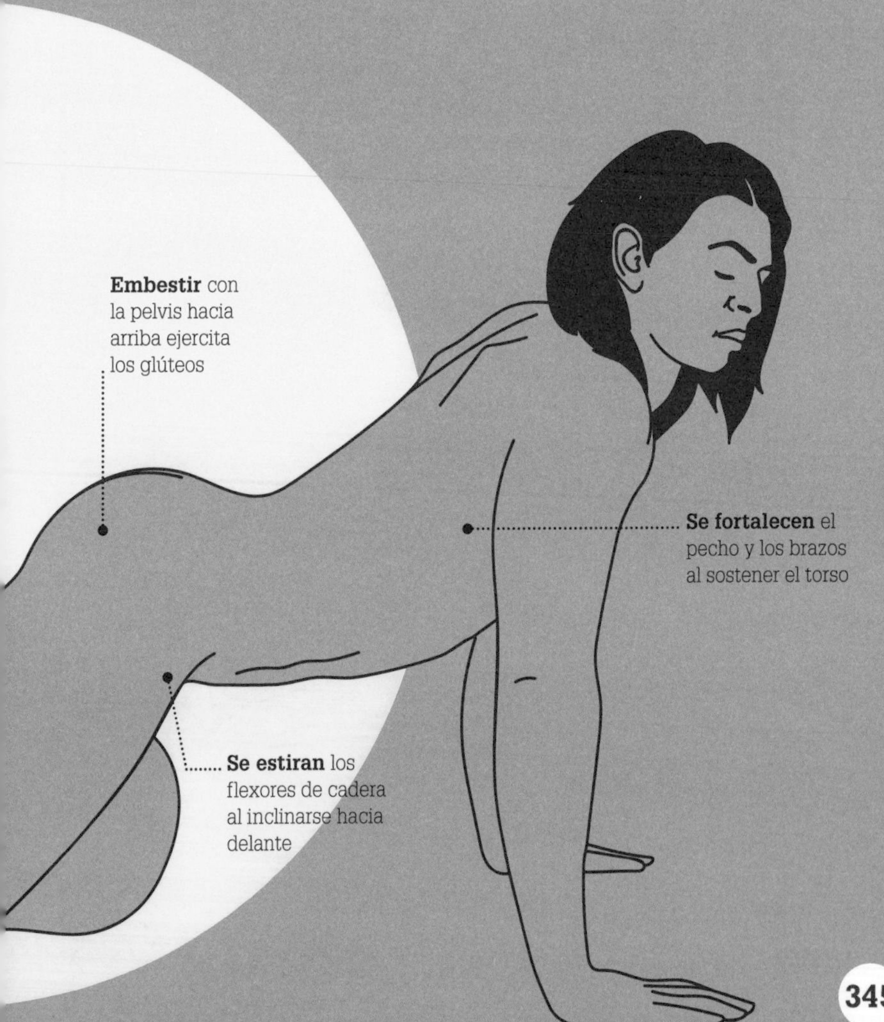
Embestir con la pelvis hacia arriba ejercita los glúteos
Se fortalecen el pecho y los brazos al sostener el torso
Se estiran los flexores de cadera al inclinarse hacia delante

MASAJE SENSUAL

Le das a tu amor un masaje muy sensual, además de un picante premio extra entre los muslos.

SEXTADÍSTICAS	
Calorías ★★☆	**Calorías** ★☆☆
Músculos usados	
Flexibilidad ★★☆	**Flexibilidad** ★☆☆
Durante 1-5 minutos	

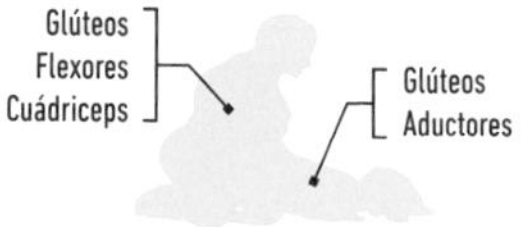

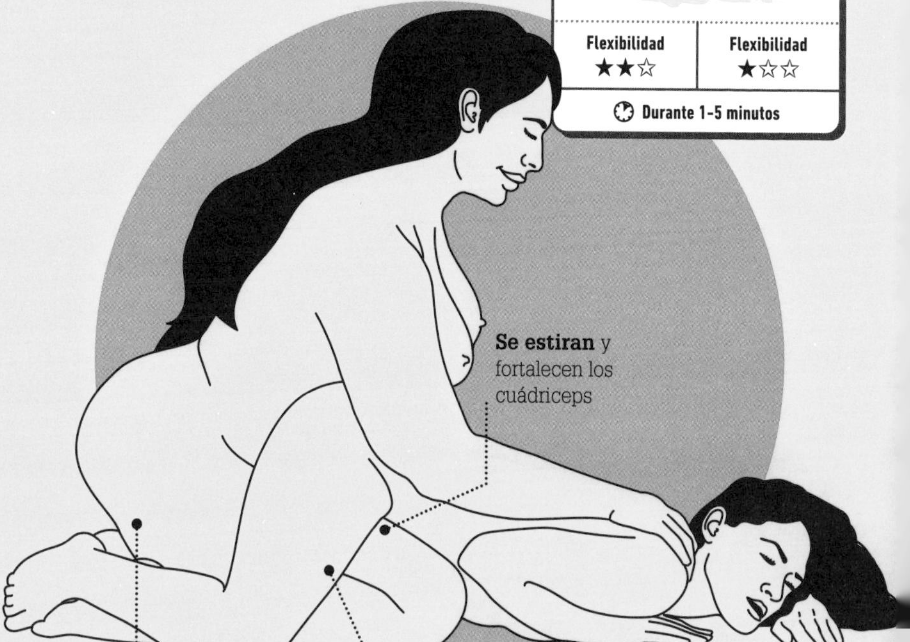

Se estiran y fortalecen los cuádriceps

Se activan los glúteos al embestir con las caderas

Estar acostada en esta posición estira los aductores

TRABAJOS DE AMOR

Esta tórrida postura vale mucho la pena: sujetas a tu amante con tus pantorrillas y él sostiene tu cintura y se inclina adelante.

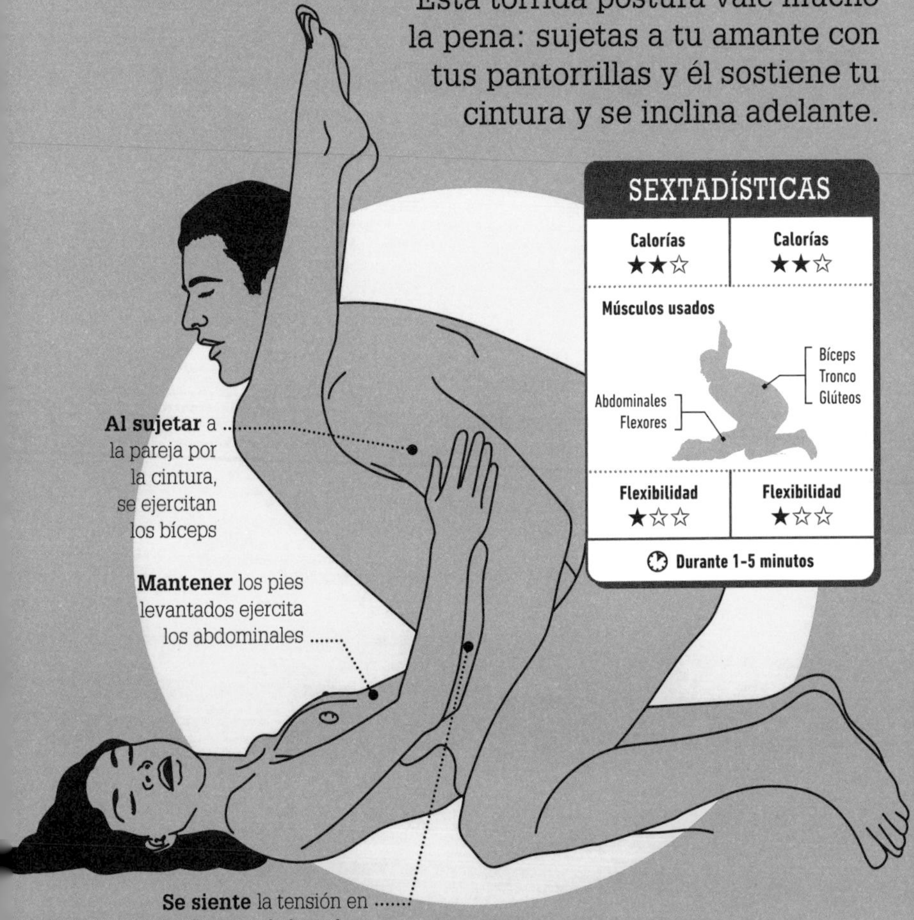
Al sujetar a la pareja por la cintura, se ejercitan los bíceps
Mantener los pies levantados ejercita los abdominales
Se siente la tensión en los flexores de la cadera

SEXTADÍSTICAS

Calorías	Calorías
★★☆	★★☆

Músculos usados

Bíceps
Tronco
Glúteos
Abdominales
Flexores

Flexibilidad	Flexibilidad
★☆☆	★☆☆

Durante 1-5 minutos

EL LADO BUENO

Adopta una perspectiva diferente en la penetración lateral: tu pareja se acuesta de lado mientras tú te pones boca arriba con los pies hacia arriba.

SEXTADÍSTICAS

Calorías ★★☆	**Calorías** ★☆☆

Músculos usados

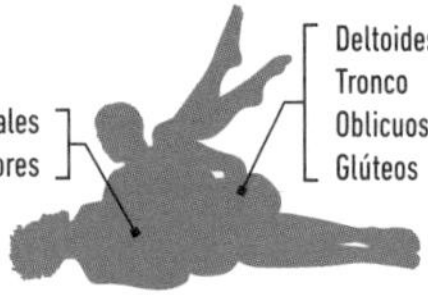

Flexibilidad ★☆☆	**Flexibilidad** ★☆☆

Durante 1-5 minutos

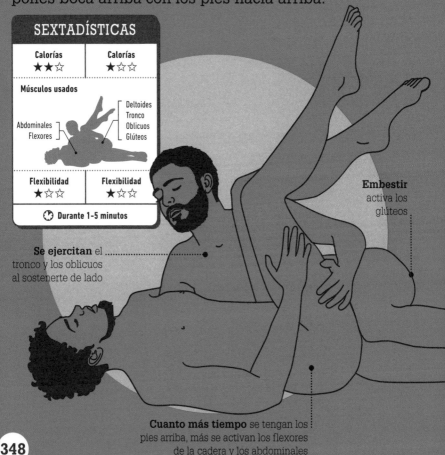

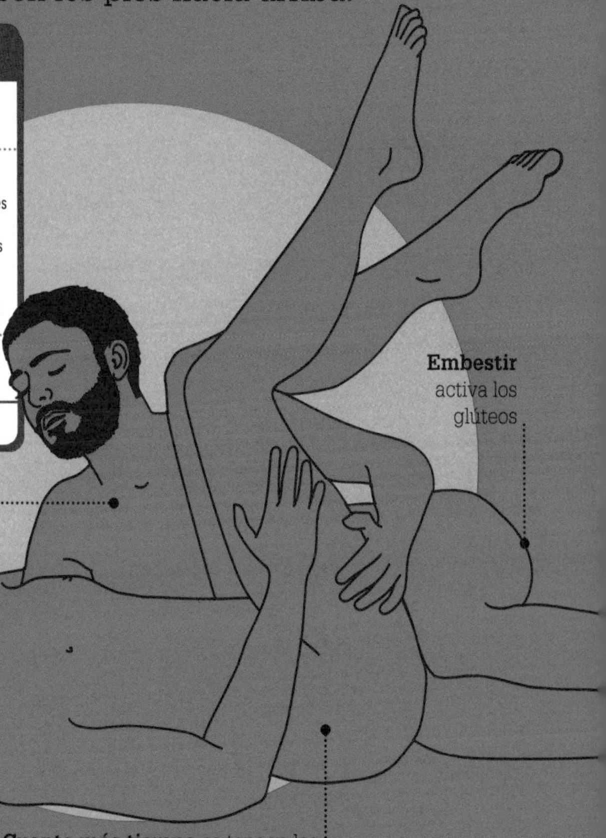

Se ejercitan el tronco y los oblicuos al sostenerte de lado

Embestir activa los glúteos

Cuanto más tiempo se tengan los pies arriba, más se activan los flexores de la cadera y los abdominales

ENTREGA DE PIE

Podéis dejar que vuestras manos vayan a donde quieran en esta sensual posición de pie.

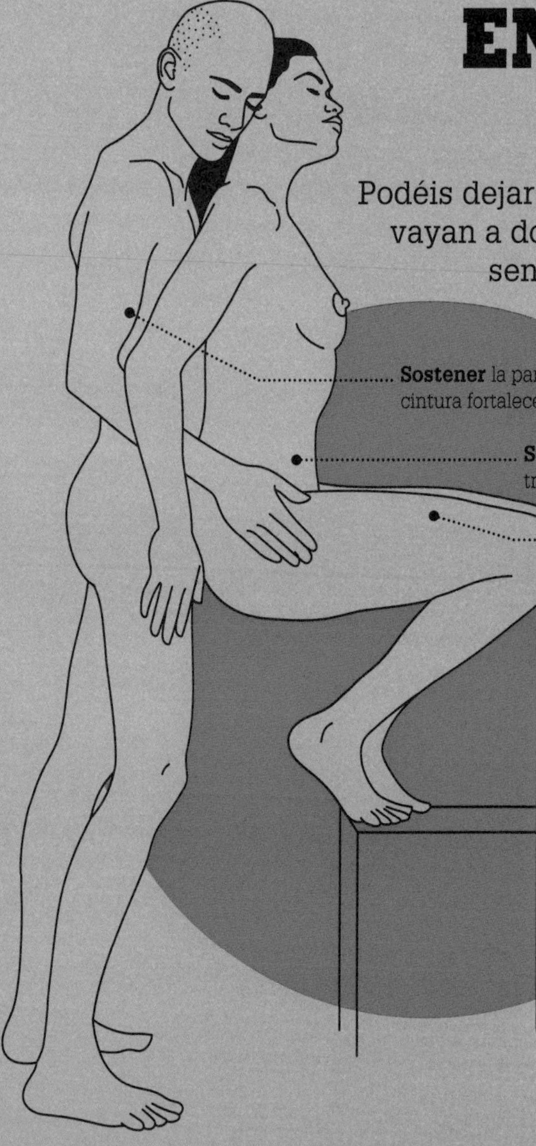
Sostener la pareja por la cintura fortalece los bíceps
Se tensan los músculos del tronco para mantener el equilibrio
Los cuádriceps notan la tensión

SEXTADÍSTICAS

Calorías	Calorías
★☆☆	★★★

Músculos usados

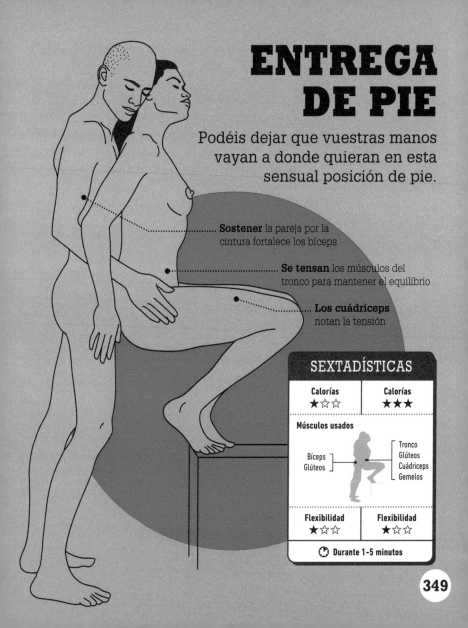

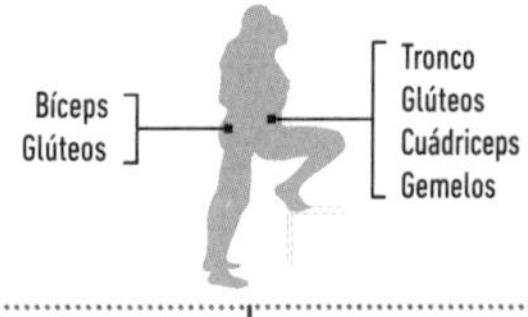
Bíceps
Glúteos
Tronco
Glúteos
Cuádriceps
Gemelos

Flexibilidad	Flexibilidad
★☆☆	★☆☆

Durante 1-5 minutos

ENCAJE PERFECTO

Rodea a tu pareja con las piernas y controla la fuerza de sus embestidas. Si arqueas la espalda y levantas la pelvis, creas un encaje más íntimo.

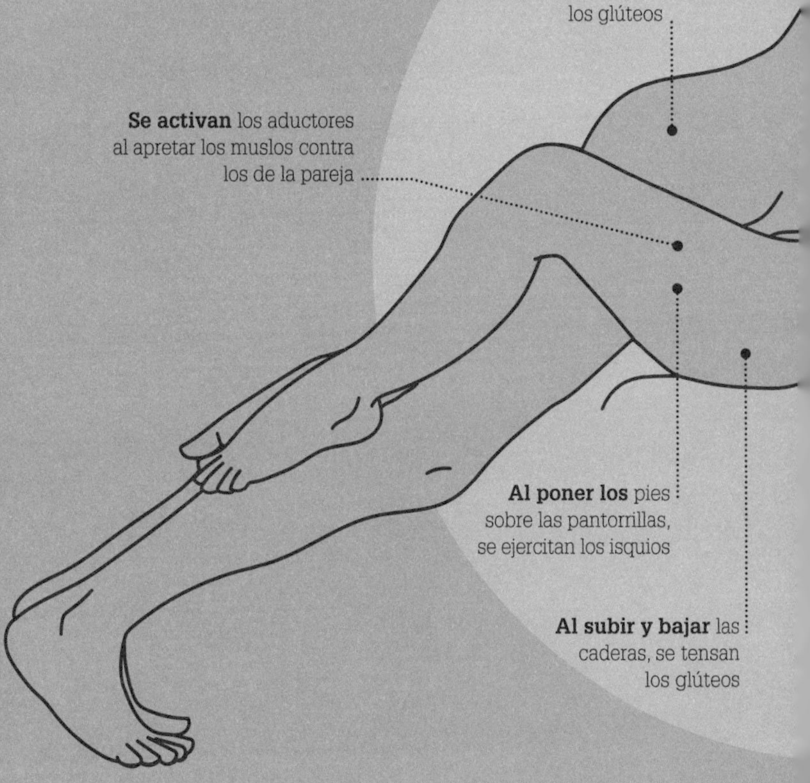
Al embestir con la pelvis se activan los glúteos
Se activan los aductores al apretar los muslos contra los de la pareja
Al poner los pies sobre las pantorrillas, se ejercitan los isquios
Al subir y bajar las caderas, se tensan los glúteos

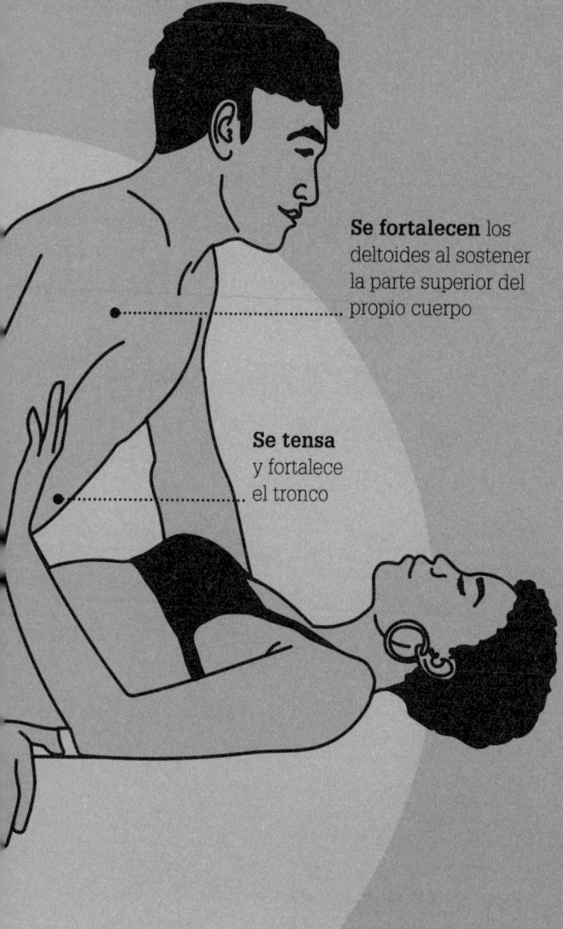
Se fortalecen los deltoides al sostener la parte superior del propio cuerpo
Se tensa y fortalece el tronco

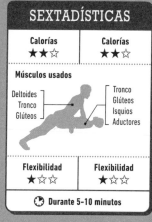

SEXTADÍSTICAS

Calorías	Calorías
★★☆	★★☆

Músculos usados

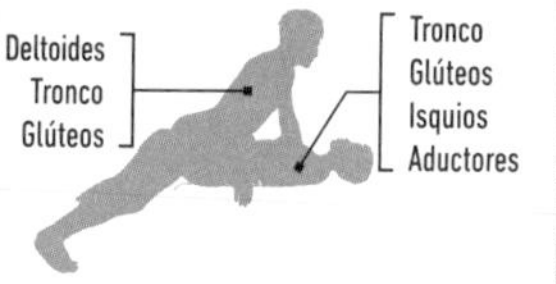
Deltoides
Tronco
Glúteos
Tronco
Glúteos
Isquios
Aductores

Flexibilidad	Flexibilidad
★☆☆	★☆☆

Durante 5-10 minutos

DOBLADA

Te inclinas hacia delante en una sentadilla profunda y tu pareja sostiene tu zona lumbar. Mécete al ritmo de tu pasión.

SEXTADÍSTICAS

Calorías ★☆☆	**Calorías** ★★☆

Músculos usados

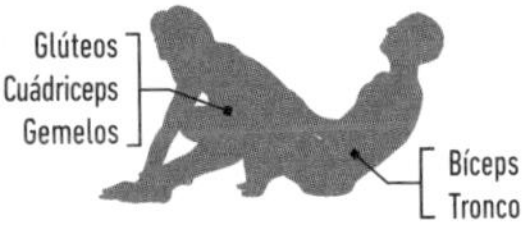

Glúteos
Cuádriceps
Gemelos
Bíceps
Tronco

Flexibilidad ★★☆	**Flexibilidad** ★☆☆

Durante 1-5 minutos

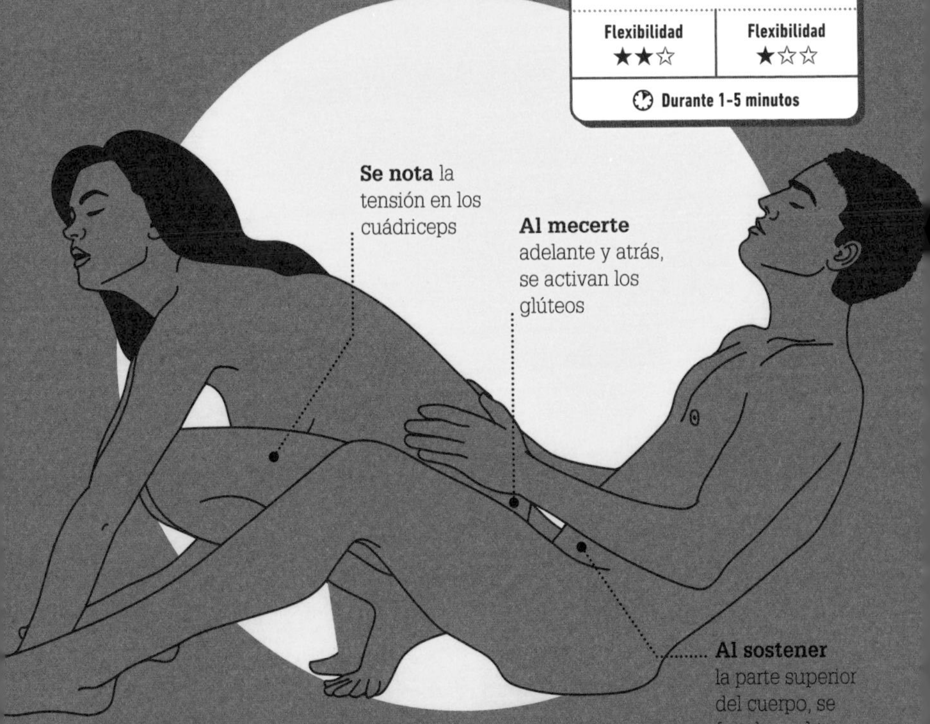

Se nota la tensión en los cuádriceps
Al mecerte adelante y atrás, se activan los glúteos
Al sostener la parte superior del cuerpo, se fortalece el tronco

ARCÁNGEL

Recompensas la impresionante flexibilidad de tu pareja con un poco de atención oral. Luego ella te devuelve el favor.

SEXTADÍSTICAS

Calorías	Calorías
★☆☆	★★★

Músculos usados

Tronco

- Deltoides
- Brazos
- Extensores
- Glúteos
- Isquios
- Cuádriceps
- Tronco

Flexibilidad	Flexibilidad
★☆☆	★★★

Durante 1-3 minutos

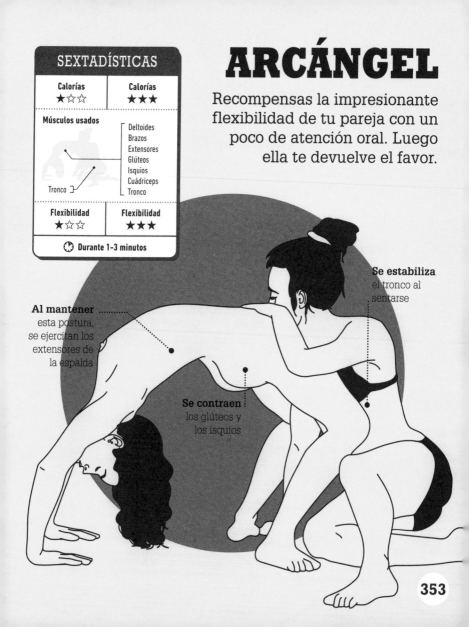

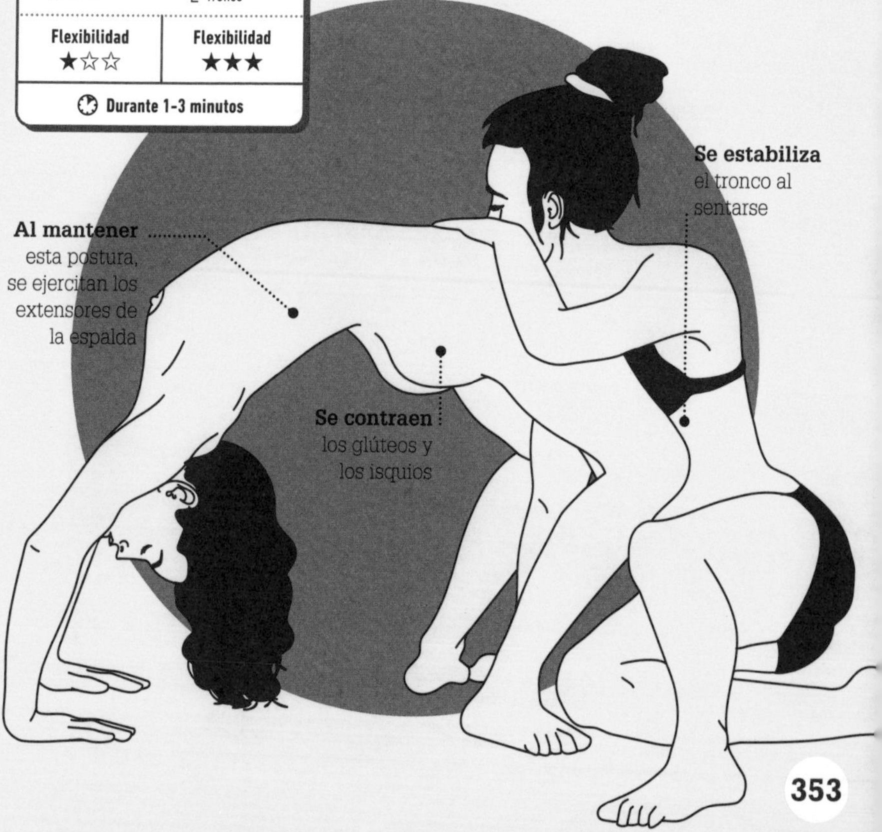
Al mantener esta postura, se ejercitan los extensores de la espalda
Se contraen los glúteos y los isquios
Se estabiliza el tronco al sentarse

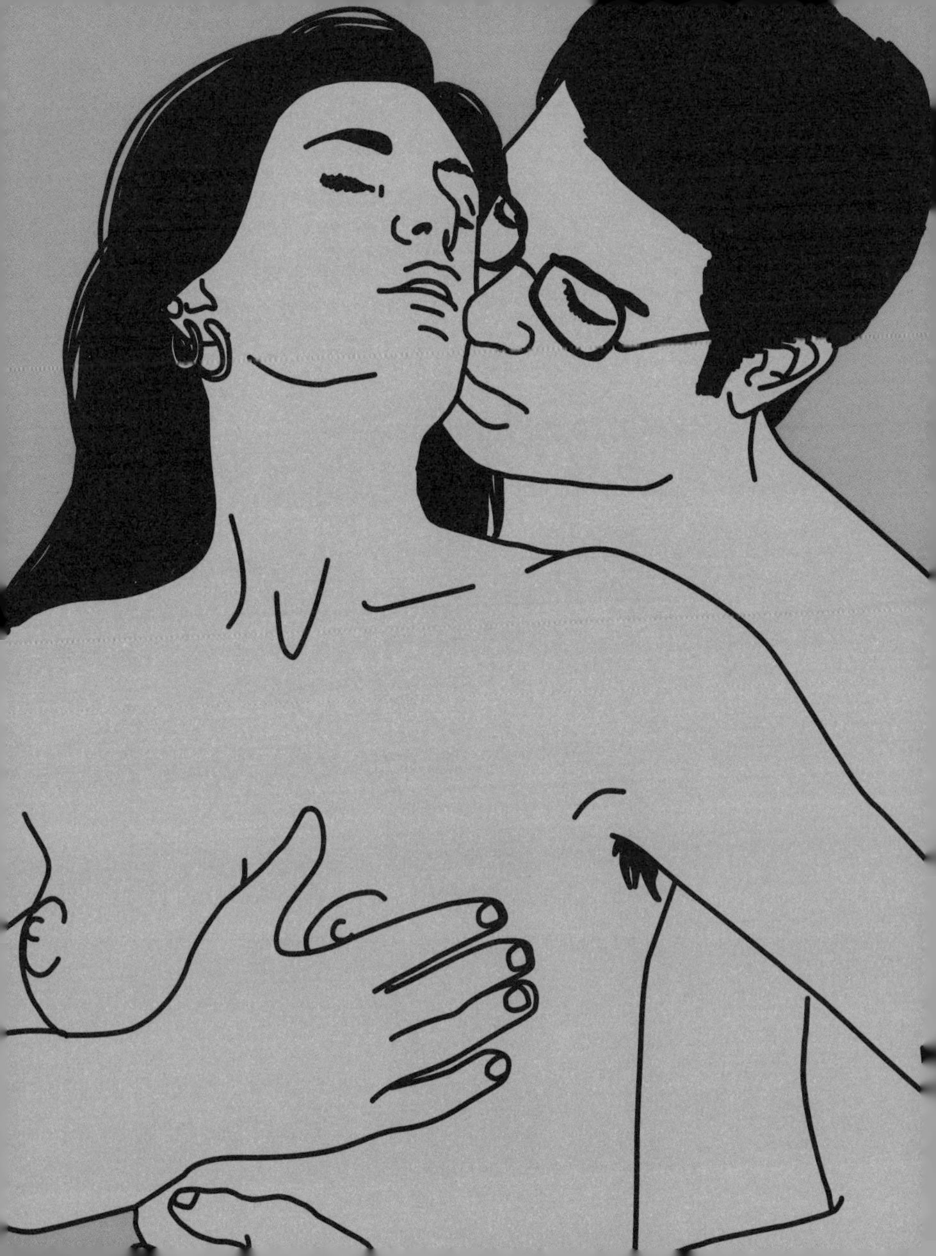

“*Preparaos*
**PARA GOZAR
Y NO RENUNCIÉIS A NADA
PARA LOGRAR
VUESTRA META**”

EL JARDÍN PERFUMADO

DESTINOS CRUZADOS

Os balanceáis para que vuestros corazones latan con toda la fuerza en esta energética posición.

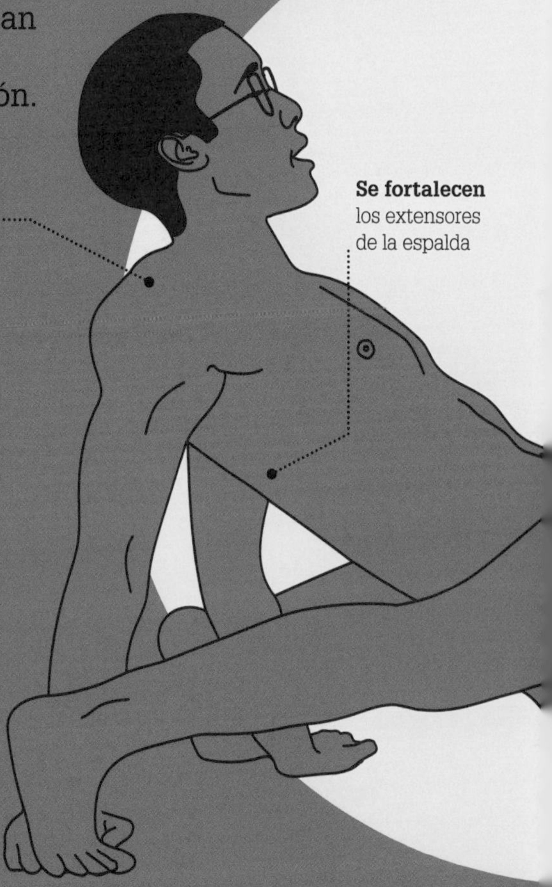

Se estiran el pecho y los deltoides
Se fortalecen los extensores de la espalda

SEXTADÍSTICAS

Calorías ★★★	**Calorías** ★★★
Músculos usados Deltoides, Brazos, Pecho, Extensores de espalda, Glúteos, Tronco	Deltoides, Brazos, Pecho, Tronco
Flexibilidad ★★☆	**Flexibilidad** ★☆☆

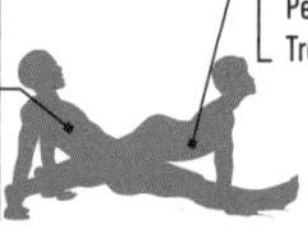

Durante 1-5 minutos

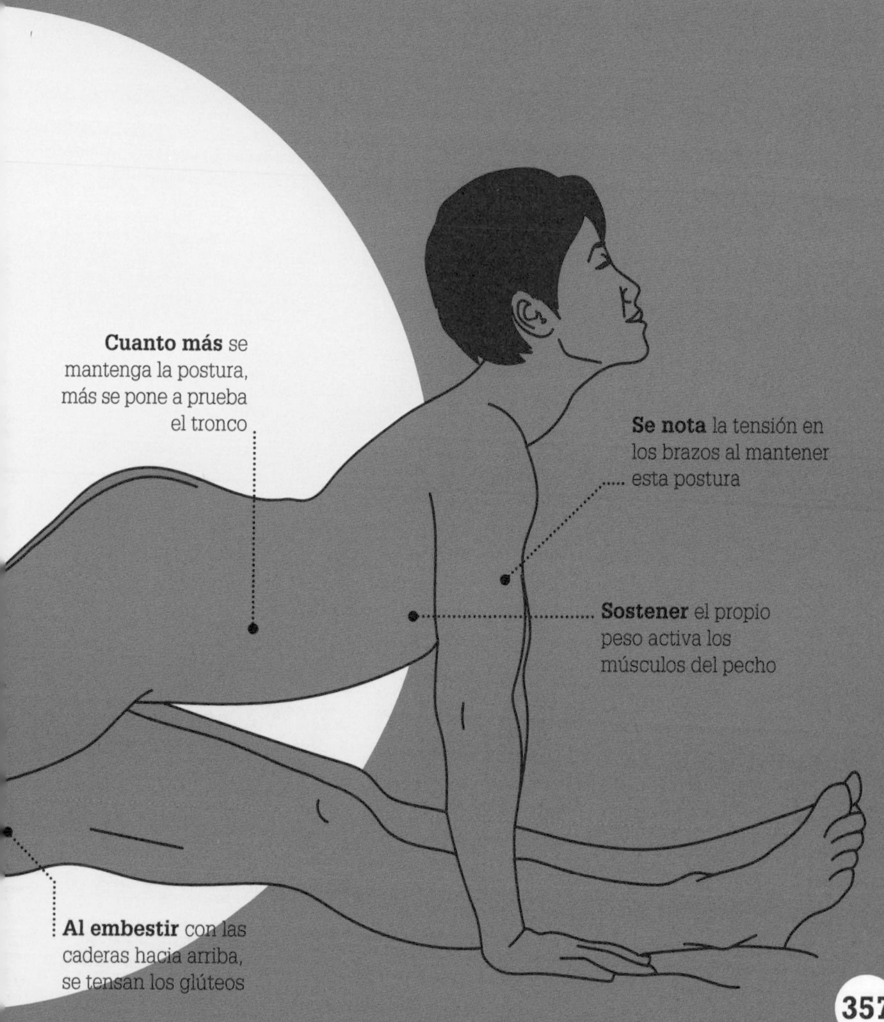
Cuanto más se mantenga la postura, más se pone a prueba el tronco
Se nota la tensión en los brazos al mantener esta postura
Sostener el propio peso activa los músculos del pecho
Al embestir con las caderas hacia arriba, se tensan los glúteos

TIGRE AGAZAPADO

La postura definitiva si te sientes sumisa. Te apoyas en una almohada y te penetran diestramente por detrás.

SEXTADÍSTICAS

Calorías	Calorías
★★☆	★☆☆

Músculos usados

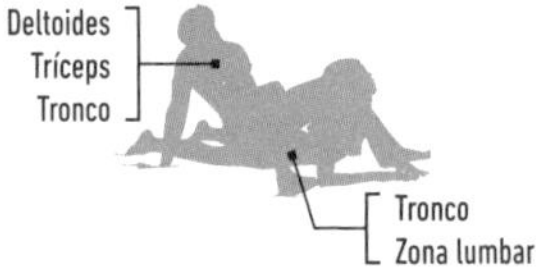

Deltoides
Tríceps
Tronco
Tronco
Zona lumbar

Flexibilidad	Flexibilidad
★★☆	★★☆

Durante 1-5 minutos

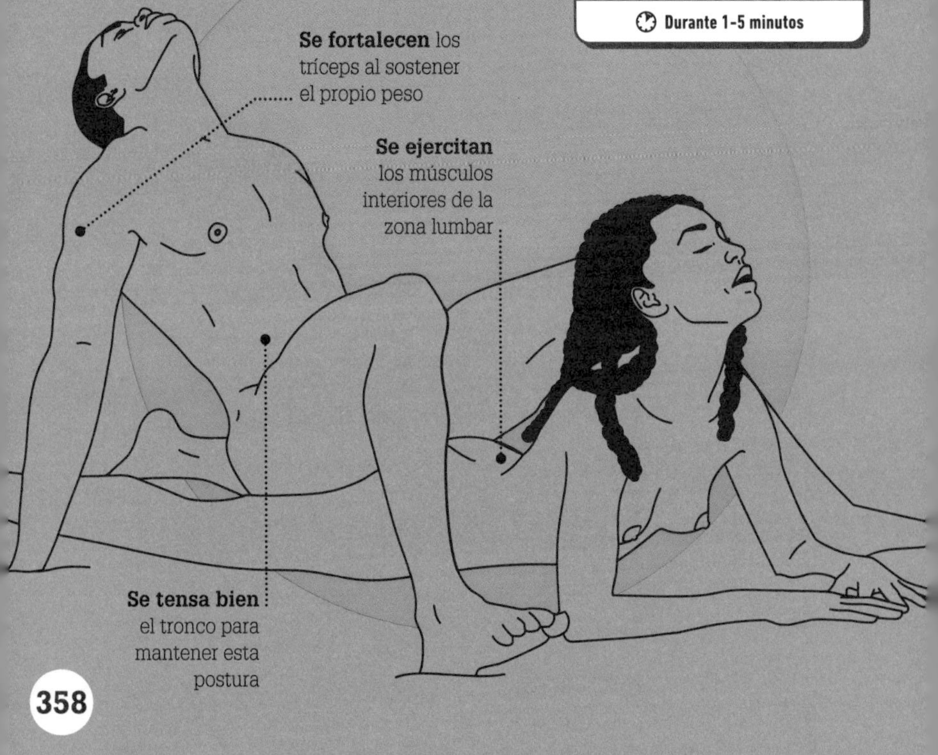

Se fortalecen los tríceps al sostener el propio peso
Se ejercitan los músculos interiores de la zona lumbar
Se tensa bien el tronco para mantener esta postura

LA SERPIENTE

Un lujurioso desafío para amantes muy bien dotados: ella se sienta en tus nalgas y tú la penetras desde abajo.

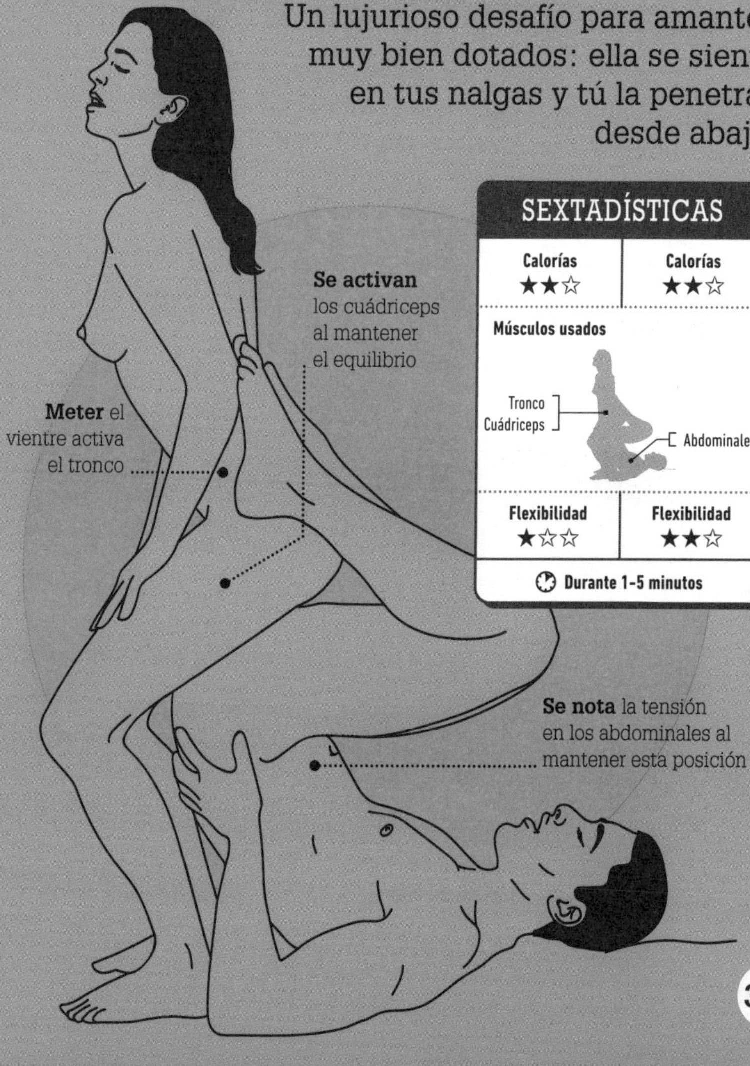
Se activan los cuádriceps al mantener el equilibrio
Meter el vientre activa el tronco
Se nota la tensión en los abdominales al mantener esta posición

SEXTADÍSTICAS

Calorías	Calorías
★★☆	★★☆

Músculos usados

Tronco
Cuádriceps
Abdominales

Flexibilidad	Flexibilidad
★☆☆	★★☆

Durante 1-5 minutos

VISTAS DE ESCÁNDALO

Tu pareja se tumba y te ofrece una deliciosa visión de todo su cuerpo. Observas la acción desde arriba.

SEXTADÍSTICAS

Calorías	Calorías
★☆☆	★☆☆

Músculos usados

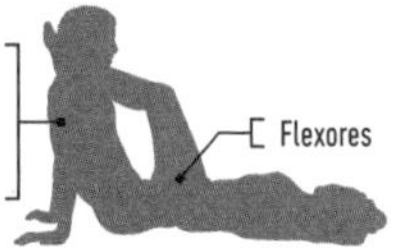

Deltoides
Tríceps
Tronco
Glúteos
Flexores

Flexibilidad	Flexibilidad
★☆☆	★☆☆

Durante 1-5 minutos

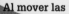

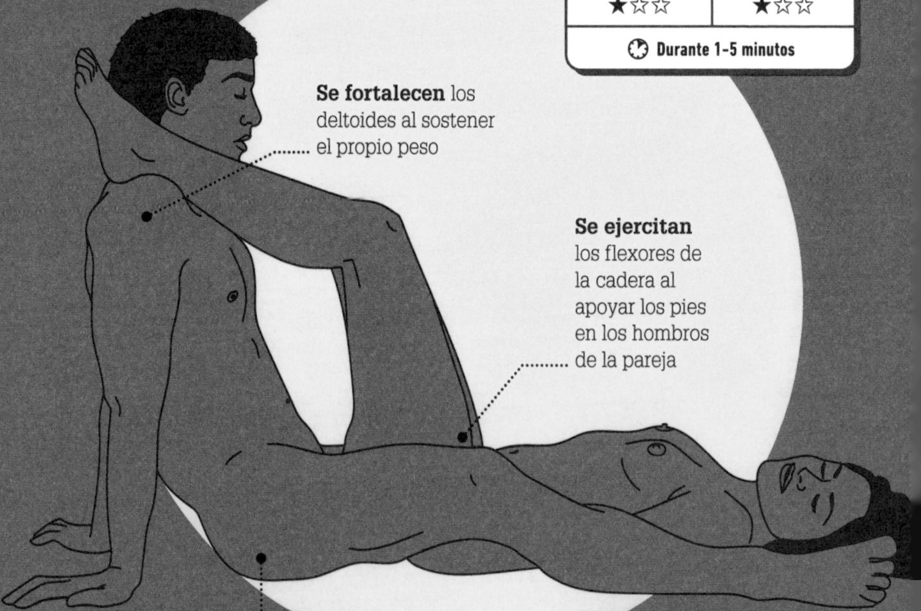

Se fortalecen los deltoides al sostener el propio peso
Se ejercitan los flexores de la cadera al apoyar los pies en los hombros de la pareja
Al mover las caderas, se activan los glúteos

SEXO DE PIE

Agárrate bien para no caerte: acaríciale los pechos mientras tu pareja se agarra a tus nalgas.

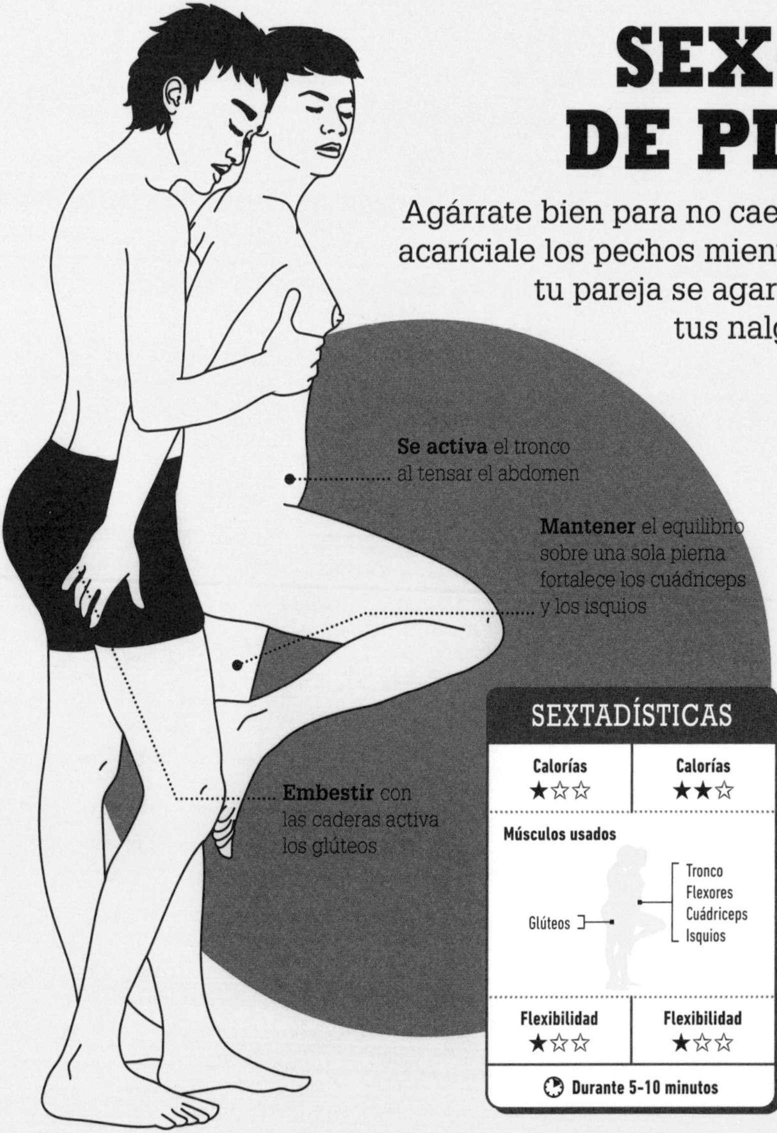
Se activa el tronco al tensar el abdomen
Mantener el equilibrio sobre una sola pierna fortalece los cuádriceps y los isquios
Embestir con las caderas activa los glúteos

SEXTADÍSTICAS

Calorías	Calorías
★☆☆	★★☆

Músculos usados

Glúteos
Tronco
Flexores
Cuádriceps
Isquios

Flexibilidad	Flexibilidad
★☆☆	★☆☆

Durante 5-10 minutos

DE VIAJE

Sujetas a tu pareja entre las piernas y la llevas en un viaje lleno de baches mientras ella te conduce hasta el final.

SEXTADÍSTICAS	
Calorías ★☆☆	**Calorías** ★☆☆
Músculos usados	
Flexibilidad ★★☆	**Flexibilidad** ★☆☆
Durante 1-5 minutos	

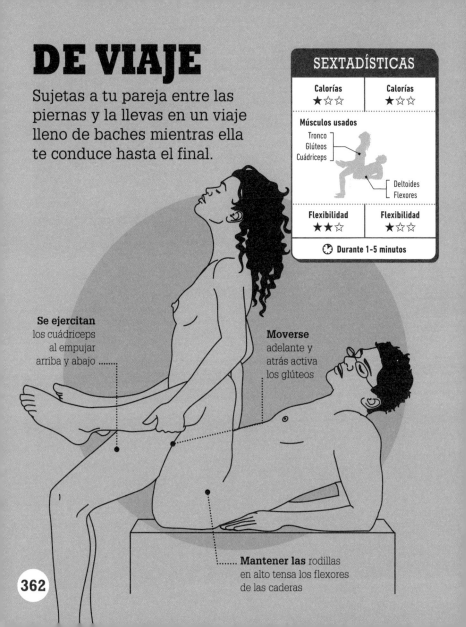

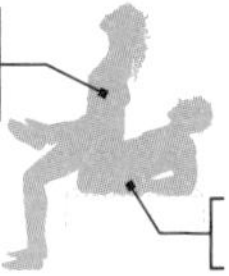

Tronco
Glúteos
Cuádriceps
Deltoides
Flexores

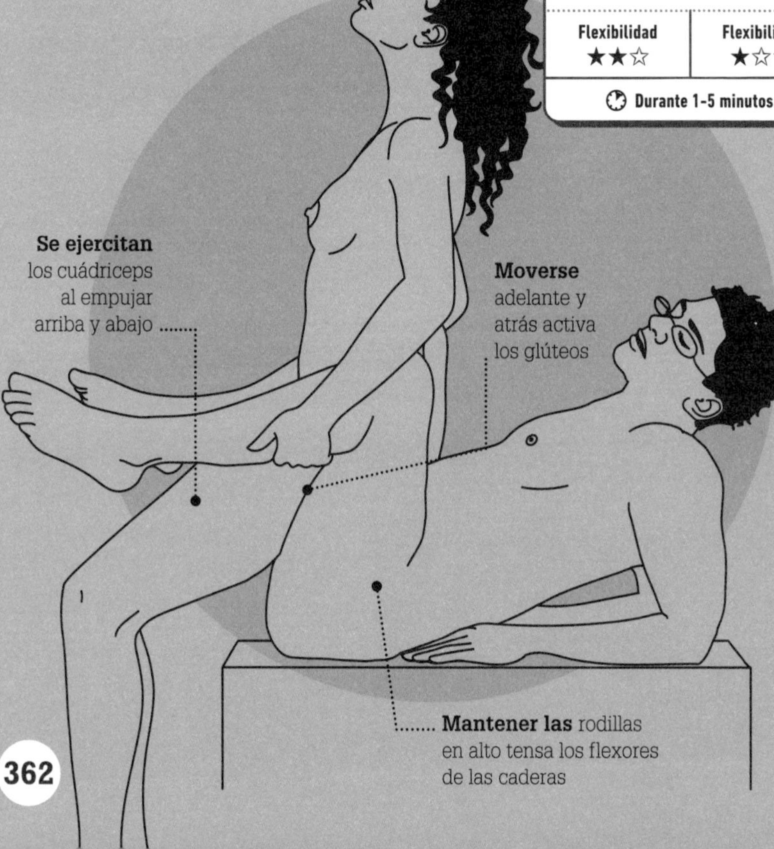

Se ejercitan los cuádriceps al empujar arriba y abajo
Moverse adelante y atrás activa los glúteos
Mantener las rodillas en alto tensa los flexores de las caderas

EXAMEN SEXUAL

Estás en una posición privilegiada para que tu amante te examine las zonas erógenas que más le exciten.

SEXTADÍSTICAS

Calorías	Calorías
★★☆	★☆☆

Músculos usados

Deltoides
Extensores de espalda
Tronco
Glúteos
Aductores

Bíceps
Tronco
Glúteos
Aductores

Flexibilidad	Flexibilidad
★★☆	★★☆

Durante 1-5 minutos

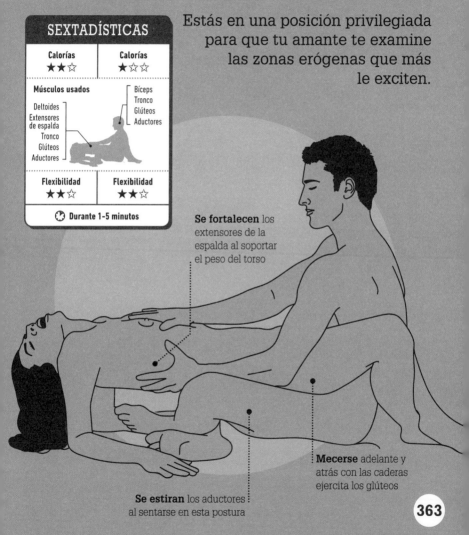

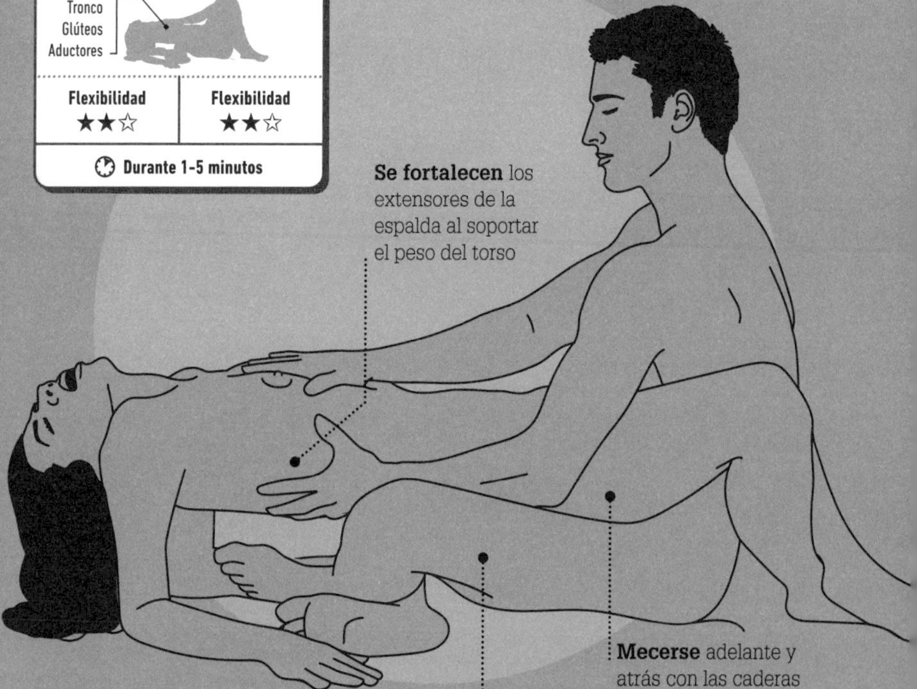
Se fortalecen los extensores de la espalda al soportar el peso del torso
Mecerse adelante y atrás con las caderas ejercita los glúteos
Se estiran los aductores al sentarse en esta postura

AMOR EN EL AIRE

El propósito de esta postura es que te sientas increíble y divina. Recompensas a tu amante con los gemidos más fuertes que seas capaz de emitir.

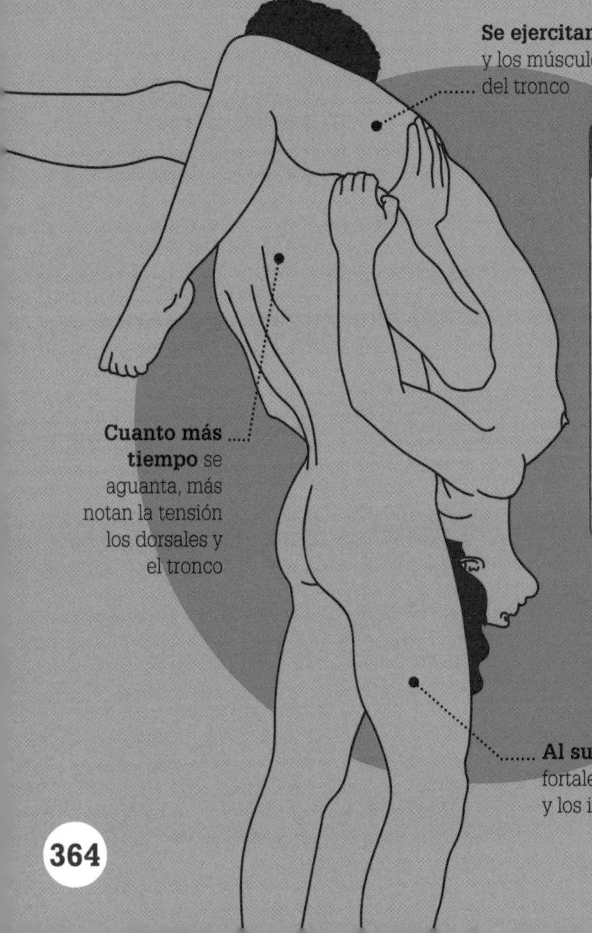

Se ejercitan los aductores y los músculos internos del tronco
Cuanto más tiempo se aguanta, más notan la tensión los dorsales y el tronco
Al sujetar a la pareja, se fortalecen los cuádriceps y los isquios

SEXTADÍSTICAS

Calorías ★★★	Calorías ★★★
Flexibilidad ★★☆	Flexibilidad ★★★

Músculos usados

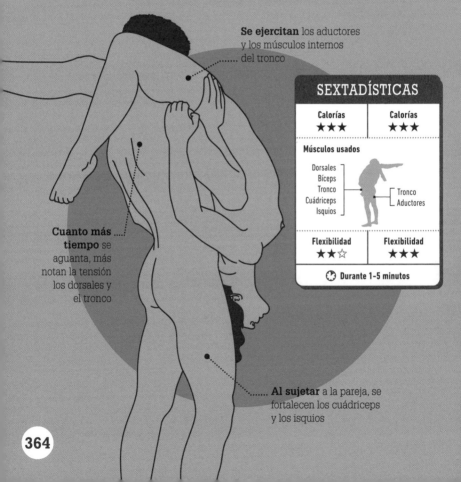

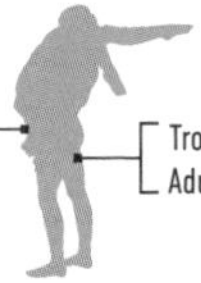

Dorsales
Bíceps
Tronco
Cuádriceps
Isquios
Tronco
Aductores

Durante 1-5 minutos

ALTO Y FUERTE

A tu pareja le encanta que la abracen tus fuertes brazos. Hasta el movimiento más leve produce una sensación excitante en esta postura eróticamente tensa.

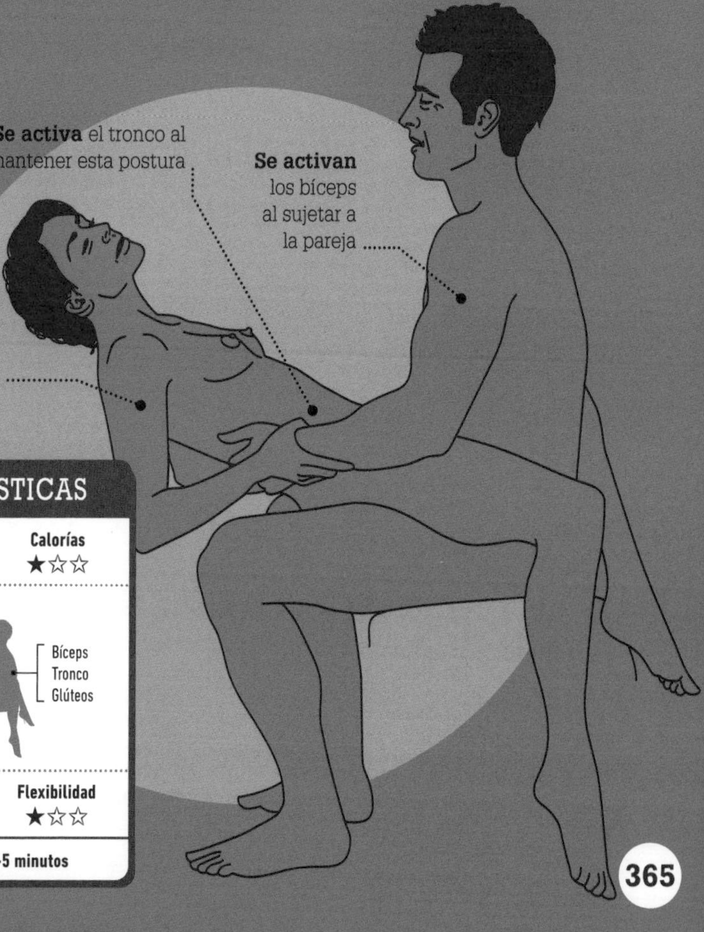

Se activa el tronco al mantener esta postura
Se activan los bíceps al sujetar a la pareja
Se fortalecen los bíceps al sujetarse de la muñeca de la pareja

SEXTADÍSTICAS

Calorías	Calorías
★★☆	★☆☆

Músculos usados

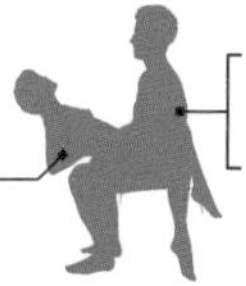

Bíceps
Tronco
Glúteos
Bíceps
Tronco

Flexibilidad	Flexibilidad
★★☆	★☆☆

Durante 1-5 minutos

CARA A CARA

En esta posición ardiente y sensual, cada uno tiene una pierna levantada y otra en el suelo, por lo que vuestros cuerpos encajan con suavidad.

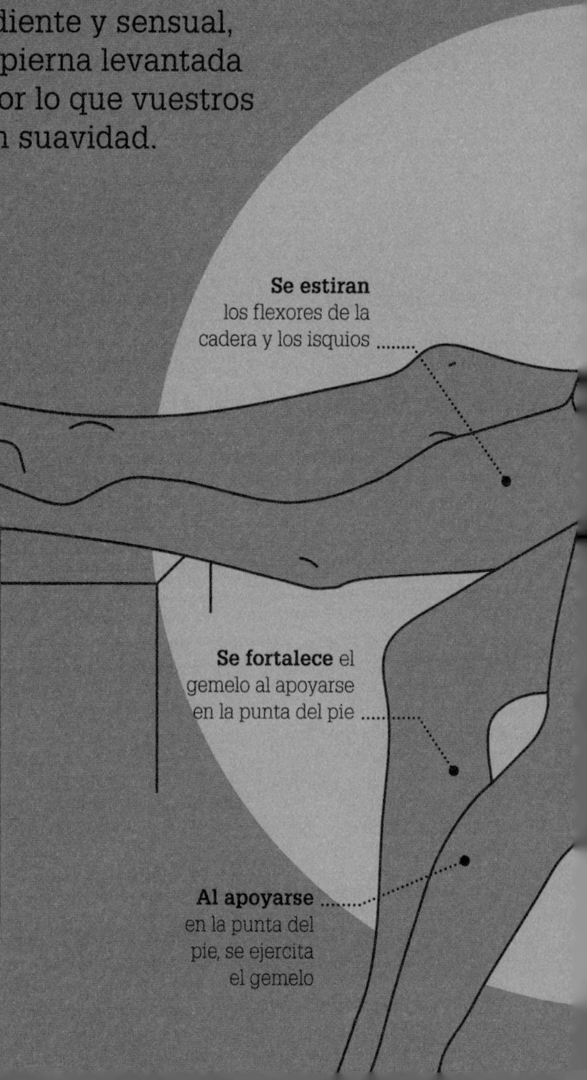

Se estiran los flexores de la cadera y los isquios
Se fortalece el gemelo al apoyarse en la punta del pie
Al apoyarse en la punta del pie, se ejercita el gemelo

SEXTADÍSTICAS

Calorías	Calorías
★★☆	★★☆

Músculos usados

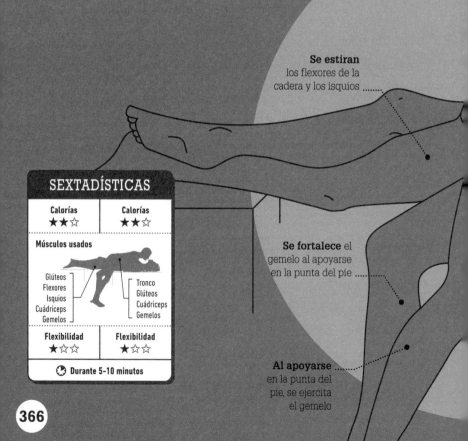

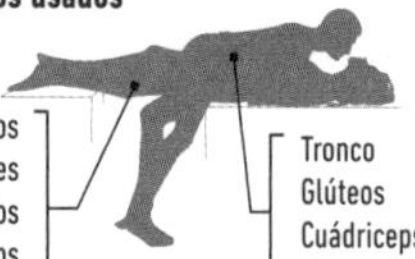

Glúteos Flexores Isquios Cuádriceps Gemelos	Tronco Glúteos Cuádriceps Gemelos

Flexibilidad	Flexibilidad
★☆☆	★☆☆

Durante 5-10 minutos

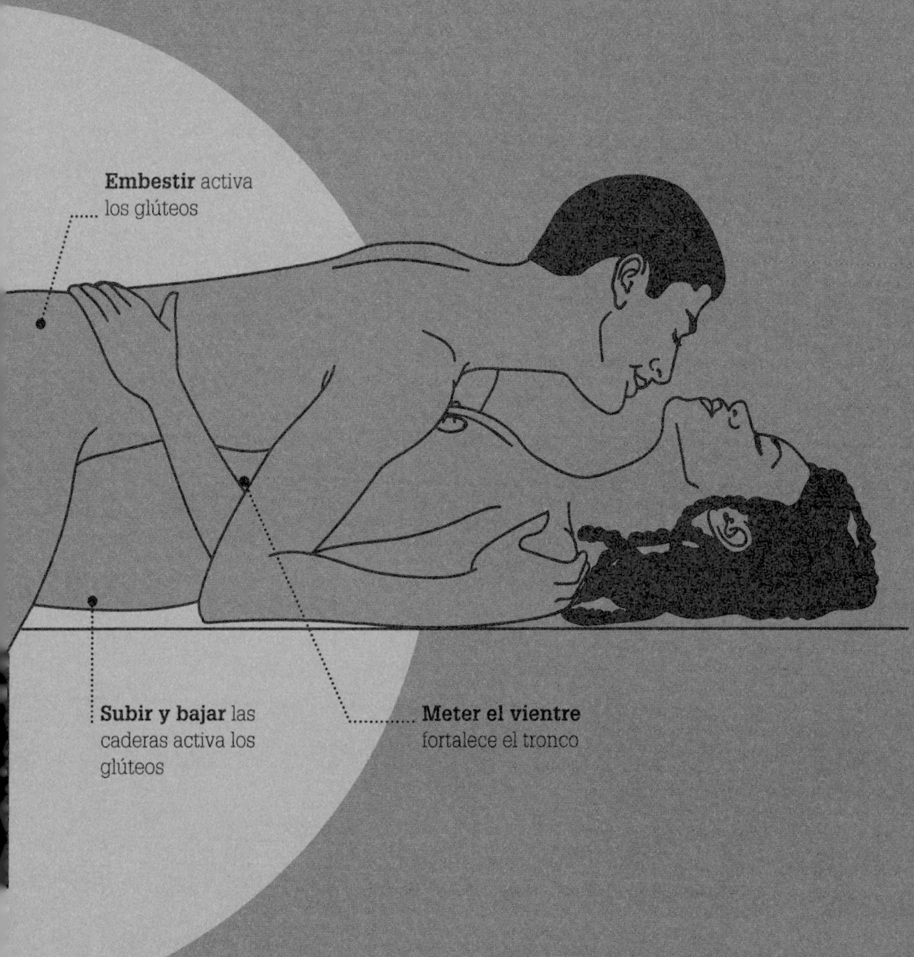
Embestir activa los glúteos
Subir y bajar las caderas activa los glúteos
Meter el vientre fortalece el tronco

EN EL PASILLO

Te apoyas entre dos paredes para crear un asiento y atraes a tu amante, que puede aumentar la temperatura levantando los pies del suelo.

SEXTADÍSTICAS

Calorías	Calorías
★★★	★★☆

Músculos usados

Tronco
Cuádriceps
Tronco
Glúteos
Aductores

Flexibilidad	Flexibilidad
★☆☆	★★☆

Durante 1-5 minutos

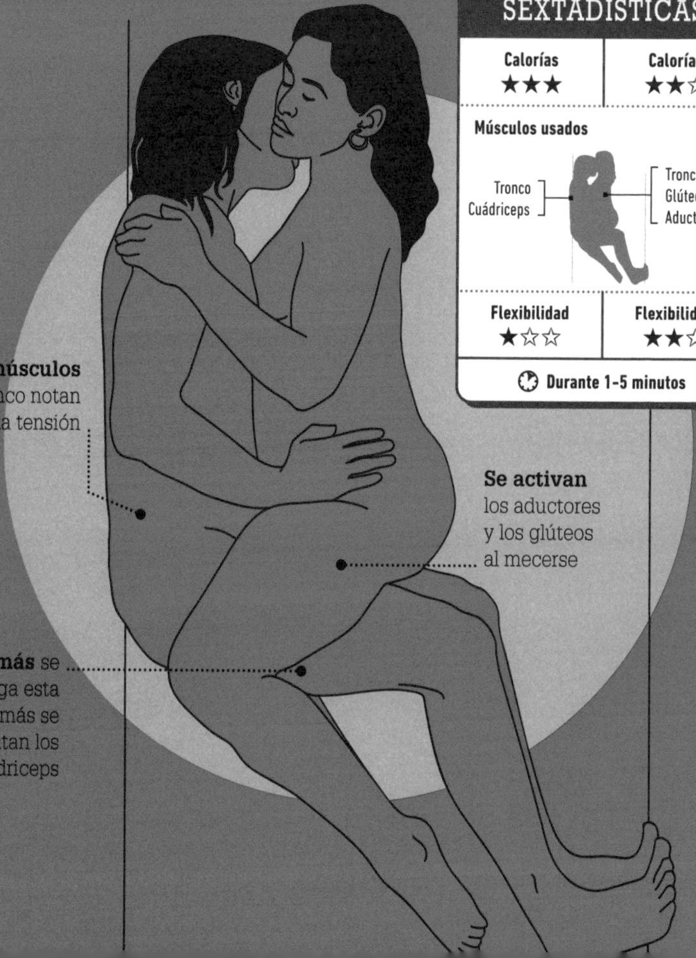

Los músculos del tronco notan la tensión
Se activan los aductores y los glúteos al mecerse
Cuanto más se mantenga esta postura, más se ejercitan los cuádriceps

EMBATES DE LUJURIA

Agarras sus piernas con fuerza y bombeas hasta estar a punto de estallar. Tu pareja sucumbe a todos tus deseos.

SEXTADÍSTICAS

Calorías	Calorías
★★☆	★★☆

Músculos usados

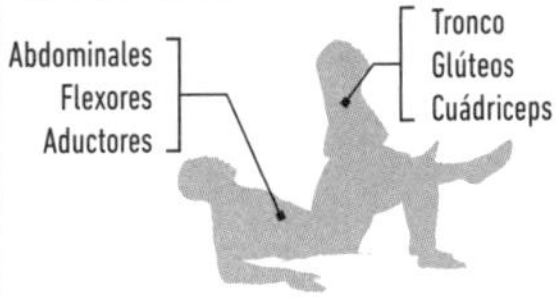

Abdominales
Flexores
Aductores
Tronco
Glúteos
Cuádriceps

Flexibilidad	Flexibilidad
★☆☆	★★☆

Durante 10-15 minutos

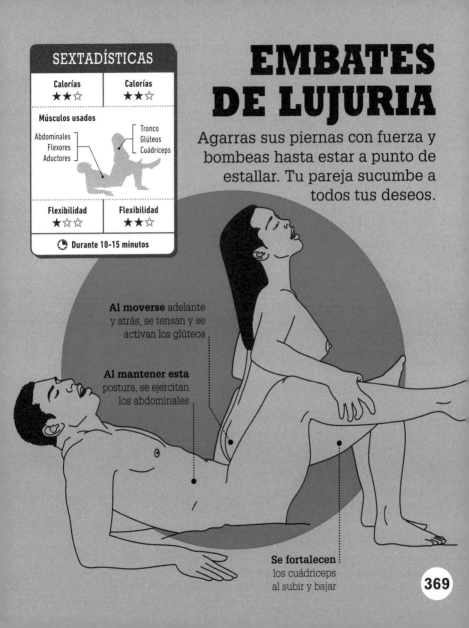

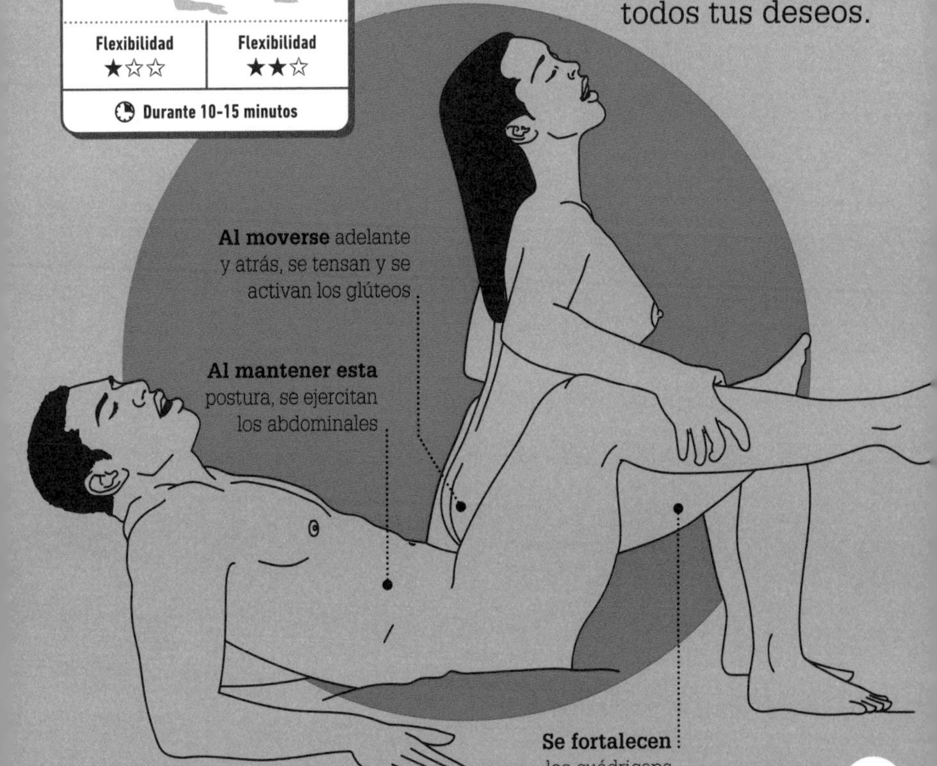

Al moverse adelante y atrás, se tensan y se activan los glúteos
Al mantener esta postura, se ejercitan los abdominales
Se fortalecen los cuádriceps al subir y bajar

CARICIAS FLEXIBLES

Añade aceite para masajes a esta sensual postura para impulsar el romanticismo. Si le acaricias el pecho, le producirás escalofríos de la cabeza a los pies.

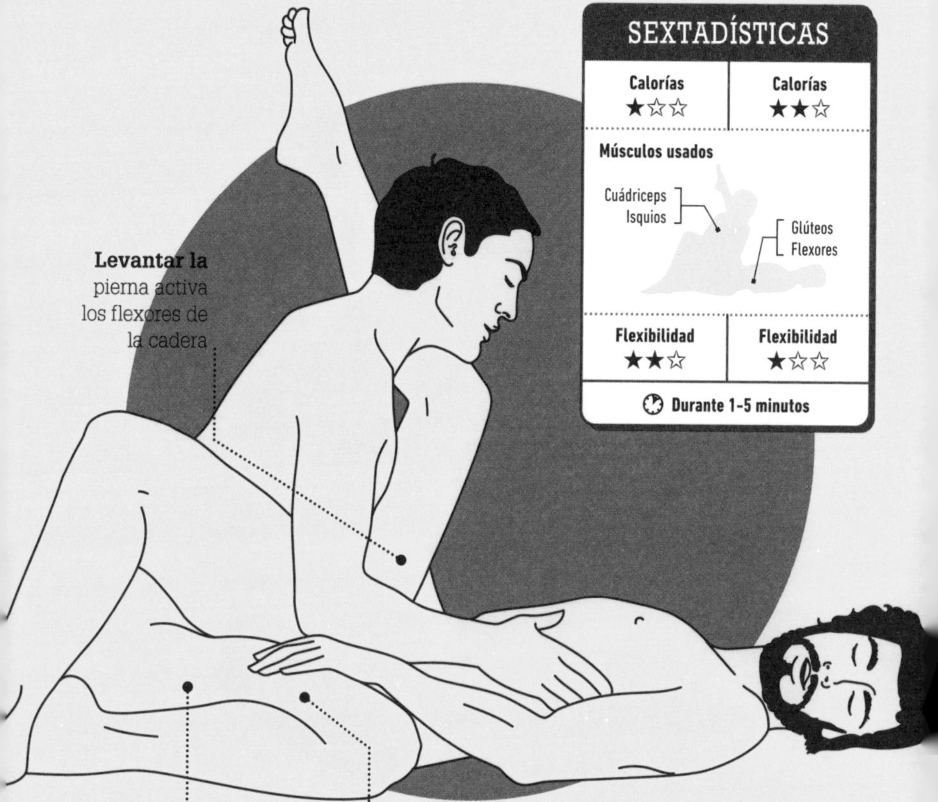

Levantar la pierna activa los flexores de la cadera
Sentarse en esta postura estira los cuádriceps
Se tensan los isquios para mantener esta postura

SEXTADÍSTICAS

Calorías	Calorías
★☆☆	★★☆

Músculos usados

Cuádriceps
Isquios
Glúteos
Flexores

Flexibilidad	Flexibilidad
★★☆	★☆☆

Durante 1-5 minutos

ALTURAS DE VÉRTIGO

Alcanzaréis la estratosfera sexual con esta hazaña amorosa impresionante.

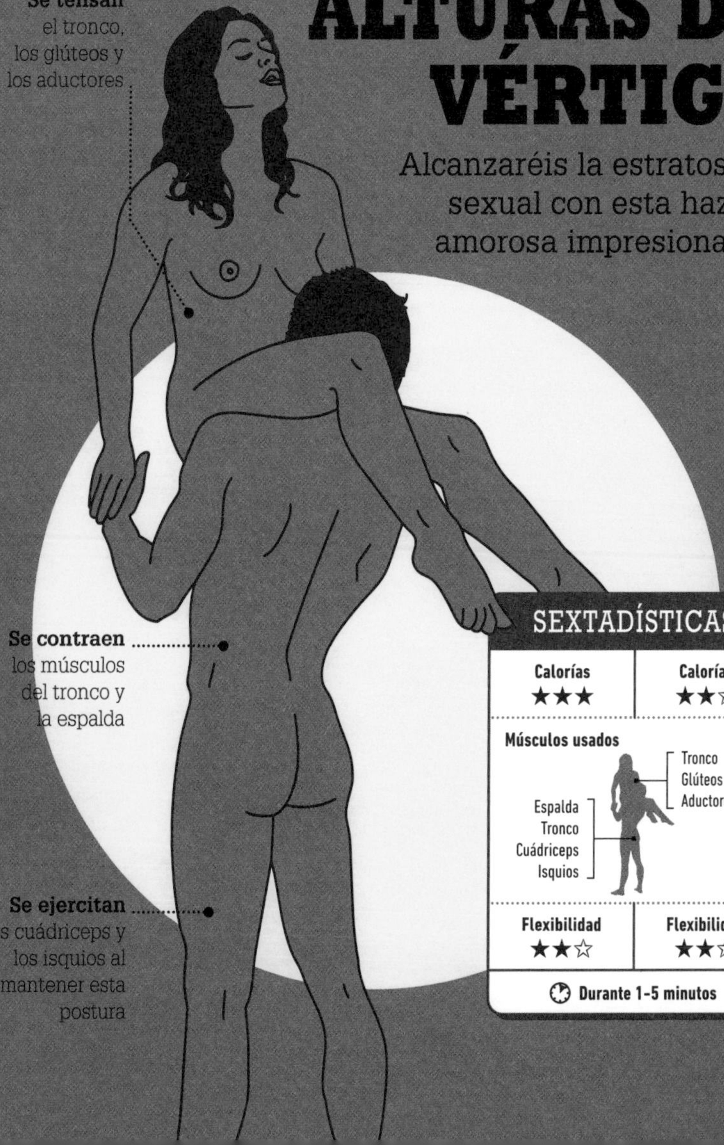

Se tensan el tronco, los glúteos y los aductores
Se contraen los músculos del tronco y la espalda
Se ejercitan los cuádriceps y los isquios al mantener esta postura

SEXTADÍSTICAS

Calorías	Calorías
★★★	★★☆

Músculos usados

Tronco
Glúteos
Aductores

Espalda
Tronco
Cuádriceps
Isquios

Flexibilidad	Flexibilidad
★★☆	★★☆

Durante 1-5 minutos

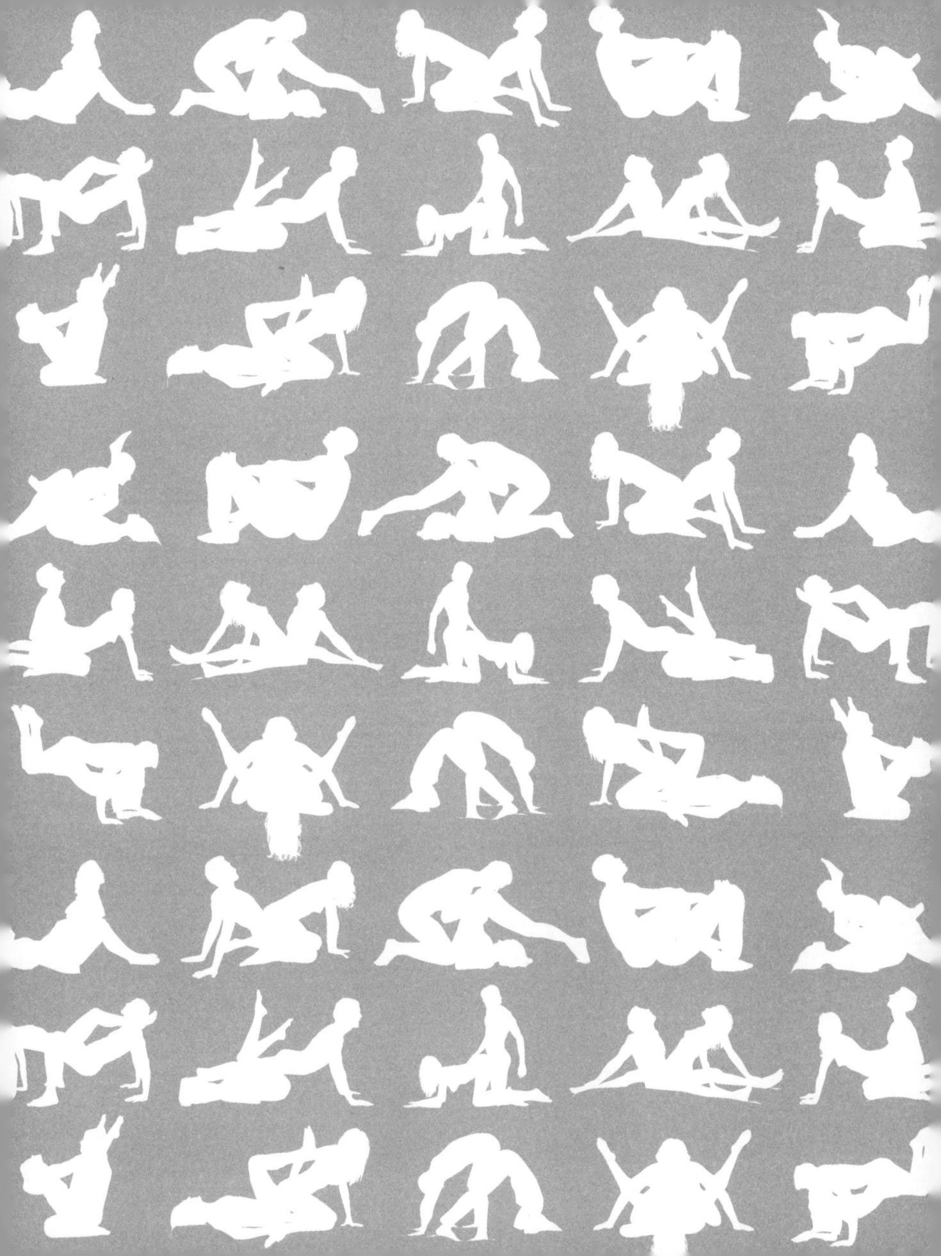

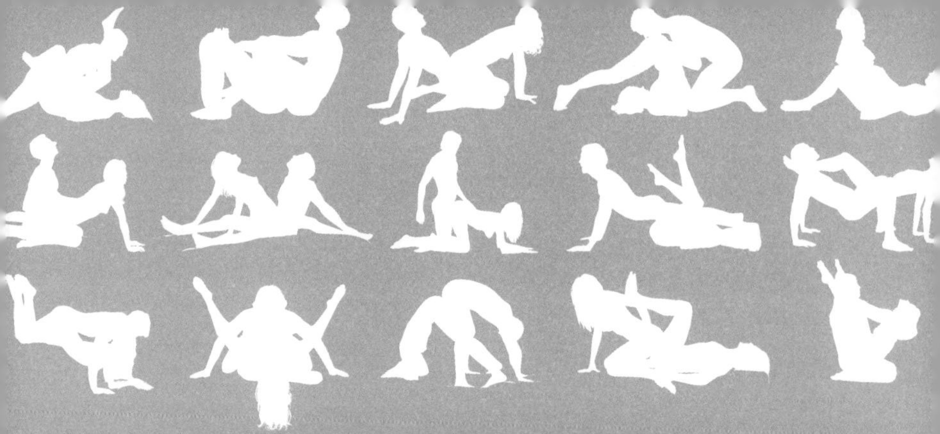

SELECTOR DE ENTRENAMIENTOS

Completad una sesión de ejercicios sexuales siguiendo una secuencia de tres posturas, o emplead el selector de posturas para elegir al azar vuestro siguiente sexjercicio.

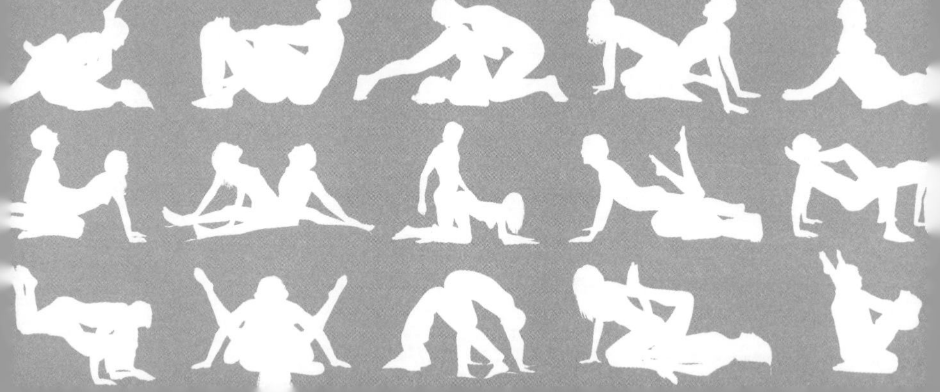

★ SESIONES DE SEXO ★

ROMANCE

Estos cuatro ejercicios son tan románticos como físicamente exigentes.

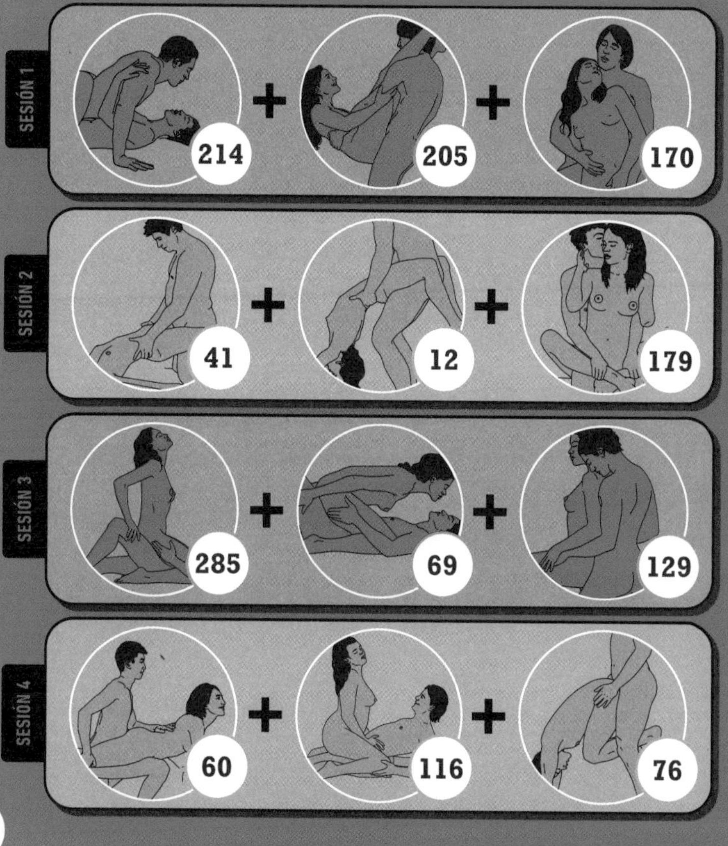

★ SESIONES DE SEXO ★

NUEVAS SENSACIONES

Elegid una de estas rutinas de sexjercicios cuando queráis descubrir sensaciones fuera de lo común.

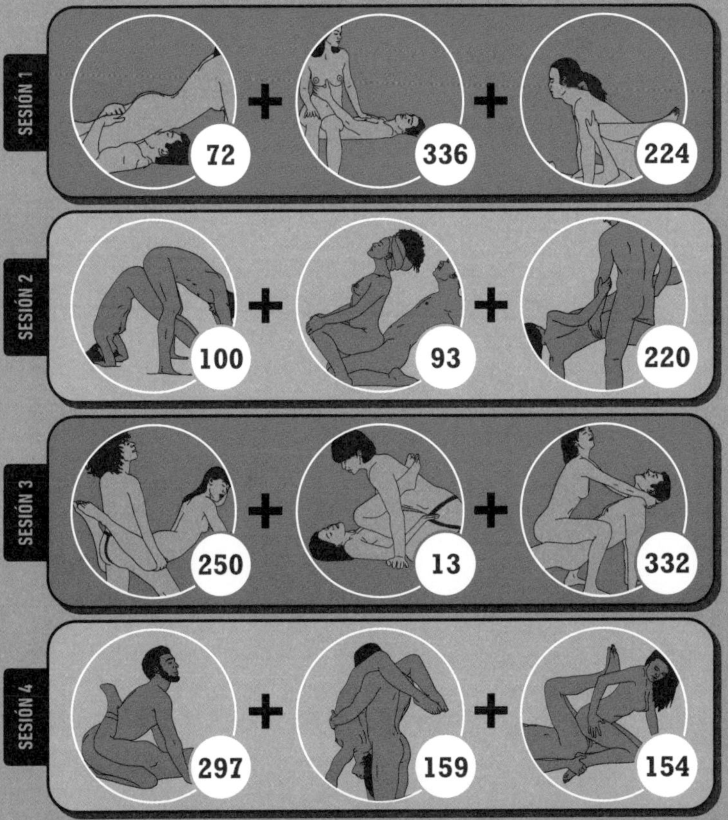

★ SESIONES DE SEXO ★

A FLOR DE PIEL

Todas estas secuencias de sexjercicios os dan la oportunidad de un sensual contacto piel con piel.

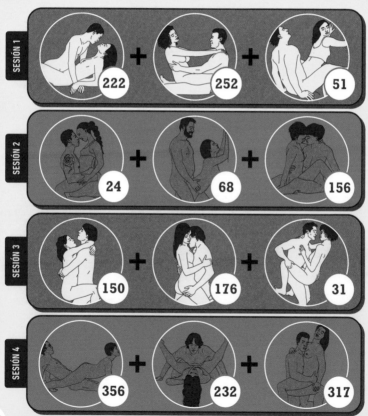

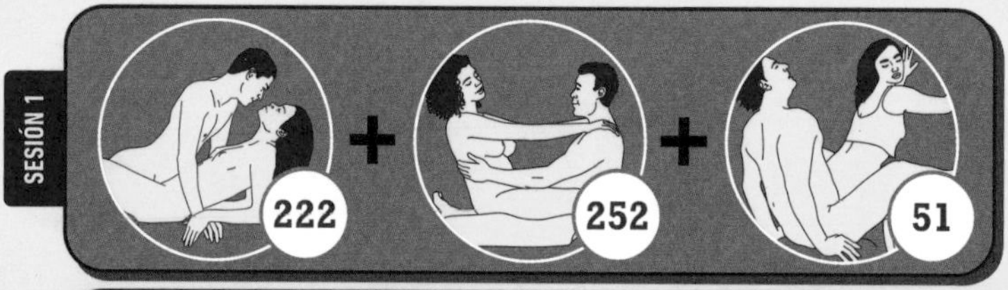

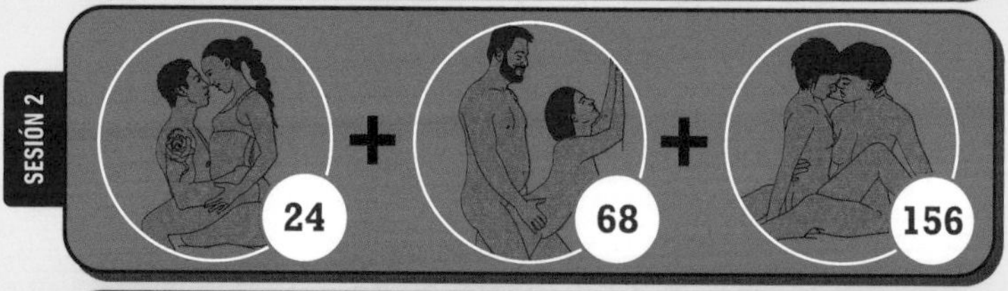

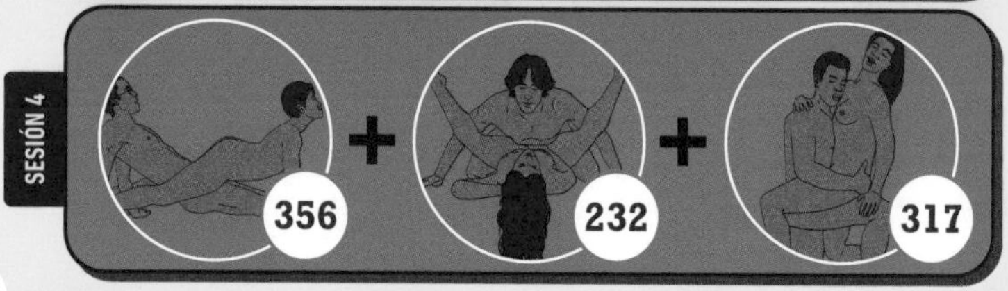

★ SESIONES DE SEXO ★

PASIÓN JUGUETONA

Estos cuatro entrenamientos son perfectos para una juguetona y divertida experimentación sexual.

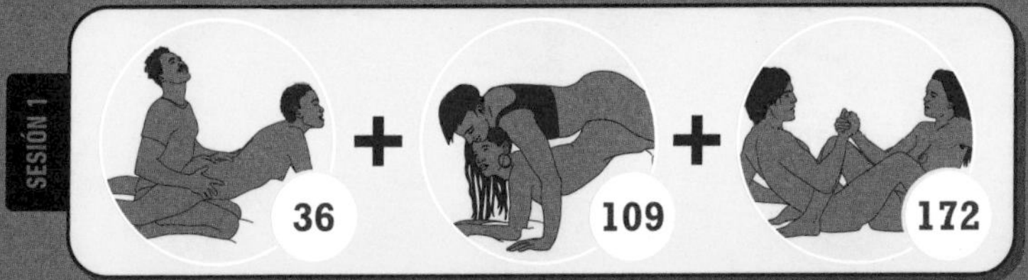

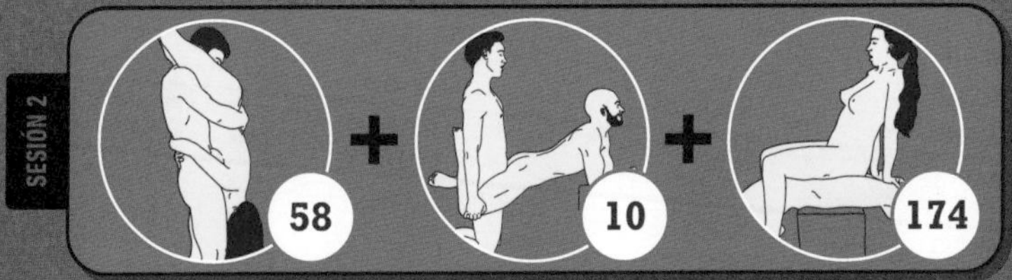

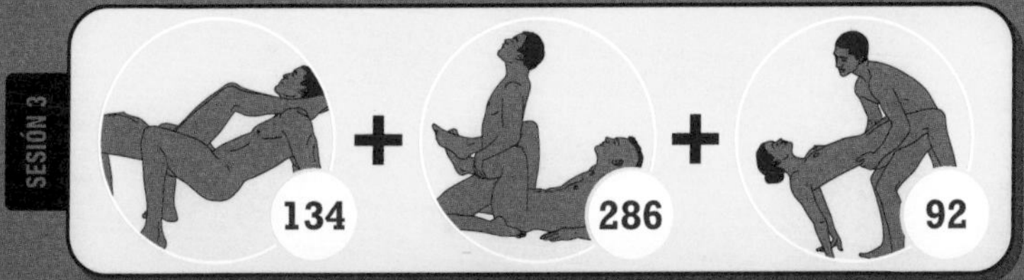

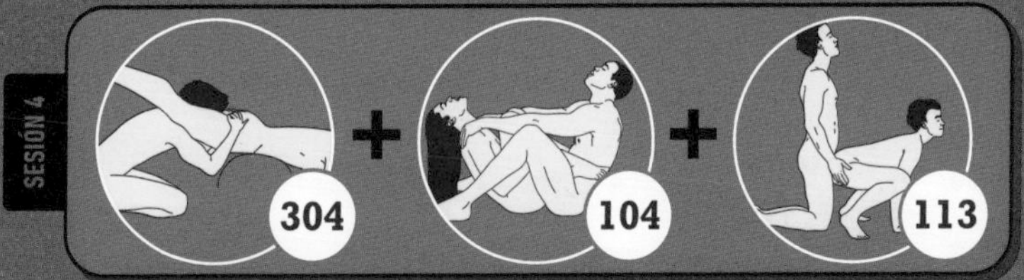

★ SESIONES DE SEXO ★

A FONDO

Elegid alguna de estas secuencias de sexjercicios si tenéis un día muy cachondo.

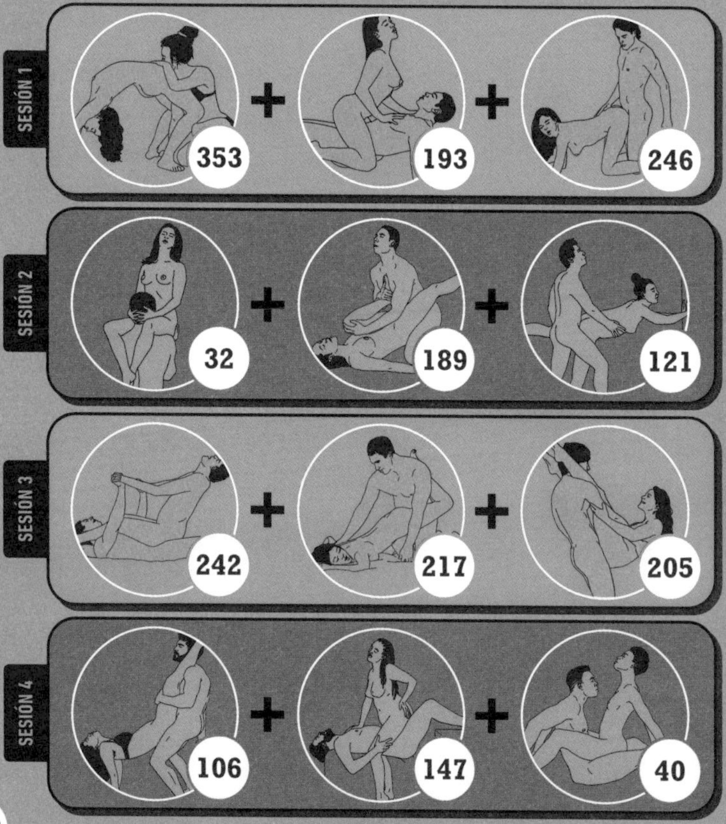

★ SESIONES DE SEXO ★

EXÓTICO Y ERÓTICO

Estos cuatro ejercicios darán intensidad a vuestra vida sexual y os proporcionarán nuevas cotas de placer.

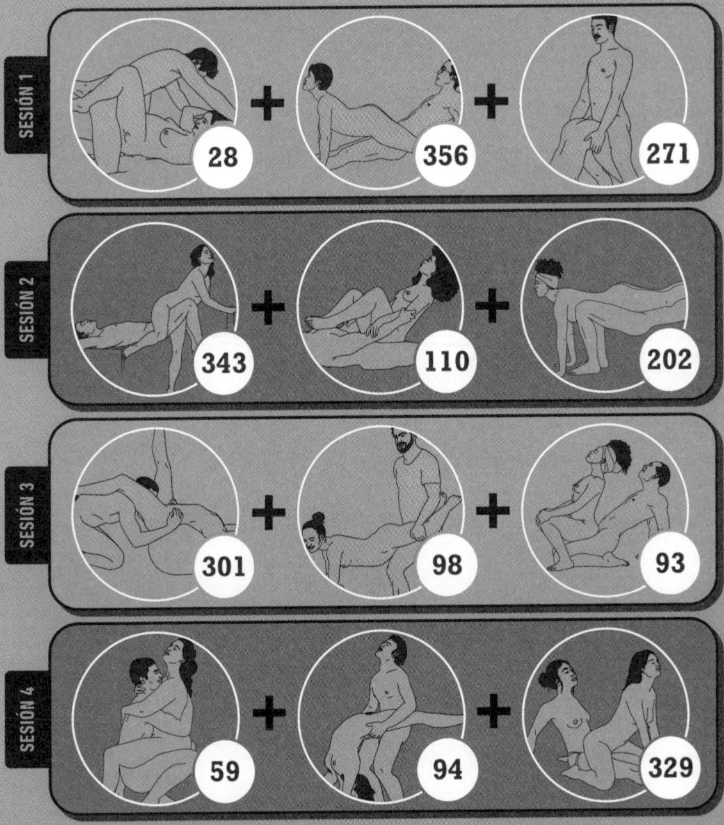

★ SELECTOR DE POSTURAS ★

DELICADAS

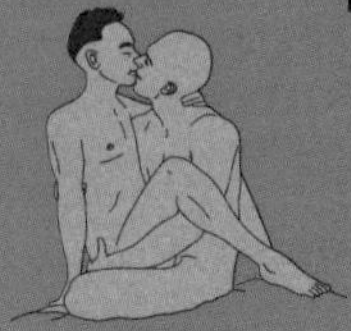

Animaos con estas posturas cuando os apetezca un amor lento y sensual.

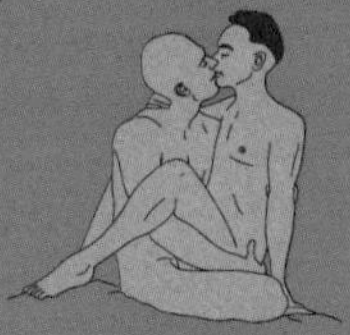

129	265	84	360
133	179	155	143
75	180	254	244
362	49	246	161
81	290	26	55

★ SELECTOR DE POSTURAS ★

ATREVIDAS

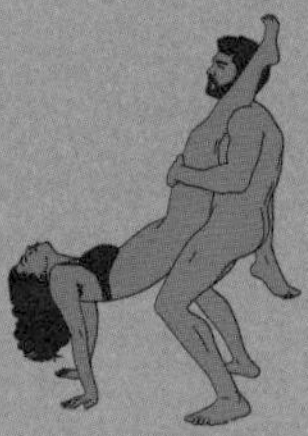

Elegid una postura al azar para que vuestro corazón lata a toda máquina y la pasión se dispare.

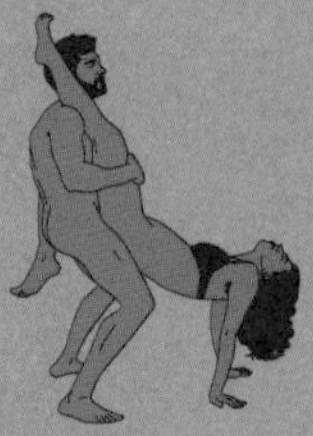

343	241	83	106
134	332	196	313
237	113	356	276
202	206	250	364
20	92	112	10

★ SELECTOR DE POSTURAS ★

FLEXIBLES

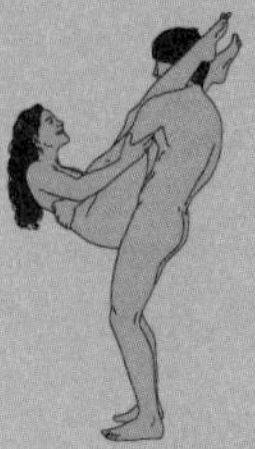

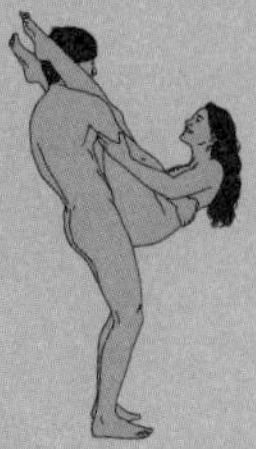

Los estiramientos más calientes: estas posturas os llevarán al límite, a uno o a los dos.

116	205	229	25
288	173	273	137
314	240	233	326
202	318	171	148
208	201	35	134

★ SELECTOR DE POSTURAS ★

AL GRANO

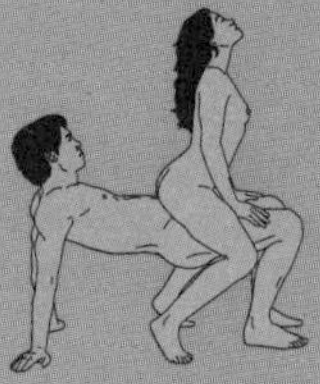

Dejaos de prolegómenos y elegid estas posturas si no podéis esperar.

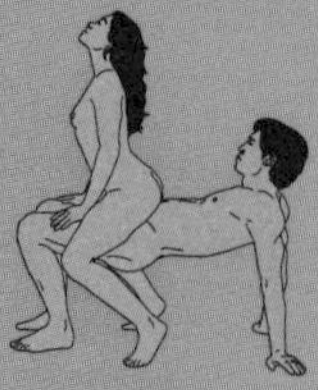

132	144	46	177
365	333	262	60
342	152	57	126
199	238	108	284
96	39	358	82

DK | Penguin Random House

Edición Lucy Sienkowska
Diseño e ilustración Steven Marsden
Diseño sénior Louise Brigenshaw
Edición de producción sénior Tony Phipps
Control de producción sénior Luca Bazzoli
Diseño de cubierta Amy Cox
Coordinación de cubiertas Jasmin Lennie
Edición de adquisiciones sénior Zara Anwari
Edición ejecutiva Ruth O'Rourke
Edición ejecutiva de arte Marianne Markham
Dirección de arte Maxine Pedliham
Dirección editorial Katie Cowan

De la edición en español:
Servicios editoriales Tinta Simpàtica
Traducción Anna Nualart
Coordinación de proyecto Sara García Pérez
Dirección editorial Elsa Vicente

Esta edición, publicada en 2022
Publicado originalmente en Gran Bretaña
en 2018 por Dorling Kindersley Limited
DK, 20 Vauxhall Bridge Road, Londres, SW1V 2SA
Parte de Penguin Random House

Título original: *Kama Sutra Workout*
Primera edición: 2025

ISBN: 978-0-5939-6304-3

Impreso y encuadernado en Eslovaquia

www.dkespañol.com

MIXTO
Papel | Apoyando la silvicultura responsable
FSC™ C018179
FSC www.fsc.org

Este libro se ha impreso con papel certificado por el Forest Stewardship Council™ como parte del compromiso de DK por un futuro sostenible.
Más información: **www.dk.com/uk/information/sustainability**

AVISO

Se entiende que las parejas se han sometido a pruebas para detectar infecciones de transmisión sexual. Practica siempre sexo seguro y responsable, y consulta a un médico si padeces alguna enfermedad que te impida una actividad sexual vigorosa. Algunas posturas pueden sobrecargar la espalda u otras partes del cuerpo: no las intentes si tienes lesiones o dolencias musculoesqueléticas y consulta antes a su médico si ello te preocupa. El sexo en lugares públicos solo debe practicarse respetando la ley y la sensibilidad de los demás. El autor y los editores no aceptan ninguna responsabilidad por ninguna lesión o dolencia causada por seguir las sugerencias contenidas en este libro.

AGRADECIMIENTOS

Los editores agradecen a las siguientes personas su trabajo en la primera edición: Paul Persad, consultor de fitness. Dorling Kindersley UK: Alice Horne, Saffron Stocker, Rehan Abdul, Caro Gates, Toby Mann, Laura Bithell, Charlotte Johnson, Emily Reid, Robert Dunn, Ché Creasey, Sonia Charbonnier, Dawn Henderson, Marianne Markham, Maxine Pedliham, Mary-Clare Jerram.

Paul Persad quiere dar las gracias a Hannah Schellander.